国家卫生健康委员会“十四五”规划教材配套教材
全国高等学校药学类专业第九轮规划教材配套教材

供药学类专业用

药剂学
学习指导与习题集

第 3 版

主　审　方　亮
主　编　吴　伟
副主编　李范珠　姜虎林
编　者（以姓氏笔画为序）

王坚成　北京大学药学院
毛世瑞　沈阳药科大学
李范珠　浙江中医药大学
吴　伟　复旦大学药学院
胡巧红　广东药科大学
侯雪梅　丽珠医药集团股份有限公司
姜虎林　中国药科大学
高建青　浙江大学药学院
郭建鹏　延边大学药学院
黄　园　四川大学华西药学院
戚建平　复旦大学药学院

人民卫生出版社
·北　京·

图书在版编目（CIP）数据

药剂学学习指导与习题集 / 吴伟主编. -- 3 版. 北京 ：人民卫生出版社，2024. 10. -- ISBN 978-7-117-37092-9

Ⅰ. R94

中国国家版本馆 CIP 数据核字第 2024WB8978 号

人卫智网	**www.ipmph.com**	**医学教育、学术、考试、健康，购书智慧智能综合服务平台**
人卫官网	**www.pmph.com**	**人卫官方资讯发布平台**

药剂学学习指导与习题集

Yaojixue Xuexi Zhidao yu Xitiji

第 3 版

主　　编： 吴　伟

出版发行： 人民卫生出版社（中继线 010-59780011）

地　　址： 北京市朝阳区潘家园南里 19 号

邮　　编： 100021

E - mail： pmph @ pmph.com

购书热线： 010-59787592　010-59787584　010-65264830

印　　刷： 河北博文科技印务有限公司

经　　销： 新华书店

开　　本： 787 × 1092　1/16　　**印张：** 23

字　　数： 574 千字

版　　次： 2007 年 7 月第 1 版　　2024 年 10 月第 3 版

印　　次： 2024 年 11 月第 1 次印刷

标准书号： ISBN 978-7-117-37092-9

定　　价： 69.00 元

打击盗版举报电话：010-59787491　E-mail：WQ @ pmph.com

质量问题联系电话：010-59787234　E-mail：zhiliang @ pmph.com

数字融合服务电话：4001118166　E-mail：zengzhi @ pmph.com

前　言

药剂学是研究药物制剂基本理论、处方设计、制备工艺、质量控制和合理应用的综合性应用技术科学。学科交叉程度高，内容覆盖面大，知识点多。因此，学习本学科有一定难度，概念、知识点容易混淆。为了便于学生正确理解和掌握本课程的核心内容，跟踪教材的学习进度和教学环节，特编写本学习指导与习题集，作为《药剂学》(第9版)教材的配套教材。编写本书的目的在于强化记忆，学中练，练中学，促进学生学习和掌握所学知识，提高学生在学习中提出问题与解决问题的综合能力。

本书按照《药剂学》(第9版)教材的章节顺序进行编排。每章内容包括基本要求、内容摘要、习题部分、参考答案四个部分。基本要求列出了各章需要掌握的知识点和难点；内容摘要概括了各章的主要内容；习题部分涉及的题型较广，主要包括名词解释、选择题、判断是非题、填空题、处方设计题、简答题、计算题等，从主观题到客观题，内容深入浅出，形式灵活多样，便于学生在多样化习题的练习中掌握教材的主要内容；参考答案部分尽可能详细地给出各个习题的答案，以便做题者参考。

本书适用于药学类院校本科各专业学生的学习，也可作为本科期末考题和研究生考题的参考题库。

本书的编写主要参考了《药剂学学习指导与习题集》(第2版)，以及各位编者在教学实践中所积累的习题。编者来自全国各医药院校，以《药剂学》(第9版)的编者团队为主。特别感谢中国药科大学药学院邢磊副教授、四川大学华西药学院周洲副教授、复旦大学药学院卢懿副教授、何海生副研究员，他们直接参与了本配套教材的编撰工作，做出了重要贡献。毋容置疑，本书的编撰是所有编者辛勤付出与共同努力的结果；更为重要的是，本书还是历年药剂学一线教师学术传承与集体智慧的体现。在此，谨代表所有编者对各位药剂学前辈以及奋斗在药剂学教学与科研第一线的教师们致以最崇高的敬意！同时，本书的编写得到了同行专家、各院校有关领导的大力支持和鼓励，在此表示衷心感谢！

本书涉及的内容覆盖面较广，知识点多，限于编者的水平和时间的仓促，错误之处在所难免，希望读者提出宝贵意见和建议。

编者

2024年7月

目 录

第一章 绪论

【基本要求】

1. 掌握药剂学及相关的基本概念、性质和任务；掌握药物传递系统的有关概念。

2. 熟悉药剂学的重要性；剂型的分类方法；药剂学的分支学科；辅料在药物制剂中的重要作用；药典在药剂工作中的法规作用；GLP、GCP、GMP。

3. 了解学习药剂学的目的和意义；药剂学研究的主要内容；药剂学的发展历史。

【内容摘要】

药剂学是将原料药制备成诊断、治疗、预防疾病所需药物制剂的一门科学，即以药物制剂为对象，研究其基本理论、处方设计、制备工艺、质量控制和合理应用的综合性应用技术科学。

剂型是指根据不同给药方式和不同给药部位等要求将药物制成的不同“形态”，即一类药物制剂的总称，如片剂、注射剂、溶液剂等，剂型是药剂学研究的核心内容。任何一个药品从原料药到制剂产品，无论是从剂型设计到制备，还是质量标准的制定等，都必然涉及很多基础研究和制剂学研究，如药物的性质(溶解度、稳定性、物态等)、药理活性、剂量、剂型设计、处方设计、制备工艺、质量控制、合理应用等等，涉及许多相关学科，如数学、化学、物理学、生物化学、微生物学、药理学、物理化学以及化工原理和机械设备等，足见药剂学是一门综合性应用技术科学，是药学类各专业的主干课程之一。

为了更好地学习药剂学所研究的领域，本章重点介绍了药剂学及相关的基本概念、研究任务、研究内容以及药剂学的相关学科，简明地讲解了剂型、药物传递系统及药用辅料的相关内容。同时介绍了在药物制剂研究、生产过程中必须遵照和参考的药典、药品标准及各类规范化管理准则，并对国内外药剂学的沿革与发展进行了简介。

【习题部分】

一、名词解释

1. 药典(pharmacopoeia)；2. 剂型(dosage form)；3. 药剂学(pharmacy, pharmaceutics)；4. 药物制剂(pharmaceutical preparation)；5. 药物传递系统(drug delivery system)；6. 工业药剂学(industrial pharmacy)；7. 物理药剂学(physical pharmacy)；8. 生物药剂学(biopharmaceutics)；9. 临床药学(clinical pharmacy)；10. 医药情报学(drug informatics)；11. 处方药(prescription drug)；12. 非处方药(nonprescription drug)；13. 药品生产质量管理规范(GMP)；14. 药物临床试验质量管理

规范(GCP);15. 药物非临床研究质量管理规范(GLP)。

二、选择题

(一) 单项选择题

1. 必须凭执业医师或执业助理医师处方才可调配、购买并在医生指导下使用的药品是( )

A. 成药　　B. 医院制剂　　C. 非处方药
D. OTC　　E. 处方药

2. 研究制剂制备工艺和理论的科学,称为( )

A. 调剂学　　B. 制剂学　　C. 药剂学
D. 方剂学　　E. 工业药剂学

3. GMP 是指下列哪组英文的简写( )

A. Good Manufacturing Practice　　B. Good Manufacture Practice
C. Good Manufacture Practise　　D. Goods Manufacture Practice
E. Good Manufacture Practicing

4.《中华人民共和国药典》(以下简称为《中国药典》)最早颁布于( )

A. 1930 年　　B. 1950 年　　C. 1949 年
D. 1953 年　　E. 1955 年

5. 国家对药品质量规格、检验方法所作的技术规定及药品生产、供应、使用、检验和管理部门共同遵循的法定依据是( )

A. 药品标准　　B. 成方制剂　　C. 成药处方集
D. 药剂规范　　E. 制药行业规范

6. 具有中国特色的处方药与非处方药分类管理制度开始实施于( )

A. 2000 年　　B. 1998 年　　C. 1999 年
D. 2001 年　　E. 2008 年

7. 下列哪一部药典无法律约束力( )

A.《国际药典》　　B.《中国药典》　　C.《英国药典》
D.《美国药典》　　E.《日本药局方》

8. 研究剂型及制剂生产的基本理论、工艺技术、生产设备和质量管理的科学称为( )

A. 生物药剂学　　B. 工业药剂学　　C. 现代药剂学
D. 物理药剂学　　E. 药物动力学

9. 研究药物因素、剂型因素和生理因素与药效之间关系的科学称为( )

A. 临床药剂学　　B. 物理药剂学　　C. 药用高分子材料学
D. 药物动力学　　E. 生物药剂学

10. 根据药物的性质、用药目的和给药途径,将原料药加工制成适合于医疗或预防应用的形式,称为( )

A. 成药　　B. 汤剂　　C. 制剂　　D. 剂型　　E. 药品

11.《美国药典》的英文缩写是( )

A. BP　　B. USP　　C. JP　　D. AP　　E. USAP

12. 下列关于剂型的表述中错误的是(　　)
A. 剂型系指为适应治疗或预防的需要而制备的不同给药形式
B. 同一种剂型可以有不同的药物
C. 同一药物也可制成多种剂型
D. 剂型系指某一药物的具体品种
E. 阿司匹林片、硝苯地平缓释片、恩替卡韦分散片等均属于片剂剂型
13. 下列关于药剂学叙述中错误的是(　　)
A. 药剂学是研究药物制剂的基本理论、处方设计、制备工艺和合理应用的综合性应用技术科学
B. 生物药剂学是药剂学的一个分支学科
C. 药物的合理应用也属于药剂学的研究内容
D. 新辅料的研究与开发是药剂学研究的重要内容之一
E. 临床药剂学是以患者为对象,研究合理、有效与安全用药的科学,不属于药剂学的分支学科
14.《中国药典》是由(　　)
A. 国家颁布的药品集
B. 国家药品监督管理局制定的药品标准
C. 国家药典委员会制定的药物手册
D. 国家药品监督管理局制定的药品法典
E. 国家编纂的药品规格标准的法典
15. 药品生产、检验、销售与使用的依据是(　　)
A. GMP　B. GLP　C. OTC
D.《中国药典》　E.《中华人民共和国药品管理法》
16. 下列关于剂型的错误表述是(　　)
A. 药物用于防病治病,必须制成适宜的给药形式,即为药物剂型
B. 剂型是一类制剂的集合名词
C. 同一种药物可以制成不同的剂型,用于不同的给药途径
D. 剂型可以改变药物的作用性质
E. 剂型是根据国家药品标准将某种药物制成适合临床要求,并符合一定质量标准的药物的具体产品
17. 下列关于药物剂型的叙述中错误的是(　　)
A. 药物供临床使用之前,都必须制成适合于应用的剂型
B. 一种药物能制成多种剂型
C. 一种药物制成何种剂型与临床需求有关
D. 一种药物制成何种剂型与药物的性质有关
E. 剂型可改变药物的物理化学性质
18. 药剂学的任务不包括(　　)
A. 新剂型的研究　B. 新辅料的研究
C. 新药作用机制的研究　D. 药剂学基本理论的研究
E. 制剂新机械和新设备的研究

19. 下列关于《中国药典》的作用，正确的表述为（　　）
A. 作为药品生产、检验与销售的依据
B. 作为药品生产、检验与使用的依据
C. 作为药品生产、销售与使用的依据
D. 作为药品生产、销售与使用的依据
E. 作为药品生产、检验、销售与使用的依据
20. 有可能使药物迅速经黏膜吸收发挥全身性治疗作用的剂型是（　　）
A. 舌下片剂　B. 贴剂　C. 丸剂
D. 颗粒剂　E. 胶囊剂
21. 利用载体将药物运送到并浓聚于特异性病变部位而发挥药效的制剂属于（　　）
A. 经皮给药制剂　B. 缓释控释制剂　C. 靶向制剂
D. 调释制剂　E. 植入给药制剂
22. 在下列剂型中，有可能经胃肠道给药的剂型是（　　）
A. 注射剂　B. 混悬剂　C. 软膏剂
D. 凝胶剂　E. 气雾剂
23. 药剂学的分支学科不包括（　　）
A. 工业药剂学　B. 物理药剂学　C. 方剂学
D. 药物动力学　E. 生物药剂学
24.《中国药典》的制剂通则包括在（　　）一项中
A. 凡例　B. 正文　C. 附录
D. 前言　E. 具体品种的标准

（二）配伍选择题（备选答案在前，题目在后；每组均对应同一组备选答案，每题只有一个正确答案；每个备选答案可重复选用，也可不选用）

[1~4]
A. 医疗必需、疗效确切、毒副作用小、质量稳定的常用药物及其制剂
B. 国家对药品质量规格及检验方法所作的技术规定，是药品生产、供应、使用、检验和管理部门共同遵循的法定依据
C. 质量标准、制备要求、鉴别、杂质检查、含量测定、功能主治及用法用量等
D. 一个国家记载药品标准、规格的法典
E. 反映该国家药物生产、医疗和科技的水平，能保证人民用药有效安全
1. 药典中收载了（　　）
2. 药典中规定了（　　）
3. 药典的作用是（　　）
4. 药品标准是（　　）
[5~8]
A. 新药　B. 处方药　C. 非处方药
D. 制剂　E. 剂型
5. 根据药物的性质、用药目的和给药途径，将原料药加工制成适合于医疗或预防应用的形式，称为（　　）
6. OTC 药品指的是（　　）

7. 未曾在中国境内上市销售的药品，称为(　　)

8. 根据药典、局颁标准或其他规定的处方，将原料药加工制成具有一定规格的药物制品，称为(　　)

(三) 多项选择题

1. 处方药(prescription drug)是(　　)

A. 只针对医师等专业人员作适当的宣传介绍的药品

B. 凭执业医师处方方可调配、购买并在医生指导下使用的药品

C. 无须凭执业医师处方，消费者可自行判断、购买和使用的药品

D. 可经医生诊断后处方配给，也可由患者直接自行购用的药品

E. 必须凭执业助理医师处方方可调配、购买的药品

2. 现代药剂学的分支学科是(　　)

A. 中药药剂学　B. 物理药剂学　C. 生物药剂学

D. 临床药剂学　E. 工业药剂学

3. 按分散相在分散介质中的分散特性将剂型分为(　　)

A. 混悬液型药剂　B. 无菌溶液型药剂　C. 胶体溶液型药剂

D. 真溶液型药剂　E. 乳浊液型药剂

4. OTC 药品具有的特点是(　　)

A. 使用方便　B. 应用安全　C. 质量稳定

D. 疗效确切　E. 贮存方便

5. 药剂学的任务有(　　)

A. 新剂型的研究与开发　B. 新辅料的研究与开发

C. 中药新剂型的研究与开发　D. 生物技术药物制剂的研究与开发

E. 制剂新技术的研究与开发

6. 下列关于制剂的正确表述是(　　)

A. 制剂是指根据药典或药政管理部门批准的标准，为适应治疗或预防的需要而制备的不同给药形式

B. 药物制剂是根据药典或药政管理部门批准的标准，为适应治疗或预防的需要而制备的不同给药形式的具体品种

C. 同一种制剂可以有不同的药物

D. 制剂是药剂学所研究的对象

E. 红霉素片、对乙酰氨基酚片、红霉素粉针剂等均是药物制剂

7. 药物剂型的重要性包括(　　)

A. 剂型可改变药物的作用性质

B. 剂型能改变药物的作用速度

C. 改变剂型可降低(或消除)药物的毒副作用

D. 剂型可产生靶向作用

E. 剂型可影响疗效

8. 关于药典的正确描述是(　　)

A. 一个国家记载药品标准、规格的法典

B. 一般由国家药典委员会组织编纂、出版，并由政府颁布、执行，具有法律约束力

C. 药典收载的品种是那些疗效确切、毒副作用小、质量稳定的常用药物及其制剂，并明确规定了这些品种的质量标准

D.《中华人民共和国药典》简称《中国药典》，其中收载的品种是：医疗必需、临床常用、疗效肯定、质量稳定、毒副作用小、我国能工业化生产并能有效控制（或检验）其质量的品种

E. 1953 年颁布了第一部《中国药典》（1953 年版）

9. 药物剂型可按下列哪些方法分类（　　）

A. 按给药途径分类　B. 按分散系统分类　C. 按制法分类

D. 按形态分类　E. 按药物种类分类

10. 下列关于非处方药叙述正确的是（　　）

A. 是必须凭执业医师或执业助理医师处方才可调配、购买并在医生指导下使用的药品

B. 是由专家遴选的，不需执业医师或执业助理医师处方并经过长期临床实践被认为患者可以自行判断、购买和使用并能保证安全的药品

C. 应针对医师等专业人员作适当的宣传介绍

D. OTC 已成为全球通用的非处方药的俗称

E. 非处方药主要是用于治疗各种消费者容易自我诊断、自我治疗的常见轻微疾病，因此对其安全性可以忽视

11. 按分散系统分类，可将药物剂型分为（　　）

A. 溶液型　B. 混悬型　C. 乳浊型

D. 气体分散型　E. 半固体分散型

12. 在我国具有法律约束力的是（　　）

A.《中国药典》　B. 国家药品标准　C.《国际药典》

D.《美国药典》　E.《英国药典》

13. 下列制剂中属于液体制剂的是（　　）

A. 盐酸丁卡因胶浆　B. 大黄流浸膏　C. 注射用细胞色素 C

D. 沙丁胺醇气雾剂　E. 小儿止咳糖浆

14. 下列有关处方药与非处方药的叙述中错误的是（　　）

A.《中华人民共和国药品管理法》规定："国家对药品实行处方药与非处方药的分类管理制度"

B. 处方药与非处方药由医药销售商自行界定

C. 处方药与非处方药由医生自行界定

D. 处方药与非处方药不是药品本身的属性，而是管理上的界定

E. 处方药是国家药品监督管理局批准的，非处方药不必批准，但必须保障安全性和有效性

15. 下列关于药典的正确叙述是（　　）

A. 药典是药品生产、检验、销售与使用的依据

B. 药典由政府颁布施行，具有法律约束力

C. 药典由药典委员会编纂

D. 药典是记载药品规格和标准的工具书

E. 药典收载药效确切、毒副作用小、质量稳定的常用药物及其制剂

三、判断是非题(用√或 × 表示)

1. 剂型可以改变药物吸收的速度与程度,但不会改变药物的作用性质。( )
2. 药典是一个国家记载药品生产、检验、销售、使用的依据。( )
3. 患者不需要凭医师的处方即可自行判断、购买和使用的药品称为非处方药。( )
4. 药品生产管理规范仅对药品的生产环节进行规范管理。( )
5.《药物非临床研究质量管理规范》是试验条件下进行药理和动物试验的指南和准则。( )
6. 药物动力学是研究药物在体内的吸收、分布、代谢与排泄的机制及过程,阐明药物因素、剂型因素和生理因素与药效之间关系的边缘科学。( )
7. 剂型是一类制剂的集合名词。( )
8. 国家药品标准是指国家药品监督管理局颁布的药品注册标准和其他药品标准,其内容包括质量指标、检验方法以及生产工艺等技术要求,不具有法律约束力。( )
9. "OTC"是指处方药,是在柜台上可以买得到的药品。( )
10. 医疗机构可以使用处方药和非处方药。( )
11. 同一种剂型可以有不同的药物,同一药物也可制成多种剂型。( )
12. 药物的化学结构对疗效起决定性作用,但疗效是通过剂型来实现的。( )
13. 剂型按分散系统可分为液体、固体、半固体和气体剂型。( )
14. 散剂、丸剂、片剂、栓剂均为固体制剂。( )
15. 靶向给药系统是指利用载体将药物通过局部或全身血液循环而选择性地浓聚定位于靶组织、靶器官、靶细胞或细胞内结构的给药系统。( )

四、简答题

1. 简述剂型的重要性与作用。
2. 简述药典的性质与作用。
3. 简述药用辅料在制剂中的作用。
4. 简述 GMP 的三大要素以及 GMP 认证时现场考核的内容。
5. 简述 GLP 的基本精神和基本要求。

(方 亮、吴 伟)

第二章 药物的物理化学相互作用

【基本要求】

1. 掌握范德瓦尔斯力、氢键、疏水相互作用和离子键的概念。
2. 熟悉电荷转移络合作用、离子交换作用。
3. 了解药物与药品包装材料的相互作用、药物与蛋白质的相互作用。

【内容摘要】

本章主要从分子间或分子内作用力的角度讨论药物物理化学相互作用的类型、对制剂成型性的影响，并对其对药物制剂体内过程的影响等进行阐述。

药物的物理化学相互作用类型包括范德瓦尔斯力、氢键、电荷转移络合作用、离子参与的相互作用及疏水相互作用。其中范德瓦尔斯力包括取向力、诱导力和色散力；氢键包括分子间氢键和分子内氢键；离子参与的相互作用包括离子键、离子 - 偶极作用力和离子 - 诱导偶极作用力。

药物的相互作用对多种制剂的成型性均存在较大的影响。在实际工作中，制剂成型往往涉及多种作用力的结合。药物的物理化学作用对药物性质产生影响，如溶解度、沸点、熔点、稳定性等。

药物与药品包装材料之间的物理化学相互作用通常包括迁移和吸附。药品包装材料系指药品生产企业生产的药品和医疗机构配制制剂所使用的直接接触药品的包装材料和容器，简称药包材。药包材可吸附药品中的有效成分而降低其疗效，也可释放出一些有害物质而损害机体，因此药包材与一般物品的包装材料不同，有严格的质量要求。

药物在体内和蛋白质的结合可多方面影响药物的治疗作用。药物小分子和蛋白质等生物大分子常常借助于疏水作用力、静电力、氢键和范德瓦尔斯力等结合形成超分子复合物。此种结合为可逆性的非共价结合，结合型和游离型药物存在动态平衡，前者是药物体内贮存的形式，并暂时失去药理活性，而后者可跨膜转运及发挥药理作用，因此，这种特性直接影响到药物在体内的分布、贮存、转运、代谢和药理活性的发挥。

【习题部分】

一、名词解释

1. 范德瓦尔斯力（van der Waals force）；2. 取向力（dipole-dipole attraction）；3. 诱导力（induction force）；4. 色散力（dispersion force）；5. 氢键（hydrogen bond）；6. 电荷转移络合物

(charge transfer complex);7. 离子键(ionic bond);8. 疏水相互作用(hydrophobic interaction);9. 共无定型药物系统(co-amorphous drug system);10. 迁移(transfer);11. 吸附(adsorption);12. 沃尔曼效应(Vroman effect)。

二、选择题

(一)单项选择题

1. HCl、HI、HBr 的沸点顺序是(　　)

A. HI>HBr>HCl　B. HI>HCl>HBr　C. HBr>HCl>HI　D. HCl>HI>HBr　E. HCl>HBr>HI

2. 题 1 中,影响三种物质沸点排序的主要因素是(　　)

A. 氢键　B. 诱导力　C. 色散力　D. 取向力　E. 离子键力

3. 下列既能形成分子内氢键,又能形成分子间氢键的是(　　)

A. 对硝基苯酚　B. 间硝基苯酚　C. 对氨基苯酚　D. 苯酚　E. 邻硝基苯酚

4. 下列物质熔、沸点最高的是(　　)

A. 邻硝基苯酚　B. 对硝基苯酚　C. 苯酚　D. 间硝基苯酚　E. 间苯二酚

5. 以下说法错误的是(　　)

A. 氢键的键能一般比化学键小,但比范德瓦尔斯力强

B. 含有 N、O、F 的分子能与 H 形成氢键

C. 若分子中有氢键,则也一定有范德瓦尔斯力和共价键

D. 共价键、范德瓦尔斯力、氢键、离子键中,离子键的作用力最强

E. 形成氢键均能提高物质的熔沸点

6. 下列说法错误的是(　　)

A. 离子键没有方向性和饱和性,并且离子键的键能很强,甚至强于共价键

B. 活泼金属元素与活泼非金属元素之间可以形成离子键

C. 离子键是由于阴阳离子之间的静电吸引而形成的

D. 盐酸普鲁卡因溶解于水,药物离子溶剂化后形成离子 - 偶极键,使药物离子的电荷得到分散,能量降低,所放出能量用于克服药物离子间的静电吸引力

E. 离子键对药物成盐形式的选择、结晶性质等均有重要影响

7. CH_3OCH_3 分子中存在哪些作用力(　　)

A. 色散力　B. 色散力、诱导力　C. 离子键力　D. 色散力、诱导力、取向力、氢键　E. 色散力、诱导力、取向力

8. H_2O 的沸点是 100℃,H_2Se 的沸点是 −42℃,用于解释该现象的是(　　)理论

A. 范德瓦尔斯力　B. 共价键　C. 离子键　D. 氢键　E. 以上都不是

9. 中国对药品包装材料与药物相容性的定义是指为考察药品包装材料与药物之间是否发生(　　)等现象,进而影响药物质量而进行的一种试验。

A. 对流或扩散　　B. 提取或迁移　　C. 浸出或迁移
D. 迁移或吸附　　E. 吸附或扩散

(二) 配伍选择题(备选答案在前,题目在后;每组均对应同一组备选答案,每题只有一个正确答案;每个备选答案可重复选用,也可不选用)

［1~4］
A. 吸附在表面活性剂的亲水基之间
B. 插入胶束的非极性中心区
C. 伸到胶束表面的亲水基之间
D. 包裹在疏水基内部
1. 非极性药物(　　)
2. 半极性药物分子中的非极性部分(　　)
3. 半极性药物分子中的中性部分(　　)
4. 极性药物(　　)

［5~8］
A.
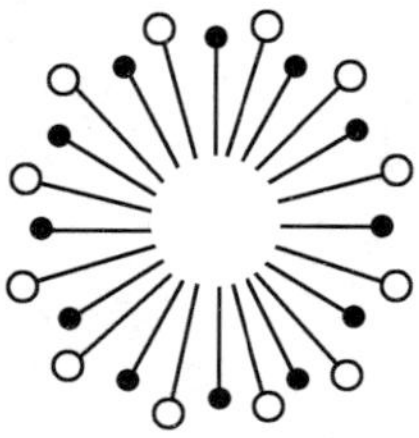
B.
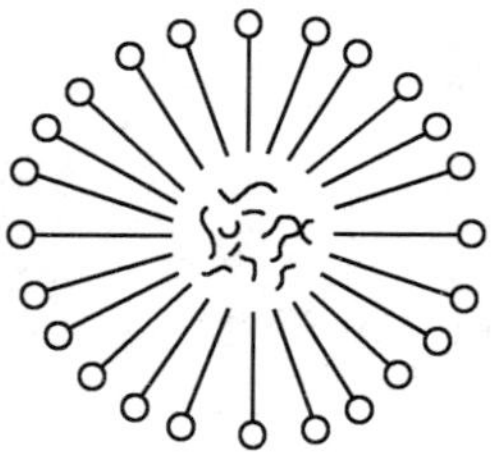
C.
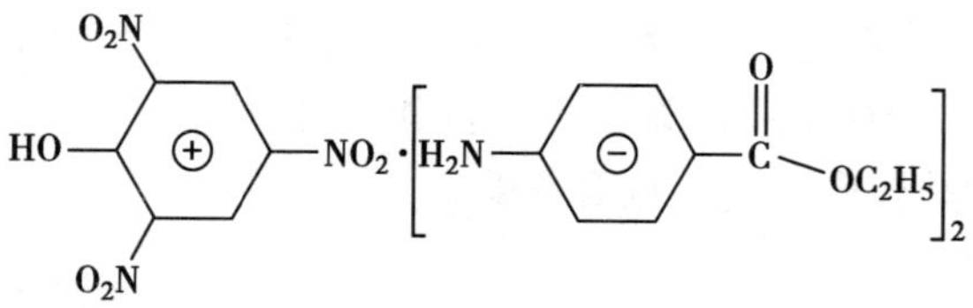

D.
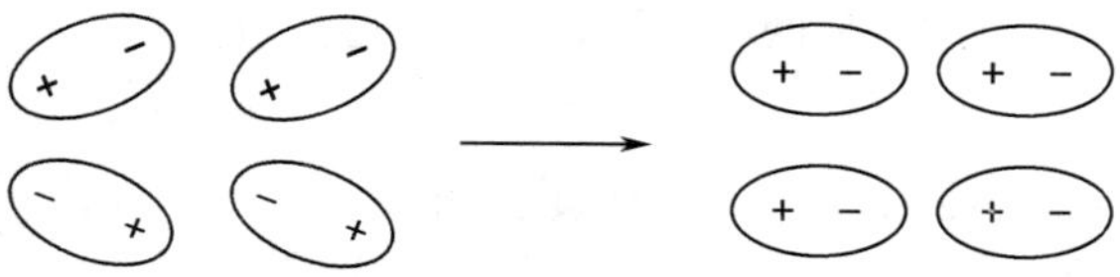
E.
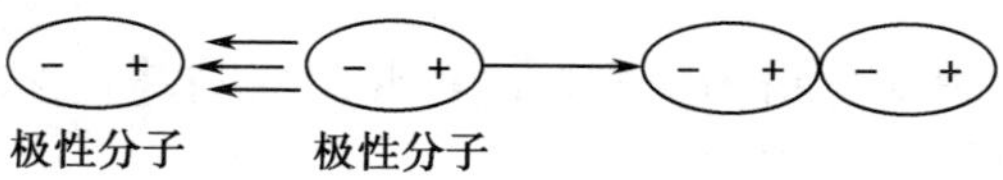

5. 表示诱导力形成过程的是(　　)

6. 半极性药物溶于水的状态是(　　)

7. 表示取向力形成过程的是(　　)

8. 药物形成(　　)后，其理化性质均会发生改变，如提高药物的稳定性；增加在水中的溶解度；矫正不良臭味等。

[9~12]

判断下列各组分子间存在什么类型的作用力

A. 取向力　B. 色散力　C. 诱导力　D. 氢键

9. S_2O 与 S_2O(　　)

10. 甲醇与 H_2O(　　)

11. 四氯化碳与苯(　　)

12. 溴化氢和氯化氢(　　)

(三) 多项选择题

1. 当两个极性分子相互接近时，将产生(　　)

A. 取向力　B. 氢键　C. 色散力

D. 诱导力　E. 静电力

2. 药物在溶剂中溶解的主要规律是“结构相似者相溶”，所谓结构相似是指(　　)

A. 形成分子的分子相对大小相似　B. 分子极性相近

C. 形成分子的分子间作用力相似　D. 形成分子的化学键相似

E. 分子疏水性相近

3. 常用的药品包装，按材料类别可分成(　　)

A. 木制品　B. 玻璃　C. 塑料

D. 橡胶　E. 金属

4. 研究蛋白质构象变化的方法有(　　)

A. 圆二色谱法　B. 核磁共振法　C. X 射线衍射法

D. 平衡透析法　E. 偏光显微镜法

5. 药物与蛋白质结合对药物作用的影响包括(　　)

A. 药物转运　B. 药物吸收　C. 药物药理作用

D. 药物毒副作用　E. 药物的分子结构

三、判断是非题(用√或 × 表示)

1. 取向力与分子的偶极矩平方成正比，即分子的极性越大，取向力越大。(　　)

2. 色散力是极性分子与非极性分子之间的相互作用。(　　)

3. 分子内氢键的形成使物质的熔沸点降低，分子间氢键的形成使物质的熔沸点升高。(　　)

4. 分子内氢键的形成削弱了分子间范德瓦尔斯力和氢键。(　　)

5. 离子键的键能弱于共价键。(　　)

6. 药物分子形成分子内氢键，则在极性溶剂中的溶解度减小，而在非极性溶剂中的溶解度增大。(　　)

7. 低硼硅玻璃具有耐水、耐酸、耐碱的特点，以及较强的抗冷热冲击性、二次加工性能

和很高的机械强度。(　　)

四、填空题

1. 药物的物理化学相互作用类型包括________、________、________、________和________。
2. 范德瓦尔斯力按产生的原因和特点可以分为________、________和________。
3. 药物的物理化学作用对药物的________、________、________、________等性质产生影响。
4. 药物与药包材的相互作用通常包括________和________。
5. 常用的药包材种类有________、________、________和________。
6. 在丁基药用胶塞的基础上，有________、________、________和________。
7. 研究蛋白质构象变化的方法有________、________、________、________、________、________、________等。

五、简答题

1. 简述范德瓦尔斯力、氢键、离子键、疏水相互作用的概念。
2. 简述药物的物理化学作用对药物及制剂性质的影响。
3. 简述药物的物理化学作用对制剂成型性的影响。
4. 简述药物与药包材相互作用的类型。
5. 简述药物与蛋白质结合对药物作用的影响。

(黄　园、姜虎林)

第三章　药物溶解与溶出及释放

【基本要求】

1. 掌握溶解度与溶出度的表示方法；增加药物溶解度及溶出度的方法。
2. 熟悉药物溶解度及溶出度的测定方法；介电常数及溶解度参数的概念。
3. 了解增溶、助溶及潜溶机制；固体分散技术、包合技术的表征方法。

【内容摘要】

液体制剂作为制剂的重要组成部分，可通过外用、内服、注射等途径给药。药物在溶剂中的溶解是制备液体制剂的基础，药物在溶剂中的溶解主要取决于溶剂的种类及性质，溶剂可分为水及非水溶剂两大类，溶剂的介电常数及溶解度参数是表征溶剂极性的两个参数。介电常数大的溶剂极性大，介电常数小的溶剂极性小；溶解度参数大的溶剂极性大，溶解度参数小的溶剂极性小。药物与溶剂的介电常数或溶解度参数越接近，其在溶剂中的溶解度越大。

药物的溶解度直接影响药物的吸收和生物利用度。因此本章重点介绍了药物溶解度的概念、种类、测定方法及影响药物溶解度的因素与增加难溶性药物溶解度的方法。影响药物溶解度的因素主要有分子结构、溶剂化作用与水合作用、晶型、粒子大小、温度、pH与同离子效应、混合溶剂、添加物等。增加难溶性药物溶解度的方法，一般首先从药物分子本身如分子结构、多晶型、粒径大小等各个方面来考虑，如采取制成可溶性盐、对药物进行晶型转换及微粉化等手段；其次从药物与溶剂的相互作用如溶剂化作用和水合作用、pH与同离子效应等方面来考虑；最后从外界环境如温度和添加物的影响来考虑，其中要特别注意混合溶剂和添加物的影响，区别潜溶、助溶和增溶等概念。

药物从固体制剂中的溶出对药物发挥疗效有很大影响，通常是固体制剂发挥作用的前提条件。固体药物溶出主要受扩散控制，可用Noyes-Whitney方程表示，并据此分析影响药物溶出速度的因素和增加溶出速度的方法。影响药物溶出速度的因素有药物的粒径、温度、溶出介质的体积、扩散系数及扩散层厚度等，增加药物溶出速度的方法有微粉化、升高温度、增加搅拌速度等。

对药物疗效有影响的药物溶液性质还有渗透压、pH与pK_a值、表面张力及黏度等。

【习题部分】

一、名词解释

1. 介电常数(ε)；2. 溶解度参数(δ)；3. 溶解度(solubility)；4. 特性溶解度(intrinsic solubility)；

5. 表观溶解度（apparent solubility）或平衡溶解度（equilibrium solubility）；6. 潜溶（cosolvency）；7. 助溶（hydrotropy）；8. 增溶（solubilization）；9. 溶出度（dissolution）；10. 渗透压（osmotic pressure）；11. 等渗溶液（isosmotic solution）；12. 等张溶液（isotonic solution）；13. 同离子效应（common-ion effect）；14. 盐效应（salt effect）；15. 增溶量（solubilization capacity）；16. 渗透压比（osmotic pressure ratio）。

二、选择题

（一）单项选择题

1. 为增加碘在水中的溶解度，可加入的助溶剂是（　　）

A. 苯甲酸钠　B. 精氨酸　C. 乙酰胺
D. 聚乙烯吡咯烷酮　E. 乙醇

2. 茶碱在乙二胺存在下溶解度由 1∶20 增大至 1∶5，乙二胺的作用是（　　）

A. 增溶剂　B. 助溶剂　C. 潜溶剂
D. 组成复方　E. 碱性相似相溶

3. 聚山梨酯 80 能使难溶性药物的溶解度增加，聚山梨酯 80 的作用是（　　）

A. 分散　B. 增溶　C. 助溶
D. 乳化　E. 潜溶

4. 下列溶剂中属于非极性溶剂的是（　　）

A. 水　B. 丙二醇　C. PEG 400
D. 二甲基亚砜　E. 液状石蜡

5. 下列关于药物溶解度的正确表述是（　　）

A. 药物在一定量的溶剂中溶解的最大量
B. 在一定的压力下，一定量的溶剂中所溶解药物的最大量
C. 在一定的温度下，一定量的溶剂中所溶解药物的最大量
D. 在一定的温度下，一定量的溶剂中溶解药物的量
E. 温度与药物溶解度呈正比关系

6. 以下各项中，对药物的溶解度不产生影响的因素是（　　）

A. 药物的极性　B. 药物的晶型　C. 溶剂的量
D. 溶剂的极性　E. 以上都不是

7. 配制溶液时，进行搅拌的目的是（　　）

A. 增加药物的溶解度　B. 增加药物的润湿性
C. 增加药物的稳定性　D. 增加药物的溶解速率
E. 增加药物的扩散系数

8. 配制复方碘溶液的正确操作是（　　）

A. 先将碘化钾配制溶液，再加入碘使溶解，然后加水稀释至刻度
B. 先将碘加入适量水中，然后加入碘化钾使形成复盐进行助溶，最后加水定容至刻度
C. 先将碘和碘化钾充分混匀，然后加入适量水使形成复盐，最后加水定容至刻度
D. 先分别将碘和碘化钾各加入适量水溶解，然后混匀，最后加入水定容至刻度
E. 先将碘用少量乙醇溶解，然后加入碘化钾溶液，混合均匀后加水定容至刻度

9.《中国药典》规定的注射用水应是（　　）

A. 纯水　B. 蒸馏水　C. 无热原的重蒸馏水

D. 去离子水 E. 重蒸馏去离子水

10. 苯巴比妥在 90% 的乙醇溶液中溶解度最大,90% 的乙醇溶液是( )

A. 增溶剂 B. 极性溶剂 C. 助溶剂

D. 潜溶剂 E. 非水溶剂

11. 属于助溶剂之列的是( )

A. 肥皂与甲酚 B. 钾皂与松节油 C. 吐温 80 与薄荷油

D. 聚山梨酯与鱼肝油 E. 苯甲酸钠与咖啡因

12. 现有薄荷油(Ⅰ)、聚山梨酯(Ⅱ)和水(Ⅲ),由以上三者混合制成增溶剂性液体制剂,采用下列哪种混合次序最佳( )

A. Ⅱ与Ⅲ混合后,再加Ⅰ B. Ⅰ与Ⅱ混合后,再加Ⅲ

C. Ⅰ与Ⅲ混合后,再加Ⅱ D. Ⅰ+Ⅱ+Ⅲ

E. B 和 C 均可

13. 相似者相溶,“相似”指的是( )

A. 形态相似 B. 密度相似 C. 分子量相似

D. 极性相似 E. 化学结构相似

(二)配伍选择题(备选答案在前,题目在后;每组均对应同一组备选答案,每题只有一个正确答案;每个备选答案可重复使用,也可不选用)

[1~5]

A. $\frac{dC}{dt}=\frac{DS}{Vh}(C_S-C)$ B. D 增大 C. S 增大

D. h 减小 E. C_S

1. 温度升高( )
2. 加强搅拌( )
3. 药物微粉化( )
4. 溶解 - 扩散方程( )
5. 药物的溶解度( )

[6~10]

A. 弱酸强碱盐 B. 弱碱强酸盐 C. 制备 5% 碘溶液

D. 挥发油类药物 E. 灰黄霉素

6. 微粉化能增加溶解度( )
7. 加入碘化钾助溶( )
8. pH 升高,溶解度增大( )
9. 加入表面活性剂可增溶( )
10. pH 升高,溶解度降低( )

(三)多项选择题

1. 影响药物溶解度的因素有( )

A. 温度 B. 溶剂的极性 C. 搅拌速度

D. 药物的晶型 E. 介质的 pH 与弱电解质的 pK_a

2. 影响增溶效果的正确表述有哪些( )

A. 增溶剂的用量越多,增溶效果越明显

B. 增溶剂与药物形成复合物有利于增溶
C. 增溶剂的增溶量与增溶剂加入顺序有关
D. 药物分子量越大，增溶量越少
E. 作为增溶剂的表面活性剂浓度达 CMC 时，才具有增溶作用
3. 难溶性药物微粉化的目的是(　　　　)
A. 改善溶出度，提高生物利用度　　B. 改善药物在制剂中的分散性
C. 有利于药物的稳定　　D. 减少对胃肠道的刺激
E. 改善制剂的口感
4. 下列哪些因素影响药物的增溶量(　　　　)
A. 增溶剂的种类　　B. 增溶剂加入的顺序　　C. 药物的分子量
D. 粒子大小　　E. 溶剂极性
5. 可增加药物溶解度的方法有(　　　　)
A. 微粉化　　B. 加入助溶剂　　C. 加入增溶剂
D. 制成固体分散体　　E. 制成包合物
6. 下列有关增加药物溶解度方法的叙述中，错误的是(　　　　)
A. 同系物药物的分子量越大，增溶量越大
B. 助溶的机制包括形成有机分子复合物
C. 有的增溶剂能防止药物的水解
D. 同系物增溶剂碳链越长，增溶量越小
E. 增溶剂的加入顺序能影响增溶量
7.《中国药典》所载制药用水包括(　　　　)
A. 饮用水　　B. 注射用水　　C. 灭菌注射用水
D. 纯化水　　E. 回流水

三、判断是非题(用√或 × 表示)

1. 药物的介电常数和溶剂的介电常数越接近，药物在该溶剂中溶解性越好。(　　)

2. 由于溶解度参数 δ 表示同种分子间的内聚力，所以两种组分的 δ 值越接近，它们越能互溶。(　　)

3. 正辛醇的溶解度参数与生物膜脂质接近，因此常用作模拟生物膜测定分配系数。(　　)

4. 通常所测定的溶解度是药物的特性溶解度。(　　)

5. 在电解质类药物溶液中加入电解质类附加剂，药物的溶解度一定会降低。(　　)

6. 弱酸性电解质药物溶液当 pH 低于 pHp 时，药物将会析出。(　　)

7. 弱碱性药物在碱性溶液中的表观溶解度大于该药物的特性溶解度。(　　)

8. 根据药物溶解速度方程 Noyes-Whitney 公式，可认为在其他因素一定的条件下，降低药物粒子的粒径，会增加药物的溶解速度。(　　)

9. 将维生素 K_3 制备成维生素 K_3 亚硫酸氢钠的目的是改变维生素 K_3 的药理作用。(　　)

10. 在多数情况下，药物的溶解度和溶解速度的顺序为无水物<水合物<有机化物。(　　)

11. 同一种药物的晶型不同,溶解速度各不相同,溶解速度的顺序为:非晶态>亚稳态晶型>稳态晶型。(　　)

12. 温度升高,药物的溶解度一定增大。(　　)

13. 许多盐酸盐类药物在生理盐水中溶解度减小的原因是同离子效应。(　　)

14. 苯巴比妥在20%乙醇中的溶解度为0.22g/100ml,在40%乙醇中的溶解度为0.88g/100ml,在90%乙醇中溶解度达最大值,这种现象称为潜溶。(　　)

15. 碘溶解时加入碘化钾的目的是增溶。(　　)

16. 灰黄霉素溶解时加入胆酸钠的目的是增溶。(　　)

17. 药物溶液的pH的调节主要考虑机体的耐受性、药物的稳定性及药物的溶解度。(　　)

18. 药物的pK_a越大,碱性越强。(　　)

19. 对于难溶性药物,溶出往往是限速步骤,而大多数情况下,通过扩散层是溶出的限速步骤。(　　)

20. 药物溶解度参数与生物膜的溶解度参数越接近,越易吸收,吸收也越快。(　　)

21. 药物分子间的作用力大于药物分子与溶剂分子间的作用力则药物溶解度小。(　　)

22. 介电常数大的药物极性小,介电常数小的药物极性大。(　　)

23. 对于可溶性药物,粒子大小对溶解度影响不大。(　　)

24. 一般向难溶性盐类饱和溶液中,加入含有相同离子化合物时,其溶解度降低,这是由于同离子效应的影响。(　　)

四、填空题

1.《中国药典》关于溶解度有7种提法:________、________、________、________、________、________、________。

2. 电解质会影响________类药物的溶解度,可使某些非电解质在溶液中的浓度________,称之为盐溶。

3. 药物分子间的作用力大于药物分子与溶剂分子间作用力时,药物在该溶剂中的溶解度________,反之,则溶解度________。

4. 药物分子形成分子内氢键,则在极性溶剂中的溶解度________;而在非极性溶剂中的溶解度________。

5. ________和________是水分子极化的决定因素。

6. 当药物的$\Delta H_s>0$,溶解度随温度升高而________,当药物的$\Delta H_s<0$,溶解度随温度升高而________。

7. 增加药物溶解度的方法有:________、________、________、________。

8. 采用正辛醇作为油水分配系数测定时的油相是因为________。

9. 根据药物溶解度与分子结构的关系,药物溶解的一般规律是________。

10. 增溶剂对难溶性药物的主要作用有:________、________、________。

11. 用聚山梨酯80对维生素A棕榈酸酯进行增溶时,正确的加入方法是:________。

12. 药物的溶出过程包括两个连续的阶段,可分为________和________。

13. 可以作为药用溶剂使用的丙二醇是________。

14. 根据 Noyes-Whitney 方程分析影响药物溶出速度的因素包括：________、________、________、________、________。

15. 对于难溶性药物，粒子半径大于________时粒径对溶解度无影响，但粒子大小在____时，其溶解度随粒径减少而________。

16. 对于颗粒状或粉末状的药物，如在溶出介质中结块，可采取的措施是________。

17. 具有相同亲油基的各类表面活性剂对烃类和极性有机物的增溶顺序为：________ > ________ > ________。

18. ________称为增溶量。

19. 渗透压对________、________、________等剂型具有重要意义。

20. 渗透压比指________，渗透压比等于 1 为________，大于 1 为________，小于 1 为________。

五、计算题

1. 已知 25℃时苯巴比妥的 pK_a=7.41，在水中的溶解度为 0.1g/100ml，相对分子量为 232.24。配制 1.0g/100ml 的苯巴比妥钠溶液，苯巴比妥钠的相对分子量为 254.22，试求游离苯巴比妥在溶液中开始析出时的 pH。

2. 已知吲哚美辛（α 型）在不同温度下，在磷酸盐（pH=6.8）溶液中的溶解度如下表所示，求吲哚美辛（α 型）在 25℃时，在磷酸盐（pH=6.8）溶液中的溶解度。

温度 /℃	30	35	40	50
溶解度 /（mg/100ml）	66.0	83.0	106.5	170

六、简答题

1. 根据药物溶解速度方程 Noyes-Whitney 公式，简要说明如何提高难溶性药物的溶解度与溶出的速度？
2. 影响药物溶解度的因素有哪些？
3. 增加药物溶解度的方法有哪些？
4. 影响固体药物在液体中溶出速度的因素有哪些？
5. 举例说明助溶的机制及助溶剂的分类。
6. 增溶剂的作用有哪些？
7. 影响药物增溶的因素有哪些？
8. 简述潜溶剂提高药物溶解度的原因，如何选择？

（王坚成、姜虎林）

第四章 药物多晶型

【基本要求】

1. 掌握药物晶型结构与性质；多晶型的概念。
2. 熟悉影响多晶型产生的因素；多晶型制备技术；无定型药物。
3. 了解多晶型表征技术。

【内容摘要】

本章介绍药物晶型结构与性质及药物多晶型的概念。按照内部原子、离子、分子的排列状态，固体药物可分为晶体与无定型体。晶体（crystal）是指固体药物内部原子、离子、分子在三维空间有规律地周期性排列。无定型体（amorphism）是指固体药物内部原子、离子、分子呈现无规则排列。由于外界因素的影响，导致固体药物内部原子或分子的排列方式不同，出现多种晶格结构，称为多晶型（polymorphism）。药物晶型对剂型的设计与制备工艺也有影响，也会影响药物的理化性质、临床药效的发挥。因此，进行剂型设计前需要对于药物晶型进行深入研究。

主要的多晶型制备技术包括溶液结晶法、熔融结晶法、晶格物理破坏法、热处理、加入添加物结晶，其中溶液结晶又可分为冷却结晶、晶种结晶、蒸发结晶、反溶剂结晶、反应结晶。主要的多晶型的表征方法包括 X 射线衍射法、热分析、振动光谱法、显微镜检法、固态核磁共振法、溶解度法。

本章讨论了药物多晶型在药学研究中的影响。药物多晶型对药物的理化性质如熔点、溶解度、溶出率、稳定性等产生影响。药物晶型不同，溶解度和溶出速率不同，有可能会影响药物的生物利用度，导致药物的药效差异。

在药物生产过程中，生产工艺可能引起药物晶型转变，如研磨、制粒、干燥、压片、冷冻等。因此，在药物生产过程中，要考察不同的工艺对药物多晶型的影响。

【习题部分】

一、名词解释

1. 晶体（crystal）；2. 无定型体（amorphism）；3. 多晶型（polymorphism）；4. 晶型（crystal form）；5. 晶癖（crystal habit）；6. 共晶（cocrystal）；7. 构象多晶型（conformational polymorphism）；8. 互变异构多晶型（tautomeric polymorphism）；9. 冷却结晶（cooling crystallization）；10. 晶种结晶（seeded crystallization）；11. 蒸发结晶（evaporative crystallization）；12. 反溶剂结晶（antisolvent

crystallization)；13. 反应结晶(reactive crystallization)；14. 热处理(thermal method)；15. 加入添加物结晶(crystallization in the presence of additive)。

二、选择题

(一) 单项选择题

1. 下列关于七种基础晶胞参数的叙述中错误的是( )

A. 立方体 $a=b=c, \alpha=\beta=\gamma=90°$
B. 四方体 $a=b\neq c, \alpha=\beta=\gamma=90°$
C. 正交体 $a\neq b\neq c, \alpha=\beta=\gamma=90°$
D. 三方体 $a=b=c, \alpha=\beta=\gamma\neq 90°$
E. 单斜体 $a\neq b\neq c, \alpha=\gamma=90°, \beta=120°$

2. 下列关于晶型和晶癖的叙述中正确的是( )

A. 被溶解或熔融后，晶格被破坏，多晶现象也不会消失
B. 晶癖是指结晶物质晶格内分子的排列方式
C. 结晶的外观形态被称为晶型
D. 对于同一种物质，由于结晶条件的不同，生成结构、形态、物性不同的晶型现象，即称为同质多晶现象
E. 晶癖之间的差异是微观形态上的差异

3. 下列关于共晶的叙述中错误的是( )

A. 共晶是指两个或两个以上的不同分子被包含在同一个晶体结构中而形成的晶体或混合晶体
B. 研磨常常能够获得稳定的共晶
C. 共晶引入新的组分可以改善溶解溶出速率和生物利用度
D. 共晶引入新的组分可以提高活性药物的稳定性
E. 通常能够形成氢键或特定相互作用的分子之间所形成的共晶比较稳定

4. 下列关于药物稳定性的叙述中错误的是( )

A. 无定型药物的熵值小、熔点高、化学稳定性最好
B. 在药物产品研究中，通常选择稳定型晶型作为研究对象
C. 可以选择亚稳定晶型进行产品开发
D. 药物多晶型所引起的吸湿性不同对稳定性有较大影响
E. 药物多晶型由于晶型类型不同其化学稳定性也不同

5. 对于同一药物的不同晶型其溶出速度大小为( )

A. 稳定型>亚稳定型>无定型
B. 亚稳定型>稳定型>无定型
C. 稳定型>无定型>亚稳定型
D. 亚稳定型>无定型>稳定型
E. 无定型>亚稳定型>稳定型

6. 下列关于药物多晶型对药物的理化性质的影响错误的是( )

A. 晶型不同，晶格能不同，所以熔点不同
B. 同一药物的不同晶型可能具有不同的溶解度与溶出速率
C. 晶格能小的晶型拥有更快的溶出速率
D. 多晶型药物的制剂可能具有不同的溶出度
E. 同晶型药物相比，无定型药物具有更高的溶解度和溶出速率

7. 下列关于生产过程对药物多晶型的影响的叙述错误的是( )

A. 在干燥过程中，药物晶型不会发生转变

B. 在药物生产过程中，生产工艺可能引起药物晶型转变，如研磨、制粒、干燥、压片、冷冻等

C. 研磨过程中产生的热能和机械能促进药物晶型的转变

D. 由于湿法制粒中会加入水、乙醇等作为黏合剂，可能会引起晶型转变

E. 在冻干工艺中，冷冻过程会对药物的晶型转变产生影响

8. 下列叙述错误的是（　　）

A.《中国药典》中，规定药物尤其是固体药物、半固体制剂、混悬剂等中存在多晶型时，应对药物晶型状态进行定性或定量控制

B.《中国药典》中，提供了针对药物多晶型进行研究及质量控制的决策树

C. 不同晶型状态对药品有效性、安全性或质量控制有重要影响

D.《中国药典》中，规定了应对药物多晶型稳定性、生物学性质、溶解性或溶出度进行评价，并列出了用于药品晶型质量控制的方法

E.《中国药典》中，对药物多晶型的定义、制备方法进行了介绍

（二）配伍选择题（备选答案在前，题目在后；每组均对应同一组备选答案，每题只有一个正确答案；每个备选答案可重复选用，也可不选用）

［1~5］

A. 结晶的外观形态

B. 结晶物质晶格内分子的排列方式

C. 广义上是指两个或两个以上的不同分子被包含在同一个晶体结构中而形成的晶体或混合晶体

D. 由于外界因素的影响，导致固体药物内部原子或分子的排列方式不同，出现多种晶格结构

E. 固体药物内部原子、离子、分子在三维空间有规律地周期性排列

1. 晶体的定义是（　　）

2. 多晶型的定义是（　　）

3. 晶型的定义是（　　）

4. 晶癖的定义是（　　）

5. 共晶的定义是（　　）

［6~9］

A. 拉曼光谱法　　B. 固态核磁共振法

C. 显微镜检法　　D. 近红外光谱法

6. 无须特殊制样，可直接检测，避免了制样过程对晶型的影响的是（　　）

7. 速度快，不破坏样品，不需要试剂，可透过玻璃或石英测定样品，能应用于在线测定的是（　　）

8. 可以反映晶体的宏观形态特点及光学特性的是（　　）

9. 研究固态药物的新方法是（　　）

（三）多项选择题

1. 多晶型的种类有（　　）

A. 构型多晶型　　B. 构象多晶型　　C. 互变异构多晶型

D. 共晶型　　E. 混晶型

2. 常用的结晶方法有(　　)

A. 溶液结晶法　　B. 熔融结晶法　　C. 研磨法

D. 晶格物理破坏法　　E. 物理机械法

3. 药物多晶型的表征方法有(　　)

A. X 射线衍射法　　B. 热分析法　　C. 振动光谱法

D. 显微镜法　　E. 圆二色谱法

4. 在生物药剂学分类系统中,哪些类药物的生物利用度受晶型影响较小(　　)

A. BCS Ⅰ类药物　　B. BCS Ⅱ类药物　　C. BCS Ⅲ类药物

D. BCS Ⅳ类药物　　E. BCS Ⅱ类和Ⅲ类药物

5. 药物多晶型影响药物的物理性质,包括(　　)

A. 吸湿性　　B. 颗粒形状　　C. 密度

D. 流动性　　E. 可压性

三、填空题

1. 按照内部原子、离子、分子的排列状态,固体药物可分为________和________。

2. 多晶型的种类包括________、________和________。

3. 药物多晶型的制备方法包括________、________、________、________和________。

4. 溶液结晶法可以分为________、________、________、________和________。

5. 药物多晶型表征技术有________、________、________、________、固态核磁共振法和溶解度法。

6. 常用的振动光谱包括________、________。

7. 药物稳定性包括________、________和________。

8. 在药物生产过程中,生产工艺可能引起药物晶型转变,如________、________、________、________、________等。

四、判断是非题(用√或 × 表示)

1. 晶格是晶体的最小重复几何单位。(　　)

2. 基础晶胞共有 7 种。(　　)

3. 晶癖之间的差异是晶格内部结构上的差异。(　　)

4. 普通光学显微镜可以观察到各种结晶形状,而判断晶型的差异却需要用偏振显微镜、热分析、红外光谱或 X 射线衍射等工具。(　　)

5. 晶体中原子在分子中位置不同形成的同质多晶现象称为构型多晶型。(　　)

6. 热处理是指一般情况下,高熔点晶型可以在一定温度条件下转化为低熔点晶型,通过加热可以实现晶型转变。(　　)

7. X 射线衍射法又分为单晶衍射和粉末衍射两种。其中,单晶衍射是公认的确证多晶型的最可靠方法。(　　)

8. 大多数情况下,同晶型药物相比,无定型药物具有更高的溶解度和溶出速率。(　　)

9. 通常稳定型晶型的熵值大、熔点高、化学稳定性最好,而无定型药物稳定性最低。(　　)

五、简答题

1. 简要说明晶型、晶癖、多晶型和共晶的概念。
2. 简述药物多晶型的制备方法。
3. 简述药物多晶型在药剂学研究中的重要性。

（姜虎林、邢 磊）

第五章　表面活性剂

【基本要求】

1. 掌握表面活性剂的概念和理化性质。
2. 熟悉表面现象；表面活性剂的分类方法及在制剂中的应用。
3. 了解表面活性剂的理化性质的测定方法；生物学性质。

【内容摘要】

表面活性剂对溶液或固体性质的改变是我们药剂学上利用其发挥各种功能的基础。表面活性剂系指具有很强的表面活性、加入少量就能使液体的表面张力显著下降的物质。一般由非极性烃链（亲油基团）和一个以上的极性基团（亲水基团）组成，是一种既亲水又亲油的两亲性分子。

表面活性剂在药剂学上的应用主要是增溶。表面活性剂分子缔合形成胶束的最低浓度即为临界胶束浓度（critical micelle concentration，CMC）。当表面活性剂的溶液 C>CMC 时，表面活性剂排列成球状、棒状、束状、层状 / 板状等结构。表面活性剂在水溶液中达到 CMC 后，一些水不溶性或微溶性物质在胶束溶液中的溶解度可显著增加，形成透明胶体溶液，这种作用称为增溶。胶束增溶体系是热力学稳定体系，也是热力学平衡体系。当表面活性剂用量为 1g 时增溶药物达到饱和的浓度即为最大增溶浓度（maximum additive concentration，MAC）。CMC 越低，缔合数越大，增溶量（MAC）就越高。在药剂学中，一些挥发油、脂溶性维生素、甾体激素等许多难溶性药物常可借此增溶。影响增溶作用的因素主要有表面活性剂的性质、增溶质的性质与温度、增溶剂与增溶质的加入顺序等。离子型表面活性剂达到临界胶束浓度所需的温度，即克拉夫特点（Krafft point）。克拉夫特点越高，其临界胶束浓度越小，只有在温度高于克拉夫特点时离子型表面活性剂才能更大程度地发挥作用。对聚氧乙烯型非离子型表面活性剂，温度升高使溶液发生混浊的现象称为起昙，此时的温度称为浊点或昙点（cloud point）。在聚氧乙烯链相同时，碳氢链越长，浊点越低；在碳氢链相同时，聚氧乙烯链越长，则浊点越高。表面活性剂对药物的增溶作用须通过增溶相图来确定增溶体系，为提高表面活性剂的增溶能力，有时采取表面活性剂相互间或与其他化合物复配。

表面活性剂分子中亲水和亲油基团对油或水的综合亲和力称为亲水亲油平衡值（hydrophile-lipophile balance，HLB）。HLB 值越高，亲水性越强；HLB 值越低，亲油性越强。根据经验，将表面活性剂的 HLB 值范围限定在 0~40，非离子型的 HLB 值在 0~20。HLB 值的大小与其在药剂学中的不同应用密切相关。

表面活性剂对药物吸收的影响取决于多种因素。表面活性剂有一定的毒性和刺激性。

毒性大小顺序一般为：阳离子表面活性剂>阴离子表面活性剂>非离子型表面活性剂。

【习题部分】

一、名词解释

1. 表面张力(surface tension);2. 表面活性剂(surfactant);3. 胶束(micelle);4. 临界胶束浓度(critical micelle concentration,CMC);5. 亲水亲油平衡值(hydrophile-lipophile balance,HLB);6. 增溶(solubilization);7. 最大增溶浓度(maximum additive concentration,MAC);8. 克拉夫特点(Krafft point);9. 昙点(cloud point);10. 表面老化(surface aging) 11. 表面活性;12. 表面活性剂的正吸附;13. 润湿剂(wetter);14. 乳化(emulsification)。

二、选择题

(一) 单项选择题

1. 水中加入表面活性剂会(　　)

A. 降低界面张力　B. 增加界面张力　C. 不改变界面张力

D. 不确定　E. 完全消除界面张力

2. 关于表面活性剂概念的叙述中哪一条是正确的(　　)

A. 能使溶液表面张力降低的物质　B. 能使溶液表面张力增高的物质

C. 能使溶液表面张力不改变的物质　D. 能使溶液表面张力急剧降低的物质

E. 能使溶液表面张力完全消除的物质

3. 下列关于表面活性剂结构特征的叙述中正确的是(　　)

A. 有亲水基团,无疏水基团　B. 有疏水基团,无亲水基团

C. 有中等极性基团　D. 无极性基团

E. 无疏水基团

4. 下列不属于表面活性剂类别的为(　　)

A. 失水山梨醇脂肪酸酯类　B. 聚氧乙烯脂肪酸酯类

C. 聚氧乙烯脂肪醇醚类　D. 聚氧乙烯烷基酚醚类

E. 聚氧乙烯脂肪酸醇类

5. 下列物质属阳离子型表面活性剂的是(　　)

A. 十八烷基硫酸钠　B. 苯扎溴铵　C. 硬脂酸钠

D. 泊洛沙姆　E. 卵磷脂

6. 表面活性剂不具有以下哪项作用(　　)

A. 润湿　B. 乳化　C. 增溶

D. 防腐　E. 去污

7. 下列关于表面活性剂生物学性质说法错误的是(　　)

A. 一般来说表面活性剂静脉注射的毒性大于口服

B. 表面活性剂与蛋白质可发生相互作用

C. 表面活性剂中,非离子型表面活性剂毒性最大

D. 表面活性剂长期应用或高浓度使用于皮肤或黏膜,会出现皮肤或黏膜损伤

E. 表面活性剂中,非离子表面活性剂的溶血作用较轻微

8. 聚山梨酯类表面活性剂溶血作用的顺序为(　　)
A. 聚山梨酯 20>聚山梨酯 40>聚山梨酯 60>聚山梨酯 80
B. 聚山梨酯 80>聚山梨酯 60>聚山梨酯 40>聚山梨酯 20
C. 聚山梨酯 80>聚山梨酯 40>聚山梨酯 60>聚山梨酯 20
D. 聚山梨酯 40>聚山梨酯 20>聚山梨酯 60>聚山梨酯 80
E. 聚山梨酯 40>聚山梨酯 60>聚山梨酯 80>聚山梨酯 20

9. 下列具有起昙现象的表面活性剂为(　　)
A. 硫酸化物　B. 磺酸化物　C. 脂肪酸山梨坦类
D. 聚山梨酯类　E. 磷酸化物

10. 最适合用作 W/O 型乳化剂的表面活性剂 HLB 值一般在(　　)
A. 1~3　B. 3~8　C. 8~18
D. 9~13　E. 13~18

11. 最适合用作 O/W 型乳化剂的表面活性剂 HLB 值一般在(　　)
A. 7~9　B. 5~20　C. 8~16
D. 3~8　E. 1~3

12. 最适宜用于静脉注射乳剂的乳化剂的是(　　)
A. 阿拉伯胶　B. 卵磷脂　C. 聚山梨酯 80
D. 司盘 80　E. 明胶

13. 月桂醇硫酸钠 SLS(又称十二烷基硫酸钠 SDS)属于(　　)
A. 高分子表面活性剂　B. 阳离子表面活性剂
C. 非离子型表面活性剂　D. 两性离子表面活性剂
E. 阴离子表面活性剂

14. 表面活性剂中毒性最小的是(　　)
A. 阴离子表面活性剂　B. 阳离子表面活性剂
C. 氨基酸型两性离子表面活性剂　D. 非离子型表面活性剂
E. 以上都不对

15. 常用表面活性剂溶血作用的大小次序是(　　)
A. 聚氧乙烯烷基醚>聚氧乙烯芳基醚>聚氧乙烯脂肪酸酯类>聚山梨酯类
B. 聚山梨酯类>聚氧乙烯烷基醚>聚氧乙烯芳基醚>聚氧乙烯脂肪酸酯类
C. 聚氧乙烯芳基醚>聚山梨酯类>聚氧乙烯烷基醚>聚氧乙烯脂肪酸酯类
D. 聚氧乙烯芳基醚>聚氧乙烯烷基醚>聚山梨酯类>聚氧乙烯脂肪酸酯类
E. 聚山梨酯类>聚氧乙烯脂肪酸酯类>聚氧乙烯芳基醚>聚氧乙烯烷基醚

16. 具有克拉夫特点的表面活性剂是(　　)
A. 单硬脂酸甘油酯　B. 司盘类　C. 肥皂类
D. 聚氧乙烯脂肪酸酯　E. 吐温类

17. 下列属于两性离子表面活性剂的是(　　)
A. 肥皂类　B. 脂肪酸甘油酯　C. 季铵盐类
D. 卵磷脂类　E. 聚山梨酯类

18. 下列属于阳离子表面活性剂的为(　　)
A. 肥皂类　B. 磺酸化物　C. 硫酸化物

D. 苯扎溴铵　　　　　　E. 磷脂类

19. 下列关于增溶的叙述哪项是正确的(　　)

A. 就增溶剂而言,同系物碳链越长,增溶量越小

B. 就药物性质而言,同系物药物分子量越大,则增溶量越大

C. 药物增溶后形成澄明溶液,但用溶剂稀释后反而会产生混浊

D. 增溶是利用药物与表面活性剂形成络合物的性质

E. 就添加剂而言,无机盐的加入会使离子表面活性剂的增溶量降低

20. 下列关于聚山梨酯 80 的叙述中,不正确的是(　　)

A. 聚山梨酯 80 可作为 O/W 型乳剂的乳化剂

B. 聚山梨酯 80 能与抑菌剂羟苯酯类形成络合物

C. 在常用的表面活性剂中,聚山梨酯 80 的溶血性最强

D. 聚山梨酯 80 属于非离子型表面活性剂

E. 聚山梨酯 80 易溶于水

21. 40g 聚山梨酯 80(HLB 为 15)与 60g 司盘 80(HLB 为 4.3)混合后 HLB 为(　　)

A. 12.6　　B. 4.3　　C. 6.5　　D. 8.6　　E. 9.6

22. 以聚山梨酯 80 为乳化剂制备的乳剂在灭菌后出现混浊,其最可能的原因是(　　)

A. 聚山梨酯 80 被氧化　　　　B. 聚山梨酯 80 发生了起昙现象

C. 聚山梨酯 80 发生了聚合反应　　　　D. 聚山梨酯 80 被水解

E. 聚山梨酯 80 与药物发生相互作用

23. 用油脂制作的洗衣肥皂属于(　　)

A. 阳离子表面活性剂　　　　B. 阴离子表面活性剂

C. 两性离子表面活性剂　　　　D. 非离子型表面活性剂

E. 高分子表面活性剂

24. 以下表面活性剂中,最适合作消毒剂的是(　　)

A. 苯扎溴铵　　B. 卖泽　　C. 苄泽

D. 十二烷基硫酸钠　　E. 司盘 20

25. 增溶剂要求的最适 HLB 值为(　　)

A. 8~18　　B. 3.5~6　　C. 8~10

D. 15~18　　E. 10~13

26. 以下表面活性剂中,毒性最大的是(　　)

A. 平平加 O　　B. 苯扎溴铵　　C. 肥皂

D. 司盘 20　　E. 吐温 80

27. 促进液体在固体表面铺展或渗透的作用称为(　　)

A. 润湿作用　　B. 乳化作用　　C. 增溶作用

D. 去污作用　　E. 分散作用

28. 在表面活性剂溶液浓度达临界胶束浓度(CMC)时,吸附达到饱和,此时的吸附为(　　)

A. 双层吸附,亲水基团指向空气　　　　B. 单层吸附,亲水基团指向空气

C. 双层吸附,亲水基团指向水　　　　D. 单层吸附,亲水基团指向水

E. 多层吸附,亲水基团指向水

29. 下面的术语或缩写中，与表面活性剂无关的是（ ）
A. HLB 值 B. Krafft Point C. *F* 值
D. 起昙 E. 增溶
30. 下列表面活性剂有起昙现象的主要是哪一类（ ）
A. 肥皂 B. 硫酸化物 C. 磺酸化物
D. 聚山梨酯 E. 磷酸化物
31. 最适于用作疏水性药物润湿剂 HLB 值一般在（ ）
A. 5~20 B. 7~9 C. 8~16
D. 7~13 E. 5~13
32. 不同 HLB 值的表面活性剂用途不同，下列错误的为（ ）
A. 增溶剂最适范围为 15~18 B. 去污剂最适范围为 13~16
C. 润湿剂与铺展剂最适范围为 7~9 D. 大部分消泡剂最适范围为 5~8
E. O/W 型乳化剂最适 HLB 值在 8~16
33. 能形成 W/O 型乳剂的乳化剂是（ ）
A. Pluronic F-68 B. 聚山梨酯 80 C. 司盘 80
D. 十二烷基硫酸钠 E. 卖泽 45
34. 不可用于静脉用注射剂的乳化剂是（ ）
A. 豆磷脂 B. 卵磷脂 C. 普朗尼克
D. 十二烷基硫酸钠 E. 聚乳酸 - 聚乙二醇
35. 常用的 O/W 型乳剂的乳化剂是（ ）
A. 聚山梨酯 80 B. 聚乙二醇 C. 卵磷脂
D. 司盘 80 E. 单硬脂酸甘油酯
36. 卵磷脂为（ ）
A. 阴离子表面活性剂 B. 阳离子表面活性剂
C. 两性离子表面活性剂 D. 非离子型表面活性剂
E. 高分子表面活性剂
37. 失水山梨醇月桂酸酯商品名为（ ）
A. 司盘 20 B. 普朗尼克 C. 司盘 60
D. 聚山梨酯 20 E. 吐温 20
38. 聚山梨酯 80 商品名为（ ）
A. 司盘 80 B. 卖泽 C. 苄泽
D. 普朗尼克 E. 吐温 80
39. 阴离子表面活性剂溶液中加入多量的 Ca^{2+}、Mg^{2+} 等多价反离子时，可产生（ ）现象
A. 盐析 B. 絮凝 C. 增溶
D. 起昙 E. 聚集
40. 聚氧乙烯脱水山梨醇单油酸酯的正确叙述为（ ）
A. 阳离子表面活性剂，HLB 15，常为 O/W 型乳化剂
B. 聚山梨酯 80，HLB 15，常为 O/W 型乳化剂
C. 司盘 80，HLB 6.3，常为 W/O 型乳化剂

D. 阴离子表面活性剂，HLB 12，常为 O/W 型乳化剂

E. 泊洛沙姆 188，HLB 18，常为 W/O 型乳化剂

41. 聚山梨酯 80（HLB=15.0）与司盘 80（HLB=4.3）等量混合，混合表面活性剂的 HLB 值为（　　）

A. 10.75　　B. 9.65　　C. 8.58

D. 3.86　　E. 6.75

42. 对表面活性剂的 HLB 值表述正确的是（　　）

A. 表面活性剂的亲油性越强，其 HLB 值越大

B. 表面活性剂的亲水性越强，其 HLB 值越大

C. 表面活性剂的 HLB 值反映在油相或水相中的溶解能力

D. 表面活性剂的 CMC 越大，其 HLB 值越小

E. 非离子表面活性剂 HLB 值不具有加和性

43. 下列为聚氧乙烯脂肪酸酯类表面活性剂的是（　　）

A. 司盘　　B. 聚山梨酯　　C. 苄泽

D. 卖泽　　E. 泊洛沙姆

44. Poloxamer 188 又名（　　）

A. Pluronic F-87　　B. Pluronic F-108　　C. Pluronic F-127

D. Pluronic F-188　　E. Pluronic F-68

（二）配伍选择题（备选答案在前，题目在后；每组均对应同一组备选答案，每题只有一个正确答案；每个备选答案可重复使用，也可不选用）

［1~5］

A. 3~8　　B. 7~9　　C. 8~16　　D. 13~16　　E. 15~18

1. 增溶剂的 HLB 最适范围（　　）

2. 去污剂的 HLB 最适范围（　　）

3. O/W 型乳化剂的 HLB 最适范围（　　）

4. W/O 型乳化剂的 HLB 最适范围（　　）

5. 润湿剂与铺展剂的 HLB 最适范围（　　）

［6~10］

A. 克拉夫特点　　B. 昙点　　C. HLB

D. CMC　　E. 杀菌与消毒剂

6. 表面活性剂的亲水亲油平衡值（　　）

7. 离子型表面活性剂的溶解度急剧增大时的温度（　　）

8. 表面活性剂的临界胶束浓度（　　）

9. 表面活性剂溶解度下降，出现混浊时的温度（　　）

10. 大多数阳离子表面活性剂可作为（　　）

［11~14］

A. 脂肪酸山梨坦　　B. 聚山梨酯　　C. 泊洛沙姆

D. 羟苯烷基酯　　E. 苯扎溴铵

11. 普朗尼克（　　）

12. 羟苯酯类（　　）

13. 新洁尔灭( )
14. 聚山梨酯类( )

[15~18]

A. 司盘 B. 聚山梨酯 C. 季铵化物 D. 卵磷脂

15. O/W 型乳剂的乳化剂( )
16. W/O 型乳剂的乳化剂( )
17. 注射用乳剂的乳化剂( )
18. 阳离子表面活性剂( )

[19~22]

A. 聚山梨酯 80 B. 司盘 80 C. 卵磷脂
D. 十二烷基硫酸钠 E. 苯扎溴铵

19. 可作为 W/O 型乳化剂的表面活性剂( )
20. 具有杀菌作用的表面活性剂( )
21. 具有起昙现象的表面活性剂( )
22. 两性离子表面活性剂( )

(三)多项选择题

1. 阴离子表面活性剂包括( )
A. 高级脂肪酸盐 B. 硫酸化物 C. 磺酸化物
D. 季铵化物 E. 磷脂
2. 多元醇型非离子型表面活性剂包括( )
A. 脂肪酸甘油酯 B. 蔗糖脂肪酸酯 C. 脂肪酸山梨坦
D. 聚山梨坦 E. 聚氧乙烯脂肪酸酯
3. 以下与表面活性剂有关的参数是( )
A. HLB 值 B. 克拉夫特点 C. 昙点
D. 浊点 E. 低共熔点
4. 关于表面活性剂的描述,下列哪些是正确的( )
A. 低浓度时可显著降低表面张力,表面浓度大于内部浓度
B. 在结构上为长链有机化合物,分子中含有亲水基团和亲油基团
C. 表面活性剂溶液浓度达到 CMC 时,表面张力达到最低。形成胶束后,当浓度继续增加时,则分子缔合数继续增加
D. 表面活性剂均有克拉夫特点,聚山梨酯类的克拉夫特点较司盘类高
E. 表面活性剂因其对药物有增溶作用,故对药物吸收有促进作用,不可能降低药物的吸收
5. 下列属于非离子型表面活性剂的是( )
A. 吐温 80 B. 司盘 80 C. 普朗尼克 F-68
D. 十二烷基硫酸钠 E. 硬脂酸铵
6. 当表面活性剂的溶液浓度达到 CMC 时,溶液的( )等物理性质发生变化
A. 表面张力 B. 摩尔电导 C. 黏度和密度
D. 渗透压 E. 光散射
7. 下列有关两性离子表面活性剂的叙述中,正确的是( )

A. 卵磷脂属于两性离子表面活性剂
B. 两性离子表面活性剂分子结构中有正、负电荷基团
C. 卵磷脂外观为透明或半透明黄褐色油脂状物质
D. 氨基酸型和甜菜碱型两性离子表面活性剂是另外两类天然表面活性剂
E. 卵磷脂是制备注射用乳化剂及脂质体的主要辅料
8. 下列可作为 W/O 型乳剂的乳化剂为(　　)
A. 司盘类　B. 海藻酸钠　C. 脂肪酸甘油酯类
D. 季铵化物　E. 普朗尼克
9. 下列关于表面活性剂配伍的叙述中,正确的是(　　)
A. 非离子型表面活性剂与离子型表面活性剂混合后形成混合胶团,CMC 降低,表面活性增强,有协同作用
B. 两个等量的同系物的表面活性剂的配伍,其混合系的表面活性高于各自表面活性
C. 阳离子表面活性剂能与负电荷的水溶性聚合物形成复凝聚物
D. 硫酸钡能吸附阴离子表面活性剂,使溶液中表面活性剂浓度下降
E. 在酸性介质中蛋白质的羧基解离而带负电荷,能与阳离子表面活性剂结合,最终导致蛋白质变性
10. 表面活性剂的生物性质包括(　　)
A. 对药物吸收的影响　B. 与蛋白质的相互作用　C. 毒性
D. 刺激性　E. 亲水亲油平衡值
11. 以下可作为润湿剂使用的是(　　)
A. 聚山梨酯类　B. 糖浆剂　C. 十二烷基硫酸钠
D. 枸橼酸钠　E. 脂肪酸山梨坦
12. 以下属于非离子型表面活性剂的是(　　)
A. 司盘 80　B. 月桂醇硫酸钠　C. 土耳其红油
D. 乳化剂 OP　E. 普朗尼克 F-68
13. 下列可用于制备静脉注射用乳剂的是(　　)
A. 西黄蓍胶　B. 卵磷脂　C. 司盘 85
D. SDS　E. 泊洛沙姆 188
14. 表面活性剂在药剂上的应用有(　　)
A. 作为润湿剂　B. 作为乳化剂　C. 作为防腐剂
D. 作为洗涤剂　E. 作为助溶剂
15. 下列可用作 O/W 型乳剂的乳化剂为(　　)
A. 硬脂酸钙　B. 聚山梨酯 80　C. 阿拉伯胶
D. SDS　E. 司盘 60
16. 非离子型表面活性剂包括(　　)
A. 脂肪酸甘油酯　B. 多元醇型
C. 聚氧乙烯型　D. 聚氧乙烯 - 聚氧丙烯共聚物
E. 十二烷基苯磺酸钠
17. 具有起泡剂作用的表面活性剂有(　　)
A. 皂苷　B. 树胶　C. 肥皂

D. 十二烷基苯磺酸钠　E. 豆油

18. 具有消泡剂作用的有（　　）

A. 司盘 65　B. 司盘 85　C. 辛醇

D. 硅酮　E. 豆油

19. 具有去污剂作用的表面活性剂有（　　）

A. 钠皂　B. 钾皂　C. SDS

D. 烷基磺酸钠　E. 油酸钠

20. 具有消毒剂作用的表面活性剂有（　　）

A. 甲酚皂　B. 甲酚磺酸钠　C. TegoMHG

D. 苯扎氯铵　E. 度米芬

21. 下列为聚氧乙烯脂肪酸酯类表面活性剂的是（　　）

A. 平平加O　B. 西土马哥　C. 埃莫尔弗

D. 卖泽　E. Cremophor EL

22. 高级脂肪酸盐类阴离子表面活性剂包括（　　）

A. 碱金属皂　B. 碱土金属皂　C. 有机胺皂

D. 十二烷基苯磺酸钠　E. TegoMHG

23. 硫酸化物类阴离子表面活性剂包括（　　）

A. 土耳其红油　B. SDS　C. TegoMHG

D. 鲸蜡醇硫酸钠　E. 硬脂醇硫酸钠

24. 磺酸化物类阴离子表面活性剂包括（　　）

A. 阿洛索-OT　B. 二己基琥珀酸磺酸钠　C. 十二烷基磺酸钠

D. 甘胆酸钠　E. 牛磺胆酸钠

25. 两性离子表面活性剂包括（　　）

A. 卵磷脂　B. 氨基酸型　C. 甜菜碱型

D. 多元醇型　E. 十二烷基磺酸钠

三、判断是非题（用√或 × 表示）

1. 表面活性剂之所以能降低液体表面张力，是由于结构上含有亲水基团和亲油基团的特点决定的。（　　）

2. 一些无机盐可以使水的表面张力略有增加，一些低级醇可以使水的表面张力略有降低。（　　）

3. 表面活性剂浓度越低，降低表面张力越显著，则表面活性越强，越容易形成正吸附。（　　）

4. 与低分子表面活性剂相比，高分子表面活性剂降低表面张力的能力较小，增溶力、渗透力弱，乳化能力较强。（　　）

5. 克拉夫特点是离子型表面活性剂的特征值，也是表面活性剂使用温度的下限。（　　）

6. 极性有机物如尿素、*N*- 甲基乙酰胺、乙二醇等均可升高表面活性剂的临界胶束浓度。（　　）

7. 当溶液较稀时，表面活性剂在表面层的浓度大大高于溶液中的浓度，从而将溶液的表面张力降低到纯水的表面张力以下。（　　）

8. 聚山梨酯,其商品名为司盘(Spans)类,它是由聚山梨糖醇及其单酐和二酐与各种不同的脂肪酸反应所形成的酯类化合物的混合物。(　　)

9. 表面活性剂普朗尼克 F-68 有起昙现象。(　　)

10. 聚山梨酯 80 是液体制剂乳剂中常用的 W/O 型乳化剂。(　　)

11. 根据三元相图,表面活性剂由于能在油水界面定向排列而起增溶作用。(　　)

12. 抑菌剂在表面活性剂中往往被增溶而降低活性。(　　)

13. 表面活性剂的毒性大小,一般是阳离子型>阴离子型>非离子型。(　　)

14. 表面活性剂的 HLB 值愈大,亲油性愈强;HLB 值愈小,亲水性愈弱。(　　)

15. 表面活性剂的溶解度与温度的关系:表面活性剂的溶解度随温度的升高而增大。(　　)

16. 表面活性剂普朗尼克 F-68 有液态、固态和半固体 3 种状态,均可作为优良的乳化剂。(　　)

17. 根据 HLB 值的意义,HLB 值越高亲水性越强,故增溶效果越好。(　　)

18. 聚山梨酯 80 具有增溶作用,对药物的增溶不受添加顺序的影响。(　　)

19. 某些非离子型表面活性剂(如聚山梨酯、司盘类)其水溶液有“起浊”现象。(　　)

20. 所有含有聚氧乙烯的非离子型表面活性剂在常压下都能观察到昙点。(　　)

21. 表面活性剂均能加快胃排空速率,因而增加药物的吸收。(　　)

22. 肥皂可与苯扎溴铵合用形成表面活性剂混合体系。(　　)

23. 根据表面活性剂复配,阳离子表面活性剂可与含羧基的化合物如羧甲基纤维素、阿拉伯胶等合用。(　　)

24. 根据表面活性剂复配,皂土、白陶土、滑石粉等具负电荷的固体可与阳离子表面活性剂合用。(　　)

25. 增溶是表面活性剂胶束起乳化作用,将药物乳化而使其溶解度增大。(　　)

26. 表面活性剂在水中形成胶束后,才能起乳化作用。(　　)

27. 明胶、聚乙烯醇、聚乙二醇及聚维酮等水溶性高分子对表面活性剂分子有吸附作用,减少溶液中游离表面活性剂分子数量,临界胶束浓度因此升高。(　　)

28. 表面活性剂(如十二烷基硫酸钠)可溶解生物膜脂质,增加上皮细胞的通透性,从而改善吸收。(　　)

29. 两性离子表面活性剂在碱性水溶液中呈阴离子表面活性剂的性质;在酸性水溶液中则呈阳离子表面活性剂的性质,杀菌力很强。(　　)

30. 非离子型表面活性剂毒性大小顺序为:聚氧乙烯烷基醚>聚氧乙烯芳基醚>聚氧乙烯脂肪酸酯>聚山梨酯类。(　　)

31. 表面活性剂胶束增溶体系是热力学稳定体系,也是热力学平衡体系。(　　)

32. 具有相同亲水基的同系列表面活性剂,若亲油基团越大,则 CMC 越小。(　　)

33. 卵磷脂中磷脂酰胆碱含量高时可作为水包油型乳化剂,肌醇磷脂含量高时为油包水型乳化剂。(　　)

34. 卵磷脂对热十分敏感,在酸性和碱性条件以及酯酶作用下容易水解,是制备注射用乳剂及脂质微粒制剂的主要辅料。(　　)

35. 聚山梨酯对热稳定,低浓度时在水中形成胶束,其增溶作用不受溶液 pH 影响。(　　)

36. 油溶性表面活性剂（如钙肥皂、丁二酸二辛基磺酸钠、司盘类表面活性剂）在非极性溶剂中可形成类似反向胶束。（　　）

37. 一些不溶性无机盐（如硫酸钡）能化学吸附阴离子表面活性剂，使溶液中表面活性剂浓度下降。（　　）

38. 同系物增溶剂，碳链愈长，增溶量愈大；药物的分子量愈大，增溶量也愈大。（　　）

39. CMC 越低，缔合数越大，MAC 就越高。（　　）

40. 苯扎溴铵是阴离子表面活性剂。（　　）

41. 表面活性剂由于能在油水界面定向排列而起增溶作用。（　　）

42. 对于聚氧乙烯型非离子型表面活性剂，聚氧乙烯链相同时，碳氢链越长，昙点越低；碳氢链长度相同时，聚氧乙烯链越长，昙点越高。（　　）

四、填空题

1. 增溶体系是________、________和________组成的三元体系，三元体系的最佳配比常通过实验制作________相图来确定。

2. 对于弱酸性药物而言，在偏________性环境中有较大程度的增溶，对于弱碱性药物而言，在偏________性环境中有较大程度的增溶，对于两性离子，在________有最大增溶量。

3. 温度对增溶存在三方面的影响：影响________的形成，影响________的溶解，影响________的溶解度。

4. 一价皂常用作________型乳剂的乳化剂，二价皂常用作________型乳剂的乳化剂。

5. 表面活性剂的 HLB 值是指________，它的大小表示某表面活性剂的________。

6. 根据分子组成特点和极性基团的解离性质，将表面活性剂分为________和________。根据离子表面活性剂所带电荷，可分为________、________、________。

7. 聚氧乙烯 - 聚氧丙烯共聚物又称________，商品名________。

8. 具有相同亲水基的同系列表面活性剂，若亲油基团越大，则 CMC 越________，在 CMC 时，溶液的表面张力基本上到达最________值。

9. 增溶剂的 HLB 值最适范围为________；去污剂的 HLB 值最适范围为________；O/W 型乳化剂的 HLB 值最适范围为________；W/O 型乳化剂的 HLB 值最适范围为________；润湿剂与铺展剂的 HLB 值最适范围为________。

10. 表面活性剂可用作________、________、去污剂、润湿剂与铺展剂等。

11. 脱水山梨醇脂肪酸类，商品名为________，其亲________性较强，为油溶性，一般作为________型乳化剂；聚山梨酯类，商品名为________，其亲________性较强，为水溶性，一般作为________型乳化剂。

12. 泊洛沙姆随分子量增加，由________态变为________态，随聚氧丙烯比例增加，亲________性增强。

13. 亲油性或亲水性很大的表面活性剂易溶于油或易溶于水，在溶液界面的正吸附量较________，故降低表面张力的作用较________。

14. HLB 值的理论算法为：HLB= ∑(亲水基团 HLB 数)________∑(亲油基团 HLB 数)________7。

15. 影响增溶的因素有：________、________、________、________。

16. 离子型表面活性剂随温度升高至某一温度，其溶解度急剧升高，该温度称为________，相对应的溶解度即为该离子表面活性剂的________。当溶液中表面活性剂的浓度未超过溶解度时，溶液为________溶液，当继续加入表面活性剂时，则有大量表面活性剂析出。

17. 离子型表面活性剂温度升高，分子热运动增加，使胶束产生增溶的空间________，因而增溶量________。

18. 对于聚氧乙烯型非离子型表面活性剂，在聚氧乙烯链相同时，碳氢链越长，浊点越________；在碳氢链长度相同时，聚氧乙烯链越长，则浊点越________。

19. 合成两性离子表面活性剂包括________型和________型。

20. 阳离子表面活性剂起作用的部分是阳离子，亦称________。其分子结构的主要部分是一个五价的氮原子，所以也称为________。

21. 表面活性剂在药剂学上的应用有：________、________、________、________、________、________。

22. 影响胶束形成的因素有：________、________、________、________、________。

23. 在高浓度的表面活性剂水溶液中，如有少量的非极性溶剂存在，可能形成________向胶束，即亲________基团向内，亲________基团朝向非极性液体。

24. 当表面活性剂增溶药物达到饱和时，再继续加入增溶质，若增溶质为液体，体系将转变成________，若增溶质为固体，则溶液中将有________。

25. 在离子型表面活性剂溶液中加入可溶性的中性无机盐（如氯化钠），可增加________增溶质的增溶量，降低________增溶质的增溶量。

26. 司盘20、司盘40与聚山梨酯配伍做的混合乳化剂，适用于________型乳剂，司盘60、司盘65与聚山梨酯配伍做的混合乳化剂，适用于________型乳剂。

27. 表面活性剂用于静脉给药的毒性________口服，阴离子及阳离子表面活性剂不仅毒性较大，还有较强的________作用。

28. 临界胶束浓度的测定方法包括：________、________、________、________、________等。

29. 不同表面活性剂具有不同的HLB值，对烃类与极性有机物的增溶作用不同，主要顺序为：____。

五、计算题

1. 计算司盘80（HLB=4.3）3g和聚山梨酯80（HLB=15.0）2g组成的混合表面活性剂的HLB值？

2. 若用聚山梨酯40（HLB=15.6）和司盘80（HLB=4.3）配制HLB值为9.2的混合乳化剂100g，问两者各需多少克？

六、简答题

1. 简述表面活性剂的结构特征与胶束形成的关系。
2. 简述表面活性剂的安全性。
3. 根据HLB值说明表面活性剂在药剂学中的应用。
4. 试述增溶剂的机制。
5. 优良乳化剂应具备的性质。
6. 简述表面活性剂对难溶性药物的增溶机制。

7. 表面活性剂对药物吸收的影响主要取决于哪些因素?
8. 甲酚在水中的溶解度只有 2%,但甲酚皂溶液含甲酚 50%,试述其机制。
9. 表面活性剂在药剂学中的应用有哪些?

(高建青、姜虎林)

第六章 微粒分散体系

【基本要求】

1. 掌握药物微粒分散体系的概念、分类及性质(粒径大小、分布、絮凝与反絮凝)。
2. 熟悉微粒分散体系物理稳定性的各种理论;微粒分散体系在制剂中的应用。
3. 了解药物微粒分散体系理化性质的测定方法;微粒聚结动力理论。

【内容摘要】

一、微粒分散体系的概念、分类、特性及粒径测定方法

分散体系(dispersing system)是一种或几种物质高度分散在某种介质中所形成的体系。被分散的物质称为分散相(dispersing phase),而连续的介质称为分散介质(dispersing medium)。

按分散相的粒子大小(按照分散相质点粒径)对分散体系分类,如表 6-1 所示。

表 6-1　按照分散相质点粒径对分散体系分类

类型	粒径	微粒特点
粗分散体系(悬浮体、乳浊液等)	$>10^{-7}$m	一般显微镜下可见,不能透过滤纸和半透膜,不扩散
胶体分散体系	10^{-9}~10^{-7}m	超显微镜如电镜下可见,能透过滤纸,不能通过半透膜,扩散慢
分子分散体系(真溶液)	$<10^{-9}$m	超显微镜下不可见,能透过滤纸和半透膜,扩散快

微粒分散体系的基本特性是分散性、多相性、聚结不稳定性。

微粒分散体系中粒子大小的测定方法有光学显微镜法、电子显微镜法、激光散射法、库尔特计数法、Stokes 沉降法、吸附法等。

二、微粒分散体系的物理化学性质

1. 微粒分散体系的动力学性质　主要包括:①布朗运动,其本质是质点的热运动;②扩散与渗透压:扩散速率遵从 Fick's 第一定律;③沉降与沉降平衡。

2. 微粒分散体系的光学性质　即丁铎尔现象(Tyndall phenomenon)。丁铎尔现象的本质是粒子对光的散射。

3. 微粒分散体系的电学性质　微粒分散体系的电学性质主要是由微粒表面发生的电离、吸附或摩擦等产生的电荷所表现的性质。包括电泳和双电层结构。

三、微粒分散体系物理稳定性相关理论

微粒分散体系的物理稳定性直接关系到微粒给药系统的应用。在宏观上，微粒分散体系的物理稳定性主要表现为微粒粒径的变化及微粒的絮凝、聚结、沉降、乳析和分层等等。其理论主要有 DLVO 理论、空间稳定理论、空缺稳定理论、微粒聚结动力学等。

【习题部分】

一、名词解释

1. 分散体系（dispersing system）；2. 分散相（dispersing phase）；3. 分散介质（dispersing medium）；4. 布朗运动（Brownian motion）；5. 丁铎尔现象（Tyndall phenomenon）；6. 渗透（osmosis）；7. 沉降平衡（sedimentation equilibrium）；8. 电泳（electrophoresis）；9. 聚沉值（coagulation value）；10. 聚沉（coagulation）；11. 絮凝（flocculation）；12. 反絮凝（deflocculation）。

二、选择题

（一）单项选择题

1. 下面对微粒描述正确的是（　　）

A. 微粒粒径越大，表面张力越大，越不容易聚集
B. 微粒粒径越小，表面张力越小，越不容易聚集
C. 微粒粒径越小，表面张力越大，越容易聚集
D. 微粒粒径越大，表面张力越小，越容易聚集
E. 以上都不正确

2. 延缓混悬微粒沉降速度的最有效措施是（　　）

A. 增加分散介质黏度　　B. 减小分散相密度
C. 增加分散介质密度　　D. 增加分散相密度
E. 减小分散相粒径

3. 絮凝和反絮凝现象从本质上说是由于微粒的（　　）性质引起的

A. 热力学　　B. 动力学　　C. 电学
D. 光学　　E. 热力学稳定

4. 将高分子溶液作为胶体体系来研究，因为它（　　）

A. 是多相体系　　B. 是热力学不稳定体系
C. 对电解质很敏感　　D. 粒子大小在胶体范围内
E. 有丁铎尔现象

5. 纳米囊的直径范围为（　　）

A. 10~50μm　　B. 10~100nm　　C. 30~50μm
D. 50~100μm　　E. 1~1 000nm

6. 微粒的双电层因重叠而产生排斥作用导致微粒分散体系稳定是（　　）理论的核心内容

A. 空间稳定　　B. 空缺稳定　　C. DLVO
D. 混合效应　　E. 同电性电荷相斥

7. 根据 Stokes 定律，混悬微粒的沉降速度与下列哪一个因素成正比（　　）
A. 混悬微粒的半径　B. 混悬微粒半径的平方
C. 混悬微粒的粒度　D. 混悬微粒的粉碎度
E. 混悬微粒的粒度与混悬介质的黏度
8. 下列哪一项对混悬液的稳定性没有影响（　　）
A. 微粒间的排斥力与吸引力　B. 絮凝与反絮凝
C. 微粒的沉降　D. 微粒增长与晶型转变
E. 压力的影响
9. 区别溶胶与真溶液和悬浮液最简单最灵敏的方法是（　　）
A. 乳光计测定粒子浓度
B. 观察丁铎尔效应
C. 超显微镜测定粒子大小
D. 观察 ζ 电位
E. 外观观察，真溶液澄清，溶胶有乳光，悬浮液浑浊
10. 固体微粒与极性介质（如水溶液）接触后，在相之间出现双电层，所产生的电势是指（　　）
A. 滑动液与本体液之间的电势差　B. 固体表面与本体溶液间的电势差
C. 紧密层与扩散层之间的电势差　D. 小于热力学电位 φ
E. 以上都不是
11. 根据 DLVO 理论，溶胶相对稳定的主要因素是（　　）
A. 胶粒表面存在双电层结构
B. 胶粒和分散介质运动时产生 ζ 电位
C. 布朗运动使胶粒很难聚结
D. 离子氛重叠时产生的电性斥力占优势
E. 同种电荷相斥
12. 下面说法与 DLVO 理论不符的是（　　）
A. 胶粒间的斥力本质上是所有分子范德瓦尔斯力的总和
B. 胶粒间的斥力本质上是双电层的电性斥力
C. 胶粒周围存在离子氛，离子氛重叠越大，胶粒越不稳定
D. 溶胶是否稳定决定于胶粒间吸引作用和排斥作用的总效应
E. 以上都不是
13. 胶体粒子的 ζ 电势是指（　　）
A. 固体表面处与本体溶液之间的电位差
B. 紧密层、扩散层分界处与本体溶液之间的电位差
C. 扩散层处与本体溶液之间的电位差
D. 固液之间可以相对移动处与本体溶液之间的电位差
E. DLVO 双电层的电位差
14. 溶胶的电学性质由于胶粒表面带电而产生，下列不属于电学性质的是（　　）
A. 布朗运动　B. 电泳　C. 电渗
D. 沉降电势　E. DLVO 双电层

15. 溶胶的光学性质是其高度分散性和不均匀性的反映，丁铎尔效应是最显著的表现，在下列光学现象中，它指的是（ ）

A. 反射 B. 散射 C. 折射
D. 透射 E. 偏光

16. 乳状液、悬浮液等作为胶体化学研究的对象，一般地说是因为它们（ ）

A. 具有胶体所特有的分散性、不均匀性和聚结不稳定性
B. 具有胶体的分散性和不均匀性
C. 具有胶体的分散性和聚结不稳定性
D. 具有胶体的粒子大小
E. 具有胶体的不均匀(多相)性和聚结不稳定性

17. 微粒分散体系的粒径范围为（ ）

A. 小于 10^{-9}m B. 10^{-9}~10^{-7}m C. 10^{-7}m
D. 10^{-9}~10^{-4}m E. 10^{-6}~10^{-4}m

18. 下面有关微粒光学性质的叙述正确的是（ ）

A. 低分子溶液以反射为主
B. 光的反射与散射主要取决于微粒的大小
C. 丁铎尔现象正是微粒反射光的宏观表现
D. 粗分散体系以散射为主
E. 高分子溶液不具有丁铎尔现象

19. 微粒电泳的速度与（ ）成正比

A. 介质黏度 B. 微粒大小 C. 电荷密度
D. 温度 E. 电压

20. 影响空缺稳定作用的因素为（ ）

A. 晶型
B. 压力
C. 温度
D. 聚合物分子量、微粒大小、溶剂
E. 以上都不是

21. 不是微粒分散体系特性的是（ ）

A. 属于多相体系
B. 热力学稳定、动力学稳定
C. 热力学不稳定体系，絮凝、聚结、沉降
D. 小微粒分散体系具有布朗运动、丁铎尔现象、电泳性质
E. 以上都不是

22. 根据微粒聚结动力学判断下面哪个说法是错误的（ ）

A. 快聚结的微粒的聚结速度由微粒的扩散速度决定
B. 快速聚结速度与微粒大小无关
C. 倘若微粒势垒为零，则微粒相互接近时必然导致聚结，称为慢聚结
D. 若温度与介质黏度固定，快聚结的聚结速度与微粒浓度的平方成正比
E. 以上都不是

（二）配伍选择题（备选答案在前，题目在后；每组均对应同一组备选答案，每题只有一个正确答案；每个备选答案可重复选用，也可不选用）

［1~5］

下列关于微粒分散体系的稳定性对应的说明是

A. 增加体系黏度　B. 提高表面电位　C. 提高润湿性

D. 形成屏障保护　E. 减小微粒的粒径

1. 将药物制备成纳米混悬剂稳定性提高是因为（　　）
2. 体系中加入甘油会提高稳定性的原因是（　　）
3. 加入电解质提高稳定性是因为（　　）
4. 加入表面活性剂提高稳定性是因为（　　）
5. 加入水溶高分子提高稳定性是因为（　　）

（三）多项选择题

1. 延缓混悬微粒沉降速度的措施是（　　）

A. 减小分散介质黏度　B. 减小分散相与分散介质的密度差

C. 增加分散介质密度　D. 减小分散相粒径

E. 以上均是

2. 关于布朗运动叙述正确的是（　　）

A. 布朗运动是微粒扩散的宏观基础，扩散现象是布朗运动的宏观表现

B. 布朗运动使 10^{-7}m 的微粒具有热力学稳定性

C. 布朗运动使 10^{-7}m 的微粒具有动力学稳定性

D. 微粒作布朗运动时的平均位移与系统温度无关

E. 微粒作布朗运动时的平均位移与系统温度有关

3. 可以观测到丁铎尔现象的是（　　）

A. 低分子的真溶液　B. 混悬剂　C. 纳米粒分散体系

D. 胶体　E. 以上均是

4. 下列属于微粒分散体系的是（　　）

A. 丙泊酚乳注射液　B. 感冒灵混悬剂　C. 多柔比星脂质体注射液

D. 0.5% 胃蛋白酶液　E. 醋酸亮丙瑞林微球注射液

5. 关于絮凝的描述正确的是（　　）

A. 絮凝是粒子形成疏松聚集体的状态

B. 电解质既可以是絮凝剂也可以是反絮凝剂

C. 絮凝表示体系不稳定的变化趋势

D. 一般加入絮凝剂使粒子表面电位为 20~25mV 为宜

E. 絮凝剂的效果依赖于离子的酸碱性强弱

6. 水溶性高分子在微粒体系中起稳定性的作用包括（　　）

A. 增加体系的黏度　B. 形成保护屏障

C. 提高润湿性并形成水化膜　D. 改善表面电位

E. 使粒子连接的架桥作用

7. 胶体溶液的描述不正确的是（　　）

A. 具有双电层　B. 具有电泳现象　C. 具有丁铎尔现象

D. 具有布朗运动　　　　E. 是动力学与热力学稳定的体系

8. 关于微粒大小及分布表述正确的是(　　　)

A. 粒子大小可以通过电子显微镜测量

B. 粒子大小可以通过激光散射法测量

C. 粒子的分布越窄,微粒体系越稳定

D. 粒子分布越宽,微粒体系越稳定

E. 显微法测定粒子的粒径需要进行多次测量

三、判断是非题(用√或 × 表示)

1. 药物微粒分散体系是热力学稳定体系、动力学不稳定体系。(　　)

2. 药物微粒分散体系是动力学稳定体系、热力学不稳定体系。(　　)

3. 微粒的大小与体内分布无关。(　　)

4. 布朗运动可以提高微粒分散体系的物理稳定性,而重力产生的沉降可降低微粒分散体系的稳定性。(　　)

5. 分子热运动产生的布朗运动和重力产生的沉降,两者降低微粒分散体系的稳定性。(　　)

6. 微粒表面具有扩散双电层。双电层的厚度越大,则相互排斥的作用力就越大,微粒就越稳定。(　　)

7. 微粒分散体系中加入某种电解质使微粒表面的 ζ 电位升高,静电排斥力阻碍了微粒之间的碰撞聚集,这个过程称为反絮凝。(　　)

8. 微粒分散体系中加入某种电解质,中和微粒表面的电荷,降低双电层的厚度,使微粒间的斥力下降。(　　)

9. 微粒分散体系中加入某种电解质,中和微粒表面的电荷,降低双电层的厚度,使微粒表面的 ζ 电位降低,会出现反絮凝现象。(　　)

10. 微粒分散体系中加入某种电解质,中和微粒表面的电荷,降低双电层的厚度,使微粒间的斥力下降,出现絮凝状态。加入的电解质叫絮凝剂。(　　)

11. 絮凝剂是使微粒表面的 ζ 电位升高,使排斥力大于吸引力,引起微粒分散体系中的微粒形成絮凝状态的电解质。(　　)

12. 微粒的物理稳定性取决于总势能曲线上势垒的大小。倘若势垒为零,微粒会发生聚结。(　　)

13. 微粒的物理稳定性取决于总势能曲线上势垒的大小。倘若有势垒存在,微粒不会发生聚结。(　　)

14. 电解质的聚沉作用是因为压缩双电层,降低胶粒间静电斥力而致。(　　)

15. 溶胶在热力学和动力学上都是稳定系统。(　　)

16. 溶胶与真溶液一样是均相系统。(　　)

17. 溶胶能产生丁铎尔现象。(　　)

18. 加入电解质可以使胶体稳定,加入电解质也可以使胶体聚沉;两者是矛盾的。(　　)

19. 大分子溶液与溶胶一样是多相不稳定体系。(　　)

20. 絮凝作用与聚沉作用的机制相同。(　　)

四、简答题

1. 简要叙述微粒分散体系的概念、分类和基本特性。
2. 简述微粒分散体系中微粒大小测定的主要方法。
3. 简述微粒分散体系的主要物理化学性质有哪些。
4. 简述 Stokes 定律，并说明沉降速度与粒径、黏度之间的关系。
5. 简述提高微粒体系物理稳定性的主要方法。
6. 简述 DLVO 理论及其主要观点。
7. 絮凝和反絮凝作用是如何影响微粒分散体系的稳定性的？

（王坚成、姜虎林）

第七章　流变学基础

【基本要求】

1. 掌握流变学的基本概念；牛顿流体和非牛顿流体的流动特性。
2. 熟悉弹性、黏性、黏弹性的特点及其模型、流变性质的测定方法。
3. 了解流变学在药剂学中的应用。

【内容摘要】

本章介绍流变学的基本概念、流变性质测定方法及制剂流变性评价方法，阐述牛顿流体以及非牛顿流体（塑性流体、假塑性流体、胀性流体、假黏性流体）和触变性流体的基本性质，讨论影响触变性的因素，介绍流变学在药剂学中的应用。流变学（rheology）是研究物质变形和流动的科学，根据流变特性通常把流体流型分为牛顿流体与非牛顿流体。牛顿流体遵循牛顿黏性定律，即在层流条件下其剪切速率与剪切应力成正比，低分子溶液或高分子稀溶液属于牛顿流体；大多数液体不遵循该法则，称为非牛顿流体。非牛顿流体根据其流动特性又可分为塑性流体、假塑性流体和胀性流体和假黏性流体四种。在一定温度下，非牛顿流体在恒定剪切力（振动、搅拌、摇动）的作用下，黏性减小，流动性增大，当外界剪切力停止或减小时，体系黏度随时间延长而恢复原状，此种性质称为触变性。

液体制剂最重要的流变学特性就是黏度。黏度的表示方法有绝对黏度（absolute viscosity）、动力黏度（kinetic viscosity）、相对黏度（relative viscosity）等，影响黏度的因素包括温度、压力、分散相和分散介质等。常见的黏度测量仪器有毛细管式黏度计、落球式黏度计和旋转式黏度计等。

乳剂、混悬剂等微粒分散体系制剂的黏性流动（viscous flow）、软膏与硬膏等半固体制剂的塑性流动（plastic flow）、粉体压缩过程中的弹性变形（elastic deformation）与塑性变形（plastic deformation）等流变学性质，对制剂设计和制备以及质量控制具有重要意义。

【习题部分】

一、名词解释

1. 流变学（rheology）；2. 应力（stress）；3. 弹性（elasticity）；4. 黏性（viscosity）；5. 塑性（plasticity）；6. 屈服值（yield value）；7. 黏弹体（viscoelasticity）；8. 应力松弛（stress relaxation）；9. 塑性流动（plastic flow）；10. 假塑性流动（pseudoplastic flow）；11. 胀性流动（dilatant flow）；12. 触变性（thixotropy）。

二、选择题

(一) 单项选择题

1. 假塑性流体的流动公式是(　　)

A. $D=S/\eta$　　B. $D=S/\eta a$　　C. $D=S^n/\eta a\,(n>1)$

D. $D=S-S_0/\eta$　　E. $D=S+S_0/\eta$

2. 甘油属于何种流体(　　)

A. 胀性流体　　B. 触变流体　　C. 非牛顿流体

D. 假塑性流体　　E. 牛顿流体

3. 对黏弹体施加一定的作用力而变形,使其保持一定的形变时,应力随时间而减少,这种现象称为(　　)

A. 应力缓和　　B. 蠕变性　　C. 触变性

D. 假塑性流动　　E. 黏弹性

4. 关于牛顿流体,下列哪种说法是错误的(　　)

A. 切变速度与切变应力间呈直线关系

B. 切变应力 S 与切变速度 D 成正比

C. 遵循牛顿方程

D. 黏度与切变速度无关

E. 高分子的稀溶液属于牛顿流体

5. 以下哪种液体属牛顿流体(　　)

A. 高分子溶液　　B. 胶体溶液　　C. 紫杉醇乳剂

D. 蓖麻油　　E. 布洛芬混悬剂

(二) 多项选择题

1. 有关流变学的正确表述有(　　)

A. 牛顿流动是切变应力 S 与切变速度 D 成正比($D=S/\eta$)、黏度 η 保持不变的流动现象

B. 塑性流动的流动曲线具有屈服值(或称为致流值),不经过原点

C. 假塑性流体具有切稀性质,即黏度随着切变应力的增加而下降

D. 胀性流体具有切稠性质,即黏度随着切变应力的增加而增加

E. 触变流体的上行线与下行线不重合,所包围成的面积越小,其触变性越大

2. 以下关于乳剂流变性的描述正确的是(　　)

A. 分散相体积比较低时,体系表现为非牛顿流动

B. 随着分散体体积比增加,系统流动性下降,转变成假塑性流动或塑性沉动

C. 乳化剂浓度越高,制剂黏度越大,流动性越差

D. 平均粒度相同的条件下,粒度分布宽的系统比粒度分布窄的系统黏度低

E. 乳化剂浓度越低,制剂黏度越大,流动性越好

3. 非牛顿流体的流动曲线类型包括(　　)

A. 塑性流动　　B. 假塑性流动　　C. 层流

D. 胀性流动　　E. 塞流

4. 测定牛顿流体的黏度常用仪器为(　　)

A. 落球黏度计　　B. 双重圆筒型黏度计　　C. 毛细管黏度计

D. 平行圆板型黏度计　E. 圆锥平板黏度计

5. 测定半固体制剂的流变性质，主要采用(　　)

A. penetrometer　B. curd tension meter　C. spread meter

D. 平氏黏度计　E. 乌氏黏度计

6. 以下哪种辅料的溶液属于假塑性流动类型(　　)

A. 海藻酸钠 2% 水溶液　B. CMC-Na 2.5% 水溶液　C. 牙膏

D. 西黄蓍胶 1% 水溶液　E. 甲基纤维素 1% 水溶液

7. 高分子溶液产生黏度的原因包括(　　)

A. 高分子化合物分子体积大，介质自由移动受限

B. 高分子的溶剂化作用

C. 高分子间的相互作用，即使浓度很低时仍然明显

D. 高分子化合物分子量不易控制

E. 高分子溶液通常流动性差

8.《中国药典》中测定非牛顿流体的黏度仪器为(　　)

A. 乌氏黏度计　B. 双重圆筒型黏度计　C. 平氏黏度计

D. 平行圆板型黏度计　E. 圆锥平板黏度计

三、判断是非题(用√或 × 表示)

1. 对固体施加外力，固体内部产生的力为内应力。(　　)

2. 外力作用于物体上产生变形，可逆性变形称为弹性变形，非可逆性变形称为塑性变形。(　　)

3. 牛顿流体的剪切应力 S 与剪切速率 D 成反比。(　　)

4. 多数低分子溶液属于非牛顿流体，而高分子溶液通常为牛顿流体。(　　)

5. 随着剪切力的增大而黏度下降的流动称为假塑性流动。(　　)

6. 当剪切力增加到某一值时才开始流动的液体是塑性流体。(　　)

7. 随着剪切力的增大而黏度增大的流动称为胀性流动。(　　)

8. 软膏在搅拌下黏度下降，但停止搅拌后，黏度缓慢恢复，这一现象称为触变性。(　　)

9. 西黄蓍胶、海藻酸钠、羧甲基纤维素、甲基纤维素等溶液，浓度为 1% 左右时属于假黏性流体。(　　)

10. 处方中的分散相、连续相以及乳化剂对乳剂黏性有很大影响。(　　)

11. 通常乳剂中分散相体积减小、粒度增大、乳化剂浓度增高将导致其流动性减小，表现出假塑性流动特点。(　　)

12. 通常用毛细管黏度计测定非牛顿流体的黏度。(　　)

四、简答题

1. 什么是牛顿流体和非牛顿流体，有何特征？

2. 分别以混悬液、乳剂、软膏为例说明流变学在药剂学中的应用。

3. 什么是黏弹性？常见的理论模型有哪些？

4. 总结流变学在药剂学中的主要应用领域。

(黄　园、姜虎林)

第八章 药物制剂设计

【基本要求】

1. 掌握药物制剂处方前研究的主要内容；药物和辅料的配伍及相容性；药物制剂设计的主要内容；药物制剂设计的原则。

2. 熟悉药物制剂设计的基础。

3. 了解制剂优化的方法；QbD 在制剂设计中的应用。

【内容摘要】

本章主要介绍在创新药物制剂研究中开展剂型和处方设计工作的基本程序、原理、方法等，重点关注处方前研究在制剂设计中的重要性。

一、概述

药物作用的效果不仅取决于药物本身的活性，而且还与其进入体内的形式和作用过程密切相关。因此不论创新药物还是已上市药物，制剂的设计和优化都是其中一项不可或缺的重要内容。

二、制剂设计的基础

1. 制剂设计的目的　药物制剂设计的目的是根据疾病的性质、临床用药的需要以及药物的理化性质，确定适宜的给药途径和剂型，选择合适的辅料、制备工艺，筛选制剂的最佳处方和工艺条件，确定包装，最终形成适合于生产和临床应用的制剂产品。药物制剂设计的五“性”基本原则是安全性、有效性、可控性、稳定性和顺应性。

2. 制剂的给药途径　应根据药物开发的目标、疾病的种类和特点、不同的给药途径、不同的用药部位、对吸收快慢要求的不同确定给药途径。

3. 质量源于设计（quality by design，QbD）　主旨是药品的制剂处方和工艺参数的合理设计是其质量的根本保障，而成品的测试只是质量的验证。

4. 影响药物制剂设计的其他因素　还包括成本、知识产权以及节能环保的考虑等。

三、处方前研究

处方前研究（preformulation）的内容包括：

1. 化合物的物理化学性质测定　主要包括解离常数 pK_a、溶解度、油水分配系数、固有溶出速率等。

2. 原料药的固态性质 包括盐型、多晶型、吸湿性、粉体学性质等。

3. 稳定性和配伍研究 包括药用化合物的稳定性及辅料的配伍研究。

4. 处方前生物药剂学研究 主要研究药物的吸收及其药物动力学，近年来生物药剂学分类系统的应用在制剂设计中越来越受到重视。

四、药物制剂的优化

1. 制剂处方和工艺的设计和优化 首先需要明确药品质量的关键指标(CQA)。包括一系列的体外质量检测指标，如纯度、均匀度、溶出速率等，也可以包括体内检测指标，如药代动力学参数甚至治疗效果等。

2. 实验设计方法 常用的实验设计方法(design of experiment，DoE)有析因设计法(factorial design)、星点设计法(central composite design，CCD)、正交设计法(orthogonal design)等。

【习题部分】

一、名词解释

1. 处方前研究(preformulation)；2. 油水分配系数(oil-water partition coefficient)；3. 多晶型(polymorphism)；4. 吸湿性(hygroscopicity)；5. 顺应性(compliance)；6. 影响因素试验(influencing factor testing)；7. 析因设计(factorial design)；8. 固有溶解度(intrinsic solubility)；9. 生物药剂学分类系统(biopharmaceutics classification system，BCS)；10. 星点设计(central composite design)。

二、选择题

(一) 单项选择题

1. 在处方前研究时不需要测定的参数是(　　)

A. 熔点　　B. 溶解度　　C. 多晶型
D. 生物利用度　　E. 油水分配系数

2. 测定 pK_a 的常用方法是(　　)

A. 热显微镜法　　B. 红外分析法　　C. 滴定法
D. DSC　　E. DTA

3. 下列叙述中不属于亚稳定型晶型的特点是(　　)

A. 晶格能较小　　B. 熔点较低　　C. 化学稳定性较高
D. 化学稳定性较低　　E. 溶解度和溶解速率较高

4. 研究药物多晶型常用的方法中不包括(　　)

A. 热显微镜法　　B. 红外分析法　　C. HPLC 法
D. DSC　　E. DTA

5. 绝大多数药物在 RH(　　)(室温)时吸湿性较低，在此条件下贮存的药物较为稳定

A. 10%~15%　　B. 20%~75%　　C. 60%~75%
D. 30%~45%　　E. 50%~75%

6. 下列性质中不属于药物粉体学性质的是(　　)

A. 粒子形状　B. 粒子大小　C. 润湿性
D. 吸湿性　E. 晶型

7. 测定药物油水分配系数时最常用的有机溶剂为（　　）
A. 乙醇　B. 正丙醇　C. *n*-辛醇
D. *n*-丁醇　E. *n*-庚醇

8. 口服制剂中溶出速率最快的是（　　）
A. 溶液剂　B. 乳剂　C. 混悬剂
D. 片剂　E. 胶囊剂

9. 药物理化性质的测定属于制剂研究中的（　　）
A. 初步毒理学研究　B. 临床研究　C. 处方前研究
D. 制剂制备工艺研究　E. 药效研究

10. 下列叙述中正确的是（　　）
A. 通过改变给药途径，只能降低药物的毒副作用并不能改善体内吸收
B. 药物必须处于溶解状态才能被吸收
C. 解离型药物能很好地通过生物膜被机体吸收
D. 所有难溶性药物都可采用提高体内溶出速率的方法提高吸收程度
E. 药物的溶解度和 pK_a 不影响药物制剂的设计

11. 以下关于 QbD 理念的叙述中错误的是（　　）
A. 是指质量不是通过检验实现的，而是通过设计赋予的
B. 根据 QbD 理论，研究者需要对各个影响因素的作用机制及其相互关系开展深入和系统的研究
C. 其主旨是药品的制剂处方和工艺参数的合理设计是其质量的根本保障，而成品的测试只是质量的验证
D. 确定药品关键质量属性是 QbD 实施的关键步骤之一
E. 常用单变量的实验数据来优化处方和制备工艺参数，并根据实验数据来确定质量标准

12. 以下哪一项不是口服给药的特点（　　）
A. 口服给药自然、方便、安全、患者的顺应性好
B. 起效慢，药物吸收易受食物以及患者生理条件的影响
C. 生产成本高、生物利用度高
D. 具有肝首过效应的药物一般不宜口服给药
E. 口服给药后药物一般通过胃肠道吸收进入体循环可作用于全身

13. 一般肺部吸入给药吸收率最好的粒径范围是（　　）
A. 0.1~0.5μm　B. 0.5~1μm　C. 1~5μm
D. 5~10μm　E. 10~50μm

14. 处方前工作包括（　　）
A. 处方与制备工艺研究　B. 制剂药理、毒理研究
C. 申报工作　D. 获取新药的相关理化参数
E. 制剂稳定性加速试验

15. 以下关于油水分配系数的叙述正确的是（　　）

A. 一般采用 $\log P$ 作为参数，$\log P$ 值越低，说明药物的亲脂性越强
B. 测定时最常用的是水和正己烷体系
C. 通常采用摇瓶法测定药物的分配系数
D. 测定油水分配系数时，药物浓度均是指解离型药物的浓度
E. 一般是由水、油相药物浓度的对数值的比值求得
16. 以下有关溶解度和解离度的说法中正确的是（　　）
A. 通过改变给药途径，可以使溶解度很低的药物被吸收
B. 不论何种性质的药物，也不论通过何种途径给药，药物必须处于溶解状态才能被吸收
C. 解离型药物能很好地通过生物膜被吸收
D. 非解离型药物可有效地通过类脂性的生物膜
E. 溶解度高的药物解离度也高
17. 一个固体化合物的溶出速率通常不受以下哪一因素的影响（　　）
A. 固体表面积　　B. 介质 pH　　C. 固体粒度
D. pK_a　　E. 扩散系数
18. 通常，极易吸湿是指药物在 25℃、80% 的相对湿度下放置 24 小时吸水量大于（　　）
A. 2%　　B. 5%　　C. 10%
D. 15%　　E. 20%
19. 口服制剂设计一般不要求（　　）
A. 药物在胃肠道内吸收良好　　B. 避免药物对胃肠道的刺激作用
C. 药物吸收迅速，能作用于急救　　D. 制剂易于吞咽
E. 胶囊剂一般应在胃部崩解
20. 下列关于药物配伍研究的叙述中，错误的是（　　）
A. 固体制剂处方配伍研究，通常将少量药物和辅料混合进行 DSC 扫描
B. 固体制剂处方配伍研究，一般均应建立 pH- 反应速度图，选择其最为稳定的 pH
C. 对注射剂的配伍，一般是将药物置于含有金属（同时含有或不含有络合剂）或抗氧剂（在含氧或氮的环境中）等附加剂的条件下研究
D. 固体制剂配伍时，对于缺乏相关数据的辅料，可进行相容性研究
E. 对口服液体制剂，通常研究药物与乙醇、甘油、糖浆、防腐剂、表面活性剂和缓冲液的配伍
21. 多数药物被设计成口服剂型，这主要是因为（　　）
A. 工艺简单
B. 给药方便、安全，是易被患者接受的最常用给药途径之一，适合于各种类型的疾病和人群，尤其适合于慢性疾病患者
C. 口服给药成本低
D. 药效迅速、可靠
E. 不具有肝首过效应
22. 对药物制剂设计影响最大的药物理化性质是（　　）
A. 色泽、熔点　　B. 密度、黏度　　C. 溶解度和稳定性
D. 多晶型、流动性　　E. 气味、口味

23. BCS 分类系统中，高溶解度药物的定义是药物的最大剂量在 pH 1~7.5 范围内，在(　　)ml 的水溶液中能溶解

A. 50　B. 150　C. 250　D. 350　E. 500

24. 高透过性药物是指药物口服吸收的绝对生物利用度达到(　　)% 以上

A. 60　B. 70　C. 80　D. 90　E. 95

25. 不属于处方前研究工作的主要任务是(　　)

A. 获取新药的相关理化参数　B. 测定其动力学特征

C. 新药的临床评价　D. 测定与处方有关的物理性质

E. 测定与辅料的相容性

(二) 配伍选择题(备选答案在前，题目在后；每组均对应同一组备选答案，每题只有一个正确答案；每个备选答案可重复选用，也可不选用)

[1~3]

A. 口服剂型　B. 注射剂型　C. 透皮给药剂型

D. 黏膜给药　E. 直肠给药

1. 使用方便，可随时中断给药的是(　　)

2. 经胃肠道吸收，可起全身治疗作用的是(　　)

3. 一般起效较快，常用于临床急救的是(　　)

[4~7]

A. 药物的溶解度　B. 药物的脂溶性　C. 药物的分子量

D. 药物的颜色　E. 药物的结构

4. 其值较小时，溶出为吸收的限速过程(　　)

5. 其值较小时，透过生物膜转运为吸收的限速过程(　　)

6. 油水分配系数主要反映(　　)

7. 与晶型、粒度关系较大的是(　　)

[8~9]

A. 多晶型　B. 溶解度　C. pK_a

D. 油水分配系数　E. 药物的颜色

8. 可用于预测同系化合物的吸收情况的是(　　)

9. 可采用 X 射线衍射法、红外分析法、差示扫描量热法(DSC)及差热分析法(DTA)等研究的是(　　)

(三) 多项选择题

1. 药物制剂设计主要包括(　　)

A. 处方前工作　B. 选择给药剂型　C. 确定给药途径

D. 选择外包装材料　E. 制订临床试验方案

2. 多晶型现象会造成其体内吸收速度和临床疗效的差异的药物有(　　)

A. 西咪替丁　B. 吲哚美辛　C. 胰岛素锌

D. 氯霉素　E. 维生素 C

3. 多晶型分析常用方法包括(　　)

A. HPLC　B. X 射线衍射　C. 近红外分光光度法

D. 滴定法　E. 差示扫描量热法

4. 影响药物的吸湿程度的因素包括(　　)
A. 环境相对湿度　B. 药物临界相对湿度　C. 油水分配系数
D. 溶解度　E. 药物溶出速度
5. 稳定性考察中,影响药物稳定性的因素包括(　　)
A. 热　B. 光　C. 氧气
D. 水分　E. pH 及辅料
6. 药物的热稳定性试验通常选择以下状态(　　)
A. 自然状态
B. 含 5% 水分的药物
C. 在湿度为 75% 的空气中平衡后的药物
D. 充 N_2 等惰性气体的药物
E. pH 7.0 药物水溶液
7. 药物制剂设计的基本原则主要包括(　　)
A. 安全性　B. 有效性　C. 可控性
D. 稳定性　E. 顺应性
8. 药物制剂设计需考虑以下哪些因素(　　)
A. 疾病特点　B. 药物作用特点　C. 药物动力学参数
D. 用药剂量　E. 药物毒副作用
9. 制剂稳定性研究包括(　　)
A. 影响因素试验　B. 加速试验
C. 长期试验　D. 制备工艺对稳定性的影响
E. 药物制剂药效学研究
10. 制剂包装设计需考虑(　　)
A. 安全性　B. 相容性　C. 色泽鲜明
D. 造型优美　E. 患者经济承受能力
11. 药物制剂的设计贯穿于制剂研发的整个过程,主要包括的内容(　　)
A. 对处方前工作包括理化性质、稳定性、药动学有一个较全面的认识
B. 根据药物的理化性质和治疗需要,结合各项临床前研究工作,确定给药的最佳途径,并选择合适的剂型
C. 选择适合于该剂型的辅料或添加剂,通过各种测定方法考察制剂的各项指标
D. 采用实验设计优化法对处方和制备工艺进行优选
E. 对制剂进行生物等效性研究
12. 影响药物制剂设计的因素包括(　　)
A. 疾病的性质、临床用药需要　B. 药物的理化性质
C. 给药途径　D. 生产成本、知识产权
E. 环境保护的需要
13. 影响药物的制剂设计的主要理化性质是(　　)
A. 溶解度　B. 稳定性　C. 流动性
D. 口服吸收性　E. 药理活性
14. 处方前研究的理化性质包括(　　)

A. 溶解度　　B. 油水分配系数　　C. 药物动力学
D. 溶出速率　　E. 生物利用度

15. 药物的粉体学性质主要是研究以下哪些内容(　　)
A. 粒径分布　　B. 粒径大小　　C. 粉体密度
D. 稳定性　　E. 多晶型

16. 药物制剂处方的优化设计方法包括(　　)
A. 部分析因设计　　B. Box-Behnken　　C. 效应面优化法
D. 析因设计　　E. 星点设计

17. 药物制剂设计的目的是(　　)
A. 根据临床用药的要求、药物的理化性质及药理作用,确定适当的给药途径和给药剂型
B. 选择合适的辅料及制备工艺
C. 筛选处方、工艺条件及包装
D. 便于药物上市后的销售
E. 设计出适合临床应用及工业化生产的制剂

三、判断是非题(用√或 × 表示)

1. 药物必须处于溶解状态才能被吸收;解离型药物透过生物膜能力较强,非解离型药物一般不能透过生物膜被吸收。(　　)

2. 平衡溶解度是在一定温度下达到平衡后的药物浓度。(　　)

3. 药物油水分配系数是药物亲脂亲水性的指标,分配系数越大,药物亲水性越强。(　　)

4. 多晶型药物的稳定型熔点高,化学稳定性好,但溶解度小,溶解速率慢。(　　)

5. 绝大多数药物在 RH 60%~75%(室温)时吸湿性较低,在此条件下贮存的药物较为稳定。(　　)

6. 黏膜给药制剂通常具有体积小、剂量小、刺激性小的特点。(　　)

7. 通常口服剂型的生物利用度顺序为:溶液剂<乳剂、混悬剂<散剂<胶囊剂<片剂<包衣片。(　　)

8. 分配系数的测定可用于预测同系列化合物的体内吸收情况。(　　)

9. 多晶型药物的化学成分相同,晶型结构不同,某些物理性质如密度、熔点、溶解速度等会不同。(　　)

10. 液体制剂不存在崩解和分散过程,溶液型制剂甚至没有吸收过程,因而药物生物利用度高。(　　)

11. 制剂的设计和优化仅对创新药物研究具有重要作用,对于已上市药品则不重要。(　　)

12. 药物制剂的设计是决定药品的安全性、有效性、可控性、稳定性和顺应性的重要环节。(　　)

13. 影响药物制剂设计的因素除受设计目的、给药途径、QbD 理念等的影响外,还应考虑成本、知识产权以及节能环保等因素。(　　)

14. QbD 的思想就是指质量不是通过设计实现的,而是通过检验赋予的。(　　)

15. 一般用油水分配系数衡量药物的脂溶性,油水分配系数越大,脂溶性越大,有利于药物跨膜转运。(　　)

16. 注射给药特别适合用于急救患者、失去知觉或不能吞咽的患者。对于在胃肠道中容易降解以及口服吸收非常困难的药物也首选注射给药制剂,因此具有作用迅速、生物利用度高、顺应性好等特点。(　　)

17. 对于液态或固态的药物制备肺部吸入给药制剂时,以 0.5~1μm 大小的可溶性颗粒的吸收效率最佳。(　　)

18. 药物多晶型的稳定性一般,熔点低,溶解度大,是药物存在的一种高能状态,因此具有最强的生物活性。(　　)

19. 药物制剂设计的目的是便于药物上市后的销售。(　　)

20. 药物以解离型或非解离型存在不影响药物通过生物膜被吸收。(　　)

21. 通常药物在 25℃、80% 的相对湿度下放置 24 小时,吸水量小于 2% 大于 0.2% 时,称为微吸湿;小于 15% 为一般吸湿;大于 15% 的就是极易吸湿了。(　　)

22. 固有溶出速率反映了药物从固体表面进入溶出介质的速率,可以有效地反映出相同化合物的不同晶型或盐型在溶解快慢方面的差异,进而提示是否会出现生物利用度问题。(　　)

23. 溶解度、pK_a、油水分配系数等的测定影响以后许多研究工作,进行处方前工作开始时,必须首先测定这些数据。(　　)

24. 化合物稳定性的标准一般是单一降解产物含量小于等于 2%,总降解产物含量小于等于 3%。(　　)

25. Caco-2 细胞模型、MDCK 细胞模型、肠环模型和肠灌注模型等是用于预测药物口服吸收分数的体内研究方法。(　　)

26. 药物制剂设计的主要内容有在处方前全面掌握药物的理化性质、药理学与生物药剂学特性等,确定最佳的给药途径,选择适当的剂型,进行临床试验,进一步优化制剂的处方和工艺。(　　)

27. 直接根据药物在水相中的浓度即非解离型和解离型药物的浓度之和计算得到的油水分配系数称为分布系数。(　　)

28. 不同盐型仅会对化合物的溶解度和溶出速率造成影响,不会影响药物的其他性质。(　　)

29. 一般认为,BCS Ⅰ类及 BCS Ⅳ类药物可尝试开发为各种控释制剂。对于 BCS Ⅱ类或Ⅲ类药物,则需要分别从改善药物的溶出速率和提高药物的透过性着手进行剂型设计。(　　)

四、填空题

1. 药物作用的效果不仅取决于药物本身的活性,而且还与__________和________密切相关。

2. 药物制剂的设计五个原则是________、________、________、________和________。

3. 药物制剂设计的目的是根据________、________、________的需要,确定合适的________和________。

4. 肺部吸入给药方法是基于________的结构所提供的与外界进行物质交换的巨大表面积以及肺部丰富的________。因此，以肺部吸入途径给药的药物进入体循环的速度，几乎可以和________媲美。

5. 口服给药后药物一般通过__________吸收进入体循环作用于全身。通常认为，药物只能以________形式被吸收，而其吸收的效率与药物______________性质、______________以及生理特性变化密切相关。

6. quality by design 的主旨是药品的_______________________是其质量的根本保障，而____________只是质量的验证。

7. 处方前研究是在药物制剂的研究阶段，首先需要对候选化合物的________、________以及________性质等进行一系列的研究。

8. 根据 Henderson-Hasselbalch 公式，弱酸性、弱碱性药物对应的解离常数 pK_a 与 pH 的关系分别为：________、________。

9. 在一定温度下，将________与特定溶剂混合，并且充分搅拌达到饱和后，测定溶剂中药物的浓度，即可得到该温度下药物的饱和溶解度或称________。

10. 将非解离型分子的溶解度定义为________，在特定 pH 下药物的表观溶解度为________。

11. 通常采用__________法测定药物的分配系数。测定油水分配系数时，药物浓度均是指________的浓度。直接根据药物在水相中的浓度计算得到的油水分配系数称为________。

12. 根据固有溶出速率的定义，常用的测定方法是将约________mg 的原料药压成一个直径为________的圆片，在溶出介质中以一定的转速旋转并溶出。目的是固定________，但又不阻碍药物自身的溶解过程。

13. 新药的理化性质研究主要包括________、________、________和________等的测定。

14. 根据 Noyes-Whitney 所提出的扩散层模型，当溶出介质中药物的浓度远远小于其饱和溶解度，即满足________条件时，溶出速率仅仅由固体颗粒________所决定。

15. 吸湿程度一般取决于药物的性质与周围空气中的________。空气的相对湿度越大，露置于空气中的物料________。

16. 鉴别化合物晶型的方法有________、光谱学研究、________、________及________等多种方法。

17. 目前常用热分析法研究药物与辅料之间的相互作用，如将药物和辅料以________的比例混合后进行________扫描。如果出现新的________，或者原有的峰形或峰位发生变化，则表明________，需要进行进一步的表征。

18. Lipinski 五原则（rule of five），即候选化合物可形成的氢键数要小于________，分子量要小于________，$\log P$ 要小于________时，药物口服吸收的效率才较好。

19. 根据药物在水溶液中的________及经胃肠道壁的________大小，将口服吸收药物分为四类，即生物药剂学分类系统。

20. 药物制剂处方的优化设计中常用的优化法有________、________、________等。

五、简答题

1. 处方前研究有哪些内容？
2. 简述常用药物理化性质的测定方法。
3. 简述药物制剂设计的主要内容。

4. 简述药物制剂设计的目的。

5. 影响药物制剂设计的因素有哪些？

6. 简述制剂设计的基本原则。

7. 原料药的哪些固态性质是处方前研究的重要内容？分别是如何影响药物的疗效或性质的？

8. BCS 分类系统是如何对药物进行分类的？

9. 已知某药物的饱和溶解度为 0.1mg/ml，其给药剂量为 600mg，绝对生物利用度为 90%。请问，按照 BCS 分类系统，该药属于哪一类？在处方设计时应特别注意哪些问题？

（方　亮、吴　伟）

第九章　液体制剂的单元操作

【基本要求】

1. 掌握制药用水的种类与要求；物理灭菌方法，F 值与 F_0 值；洁净室的净化标准。

2. 熟悉水的各种处理方法，注射用水的制备与设备，过滤机制与影响因素；D 值、Z 值、物理学 F_0 值与生物学 F_0 值；空气过滤器的特性。

3. 了解多效蒸馏水机制备蒸馏水的过程，过滤器与过滤装置；化学灭菌法和无菌操作的概念与用途；洁净室设计，洁净室的空气净化系统。

【内容摘要】

液体制剂的单元操作一章主要介绍制药用水的制备、液体的过滤、灭菌与无菌操作、医药洁净厂房空气净化等单元的相关技术及理论。具体包括：制药用水的分类和水处理技术、液体过滤的机制和装置、物理灭菌和化学灭菌法、灭菌工艺的验证，以及空气净化技术等。

制药用水：可分为饮用水、纯化水、注射用水和灭菌注射用水。饮用水为天然水经净化处理所得的水。纯化水为饮用水经蒸馏法、离子交换法、反渗透法或其他适宜的方法制备的制药用水，不含任何附加剂。注射用水为纯化水经蒸馏所得的水，应符合细菌内毒素试验要求。灭菌注射用水为注射用水按照注射剂生产工艺制备所得，不含任何添加剂。

过滤的机制有介质过滤和滤饼过滤，介质过滤又可分为表面过滤和深层过滤。影响过滤的因素有操作压力、孔隙大小、滤液黏度、毛细管长度。常用的液体过滤器和过滤装置有砂滤棒、钛滤器、垂熔玻璃滤器、微孔滤膜滤器和板框压滤器。常用的过滤方式有高位静压过滤、减压过滤和加压过滤。

灭菌方法通常可分为物理灭菌法、化学灭菌法两类，另外还有无菌操作法。物理灭菌法是利用蛋白质与核酸具有遇热、遇射线不稳定的特性，采用加热、射线和过滤方法，杀灭或除去微生物，包括湿热灭菌法、干热灭菌法、射线灭菌法和过滤除菌法等，其中湿热灭菌法为热力灭菌中最有效及应用最广泛的灭菌方法之一。注射剂的湿热灭菌工艺应首选过度杀灭法，即 F_0（标准灭菌时间）值大于等于 12 分钟的灭菌工艺；对热不稳定的药物，可以选择残存概率法，即 F_0 值大于等于 8 分钟的灭菌工艺。如果 F_0 值不能达到 8 分钟，提示选择湿热灭菌工艺不合适，需要考虑无菌生产工艺（图 9-1）。常用的灭菌条件为 126℃、15 分钟，121℃、30 分钟或 116℃、40 分钟。F 和 F_0 值为验证灭菌可靠性的参数。F 值常用于干热灭菌的验证，F_0 值目前仅限于湿热灭菌的验证。

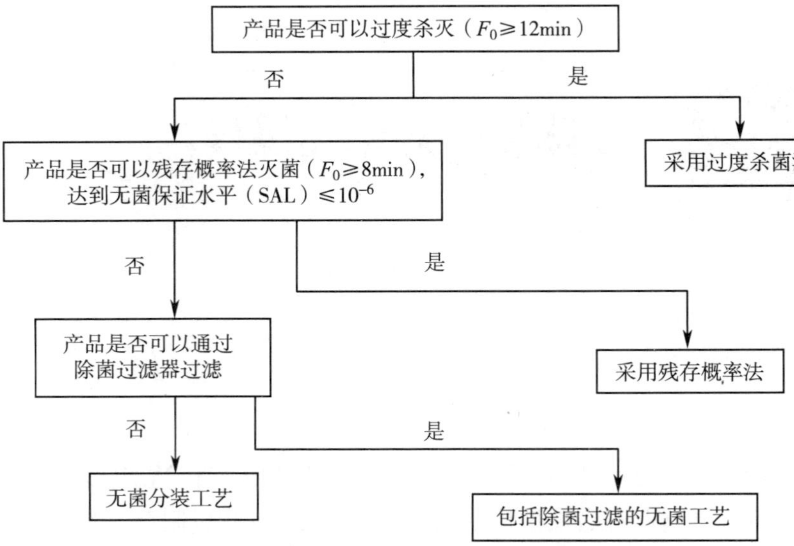

图 9-1　溶液剂型产品的灭菌工艺选择的决策树

【习题部分】

一、名词解释

1. 物理灭菌法(physical sterilization);2. 化学灭菌法(chemical sterilization);3. 湿热灭菌法(moist heat sterilization);4. 灭菌(sterilization);5. 热原(pyrogen);6. 热压灭菌法(autoclaving or steam sterilization);7. 流通蒸汽灭菌法(steam sterilization under atmospheric conditions);8. 无菌操作法(aseptic processing);9. 介质过滤(medium filtration);10. 高位静压过滤(gravity filtration);11. *D* 值(*D* value);12. *Z* 值(*Z* value);13. *F* 值(*F* value);14. F_0 值(F_0 value);15. 层流(laminar flow)。

二、选择题

(一) 单项选择题

1. 中国法定的注射用水应该是(　　)

A. 无热原的蒸馏水　　B. 蒸馏水　　C. 灭菌蒸馏水

D. 去离子水　　E. 重蒸馏去离子水

2. 综合法制备注射用水的工艺流程正确的为(　　)

A. 自来水→过滤器→离子交换树脂床→多效蒸馏水机→电渗析装置→注射用水

B. 自来水→离子交换树脂床→电渗析装置→过滤器→多效蒸馏水机→注射用水

C. 自来水→过滤器→离子交换树脂床→电渗析装置→多效蒸馏水机→注射用水

D. 自来水→过滤器→电渗析装置→离子交换树脂床→多效蒸馏水机→注射用水

E. 以上都不对

3. 空气净化技术主要是通过控制生产场所中(　　)

A. 空气中尘粒浓度　　B. 空气细菌污染水平　　C. 合适的温度和压差

D. A、B、C 均控制　　E. A、B、C 均不控制

4. 关于湿热灭菌的影响因素的叙述中正确的是(　　)

A. 灭菌效果与最初菌落数无关　B. 蛋白质、糖类能增加微生物的抗热性
C. 被灭菌物的体积与灭菌效果无关　D. 过热蒸汽穿透力强，灭菌效果好
E. 以上均不正确

5. 关于生产注射液所使用的过滤器的叙述中错误的是（　　）
A. 垂熔玻璃滤器主要用于注射剂的精滤与膜滤前的预滤，3 号多用于常压过滤，4 号用于加压或减压过滤，6 号用于除菌过滤
B. 膜滤器，滤膜孔径在 0.65~0.8μm 者，作一般注射液的精滤使用
C. 膜滤器使用时，应先将药液粗滤再用此滤器滤过
D. 膜滤器，滤膜孔径为 0.22μm 可作除菌过滤用
E. 垂熔玻璃滤器化学性质稳定，不影响药液的 pH，无微粒脱落，但较易吸附药物

6. 能保持稳定的净化气流使微粒不沉降、不蓄积的方法称为（　　）
A. 灭菌法　B. 层流净化技术　C. 旋风分离技术
D. 高效滤过技术　E. 空气净化技术

7. 关于过滤装置叙述错误的是（　　）
A. 高位静压过滤压力稳定，质量好，滤速慢
B. 无菌过滤宜采用加压过滤
C. 加压过滤压力稳定，滤速快，药液不易污染
D. 减压过滤压力稳定，滤层不易松动，药液不易污染
E. 助滤剂能够降低过滤阻力，增加滤速，能够得到高度澄清的滤液

8. 下列关于无菌操作法的叙述，错误的是（　　）
A. 无菌操作法适用于药物遇热不稳定的注射剂的配制
B. 无菌操作必须在无菌操作室或无菌操作柜中进行
C. 无菌操作是一种避菌操作
D. 无菌操作法是在无菌条件下进行的一种操作方法
E. 无菌操作法为一种杀灭或除去微生物的操作方法

9. 在注射剂生产中常作为除菌过滤的滤器是（　　）
A. 硅藻土滤棒　B. 多孔素瓷滤棒　C. G3 垂熔玻璃滤器
D. G6 垂熔玻璃滤器　E. G4 垂熔玻璃滤器

10. 可用于描述过滤的影响因素的是（　　）
A. Stokes 方程　B. Arrhenius 指数定律　C. Noyes-Whitney 方程
D. Poiseuille 公式　E. Fick's 方程

11. 灭菌中降低一个 lg$D$ 值所需升高的温度数定义为（　　）
A. Z 值　B. D 值　C. F 值
D. F_0 值　E. D_0 值

12. 下列各种蒸汽中灭菌效率最高的是（　　）
A. 饱和蒸汽　B. 干热空气　C. 流通空气
D. 过饱和蒸汽　E. 高压蒸汽

13. 物理灭菌法中不包括（　　）灭菌
A. 紫外线　B. 环氧乙烷　C. γ 射线
D. 微波　E. 煮沸

14. 用压力大于常压的饱和水蒸气压的灭菌方法为（　　）
A. 煮沸灭菌法　B. 干热空气灭菌法　C. 流通蒸汽灭菌法
D. 热压灭菌法　E. 高压灭菌法

15. 无菌区要求空气洁净度很高，一般定为（　　）
A. 大于D级　B. D级　C. 大于B级
D. B或C级　E. A级

16. 作为热压灭菌法灭菌可靠性的控制指标是（　　）
A. D 值　B. F_0 值　C. Z 值
D. N_t 值　E. F 值

17. 微孔滤膜孔径大小测定一般用（　　）
A. 气泡法　B. 显微镜法　C. 吸附法
D. 滤过法　E. 穿透法

18. 空气净化技术中，作为划分洁净等级的标准粒子的粒径是（　　）
A. 0.5μm　B. 0.5μm 和 5μm　C. 0.5μm 和 0.3μm
D. 0.3μm 和 0.22μm　E. 5μm

19. 流通蒸汽法的灭菌温度为（　　）
A. 121℃　B. 100℃　C. 115℃
D. 170℃　E. 105℃

20. 可用于过滤具有酸性、碱性、含有机溶剂溶液的滤膜是（　　）
A. 硝酸纤维素膜　B. 醋酸纤维素混合酯膜　C. 尼龙膜
D. 聚四氟乙烯膜　E. 聚丙烯膜

21. 热压灭菌法所用的蒸汽是（　　）
A. 流通蒸汽　B. 过热蒸汽　C. 含湿蒸汽
D. 饱和蒸汽　E. 过饱和蒸汽

22. 下列因素中对灭菌没有影响的是（　　）
A. 在灭菌器内容器的数量和排布
B. 待灭菌溶液的黏度，容器充填量
C. 药液介质的组成
D. 注射剂的容器
E. 药液的颜色

23. 下列关于注射剂灭菌的叙述中，错误的是（　　）
A. 选择灭菌法时应考虑灭菌效果与制剂的稳定性
B. 对热不稳定的品种可采用流通蒸汽灭菌，但生产过程应注意避菌
C. 相同品种、不同批号的注射剂可在同一灭菌区内同时灭菌
D. 相同色泽、不同品种的注射剂不可在同一灭菌区内同时灭菌
E. 低温间歇灭菌是不耐热制剂有效杀灭芽孢的最佳方法

24. 下列关于微孔滤膜的叙述错误的是（　　）
A. 微孔总面积占薄膜总面积的80%，孔径大小均匀
B. 无菌过滤应采用0.22μm的滤膜
C. 微孔滤膜不影响药液的pH

D. 滤膜一般用于注射液的粗滤
E. 微孔滤膜过滤适用于不耐热产品

25. 下列滤器中不能用作注射剂制备中精滤的是（　　）
A. 多孔素瓷滤棒　B. 板框过滤器　C. 3 号垂熔玻璃滤器
D. 4 号垂熔玻璃滤器　E. 6 号垂熔玻璃滤器

26. 控制区指对空气洁净度有一定要求的生产房间，一般定为（　　）
A. 大于 D 级　B. D 级　C. 大于 C 级
D. C 级　E. B 级

27. 下列关于过滤器的叙述，错误的是（　　）
A. 钛滤器抗热抗震性能好，不易破碎，可用于注射剂的脱炭过滤和除微粒过滤
B. 垂熔玻璃滤器化学性质稳定，易于清洗，可以热压灭菌
C. 微孔滤膜截留能力强，不易堵塞，不易破碎
D. 砂滤棒对药液吸附性强，价廉易得，滤速快
E. 板框压滤器常用于过滤黏性大、颗粒大的浸出液

28. 目前仅限于热压灭菌的是（　　）
A. F 值　B. E 值　C. D 值
D. F_0 值　E. Z 值

29. 关于灭菌法的叙述错误的是（　　）
A. 灭菌法是指杀死或除去所有微生物的方法
B. 微生物包括细菌、真菌、病毒
C. 灭菌效果应以杀死芽孢为准
D. 药剂学与微生物学灭菌目的与要求完全相同
E. 对热敏感的药物可采用流通蒸汽灭菌法

30. 维生素 C 注射液采用的灭菌方法是（　　）
A. 100℃流通蒸汽灭菌 30 分钟　B. 115℃热压灭菌 30 分钟
C. 115℃干热灭菌 1 小时　D. 100℃流通蒸汽灭菌 15 分钟
E. 115℃热压灭菌 15 分钟

31. 下列有关微孔滤膜的叙述，错误的是（　　）
A. 孔径小，容易堵塞　B. 截留能力强
C. 孔径小，滤速慢　D. 不影响药液的 pH
E. 对药液的吸附较少

32. 有关湿热灭菌法叙述正确的是（　　）
A. 湿热灭菌法包括热压灭菌、低温间歇式灭菌、流通蒸汽灭菌和煮沸灭菌等
B. 湿热灭菌效果可靠，灭菌效果与注射剂灭菌前微生物污染过程无关
C. 用于热压灭菌的蒸汽要求是过饱和蒸汽
D. 湿热灭菌法不仅适用于真溶液型注射剂灭菌，也适用于供注射用无菌粉末的灭菌
E. 以上都不正确

33. 制备注射用水可采用（　　）
A. 离子交换法　B. 蒸馏法　C. 反离子交换法
D. 重蒸馏法　E. 超滤法

34. 有关灭菌法的叙述中,错误的是( )
A. 热压灭菌法可使葡萄糖注射液的 pH 降低
B. 流通蒸汽灭菌不能保证杀灭所有的芽孢
C. 所谓灭菌是杀灭或除去物质中的一切微生物
D. 辐射灭菌是物理灭菌法的一种
E. 煮沸灭菌是化学灭菌法的一种
35. 注射用油的灭菌最好选择( )
A. 干热灭菌法 B. 湿热灭菌法 C. 紫外线灭菌法
D. 微波灭菌法 E. 无菌操作法

(二) 配伍选择题(备选答案在前,题目在后;每组均对应同一组备选答案,每题只有一个正确答案;每个备选答案可重复选用,也可不选用)

[1~4]
A. 干热灭菌(160℃、2 小时) B. 紫外线灭菌
C. 热压灭菌 D. 流通蒸汽灭菌
E. 过滤除菌
1. 油脂类软膏基质的灭菌采用( )
2. 5% 葡萄糖注射液的灭菌采用( )
3. 维生素 C 注射液的灭菌采用( )
4. 空气和操作台表面的灭菌采用( )
[5~8]
A. 板框式压滤机 B. G4 垂熔玻璃滤器 C. G6 垂熔玻璃滤器
D. 砂滤棒 E. 0.65~0.8μm 微孔滤膜
5. 注射剂药液的除菌过滤采用( )
6. 注射剂药液的精滤采用( )
7. 注射剂药液的粗滤采用( )
8. 注射剂药液精滤前的预滤采用( )
[9~12]
A. 微波灭菌法 B. 火焰灭菌法 C. 流通蒸汽灭菌法
D. 辐射灭菌法 E. 热压灭菌法
9. 利用频率为 300MHz~300kMHz 的电磁波灭菌( )
10. 利用射线使大分子化合物分解,适于不耐热药物的灭菌( )
11. 适于不耐高热的品种在常压下的加热灭菌,不能保证杀灭所有的芽孢( )
12. 应用大于常压的水蒸气灭菌,适于耐热药物的制品( )
[13~16]
A. F 值 B. F_0 值 C. Z 值
D. D 值 E. T 值
13. 在一定温度下杀灭 90% 微生物所需的灭菌时间( )
14. 用于验证干热灭菌过程可靠性的参数( )
15. 灭菌效果相同时灭菌时间减少到原来的 1/10 所需提高灭菌温度的度数( )
16. 用于验证热压灭菌过程可靠性的参数( )

［17~19］
A. 钛滤器　B. 砂滤棒　C. 垂熔玻璃滤器
D. 微孔滤膜　E. 超滤器
17. 吸留药液少，用后以1%~2%硝酸钠硫酸液浸泡处理的过滤器是（　　）
18. 用完弃去，不会在产品之间产生交叉污染的过滤器是（　　）
19. 易于脱砂，对药液吸附性强的过滤器是（　　）
［20~22］
A. 纯化水　B. 灭菌注射用水　C. 注射用水
D. 制药用水　E. 无菌无热原的水
20. 包括纯化水、注射用水和灭菌注射用水（　　）
21. 纯化水再经蒸馏所制得的水（　　）
22. 配制普通药物制剂的溶剂或实验用水（　　）
［23~24］
A. 蒸馏法　B. 电渗析法　C. 反渗透法
D. 离子交换法　E. 过滤法
23. 利用离子在电场作用下的迁移（　　）
24. 利用盐溶液与纯水间的渗透压差（　　）
［25~27］
A. 硅藻土滤棒　B. G3垂熔玻璃滤器　C. 多孔素瓷滤棒
D. G4垂熔玻璃滤器　E. 微孔滤膜
25. 白陶土烧结而成，用于低黏度液体的过滤（　　）
26. 以高分子材料制成的薄膜为过滤介质（　　）
27. 质地松散，用于黏度高、浓度较大的滤液的过滤（　　）

（三）多项选择题

1. 下列关于灭菌法的叙述中，正确的是（　　　）
A. 干热灭菌法穿透力强，适用于耐高温的玻璃制品、金属制品及耐高温粉末药品的灭菌
B. F_0值和F值可用于比较不同灭菌过程的灭菌效率，但F_0仅适用于热压灭菌
C. 热压灭菌法中过热蒸汽的热含量较低，故其灭菌效率低于饱和蒸汽
D. 凡士林可用干热灭菌法进行灭菌
E. 选择灭菌法时应考虑灭菌效果与制剂的稳定性
2. 以下关于无菌操作法的叙述，正确的是（　　　）
A. 制备大量无菌制剂普遍采用层流洁净工作台
B. 整个过程控制在无菌条件下进行
C. 无菌操作室的空间、用具、地面等多采用化学杀菌剂灭菌
D. 无菌操作室的空气多采用气体灭菌
E. 无菌操作使用的安瓿要经过120~140℃、2~3小时干热灭菌
3. 以下可采用γ射线辐射灭菌的是（　　　）
A. 不耐热的药物　B. 羊肠线
C. 包装材料　D. 辐射后产生毒性成分的药物

E. 装于容器中的药物

4. 下列关于过滤机制的叙述中正确的是(　　　)

A. 筛析作用是指固体粒子由于粒径大于滤材的孔径而被截留的现象

B. 砂滤棒和垂熔玻璃滤器的过滤机制属于筛析作用

C. 深层截留作用是指粒径小于过滤介质孔径的固体粒子进入介质的深层被截留的现象

D. 微孔滤膜和超滤膜过滤属于深层截留作用

E. 滤饼过滤的拦截作用主要由所沉积的滤饼起作用

5. 注射液除菌过滤可采用(　　　)

A. 钛滤器　　B. 6号垂熔玻璃滤器

C. 0.22μm 的微孔滤膜　　D. 醋酸纤维素滤膜

E. 细号砂滤棒

6. 根据 Poiseuille 公式,下列有关过滤影响因素的叙述中正确的是(　　　)

A. 滤速与操作压力成正比　　B. 滤速与滤液的黏度成反比

C. 滤速与毛细管半径成反比　　D. 滤速与毛细管半径成正比

E. 滤速与毛细管半径的四次方成正比

7. 下列可选择湿热灭菌的是(　　　)

A. 注射用油　　B. 右旋糖酐注射液　　C. 无菌室空气

D. 环丙沙星注射液　　E. 葡萄糖注射液

8. 影响注射剂湿热灭菌的因素有(　　　)

A. 药物的性质　　B. 细菌的种类和数量　　C. 灭菌的时间

D. 介质的性质　　E. 蒸汽的性质

9. 紫外线灭菌法适用于(　　　)

A. 无菌室空气灭菌　　B. 药液的灭菌

C. 蒸馏水的灭菌　　D. 装于容器中药物的灭菌

E. 表面灭菌

10. 下列关于灭菌法的叙述,正确的是(　　　)

A. 辐射灭菌法是化学灭菌法的一种　　B. 干热灭菌法是物理灭菌法的一种

C. 湿热灭菌法是化学灭菌法的一种　　D. 气体灭菌法是物理灭菌法的一种

E. 灭菌法包括物理灭菌法、化学灭菌法、无菌操作法

11. 下列有关过滤介质的描述中,正确的是(　　　)

A. 微孔滤膜具有孔径小、孔隙率大、吸附少的特点,可作为注射液的精滤及除菌过滤

B. 滤液过滤时的滤过速度与液体黏度成正比

C. 生产中加压过滤的滤器组合顺序为:砂滤棒→垂熔玻璃滤器→微孔滤膜

D. 砂滤棒和垂熔玻璃滤器的过滤机制属于深层截留

E. 砂滤棒、滤纸、尼龙布、棉、绸布、涤纶布等用于粗滤

12. 影响过滤的因素有(　　　)

A. 过滤的操作压力　　B. 滤液的温度　　C. 过滤面积

D. 过滤体积　　E. 滤液的黏度

13. 验证灭菌可靠性的参数为(　　　)

A. D 值　　B. F 值　　C. Z 值
D. F_0 值　　E. T_0 值

14. 下列关于反渗透法制备注射用水的叙述中，正确的是（　　）
A.《美国药典》已收载此法为制备注射用水的法定方法之一
B. 反渗透法可除去微生物和病毒
C. 一级反渗透法除去氯离子的能力可达到药典的要求
D. 目前我国药典已收载反渗透法为制备注射用水的法定方法之一
E. 与蒸馏法相比反渗透法的优点是设备简单，节约能源和冷却水

15. 制药用水包括（　　）
A. 原水　　B. 纯化水　　C. 注射用水
D. 乙醇水　　E. 灭菌注射用水

16. 根据生物 F_0 的表达式，其影响因素有（　　）
A. 微生物的残存数　　B. 微生物的灭菌速度常数　　C. 灭菌的条件
D. 微生物的 D 值　　E. 微生物的初始数目

17. 下列有关洁净室布局的正确叙述是（　　）
A. 洁净室的门要求密闭，人、物进出口处装有气闸
B. 不同级别的洁净室由低级向高级安排，门的开启方向朝着洁净度级别高的房间
C. 洁净室应保持正压，洁净室之间洁净度等级不同的相邻房间之间静压差应不低于 10Pa
D. 无菌区紫外灯，一般安装在无菌工作区之上侧或入口处
E. 洁净室温度宜保持在 18~26℃，相对湿度控制在 45%~85%

18. 以下有关注射用水的叙述，正确的是（　　）
A. 注射用水是指原水经蒸馏制得的水
B. 注射用水可作为溶解注射用无菌粉末的溶剂
C. 注射用水也称纯化水
D. 注射用水为纯化水经蒸馏所得的水
E. 注射用水可作为配制注射剂的溶剂

19. 热压灭菌器正确的操作方法是（　　）
A. 应使用湿饱和蒸汽
B. 灭菌完毕应等压力降到零才能打开灭菌器
C. 灭菌完毕应立即打开灭菌器取出药品
D. 灭菌时间从通入蒸汽时开始计算
E. 应将灭菌器内的空气排尽

20. 下列有关灭菌的叙述中正确的是（　　）
A. 低温间歇灭菌法适合于不耐高温、热敏感物料和制剂的灭菌，可以杀灭芽孢
B. 过滤除菌法主要适用于对热不稳定的药物溶液、气体、水等的除菌
C. 辐射灭菌不升高灭菌产品的温度，穿透性强，适合于不耐热药物的灭菌
D. 水浴式灭菌柜避免了玻璃瓶因骤热和骤冷时产生的破瓶和爆瓶问题
E. 旋转式水浴灭菌柜满足了脂肪乳和其他混悬型输液的灭菌工艺要求

21. 一般将注射剂生产环境的区域划分为（　　）

A. 一般生产区　B. 控制区　C. 质检区
D. 洁净区　E. 无菌区

22. 下列关于层流净化的正确表述为(　　)
A. 层流分为垂直层流与水平层流
B. 空气处于层流状态,室内不易积尘
C. 层流净化常用于A级的洁净区
D. 洁净区的净化为层流净化
E. 层流净化区域应与C级净化区域相邻

23. 影响热压灭菌的因素包括(　　)
A. 高压容器的大小　B. 细菌的种类和数量
C. 蒸汽的性质　D. 灭菌器中空气的排空程度
E. 灭菌的温度和时间

24. 制好的微孔滤膜进行质量检验,通常主要测定(　　)
A. 脆碎性　B. 孔径大小　C. 膜厚
D. 流速　E. 孔径分布

25. 我国《药品生产质量管理规范》把洁净室洁净度分为(　　)
A. A级　B. B级　C. C级
D. D级　E. E级

26. 下列关于灭菌的叙述,正确的是(　　)
A. 是指采用物理或化学方法将所有致病和非致病的微生物繁殖体和芽孢全部杀灭的技术
B. 物料经过灭菌后可达到绝对无菌状态
C. 药剂学中选择灭菌方法时,既要考虑除去或杀灭微生物,又要保证药物的稳定性、治疗作用及用药安全
D. 粉针剂的无菌瓶的干燥常采用干热灭菌法
E. 湿热灭菌法是在过饱和蒸汽中进行灭菌的方法

27. 有关湿热灭菌法叙述正确的是(　　)
A. 湿热灭菌法包括热压灭菌、低温间歇式灭菌、流通蒸汽灭菌和煮沸灭菌等
B. 湿热灭菌效果可靠,灭菌效果与注射剂灭菌前微生物污染过程无关
C. 用于热压灭菌的蒸汽要求是饱和蒸汽
D. 湿热灭菌法不仅适用于真溶液型注射剂灭菌,也适用于供注射用无菌粉末的灭菌
E. 湿热灭菌为热力灭菌,在注射剂灭菌时,温度越高,时间越长,则对注射剂质量和生产越有利

28. 制备注射用水的方法有(　　)
A. 离子交换法　B. 重蒸馏法　C. 凝胶过滤法
D. 反渗透法　E. 电渗析法

29. 电渗析法处理原水,下列说法正确的是(　　)
A. 电渗析法可以彻底除去热原
B. 电渗析法多在离子交换树脂前使用,以减轻离子交换树脂的负担
C. 电渗析法与离子交换法相比可以节约酸碱

D. 电渗析法处理原水是利用纯水与盐溶液间的渗析压差实现的
E. 电渗析法制备注射用水已被《美国药典》收载
30. A 级洁净车间用于（　　）
A. 粉针剂原料药的精制、烘干、分装　　B. 复方氨基酸输液的灌装
C. 棕色合剂（复方甘草合剂）的制备　　D. 注射用胰蛋白酶的分装、玉塞
E. 0.9% 氯化钠注射液（2ml）的配液
31. 关于注射液的过滤，正确的是（　　）
A. 板框压滤器常用作药液的预滤
B. 微孔滤膜过滤器常作为末端过滤
C. 0.22μm 或 0.45μm 的微孔滤膜可作无菌过滤
D. 通过 0.45~0.8μm 的微孔滤膜过滤的注射液必须灭菌
E. 垂熔玻璃滤器 G6 可以滤除细菌
32. 有关灭菌法的叙述正确的是（　　）
A. 辐射灭菌法特别适用于一些不耐热药物的灭菌
B. 过滤除菌法主要用于含有热稳定性物质的培养基、试液或液体药物的灭菌
C. 流通蒸汽灭菌法一般是 100℃、30~60 分钟，此法能保证杀死芽孢
D. 热压灭菌法是 121℃、30 分钟，能杀灭所有的细菌繁殖体和芽孢
E. 紫外线灭菌活力最强的波长是 254nm
33. 常用的化学杀菌剂有（　　）
A. 苯扎溴铵　　B. 煤酚皂　　C. 盐酸
D. 乙醇　　E. 乙酸乙酯
34. 气体灭菌法常用的气体有（　　）
A. 环氧乙烷　　B. 三乙醇胺　　C. 甲醛
D. 丙二醇　　E. 二氯甲烷
35. 有关注射剂灭菌的叙述，错误的是（　　）
A. 灌封后的注射剂必须在 12 小时内进行灭菌
B. 注射剂在 121℃需 40 分钟才能杀死细菌和芽孢
C. 热不稳定小针剂，可采用紫外线灭菌法进行灭菌
D. 能达到灭菌的前提下，可适当降低灭菌温度和缩短灭菌时间
E. 过滤除菌法是注射剂生产中最常用的灭菌方法

三、判断是非题（用√或 × 表示）

1. 过滤除菌法属于机械除菌方法，适合对热不稳定的药物溶液、气体、水等物品的灭菌。（　　）

2. “菌”概念中所说的“菌”是指“细菌和真菌”，不包括“芽孢”。（　　）

3. 离子交换法制备的去离子水常作为注射用水来使用。（　　）

4. 热压灭菌法是目前最可靠的湿热灭菌法，适用于对热稳定的药物制剂的灭菌。（　　）

5. 3 号垂熔玻璃过滤器多用于减压或加压过滤。（　　）

6. 流通蒸汽灭菌法灭菌效果好，能杀灭所有的芽孢。（　　）

7. F 值为在一系列温度 T 下给定 Z 值所产生的灭菌效力与在参比温度 T_0 下给定 Z

值所产生的灭菌效力相同时，所相当的 T_0 温度下的灭菌时间(前者相当于后者的时间)。( )

8. Z 值是指在一定温度下，把微生物杀灭 90%(即下降一个对数单位)所需的时间，以分钟表示。( )

9. 微孔滤膜截留能力强，不易堵塞，不易破裂。( )

10. 影响过滤的因素可用 Poiseuille 公式描述。( )

11. 紫外线常用于空间和物体表面的灭菌，较为安全，在有人的房间亦可正常照射。( )

12. 洁净空气进入洁净室后，气流流向形式主要有层流和乱流两种，其中乱流常用于 A 级洁净区。( )

13. 辐射灭菌法是指采用放射性同位素 ^{60}Co 和 ^{137}Cs 的射线杀灭微生物和芽孢的方法。( )

14. 热压灭菌法所用的蒸汽是流通蒸汽。( )

15. 煮沸灭菌法是化学灭菌法的一种。( )

16. 活性炭是常用的助滤剂，其主要作用为提高主药的稳定性。( )

17. 活性炭吸附法可以除去热原。( )

18. 垂熔玻璃过滤器在注射剂生产中常作精滤或膜滤前的预滤。( )

19. 0.45μm 微孔滤膜可用于除菌过滤。( )

20. 减压过滤滤速快，压力稳定，滤过质量好，常用于大生产。( )

21. 紫外线能穿透物体深部，用于安瓿中药液及固体物料深部灭菌。( )

22. 采用某一物理、化学方法杀灭或除去所有活的微生物繁殖体和芽孢的一类药物制剂称为无菌制剂。( )

23. 在灭菌过程中，参数 D 值可用于描述微生物数量下降 10% 所需要的时间。( )

24. 制备维生素 C 注射液时 100℃、15 分钟灭菌属于抗氧化措施。( )

25. 热压灭菌 121℃、30 分钟，能杀灭所有的细菌繁殖体和芽孢。( )

四、填空题

1. 湿热灭菌法系指用________、________、________或过热水等进行灭菌的方法，该法的灭菌效率比干热灭菌法高，是药物制剂生产过程中最常用的方法。

2. 影响湿热灭菌的主要因素有：________、________、________和________等。

3. 制备纯化水的方法有：________、________和________等。

4. 常用的除菌过滤器有：________的微孔滤膜滤器和________垂熔玻璃滤器。

5. 紫外线灭菌的波长一般为 200~300nm，灭菌力最强的波长为________。该方法属于表面灭菌。

6. 当湿热灭菌的 F_0 值大于________，微生物残存率小于 10^{-6}，可认为灭菌效果可靠。

7. 液体过滤的机制有________和________。

8. 垂熔玻璃滤器 3 或 4 号常用于注射液的滤过，________号可以作除菌滤过。

9. 湿热灭菌法包括________法、________法、________法和________法，其中效果最可靠的是________法，该法灭菌的一般条件为 121℃、30 分钟。

10. ________即在一定温度下，杀灭 90% 微生物(或残存率为 10%)所需的灭菌时间。

11. ________即在一定灭菌温度(T)、Z值为10℃所产生的灭菌效果与121℃、Z值为10℃所产生的灭菌效果相同时所相当的时间。

12. 由高效过滤器送出的洁净空气进入洁净室后，其流向的安排直接影响室内洁净度。气流形式有________和________。

13. 药剂学灭菌和微生物学灭菌方法的区别在于________。

14. 紫外线的穿透力弱，仅适用于物体________的灭菌和________的灭菌。

15. 离子交换法处理原水的介质是________。

16. 热压灭菌法能杀灭所有微生物的繁殖体和________，常用的温度为121℃，时间为________分钟。

17. ________系指采用某一物理、化学方法杀灭或除去所有活的微生物繁殖体和芽孢的一类药物制剂。

18. ________系指采用某一无菌操作方法或技术制备的不含任何活的微生物繁殖体和芽孢的一类药物制剂。

19. D值是微生物的耐热系数，D值越________，说明该微生物耐热性越________。

20. 高效空气净化系统采用三级过滤装置：________、________和________。

五、简答题

1. 试写出原水处理一般流程。
2. 试述反渗透法制备注射用水的原理。
3. 什么是去离子水、注射用水、灭菌注射用水？各有何用途？
4. 简述离子交换法的主要优点，及常用的离子交换树脂。
5. 蒸馏法制备注射用水的蒸馏水机有哪些？有何特点？
6. 简述介质过滤的机制及常用的过滤介质。
7. 过滤器的种类有哪些？各有何特点？
8. 简述砂滤棒的种类和特点。
9. 简述垂熔玻璃滤器的特点。
10. 简述微孔滤膜滤器的特点。
11. 简述微孔滤膜有哪些材质。
12. 有哪些过滤装置可用于注射剂的过滤？
13. 过滤的机制有哪些？试用过滤速度影响因素公式，简述过滤影响因素。
14. 物理灭菌法可分为哪几类？各有何应用特点？
15. 什么是化学灭菌法？分为哪几类？有何应用特点？
16. 简述影响湿热灭菌的因素。
17. 简述热压灭菌法及适用范围。
18. 简述干热空气灭菌法、适用范围及特点。
19. 简述辐射灭菌法、适用范围及特点。
20. 简述紫外线灭菌法、特点及操作注意事项。
21. 简述气体灭菌法、特点及注意事项。

（胡巧红、侯雪梅、戚建平）

第十章 液体制剂

【基本要求】

1. 掌握液体制剂常用溶剂和附加剂；混悬剂的概念、稳定性及其影响因素；乳剂的概念、组成、种类、稳定性及影响因素。

2. 熟悉液体制剂的分类、真溶液和胶体型液体制剂的概念与基本性质；混悬剂稳定剂的性质与稳定机制；乳化剂的选择原则；合剂、甘油剂、滴鼻剂、洗鼻剂、搽剂、涂剂、涂膜剂、滴耳剂、洗耳剂、洗剂、冲洗剂、灌肠剂、含漱剂、滴牙剂等概念。

3. 了解真溶液型和胶体型液体制剂的制备方法和质量要求；混悬剂的制备方法与质量评价；乳剂的制备方法与质量评价。

【内容摘要】

1. 液体制剂的分类方法有两种。

(1) 按分散系统分类：①均相液体制剂，包括低分子溶液剂和高分子溶液剂，属热力学稳定体系；②非均相液体制剂，包括溶胶剂、混悬剂、乳剂，属热力学不稳定体系。

(2) 按给药途径分类：包括内服和外用液体制剂。

2. 液体制剂最常用的溶剂是水，还有乙醇、甘油、丙二醇、聚乙二醇、液状石蜡等。液体制剂中为了增加药物的溶解度，提高药物的稳定性，改善或调节药物的臭味及着色等目的可以使用增溶剂、助溶剂、潜溶剂、防腐剂、抗氧剂、矫味剂和着色剂等。由于液体制剂常用水为溶剂，因此防腐尤为重要。

3. 低分子溶液剂系指小分子药物以分子或离子状态分散在溶剂中形成的均相的可供内服或外用的液体制剂。有溶液剂、芳香水剂、糖浆剂、甘油剂、酊剂和醑剂等。溶液型液体制剂为澄明液体，溶液中药物的分散度大，能较快地吸收，其制备方法主要有溶解法、混合法、稀释法等。

4. 高分子溶液剂系指高分子化合物以分子或离子状态分散在溶剂中形成的均相液体制剂。以水为溶剂的高分子溶液剂，称为亲水性高分子溶液剂，也称为亲水胶体溶液或胶浆剂。以非水溶剂制备的，称为非水性高分子溶液剂。制备高分子溶液，多采用胶溶法，包括有限溶胀和无限溶胀两个过程。高分子溶液的性质主要有荷电性、渗透压、胶凝性、聚结性和黏度等。

5. 溶胶剂系指难溶性固体药物微细粒子（1~100nm 之间）分散在水中形成的非均相分散体系的液体制剂，又称疏水胶体溶液。溶胶剂中固体微粒由于本身的解离或吸附溶液中某种离子而带有电荷，带电微粒表面必然吸引带相反电荷的离子构成带相反电荷的双电层，即吸附层和扩散层,双电层之间的电位差称为ζ电位。溶胶剂的胶粒带有电荷,有丁铎尔现象,做布朗运动;溶胶剂属于热力学不稳定体系,主要表现为有聚结不稳定性和动力不稳定性。但胶粒带电荷、周围的水化膜及布朗运动,可增加其聚结及动力稳定性。

6. 混悬剂也称混悬液型液体制剂,系指难溶性固体药物以微粒状态分散于分散介质中形成的非均相的液体制剂。

适合制备混悬剂的药物:①凡难溶性药物需制成液体制剂供临床应用;②药物的剂量超过了溶解度而不能制成溶液剂;③两种溶液混合时药物的溶解度降低而析出固体药物;④使药物产生缓释作用。但为了安全起见,毒剧药或剂量小的药物不应制成混悬剂。

混悬剂属于动力学和热力学均不稳定的体系,其物理稳定性可从以下五个方面加以描述:①混悬粒子的沉降;②微粒的荷电与水化;③絮凝与反絮凝作用;④结晶微粒的长大;⑤分散相的浓度与温度。为了增加混悬剂的稳定性常加入助悬剂、润湿剂、絮凝剂与反絮凝剂等附加剂。混悬剂的制备方法有分散法和凝聚法。混悬剂的质量评价主要有微粒大小的测定、沉降容积比的测定、絮凝度的测定、重新分散试验、ζ电位和流变学测定等。

7. 乳剂系指互不相溶的两相液体混合,其中一相液体以液滴状态分散于另一相液体中形成的非均相的液体制剂。乳剂一般由水相(W)、油相(O)和乳化剂组成,三者缺一不可。纳米乳一般由油相、水相、乳化剂和助乳化剂组成。根据分散相液滴大小不同,乳剂分为普通乳、亚微乳、纳米乳(或称微乳);按结构不同,乳剂分为水包油(O/W)型、油包水(W/O)型、复乳型。乳剂的类型主要取决于乳化剂的种类、性质及油水两相的体积比($\varPhi$)。

乳化剂对于成乳至关重要,常用乳化剂:①表面活性剂类乳化剂,包括阴离子型乳化剂和非离子型乳化剂;②天然乳化剂;③固体微粒乳化剂;④辅助乳化剂等。

乳剂属于热力学不稳定的非均相分散体系,其不稳定现象主要表现在以下几个方面:分层、絮凝、转相、合并与破裂、酸败。

乳剂的制备方法有机械法和手工法,手工法包括干胶法、湿胶法、新生皂法和两相交替加入法等。

【习题部分】

一、名词解释

1. 液体制剂(liquid preparation);2. 增溶剂(solubilizer);3. 防腐剂(preservative);4. 助溶剂(hydrotropy agent);5. 潜溶剂(cosolvent);6. 糖浆剂(syrup);7. 溶胶剂(sol);8. 乳剂(emulsion);9. 混悬剂(suspension);10. 润湿剂(wetting agent);11. 助悬剂(suspending agent);12. 转相(phase inversion);13. 洗剂(lotion);14. 搽剂(liniment);15. 破裂(breaking);16. 分层(delamination);17. 芳香水剂(aromatic water);18. 酯剂(spirit);19. 高分子溶液剂(polymer solution)。

二、选择题

(一)单项选择题

1. 关于液体制剂特点的正确表述是(　　)

A. 不能用于皮肤、黏膜和人体腔道

B. 药物分散度大、吸收快、药效发挥迅速

C. 药物制成液体制剂稳定性高

D. 不适用于婴幼儿和老年人
E. 大多数液体制剂是均相体系

2. 关于液体制剂的质量要求，以下不正确的是（　　）
A. 液体制剂应是澄明溶液
B. 非均相液体制剂分散相粒子应小而均匀
C. 口服液体制剂外观良好，口感适宜
D. 贮藏和使用过程中不应发生霉变
E. 混悬型液体制剂应具有很好的重新分散性

3. 液体制剂的质量要求不包括（　　）
A. 液体制剂要有一定的防腐能力
B. 外用液体制剂应无刺激性
C. 口服液体制剂应外观良好，口感适宜
D. 液体制剂应是澄明溶液
E. 非均相液体制剂分散相粒径分布应均匀

4. 关于液体制剂的溶剂，下列说法不正确的有（　　）
A. 水是最常用的溶剂
B. 含甘油在 30% 以上时有防腐作用
C. DMSO 的溶解范围很广
D. PEG 分子量在 1 000 以上的适于作为溶剂
E. 植物油可作为非水溶剂使用

5. 下列溶剂中，属于非极性溶剂的是（　　）
A. 丙二醇　　B. 聚乙二醇　　C. 液状石蜡
D. 甘油　　E. PEG 400

6. 药品卫生标准中规定口服液体制剂每毫升染菌限量为（　　）
A. 10 个　　B. 100 个　　C. 200 个
D. 500 个　　E. 1 000 个

7. 关于液体制剂的防腐剂叙述错误的是（　　）
A. 羟苯酯类在酸性溶液中作用最强，而在弱碱性溶液中作用减弱
B. 羟苯酯类几种联合应用可产生协同作用，防腐效果更好
C. 苯甲酸的防腐作用是靠解离的离子
D. 山梨酸对真菌和酵母菌作用强
E. 新洁尔灭多用于外用制剂

8. 下列防腐剂中对真菌的抑菌能力较好的是（　　）
A. 羟苯酯类　　B. 乙醇　　C. 山梨酸
D. 甘油　　E. 苯扎溴铵

9. 下列防腐剂中同时对真菌与酵母菌均有较好抑菌活性的是（　　）
A. 乙醇　　B. 薄荷油　　C. 苯扎溴铵
D. 羟苯酯类　　E. 山梨酸

10. 苯甲酸钠发挥防腐作用的最佳 pH 为（　　）
A. 1.2　　B. 4　　C. 6　　D. 7　　E. 8

11. 苯甲酸发挥防腐作用的最佳 pH 为( )

A. 4 B. 5 C. 6 D. 7 E. 8

12. 下列有关理想防腐剂的要求中,错误的是( )

A. 对人体无毒、无刺激性

B. 溶解度能达到有效的防腐浓度

C. 对大多数微生物有较强的抑制作用

D. 能提高制剂的稳定性

E. 不影响主药的药理作用

13. 我国不容许使用的食用人工色素是( )

A. 胭脂红 B. 焦糖 C. 柠檬黄

D. 苋菜红 E. 亚甲蓝

14. 不能用作液体制剂矫味剂的是( )

A. 泡腾剂 B. 消泡剂 C. 芳香剂

D. 胶浆剂 E. 单糖浆

15. 液体制剂的矫味剂不包括( )

A. 甜味剂 B. 胶浆剂 C. 芳香剂

D. 润湿剂 E. 泡腾剂

16. 属于合成甜味剂的是( )

A. 蔗糖 B. 麦芽糖 C. 阿司帕坦

D. 甜菊苷 E. 甘露醇

17. 20g 司盘 80(HLB=4.3)和 10g 乳化剂 OP(HLB=15.0)混合的 HLB 值为( )

A. 5.56 B. 6.85 C. 7.87

D. 8.60 E. 10.71

18. 制备甲酚皂利用的原理是( )

A. 改变溶剂 B. 成乳 C. 助溶

D. 增溶 E. 潜溶

19. 在苯甲酸钠的存在下,咖啡因的溶解度由 1∶50 增大至 1∶1.2,苯甲酸钠的作用是( )

A. 增溶 B. 潜溶 C. 防腐

D. 增大离子强度 E. 助溶

20. 下列方法中不能增加药物溶解度的是( )

A. 加助溶剂 B. 加助悬剂 C. 成盐

D. 使用潜溶剂 E. 加增溶剂

21. 茶碱在乙二胺存在下溶解度由 1∶120 增大至 1∶5,乙二胺的作用是( )

A. 增大溶液 pH B. 增溶 C. 防腐

D. 助溶 E. 潜溶

22. 低分子溶液型液体制剂分散相质点的直径是( )

A. >1nm B. 1~100nm C. >100nm

D. <1nm E. 1~10nm

23. 关于溶液剂的制法叙述中错误的是( )

A. 制备工艺过程中先取处方中全部溶剂加药物溶解
B. 处方中如有附加剂或溶解度较小的药物,应先将其溶解于溶剂中
C. 药物在溶解过程中应采用粉碎、加热、搅拌等措施
D. 易氧化的药物溶解时宜将溶剂加热放冷后再溶解药物
E. 药物先和少量溶剂混合溶解,再加其他溶剂分散

24. 下列液体制剂中属于均相液体制剂的是( )
A. 复方碘溶液 B. 复方硫黄洗剂 C. 鱼肝油乳剂
D. 石灰搽剂 E. 炉甘石洗剂

25. 下列不属于均相分散体系的是( )
A. 糖浆剂 B. 非水性高分子溶液剂 C. 白蛋白注射液
D. 胶浆剂 E. O/W 型乳剂

26. 下列液体制剂中属于非均相液体制剂的是( )
A. 樟脑醑 B. 胃蛋白酶合剂 C. 磷酸可待因糖浆
D. 石灰搽剂 E. 碘酒

27. 复方碘溶液中加入碘化钾的作用是( )
A. 增溶剂 B. 调节碘的浓度 C. 减少碘的刺激性
D. 助溶剂 E. 潜溶剂

28. 关于糖浆剂的说法错误的是( )
A. 可作矫味剂、助悬剂、片剂包糖衣材料
B. 单糖浆的浓度为 85%(g/ml)
C. 糖浆剂属于低分子溶液剂
D. 热溶法适于对热不稳定或挥发性药物制备糖浆剂
E. 单糖浆勿需添加防腐剂

29. 单糖浆的浓度为( )
A. 64.7%(g/ml) B. 64.7%(ml/ml) C. 85%(g/g)
D. 85%(g/ml) E. 85%(ml/ml)

30. 醑剂中药物浓度一般为( )
A. 5%~10% B. 20%~30% C. 30%~40%
D. 40%~50% E. 50%~60%

31. 高分子溶液剂加入大量电解质可导致( )
A. 絮凝 B. 产生凝胶 C. 盐析
D. 胶体带电,稳定性增加 E. 反絮凝

32. 于溶胶剂中加入亲水性高分子溶液,作为( )
A. 助悬剂 B. 絮凝剂 C. 脱水剂
D. 保护胶 E. 反絮凝剂

33. 下列关于溶胶剂的叙述中,错误的是( )
A. 溶胶剂具有双电层结构
B. 可采用分散法制备溶胶剂
C. 溶胶剂属于热力学稳定体系
D. 加入电解质可使溶胶发生聚沉

E. 溶胶剂属于动力学稳定体系

34. 关于亲水胶体叙述错误的是(　　)

A. 亲水胶体属于均相分散体系

B. 亲水胶体有丁铎尔效应

C. 制备胃蛋白酶合剂时,可将其撒于水面使其自然溶胀后再搅拌即得

D. 加入大量电解质能使亲水胶体产生沉淀

E. 明胶、琼脂溶液具有触变性质

35. 关于亲水胶体的叙述中错误的是(　　)

A. 亲水胶体属于单相均匀分散体系

B. 制备任何一种亲水胶体溶液时都不需加热就能制成

C. 加入大量电解质能使亲水胶体产生沉淀

D. 亲水胶体溶液的稳定性主要是分子外面有牢固的水化膜

E. 亲水胶体属于动力学与热力学稳定体系

36. 亲水胶体溶液中加入乙醇可出现沉淀,这是因为(　　)

A. 溶媒浓度改变　　B. 盐析作用

C. 胶体电荷改变　　D. 胶体水化膜被破坏

E. 高分子溶解度下降

37. 混悬剂中药物粒子的半径由 10μm 减小到 1μm,则它的沉降速度减小的倍数为(　　)

A. 10 倍　　B. 20 倍　　C. 50 倍

D. 100 倍　　E. 1 000 倍

38. 根据 Stokes 定律,与混悬微粒沉降速度成反比的因素是(　　)

A. 混悬微粒的半径　　B. 混悬微粒的半径平方　　C. 混悬介质的黏度

D. 混悬微粒的粉碎度　　E. 混悬微粒的密度

39. 根据 Stokes 定律,与混悬微粒沉降速度成正比的因素是(　　)

A. 混悬微粒的半径　　B. 混悬微粒的半径平方　　C. 混悬微粒的粒度

D. 介质的黏度　　E. 混悬微粒的密度

40. 延缓混悬微粒沉降速度的最有效措施是(　　)

A. 增加分散介质黏度　　B. 减小分散相密度　　C. 增加分散介质密度

D. 减小分散相粒径　　E. 降低温度

41. 混悬剂中加入少量电解质可作为(　　)

A. 助悬剂　　B. 润湿剂　　C. 絮凝剂或反絮凝剂

D. 助溶剂　　E. 保湿剂

42. 下列关于絮凝度的错误表述为(　　)

A. 絮凝度是比较混悬剂絮凝程度的重要参数,用 β 表示

B. 絮凝度可以用于预测混悬剂的稳定性

C. β 值越大,絮凝效果越好

D. 用絮凝度可评价混悬剂的絮凝效果

E. β 值越小,絮凝效果越好

43. 疏水性药物与亲水性药物不同,在制备混悬剂时,必须要先加一定量的(　　)

A. 润湿剂　B. 助悬剂　C. 反絮凝剂
D. 增溶剂　E. 絮凝剂

44. 下列关于助悬剂的表述中，错误的是(　　)
A. 硅皂土可作助悬剂
B. 助悬剂可增加介质的黏度
C. 助悬剂可增加微粒的亲水性
D. 助悬剂可降低微粒的 ζ 电位
E. 单糖浆可作为助悬剂使用

45. 以下可作絮凝剂的是(　　)
A. 西黄蓍胶　B. 羧甲基纤维素钠　C. 甘油
D. 枸橼酸钠　E. 氯化钠

46. 不具有助悬剂作用的辅料是(　　)
A. 甘油　B. 聚山梨酯 80　C. 海藻酸钠
D. 羧甲基纤维素钠　E. 羟丙甲纤维素

47. 不能增加混悬剂物理稳定性的措施是(　　)
A. 增加介质黏度　B. 加入助悬剂　C. 减小粒径
D. 升高温度　E. 提高介质密度

48. 关于混悬剂沉降体积比(F)的表述，错误的是(　　)
A. 沉降体积比是指沉降物的体积与沉降前混悬剂的体积之比
B. 沉降体积比也可用高度表示
C.《中国药典》规定口服混悬剂在 3 小时的 F 值不得低于 0.9
D. F 值越小混悬剂越稳定
E. 以 F 对时间 t 作沉降曲线，曲线形状应呈平和缓慢降低趋势

49. 不属于混悬剂物理稳定性的是(　　)
A. 混悬粒子的沉降速度　B. 微粒的荷电与水化　C. 混悬剂中药物的降解
D. 絮凝与反絮凝　E. 混悬剂的沉降与重新分散

50. 不是混悬剂稳定剂的是(　　)
A. 助悬剂　B. 润湿剂　C. 增溶剂
D. 絮凝剂　E. 增稠剂

51. 以下各项中，不是评价混悬剂质量的方法为(　　)
A. 絮凝度的测定　B. 再分散试验　C. 沉降体积比的测定
D. 澄清度的测定　E. 沉降速度的测定

52. 关于乳剂特点的错误表述是(　　)
A. 乳剂液滴的分散度大，吸收较快，生物利用度高
B. O/W 乳剂可以掩盖药物的不良臭味
C. 油性药物制成乳剂能保证剂量准确
D. 静脉注射乳剂注射后在体内分布较慢，具有缓释作用
E. 乳剂为非均相体系

53. 可作为 W/O 型乳化剂的是(　　)
A. 一价肥皂　B. 聚山梨酯类　C. 聚氧乙烯 40 氢化蓖麻油

D. 阿拉伯胶 E. 脂肪酸山梨坦

54. 属于 O/W 型固体微粒类乳化剂的是( )

A. 氢氧化钙 B. 氢氧化锌 C. 氢氧化铝

D. 阿拉伯胶 E. 脂肪酸山梨坦

55. 制备静脉注射用乳剂可选择的乳化剂是( )

A. 月桂醇硫酸钠 B. 三乙醇胺皂 C. 阿拉伯胶

D. 吐温 80 E. 泊洛沙姆 188

56. O/W 型乳剂在加入某种物质以后变成 W/O 型的乳剂,这种转变称为( )

A. 絮凝 B. 转相 C. 破裂

D. 酸败 E. 破乳

57. 下列辅助乳化剂中用于增加油相黏度的是( )

A. 甲基纤维素 B. 羧甲基纤维素 C. 单硬脂酸甘油酯

D. 琼脂 E. 甘油

58. 下列表面活性剂中一般不作增溶剂或乳化剂使用的是( )

A. 苯扎溴铵 B. 聚山梨酯 80 C. 月桂醇硫酸钠

D. 硬脂酸钠 E. 脂肪酸山梨坦

59. 下列不属于减慢乳剂分层速度的方法是( )

A. 加入适量电解质

B. 使乳剂的相体积比至 50% 左右

C. 减小分散介质与分散相之间的密度差

D. 增加分散介质的黏度

E. 减小分散相液滴的粒径

60. 以下有关干胶法制备初乳的叙述中,错误的是( )

A. 油、水、胶三者的比例要适当

B. 乳化剂要先分散于少量水中

C. 研钵应干燥

D. 初乳未形成不可以加水稀释

E. 适用于阿拉伯胶或阿拉伯胶与西黄蓍胶的混合胶

61. 欲配制一种口服乳剂,宜选用的乳化剂是( )

A. 司盘 20 B. 十二烷基硫酸钠

C. 阿拉伯胶 + 西黄蓍胶 D. 十六烷基硫酸钠

E. 吐温 80

62. 制备乳剂时分散相的体积分数(值)一般在( )

A. 1%~10% B. 10%~50% C. 20%~25%

D. 25%~50% E. 50%~75%

63. 制备乳剂时最稳定的分散相体积分数(值)在( )

A. 1%~10% B. 40%~60% C. 20%~25%

D. 70%~75% E. >75%

64. 乳剂的靶向性特点在于其对( )有亲和性

A. 肝脏 B. 脾脏 C. 骨髓

D. 淋巴系统　　E. 血液

65. 在用油酸钠为乳化剂制备的O/W型乳剂中，加入大量氯化钙后，乳剂可出现（　　）

A. 分层　　B. 絮凝　　C. 转相

D. 合并　　E. 沉降

66. 纳米乳粒径范围为（　　）

A. < 1nm　　B. 10~100nm　　C. 100~500nm

D. 10~1 000nm　　E. 1~5 000nm

67. 胃蛋白酶合剂中加稀盐酸的目的是（　　）

A. 防腐　　B. 矫味　　C. 提高澄明度

D. 增强胃蛋白酶的活性　　E. 调节pH

68. 以下有关胃蛋白酶合剂配制注意事项的叙述中，错误的是（　　）

A. 本品一般不宜过滤

B. 不宜与胰酶配伍

C. 胃蛋白酶不可与稀盐酸直接混合

D. 应将胃蛋白酶撒在液面，使其充分吸水膨胀

E. 可采用热水配制，以加速溶解

69. 甘油在炉甘石洗剂中主要作为（　　）

A. 助悬剂　　B. 絮凝剂　　C. 润湿剂

D. 防腐剂　　E. 保湿剂

70. 钡胶浆（硫酸钡混悬剂）中加入枸橼酸钠的作用是（　　）

A. 润湿剂　　B. 助悬剂　　C. 反絮凝剂

D. 防腐剂　　E. 絮凝剂

（二）配伍选择题（备选答案在前，题目在后；每组均对应同一组备选答案，每题只有一个正确答案；每个备选答案可重复选用，也可不选用）

［1~3］

A. 助悬剂　　B. 增黏剂　　C. 助溶剂

D. 润湿剂　　E. 乳化剂

1. 硫黄洗剂中加入CMC-Na（　　）

2. 滴眼剂中加入甲基纤维素（　　）

3. 静脉注射用乳剂中加入精制豆磷脂（　　）

［4~6］

A. 胃蛋白酶合剂　　B. 炉甘石洗剂　　C. 复方碘溶液

D. 磷酸可待因糖浆　　E. 薄荷水

4. 属于混悬剂（　　）

5. 属于溶液剂（　　）

6. 属于胶体溶液（　　）

［7~11］

A. 山梨酸　　B. 阿拉伯胶　　C. 丙二醇

D. 聚山梨酯80　　E. 酒石酸盐

7. 保湿剂（　　）

8. 天然乳化剂(　　)
9. 絮凝剂(　　)
10. 防腐剂(　　)
11. 增溶剂(　　)

[12~15]

A. 絮凝　　B. 转相　　C. 破裂
D. 分层　　E. 合并

12. 乳剂分散相与连续相存在密度差,放置时分散相集中在顶部或底部(　　)
13. 乳滴发生可逆聚集现象(　　)
14. 分散相与连续相分成两层,经振摇不能恢复(　　)
15. 乳滴乳化膜破坏导致乳滴变大(　　)

[16~19]

A. 分层　　B. 转相　　C. 酸败
D. 絮凝　　E. 破裂

乳剂不稳定的原因是
16. ζ电位降低产生(　　)
17. 重力作用可造成(　　)
18. 乳化剂变质可致乳剂(　　)
19. 乳化剂类型改变,最终可导致(　　)

[20~23]

A. 助悬剂　　B. 稳定剂　　C. 润湿剂
D. 反絮凝剂　　E. 絮凝剂

20. 在混悬剂中起润湿、助悬、絮凝或反絮凝作用的附加剂(　　)
21. 使微粒ζ电位增加的电解质(　　)
22. 增加分散介质黏度的附加剂(　　)
23. 可被吸附于疏水性药物微粒表面,增加其亲水性的附加剂(　　)

[24~27]

A. 撒于水面　　B. 浸泡、加热、搅拌　　C. 溶于冷水
D. 加热至60~70℃　　E. 水、醇中均溶解

选择下列高分子溶液的配制方法
24. 明胶(　　)
25. 甲基纤维素(　　)
26. 胃蛋白酶(　　)
27. 聚维酮(　　)

[28~32]

A. 极性溶剂　　B. 非极性溶剂　　C. 防腐剂
D. 矫味剂　　E. 半极性溶剂

下列液体制剂附加剂的作用为
28. 水(　　)
29. 丙二醇(　　)

30. 液状石蜡（　　）
31. 苯甲酸（　　）
32. 甜菊苷（　　）

［33~36］

A. 溶液剂　　B. 疏水胶体　　C. 亲水胶体
D. 混悬剂　　E. 芳香水剂

33. 氯化钠溶液（　　）
34. 明胶溶液（　　）
35. 薄荷水（　　）
36. 复方硫黄洗剂（　　）

［37~39］

A. 重新分散试验　　B. 微粒大小测定　　C. 沉降体积比测定
D. 絮凝度测定　　E. 黏度测定

37. 用库尔特计数器测定混悬剂（　　）
38. 混悬剂放置一定时间后，以一定速度转动，观察混合情况（　　）
39. 测定加絮凝剂和不加絮凝剂的混悬剂的沉降物体积（　　）

［40~43］

A. 三乙醇胺皂　　B. 甘油　　C. 泊洛沙姆 188
D. 苯甲酸钠　　E. 甜菊苷

40. 咖啡因的助溶剂（　　）
41. 静脉注射用乳化剂（　　）
42. 皮肤用软膏乳化剂（　　）
43. 矫味剂（　　）

［44~47］

A. 枸橼酸盐　　B. 聚山梨酯 80　　C. 羧甲基纤维素钠
D. 单硬脂酸铝　　E. 苯甲酸钠

44. 延缓混悬剂的微粒沉降（　　）
45. 使疏水性药物容易被润湿（　　）
46. 增加微粒的 ζ 电位，产生反絮凝（　　）
47. 使混悬粒子具有触变性（　　）

［48~51］

A. 干胶法　　B. 物理凝聚法　　C. 新生皂法
D. 分散法　　E. 溶解法

48. 制备复方碘溶液采用（　　）
49. 制备鱼肝油乳多采用（　　）
50. 制备石灰搽剂采用（　　）
51. 制备炉甘石洗剂采用（　　）

［52~55］

A. W/O 型乳化剂　　B. 絮凝剂　　C. 助悬剂
D. 矫味剂　　E. 抗氧剂

52. 阿司帕坦( )
53. 枸橼酸钠( )
54. 焦亚硫酸钠( )
55. 硬脂酸钙( )

[56~60]

A. 防腐剂 B. 矫味剂 C. pH 调节剂
D. 润湿剂 E. 主药

写出下列处方中成分的作用

胃蛋白酶 2.0g 单糖浆 10ml 稀盐酸 2.0ml 橙皮酊 2ml
5% 羟苯乙酯乙醇液 1.0ml 共制成 100ml

56. 胃蛋白酶( )
57. 单糖浆( )
58. 稀盐酸( )
59. 橙皮酊( )
60. 5% 羟苯乙酯乙醇液( )

[61~65]

A. 芳香水剂 B. 合剂 C. 酯剂
D. 搽剂 E. 洗剂

61. 专供揉擦皮肤表面用的液体制剂( )
62. 挥发性药物的浓乙醇溶液( )
63. 供涂敷皮肤或冲洗用的制剂( )
64. 芳香挥发性药物的饱和或近饱和澄明水溶液( )
65. 含有一种或一种以上药物成分,以水为溶剂的内服液体制剂( )

[66~68]

A. 含漱剂 B. 泻下灌肠剂 C. 涂剂
D. 搽剂 E. 洗剂

66. 清除粪便,降低肠压,以使肠道恢复正常功能为目的的液体制剂( )
67. 用纱布、棉花蘸取后用于皮肤或口、喉黏膜的液体制剂( )
68. 用于咽喉、口腔清洗的液体制剂( )

[69~72]

A. 低分子溶液剂 B. 高分子溶液剂 C. 溶胶剂
D. 混悬剂 E. 乳剂

69. 药物以分子或离子状态分散,包括溶液剂、糖浆剂、芳香水剂等( )
70. 高分子化合物以分子分散的是( )
71. 以微细粒子分散(1~100nm),具有双电层结构的是( )
72. 以液滴分散的非均相体系是( )

[73~76]

A. 防腐剂 B. 矫味剂 C. 助悬剂
D. 润湿剂 E. 主药

写出下列处方中成分的作用

磺胺嘧啶 2.5g 单糖浆 10.0ml 羧甲基纤维素钠 0.75g
5% 羟苯乙酯溶液 0.5ml 蒸馏水加至 50.0ml

73. 磺胺嘧啶( )
74. 单糖浆( )
75. 羧甲基纤维素钠( )
76. 5% 羟苯乙酯溶液( )

[77~78]

A. 显微镜法 B. 沉降法 C. 库尔特计数法
D. 气体吸附法 E. 筛分法

77. 将粒子群混悬于溶液中，根据 Stokes 方程求出粒子粒径的方法属于( )
78. 将粒子群混悬于电解质溶液中，根据电阻改变求出粒子粒径的方法属于( )

[79~82]

A. 溶胶剂 B. 混悬剂 C. 乳剂
D. 低分子溶液剂 E. 高分子溶液剂

79. 硫黄洗剂属于( )
80. 碘酊属于( )
81. 胃蛋白酶口服溶液属于( )
82. 磷酸可待因糖浆属于( )

[83~85]

A. 聚山梨酯 B. 水 C. 蔗糖
D. 聚乙二醇 E. 液状石蜡

83. 属于非极性溶剂的是( )
84. 属于极性溶剂的是( )
85. 属于半极性溶剂的是( )

[86~89]

A. 羟苯酯类 B. 阿拉伯胶 C. 阿司帕坦
D. 胡萝卜素 E. 氯化钠

86. 用作乳剂的乳化剂是( )
87. 用作液体药剂的甜味剂是( )
88. 用作液体药剂的防腐剂是( )
89. 用作改善制剂外观的着色剂是( )

[90~92]

A. 干胶法 B. 湿胶法 C. 两相交替加入法
D. 新生皂法 E. 机械法

90. 先将乳化剂分散于水中，再将油加入，乳化使成初乳的方法属于( )
91. 先将乳化剂分散于油中，再将水加入，乳化使成初乳的方法属于( )
92. 植物油中加入三乙醇胺，强力搅拌成乳的方法属于( )

[93~95]

A. 5∶2∶1 B. 4∶2∶1 C. 3∶2∶1
D. 2∶2∶1 E. 1∶2∶1

干胶法制备乳剂是先制备初乳。在初乳中,油∶水∶胶的比例是

93. 植物油∶水∶胶( )

94. 挥发油∶水∶胶( )

95. 液状石蜡∶水∶胶( )

(三)多项选择题

1. 按分散系统可将液体制剂分为( )

A. 真溶液 B. 胶体溶液 C. 混悬液

D. 乳浊液 E. 高分子溶液

2. 关于液体制剂的特点叙述正确的是( )

A. 药物的分散度大、吸收快,能迅速发挥药效

B. 能减少某些固体药物由于局部浓度过高产生的刺激性

C. 易于分剂量,服用方便,特别适用于儿童与老年患者

D. 化学稳定性好

E. 适于腔道用药

3. 液体制剂的质量要求包括( )

A. 均相液体制剂应是澄明溶液

B. 所有液体制剂应浓度准确

C. 口服液体制剂应口感良好

D. 渗透压应与血浆渗透压相近

E. 非均相液体制剂分散相粒子应小而均匀

4. 关于液体制剂的溶剂叙述正确的是( )

A. 丙二醇能与水、甘油、乙醇等溶剂任意比例混合

B. 10% 以上乙醇即有防腐作用

C. 液体制剂中常用聚乙二醇 300~600 作溶剂

D. 水是液体制剂中最常用的溶剂

E. 二甲基亚砜被称为"万能溶剂"

5. 半极性溶剂有( )

A. 水 B. 甘油 C. 乙醇

D. 丙二醇 E. 液状石蜡

6. 液体制剂常用的附加剂包括( )

A. 防腐剂 B. 矫味剂 C. 抗氧剂

D. 增溶剂 E. 氧化剂

7. 下列有关苯甲酸与苯甲酸钠的表述中正确的是( )

A. 分子态苯甲酸抑菌作用强

B. 苯甲酸抑制酵母菌的能力较羟苯酯类强

C. 苯甲酸与苯甲酸钠在 pH 为 6 时抑菌活性最强

D. 苯甲酸与苯甲酸钠随着溶液 pH 降低,抑菌能力增强

E. 相同浓度的苯甲酸与苯甲酸钠抑菌能力相同

8. 关于液体制剂的防腐剂叙述正确的( )

A. 羟苯酯类在弱碱性溶液中作用最强

B. 山梨酸对真菌和酵母菌作用强
C. 醋酸氯己定为广谱杀菌剂
D. 苯甲酸钠的防腐作用是依赖未解离的分子
E. 苯扎溴铵广泛用于内服液体制剂中

9. 可作为液体制剂的防腐剂有(　　)
A. 羟苯酯类　B. 苯甲酸　C. 苯扎溴铵
D. 邻苯基苯酚　E. 薄荷油

10. 以下各物质中,可作为液体制剂矫味剂的是(　　)
A. 糖浆　B. 橙汁香精　C. 薄荷油
D. 阿拉伯胶　E. 阿司帕坦

11. 聚山梨酯类表面活性剂具有(　　)
A. 增溶作用　B. 助溶作用　C. 润湿作用
D. 乳化作用　E. 润滑作用

12. 在液体制剂中常用于增加难溶性药物溶解度的附加剂有(　　)
A. 增溶剂　B. 润湿剂　C. 絮凝剂
D. 助溶剂　E. 潜溶剂

13. 制备薄荷水时加入滑石粉的作用是(　　)
A. 助溶　B. 增溶　C. 助分散
D. 助滤　E. 助悬

14. 甘油的作用包括(　　)
A. 助悬剂　B. 润湿剂　C. 增塑剂
D. 溶剂　E. 保湿剂

15. 关于糖浆剂的叙述正确的是(　　)
A. 低浓度的糖浆剂特别容易污染和繁殖微生物,必须加防腐剂
B. 蔗糖浓度高时渗透压大,微生物的繁殖受到抑制
C. 糖浆剂是单纯蔗糖的饱和水溶液,简称糖浆
D. 冷溶法生产周期长,制备过程中容易污染微生物
E. 热溶法制备有溶解快、滤速快、可以杀死微生物等优点

16. 糖浆可作为(　　)
A. 矫味剂　B. 黏合剂　C. 助悬剂
D. 片剂包糖衣材料　E. 乳化剂

17. 糖浆剂的制备方法有(　　)
A. 热溶法　B. 稀释法　C. 冷溶法
D. 混合法　E. 分散法

18. 制备糖浆剂的方法有(　　)
A. 溶解法　B. 稀释法　C. 化学反应法
D. 混合法　E. 凝聚法

19. 属于高分子水溶液的是(　　)
A. 阿拉伯胶浆　B. MC 胶浆　C. 明胶胶浆
D. 玉米朊溶液　E. 胃蛋白酶合剂

20. 以下关于高分子溶液的表述中，正确的是（ ）
A. 阿拉伯胶在溶液中带负电荷
B. 在高分子溶液中加入少量电解质会产生聚沉现象
C. 明胶水溶液在升高温度时会发生胶凝
D. 高分子溶液是热力学稳定体系
E. 高分子化合物的溶解首先要经过一个溶胀过程
21. 高分子溶液的性质有（ ）
A. 带电性 B. 水化作用 C. 具有丁铎尔现象
D. 较高渗透压 E. 表面活性
22. 能使高分子溶液稳定性降低的方法有（ ）
A. 加入脱水剂 B. 加入少量电解质 C. 加入防腐剂
D. 加入大量电解质 E. 加入带相反电荷的胶体
23. 疏水胶体的性质是（ ）
A. 存在强烈的布朗运动
B. 具有双分子层
C. 具有丁铎尔现象
D. 可以形成凝胶
E. 加入亲水性高分子溶液可增加其稳定性
24. 下列制剂中，属于非均相液体制剂的是（ ）
A. 芳香水剂 B. 醑剂 C. 复方硫黄洗剂
D. 胃蛋白酶合剂 E. 石灰搽剂
25. 下列制剂中，属于均相液体制剂的是（ ）
A. 复方碘溶液 B. 磷酸可待因糖浆 C. 复方薄荷脑醑
D. 薄荷水 E. 复方硫黄洗剂
26. 关于混悬剂的说法正确的有（ ）
A. 药物制备成混悬剂后可产生一定的长效作用
B. 毒性或剂量小的药物应制成混悬剂
C. 混悬剂属于热力学和动力学不稳定体系，易发生沉降与聚集等问题
D. 干混悬剂有利于解决混悬剂在保存过程中的稳定性问题
E. 混悬剂常采用分散法制备
27. 关于混悬剂的叙述，正确的是（ ）
A. 属于均相液体药剂
B. 属于非均相液体药剂
C. 凡难溶性的药物要求的剂量在给定的体积内不能完全溶解的药物，或两种溶剂混合时溶解度降低的药物，都不可制成混悬剂
D. 剧毒药或剂量小的药物，不应制成混悬剂
E. 混悬剂中的微粒不应迅速下沉，沉降后的微粒不应结块
28. 可反映混悬液质量好坏的是（ ）
A. 分散相质点大小 B. 分散相分层与合并速度 C. F 值
D. β 值 E. ζ 电位

29. 有关混悬液的叙述中错误的是( )
A. 混悬液为动力学不稳定体系,热力学稳定体系
B. 药物制成混悬液可延长药效
C. 难溶性药物常制成混悬液
D. 毒剧性药物常制成混悬液
E. 粒径一般在 0.5~10μm 之间
30. 在混悬剂中加入适量的电解质降低 ζ 电位,可产生絮凝,其特点是( )
A. 沉降速度快
B. 沉降速度慢
C. 沉降体积大
D. 沉降体积小
E. 摇匀后可迅速恢复均匀状态
31. 下列关于助悬剂的错误表述是( )
A. 助悬剂可增加分散介质的黏度
B. 助悬剂可增加混悬剂的絮凝度
C. 表面活性剂常用作助悬剂
D. 助悬剂可降低微粒的 ζ 电位
E. 助悬剂可降低微粒的润湿性
32. 为提高混悬剂稳定性而采取的措施有( )
A. 减少微粒的半径
B. 增加分散介质的黏度
C. 加入润湿剂
D. 加入絮凝剂
E. 增加微粒与分散介质的密度差
33. 降低混悬微粒沉降速度的措施有( )
A. 增加微粒的粒径
B. 加入润湿剂
C. 增加分散介质的黏度
D. 减少固体微粒与分散介质之间的密度差
E. 升高温度
34. 可考虑制成混悬剂的是( )
A. 难溶性药物需制成液体制剂
B. 要求的剂量超过了溶解度不能以溶液剂给药
C. 两种溶液混合时溶解度降低的药物
D. 毒剧药、剂量小的药物
E. 为了使药物产生缓释作用
35. 具有助悬作用的附加剂是( )
A. 聚山梨酯 80
B. 阿拉伯胶
C. CMC-Na
D. 西黄蓍胶
E. 硅皂土
36. 下列关于絮凝剂和反絮凝剂的正确表述为( )
A. 在混悬剂中加入电解质可使 ζ 电位适当降低,此时称电解质为反絮凝剂
B. ζ 电位在 20~25mV 时混悬剂恰好产生絮凝
C. 同一电解质因用量不同,在混悬剂中可以起絮凝剂或反絮凝剂的作用
D. 絮凝剂离子的化合价与浓度对混悬剂的絮凝无影响
E. 枸橼酸盐、酒石酸盐可作为絮凝剂使用
37. 混悬剂的稳定剂包括( )
A. 润滑剂
B. 润湿剂
C. 助溶剂
D. 助悬剂
E. 絮凝剂

38. 关于 Stokes 定律，说法正确的是（ ）
A. 微粒沉降速度与微粒半径成正比
B. 微粒沉降速度与分散介质黏度成反比
C. 微粒沉降速度同药物与分散介质的密度差成正比
D. 微粒沉降速度与分散介质密度成正比
E. 微粒沉降速度与微粒半径平方成正比
39. 关于混悬剂的错误表述有（ ）
A. 沉降容积比在 0~1 之间
B. 沉降曲线陡峭，说明混悬剂处方设计良好
C. 絮凝度越小，絮凝效果越好
D. 糖浆主要用于内服混悬剂的助悬剂
E. 混悬剂的制备有分散法和凝聚法
40. 混悬剂质量评定方法有（ ）
A. 微粒大小的测定 B. 沉降体积比的测定 C. 絮凝度的测定
D. 重新分散试验 E. 流变学测定
41. 下面对乳剂的叙述，正确的是（ ）
A. 也称乳浊液，是两种互不相溶的液相组成的均相分散体系
B. 乳剂属于热力学不稳定体系
C. 油成液滴分散在水中，称为油包水乳剂
D. 水为分散相，油为分散介质，称为油包水型乳剂
E. 乳剂不仅可以内服、外用，还能注射
42. 乳剂的类型有（ ）
A. O/W 型 B. W/O 型 C. O/W/O 型
D. W/O/W 型 E. W/O/O 型
43. 以下可作为乳化剂的有（ ）
A. 山梨酸 B. 氢氧化钠 C. 豆磷脂
D. 西黄蓍胶 E. 氢氧化镁
44. 影响乳剂形成及稳定性的因素有（ ）
A. 乳化剂的选择 B. 制备温度 C. 两相体积比
D. 乳化剂的种类 E. 乳化时间
45. 有关乳剂叙述正确的是（ ）
A. 乳剂类型有 O/W 型、W/O 型和复乳
B. 液体药物以液滴的形式分散在另一个互不相溶的液体中
C. 乳剂的分层是不可逆的现象
D. 内服的乳剂常采用阿拉伯胶作乳化剂
E. W/O 型乳剂可用水稀释
46. 关于乳化剂的说法正确的有（ ）
A. 乳化剂根据性质可分为表面活性剂、天然高分子乳化剂、固体粉末和辅助乳化剂
B. 注射用乳剂应选用硬脂酸钠、磷脂、泊洛沙姆等乳化剂
C. 乳化剂混合使用可增加乳化膜的牢固性

D. 亲水性高分子作乳化剂的原理是形成多分子乳化膜
E. 乳剂类型主要由乳化剂的性质和 HLB 值决定
47. 可作为 O/W 型乳化剂的是( )
A. 一价肥皂 B. 聚山梨酯类 C. 脂肪酸山梨坦
D. 阿拉伯胶 E. 氢氧化镁
48. 能成为 O/W 型乳剂的乳化剂是( )
A. 泊洛沙姆 188 B. 司盘 60 C. 胆固醇
D. 十二烷基硫酸钠 E. 聚山梨酯 80
49. 将药物制成 W/O 型乳剂的乳化剂是( )
A. 阿拉伯胶 B. 司盘 80 C. 钙皂
D. 硅皂土 E. 泊洛沙姆 188
50. 下列有关乳剂的叙述中,错误的是( )
A. 阿拉伯胶采用干胶法制备乳剂时先制备初乳
B. 如加少量水能被稀释的,则为 O/W 型乳剂
C. 加水溶性色素,分散相被着色,则为 O/W 型乳剂
D. W/O 型乳剂中含有水分,故可导电
E. 以表面活性剂类乳化剂形成乳剂,乳滴周围形成的是多分子乳化膜
51. 关于乳剂的稳定性,叙述正确的是( )
A. 乳剂分层是由于分散相与分散介质存在密度差,属于可逆过程
B. 絮凝是乳剂粒子呈现一定程度的合并,是破裂的前奏
C. 外加物质使乳化剂性质发生改变或加入相反性质乳化剂可引起乳剂转相
D. 乳剂的稳定性与相比例、乳化剂及界面膜强度密切相关
E. 乳剂的合并是分散相液滴可逆的凝聚现象
52. 乳剂的不稳定表现为( )
A. 分层 B. 潮解 C. 合并和破裂
D. 结块 E. 转相
53. 影响乳剂类型的因素有( )
A. 乳化剂的 HLB 值 B. 乳滴的大小 C. 内相与外相的体积比
D. 内相的密度 E. 外相的密度
54. 乳剂中乳化剂的选用要点,正确的是( )
A. 外用乳剂应选择局部无刺激性乳化剂
B. 口服 O/W 型乳剂可选用高分子溶液作乳化剂
C. 混合使用两种或两种以上乳化剂,其 HLB 值是各乳化剂 HLB 值的加权平均值
D. 乳化剂都可以混合使用
E. O/W 型和 W/O 型的乳化剂不能混合使用
55. 可用于制备乳剂的方法有( )
A. 相转移乳化法 B. 相分离乳化法 C. 两相交替加入法
D. 油中乳化法 E. 水中乳化法
56. 乳剂形成的必要条件包括( )
A. 降低表面张力 B. 加入适宜的乳化剂 C. 有适当的相体积比

D. 增加分散介质的黏度　E. 形成牢固的乳化膜

57. 乳剂属于热力学不稳定非均相分散体系，其不可逆变化有（　　）

A. 分层　B. 絮凝　C. 转相

D. 合并　E. 破裂

58. 处方：沉降硫黄 30g，硫酸锌 30g，樟脑醑 250ml，甘油 50ml，5% 苯扎溴铵 4ml，蒸馏水加至 1 000ml。对以上复方硫黄洗剂，下列说法中正确的是（　　）

A. 樟脑醑应急速加入

B. 甘油可增加混悬剂的稠度

C. 苯扎溴铵在此主要起湿润剂的作用

D. 制备过程中应将沉降硫黄与湿润剂研磨使之粉碎到一定程度

E. 由于硫黄本身的药理作用，此处方中无须加入防腐剂

三、判断是非题（用√或 × 表示）

1. 液体制剂是指药物溶解在适宜的介质中制成的可供内服或外用的液体形态的制剂。（　　）

2. 均相液体制剂均应是澄明溶液。（　　）

3. 能增加难溶性药物溶解度的物质被称为表面活性剂。（　　）

4. 甘油的浓度在 30% 以上具有防腐作用。（　　）

5. 苯甲酸在酸性溶液中抑菌效果较好，苯甲酸钠在碱性溶液中防腐作用好。（　　）

6. 羟苯酯类的抗菌作用随烷基碳数增加而增强，溶解度也随碳数增加而增大。（　　）

7. 矫味剂是指天然或合成的甜味剂，加入制剂中以改善制剂口感。（　　）

8. 毒剧药和剂量小的药物适于制成混悬剂。（　　）

9. 混悬剂既属热力学不稳定体系，也属动力学不稳定体系。（　　）

10. 配制复方碘溶液时，应将碘和碘化钾同时加入蒸馏水中。（　　）

11. 一般分散相浓度为 50% 左右时乳剂最稳定，25% 以下或 74% 以上时均易发生不稳定现象。（　　）

12. 沉降体积比是指沉降物的体积与沉降前混悬剂的体积之比。（　　）

13. 制备复方硫黄洗剂时，除使用甘油作为润湿剂使硫黄在水中能均匀分散外，还可加入聚山梨酯或软肥皂作润湿剂使成品质量更佳。（　　）

14. 要解决乳剂分层的问题，可通过减少分散相与分散介质的密度差来实现。（　　）

15. 对于混悬剂和乳剂，发生絮凝作用可增加两者的稳定性。（　　）

16. 电解质影响溶胶稳定性是因为带相反电荷的电解质加入溶胶中，使电荷被中和，ζ 电位升高，同时水化膜变薄，故胶粒易合并聚集。（　　）

17. 羧甲基纤维素钠溶液的配制是将其加入适量蒸馏水中，静置溶胀而得。（　　）

18. 疏水性药物在制备混悬剂时，需先与润湿剂研磨。（　　）

19. O/W 乳剂采用亚甲蓝（水溶性染料）染色时，其分散介质被染成蓝色。（　　）

20. 乳剂类型是由乳化剂的性质决定的。（　　）

四、填空题

1. 液体制剂按分散系统可分为________和________两大类。

2. 高分子溶液放置过程中会自发地聚集而沉淀，这种现象称为________。
3. 苯甲酸发挥抑菌作用是依靠________，因此其抑菌效果在酸性溶液中较好。
4. 常用的矫味剂包括________、________、________和________。
5. 甲酚皂溶液中的肥皂起________作用，复方碘溶液中的碘化钾起________作用。
6. 复方碘溶液处方中的碘化钾可起________和________作用。
7. 单糖浆的浓度为________g/ml 或________g/g。
8. 低分子溶液剂是指小分子药物以________或________状态分散在溶剂中形成的供内服或外用的真溶液。
9. 芳香水剂的制备方法分为________、________和________。
10. 我国批准的合成色素有________、________、________和________。
11. 液体制剂常用的极性溶剂有________、________和________。
12. 液体制剂常用的半极性溶剂有________、________和________。
13. 液体制剂常用的非极性溶剂有________、________和________。
14. 制备高分子溶液要经过的两个过程是________和________。
15. 酊剂的浓度除另有规定外，含毒剧药酊剂浓度为每 100ml 相当于原药物________g，其他药物酊剂浓度为 100ml 相当于原药物________g。
16. 有些胶体溶液，在一定温度下静置时，逐渐变为半固体状溶液，当振摇时，又重新变成可流动的胶体溶液。胶体溶液的这种性质称为________。
17. 高分子溶液的稳定性主要是由高分子化合物________和________两方面决定的。
18. 溶胶微粒粒子在________nm 之间，受重力作用的影响小，且由于胶粒的布朗运动，增加了溶胶剂的________稳定性。
19. 溶胶剂的稳定性主要靠胶粒表面所带________产生的________作用，而胶粒表面的________仅起次要作用。
20. 不宜制成混悬剂的药物有________和________。
21. 混悬剂的稳定剂主要有________、________、________、________。
22. 混悬剂的制备方法分为________和________。
23. 采用沉降体积比 F 来评价混悬剂的质量，F 值越________混悬剂越稳定。
24. 乳剂分散相与连续相分成两层，经振摇不能恢复的现象称为________。
25. 降低乳剂分层速度最常用方法是________。
26. 乳剂中分散相的乳滴发生可逆的聚集现象称为________。
27. 乳剂类型由________和________决定。
28. 为得到稳定的乳剂，除水、油两相外，还必须加入________。
29. 乳剂在放置过程中，体系中分散相会逐渐集中在顶部或底部，这个现象称为________。
30. 注射用乳剂常选用________、________作乳化剂。

五、处方分析题

1. 处方

甲酚	500ml
植物油	173g

氢氧化钠	27g
蒸馏水加至	1 000ml

回答下列问题：

(1)请写出此制剂的名称，该制剂属于何种剂型？

(2)分析处方中各成分的作用。

(3)请写出本品的制备工艺。

2. 处方

胃蛋白酶	2.0g	单糖浆	10.0ml
稀盐酸	2.0ml	5% 羟苯乙酯乙醇液	1.0ml
橙皮酊	2.0ml	纯化水加至	100.0ml

回答下列问题：

(1)写出本制剂的名称及按分散系统分类应属于哪一类型液体制剂？

(2)分析处方中主要成分的作用。

(3)请写出本品的制备工艺和注意事项。

3. 处方

薄荷油	1ml
聚山梨酯 80	1g
90% 乙醇	30ml
蒸馏水加至	50ml

回答下列问题：

(1)按分散系统分类本制剂应属于哪一类型液体制剂？

(2)分析处方中各成分的作用。

(3)请写出本品的制备工艺。

4. 处方

沉降硫黄	30g
硫酸锌	30g
樟脑醑	250ml
甲基纤维素	5g
聚山梨酯 80	适量
甘油	100ml
蒸馏水加至	1 000ml

回答下列问题：

(1)写出本制剂的名称及按分散系统分类应属于哪一类型液体制剂？

(2)分析处方中各成分的作用。

(3)请写出本品的制备工艺。

5. 处方

磺胺嘧啶	2.5g
单糖浆	10.0ml
羧甲基纤维素钠	0.75g
羟苯乙酯溶液(5%)	0.5ml

蒸馏水加至　　　　　　50.0ml

回答下列问题：

(1)按分散系统分类本制剂应属于哪一类型液体制剂？

(2)分析处方中各成分的作用。

(3)请写出本品的制备工艺。

6. 处方

炉甘石	15.0g
氧化锌	5.0g
甘油	5.0ml
羧甲基纤维素钠	0.25g
蒸馏水加至	100.0ml

回答下列问题：

(1)写出本制剂的名称及按分散系统分类应属于哪一类型液体制剂？

(2)分析处方中主要成分的作用。

(3)请写出本品的制备工艺。

六、简答题

1. 简述醑剂和芳香水剂的异同点。
2. 写出 Stokes 公式并结合 Stokes 公式讨论延缓混悬微粒沉降的措施。
3. 混悬剂的稳定剂包括哪几类？简述各类稳定剂在混悬剂中所起作用，并各举 1~2 例。
4. 乳化剂分为哪几类？它们在乳剂的形成中起什么作用？每类乳化剂各举 1~2 例。
5. 乳剂存在哪些不稳定现象？应如何解决？
6. 简述乳剂的形成理论。
7. 简述乳剂中药物的加入方法。
8. 简述乳剂的质量评定指标。
9. 简述优良防腐剂的条件。
10. 哪些情况下考虑将药物制成混悬型液体制剂？

（胡巧红、侯雪梅、戚建平）

第十一章　注射剂

【基本要求】

1. 掌握注射剂的定义、分类、特点与质量要求；注射剂常用的溶剂及附加剂；注射剂的一般工艺流程及典型品种的制备工艺；输液的概念、种类、制备工艺和质量评价；注射用无菌粉末制品的概念、制备方法。

2. 熟悉注射剂的容器及处理方法。

3. 了解注射剂的无菌保证工艺及无菌生产工艺验证的相关知识。

【内容摘要】

本章详细说明了注射剂和输液的制备方法和工艺流程、常用附加剂以及容器的基本要求与处理方法，并对临床常用的典型产品进行了处方分析。另外，本章还对注射用无菌粉末的定义、特点、制备工艺及原理进行了介绍；并阐述了眼用制剂的定义、特点、制备工艺及质量要求和吸收途径。

本章的学习重点包括：①注射剂的特点、种类、给药途径、质量要求与制备流程；②输液的概念、类别、质量检查，输液生产中存在的问题和解决办法；③眼用制剂的质量要求和吸收途径；④热原的定义、组成、污染途径与去除方法；⑤注射液等渗调节剂用量的计算方法；⑥注射剂典型产品的处方分析。

【习题部分】

一、名词解释

1. 注射剂（injection）；2. 注射用无菌粉末（sterile powder for injection）；3. 注射用水（water for injection）；4. 浓配法（condensed preparation method）；5. 稀配法（direct preparation method）；6. 热原（pyrogen）；7. 等渗溶液（iso-osmotic solution）；8. 等张溶液（isotonic solution）；9. 注射用无菌分装产品（sterile divided product）；10. 注射用冷冻干燥制品（lyophilized product for injection）。

二、选择题

(一) 单项选择题

1. 对于易溶于水而且在水溶液中稳定的药物，可制成哪种类型注射剂（　　）

A. 注射用无菌粉末　　B. 溶液型注射剂　　C. 混悬型注射剂

D. 乳剂型注射剂 E. 冻干粉针

2. 易溶于水且在水溶液中不稳定的药物，可制成哪种类型注射剂（ ）

A. 注射用无菌粉末 B. 溶液型注射剂 C. 溶胶型注射剂

D. 乳剂型注射剂 E. 预充填式注射剂

3. 关于注射剂的质量要求叙述正确的是（ ）

A. 允许 pH 范围在 2~11

B. 输液剂要求无菌，所以应该加入抑菌剂以防止微生物的生长

C. 大量输入体内的注射液可以低渗

D. 溶液型注射液不得有肉眼可见的混浊或异物

E. 注射剂要求无热原

4. 有关注射剂的质量要求叙述错误的是（ ）

A. 注射剂中只有用于脊椎腔内注射的药液必须等渗

B. pH 和渗透压不当可增加注射剂的刺激性

C. pH 对于注射剂的安全性及稳定性有很大影响

D. 大剂量供静脉注射用药物制剂均需进行热原检查

E. 注射剂应不含任何活的微生物

5. 关于注射剂特点的错误描述是（ ）

A. 药效作用迅速 B. 适用于不适合口服的药物

C. 适用于不能口服给药的患者 D. 使用方便

E. 没有肝首过效应

6. 关于注射剂的给药途径的叙述正确的是（ ）

A. 皮内注射是注射于真皮与肌肉之间

B. 油溶液型和混悬型注射液可以少量静脉注射

C. 油溶剂型和混悬型注射剂不可用作肌内注射

D. 静脉注射起效快，为急救用药的首选

E. 乳剂型注射剂可以肌内注射，但不可以静脉注射

7. 氯化钠注射液属于哪种类型注射剂（ ）

A. 注射用无菌粉末 B. 溶液型注射剂 C. 混悬型注射剂

D. 乳剂型注射剂 E. 生理盐水

8. 水难溶性或注射后要求长效的固体药物，可制成哪种类型注射剂（ ）

A. 注射用无菌粉末 B. 溶液型注射剂 C. 混悬型注射剂

D. 乳剂型注射剂 E. 微球注射剂

9. 静脉注入大量低渗溶液可导致（ ）

A. 红细胞死亡 B. 溶血 C. 血浆蛋白质沉淀

D. 红细胞聚集 E. 细胞皱缩

10. 不允许加入抑菌剂的注射剂是（ ）

A. 肌内注射用注射剂 B. 静脉注射用注射剂

C. 脊椎腔注射用注射剂 D. B 和 C

E. A、B 和 C

11. 不能添加抑菌剂的注射剂是（ ）
A. 肌内注射剂 B. 腹腔注射剂 C. 皮下注射剂
D. 静脉注射剂 E. 皮内注射剂
12. 注射于真皮和肌肉之间，注射剂量通常为 1~2ml 的注射途径是（ ）
A. 静脉注射 B. 脊椎腔注射 C. 皮下注射
D. 肌内注射 E. 皮内注射
13. 常用于过敏性试验的注射途径是（ ）
A. 静脉注射 B. 脊椎腔注射 C. 肌内注射
D. 皮内注射 E. 皮下注射
14. 可用于脊椎腔注射的是（ ）
A. 乳浊液 B. 油溶液 C. 混悬液
D. 水溶液 E. 微球悬液
15. 下列叙述错误的是（ ）
A. 静脉注射液以等渗为好 B. 高渗注射液静脉给药应缓慢注射
C. 脊椎腔注射必须等渗 D. 滴眼剂以低渗为好
E. 肌内注射液也应该等渗
16. 注射剂一般控制 pH 的范围为（ ）
A. 4~11 B. 4~9 C. 2~9
D. 3~8 E. 6~8
17. 注射剂的质量要求不包括（ ）
A. 无菌 B. 无热原 C. 无色
D. 澄明度 E. 不溶性微粒
18. 下列有关注射剂原辅料的质量要求的叙述中不正确的是（ ）
A. 注射用原辅料生产前还需作小样试制，检验合格后方能使用
B. 因为活性炭最终要被滤除，所以不要求一定使用针剂用炭
C. 如果注射剂在灭菌后含量有下降时，应酌情增加投料量
D. 在称量计算时，如原料含有结晶水应注意换算
E. 配制油性注射液一般先将注射用油在 150~160℃、1~2 小时灭菌，冷却后进行配制
19. 注射用水和蒸馏水的检查项目的主要区别是（ ）
A. 酸碱度 B. 热原 C. 氯化物
D. 微生物 E. 内毒素
20. 体现注射用油中不饱和键的多少的是（ ）
A. 碘值 B. 酸值 C. 皂化值
D. 水值 E. 熔、沸点
21. 下列有关注射用油的质量要求的叙述中不正确的是（ ）
A. 色泽不得深于黄色 6 号标准比色液
B. 在 10℃时应保持澄明
C. 酸值说明油中游离脂肪酸的多少，酸值不大于 0.56
D. 碘值说明油中不饱和键的多少，碘值高的适合注射用
E. 常用的油有芝麻油、大豆油、茶油等

22. 注射用油最好选择下列哪种方法灭菌( )
A. 干热灭菌法 B. 湿热灭菌法 C. 紫外线灭菌法
D. 微波灭菌法 E. 流通蒸汽灭菌

23. 在注射剂处方中加入苯甲醇起( )的作用
A. 抗氧剂 B. 止痛剂 C. 稳定剂
D. 抑菌剂 E. 螯合剂

24. 下列可用作易氧化药物注射剂中抗氧剂的是( )
A. 碳酸氢钠 B. 氯化钠 C. 焦亚硫酸钠
D. 苯甲醇 E. 磷酸二氢钠

25. 下列可作为注射剂等渗调节剂的是( )
A. 碳酸氢钠 B. 氯化钠 C. 碳酸钠
D. 苯甲醇 E. 磷酸氢二钠

26. 下列可用作易氧化药物注射剂中金属离子螯合剂的是( )
A. 碳酸氢钠 B. 氯化钠 C. 焦亚硫酸钠
D. EDTA-2Na E. 抗坏血酸

27. 在某注射剂中加入亚硫酸钠,其作用为( )
A. 抑菌剂 B. 抗氧剂 C. 止痛剂
D. 络合剂 E. 金属螯合剂

28. 注射剂中加入硫代硫酸钠作为抗氧剂时,通入的气体应该是( )
A. O_2 B. H_2 C. CO_2 D. N_2 E. NH_3

29. 焦亚硫酸钠是一种常用的抗氧剂,最适合用于( )
A. 偏酸性溶液 B. 偏碱性溶液 C. 强碱溶液
D. 强酸溶液 E. 中性溶液

30. 以下可在注射剂中作为增溶剂的是( )
A. 聚山梨酯 80 B. 枸橼酸 C. 甲酚
D. 羟苯乙酯 E. 乙醇

31. 以下关于抑菌剂的叙述,错误的是( )
A. 抑菌剂应对人体无毒、无害
B. 供静脉注射用的注射剂不得添加抑菌剂
C. 脊柱腔注射用的注射剂必须添加抑菌剂
D. 添加抑菌剂的注射剂仍须进行灭菌
E. 大体积注射液必须无热原

32. 注射剂的等渗调节剂应选用( )
A. 硼酸 B. HCl C. 甘露醇
D. NaCl E. 葡萄糖

33. 注射剂的制备流程是( )
A. 原辅料的准备→配制→滤过→灌封→灭菌→质量检查
B. 原辅料的准备→滤过→配制→灌封→灭菌→质量检查
C. 原辅料的准备→配制→滤过→灭菌→灌封→质量检查
D. 原辅料的准备→灭菌→配制→滤过→灌封→质量检查

E. 原辅料的准备→滤过→配制→灭菌→灌封→质量检查

34. 关于注射剂的容器错误的叙述是（ ）

A. 琥珀色安瓿可滤除紫外线，适用于对光敏感的药物

B. 含钡玻璃的耐碱性能好，可用于磺胺嘧啶钠注射液

C. 含锆玻璃耐酸耐碱性能均好

D. 湿气和空气不易透过塑料输液瓶，有利于保证贮存期药液的质量

E. 塑料安瓿不可采用热压灭菌

35. 注射剂安瓿的灭菌方法是（ ）

A. 干热灭菌 B. 滤过除菌 C. 气体灭菌

D. 辐射灭菌 E. 热压灭菌

36. 下列关于注射液的配制，正确的是（ ）

A. 原料质量不好时宜采用稀配法

B. 活性炭吸附杂质常用浓度为 0.1%~0.3%

C. 溶解度小的杂质在稀配时容易滤过除去

D. 原料质量好时宜采用浓配法

E. 浓配没有洁净度的要求

37. 关于注射剂的处理方法叙述正确的是（ ）

A. 原料质量不好时宜采用稀配法

B. 溶解度小的杂质在稀配时容易滤过除去

C. 活性炭吸附杂质常用浓度为 0.1%~0.3%

D. 活性炭在碱性溶液中对杂质的吸附作用比在酸性溶液中强

E. 药液配好后，一般直接罐装，不需要检查

38. 注射液的灌封可能出现的问题不包括（ ）

A. 封口不严 B. 鼓泡 C. 瘪头

D. 喷瓶 E. 歪头

39. 下列有关注射剂的灌封的叙述中不正确的是（ ）

A. 灌封应在同一室内进行。灌注后立即封口，以免污染

B. 生产无菌而又不能在最后容器中灭菌的药品的灌封应在 C 级背景下的 A 级洁净环境下进行

C. 注入容器的量要比标示量稍多，以抵偿在给药时的损失

D. 能在最后容器中灭菌的大体积（>50ml）注射液的灌封应在洁净度 C 级进行

E. 封口方法分拉封与顶封两种

40. 注射剂灭菌的方法，最可靠的是（ ）

A. 流通蒸汽灭菌法 B. 化学杀菌剂灭菌法 C. 干热灭菌法

D. 热压灭菌法 E. 辐射灭菌法

41. 关于注射剂的灭菌叙述错误的是（ ）

A. 选择灭菌法时应考虑灭菌效果与制剂的稳定性

B. 对热不稳定的产品可采用流通蒸汽灭菌，但生产过程应注意避菌

C. 相同品种、不同批号的注射剂可在同一灭菌区同时灭菌

D. 相同色泽、不同品种的注射剂不可在同一灭菌区内同时灭菌

E. 注射剂从配制到灭菌一般不能超过 12 小时

42. 下列有关注射剂灭菌的叙述中不正确的是(　　)

A. 一般 1~5ml 安瓿可用流通蒸汽 100℃、30 分钟灭菌

B. 要求按灭菌效果 F_0 值大于 8 进行验证

C. 不同批号同一品种的注射剂,可在同一灭菌区同时灭菌

D. 凡能耐热的产品,宜采用 115℃、30 分钟灭菌

E. 注射剂从配制到灭菌,必须在 12 小时内完成

43. 下列有关注射剂的制备,正确的是(　　)

A. 精滤、灌封、灭菌在洁净区进行

B. 配制、精滤、灌封在洁净区进行

C. 灌封、灭菌在洁净区进行

D. 精滤、灌封、安瓿干燥灭菌后冷却在洁净区进行

E. 配制、精滤、灌封、灭菌在洁净区进行

44. 如玻璃容器耐热性能差则在熔封或加热灭菌后出现(　　)

A. 注射剂 pH 增高　　B. 产生“脱片”现象　　C. 爆裂

D. 变色　　E. 变形

45. 目前各国药典法定检查热原的方法是(　　)

A. 家兔法　　B. 犬试验法　　C. 鲎试验法

D. 大鼠法　　E. 小鼠法

46. 下列方法中可用于热原检测的是(　　)

A. 鲎试剂法　　B. 家兔法　　C. A 和 B

D. 冰点降低法　　E. 热熔法

47. 制备维生素 C 注射液时,不属于抗氧化措施的是(　　)

A. 通入二氧化碳　　B. 加入亚硫酸氢钠

C. 100℃、15 分钟灭菌　　D. 加入 EDTA-2Na

E. 将注射用水煮沸放冷后使用

48. 制备维生素 C 注射液时应通入气体驱氧,最佳选择的气体为(　　)

A. 氢气　　B. 氮气　　C. 环氧乙烷

D. 二氧化碳　　E. 除菌空气

49. 对维生素 C 注射液表述错误的是(　　)

A. 可采用亚硫酸氢钠作抗氧剂

B. 处方中加入氢氧化钠调节 pH 使其略偏酸性,避免肌内注射时疼痛

C. 可采用依地酸二钠络合金属离子,增加维生素 C 稳定性

D. 配制时使用的注射用水需用二氧化碳饱和

E. 可采用流通蒸汽灭菌

50. 维生素 C 注射液采用的灭菌方法是(　　)

A. 100℃流通蒸汽 30 分钟　　B. 115℃热压灭菌 30 分钟

C. 115℃干热 1 小时　　D. 100℃流通蒸汽 15 分钟

E. 115℃热压灭菌 10 分钟

51. 关于输液叙述错误的是(　　)

A. 输液是指由静脉滴注输入体内的大剂量注射液
B. 输液对无菌、无热原及澄明度这三项应特别注意
C. 渗透压可为等渗或偏高渗
D. 输液是大剂量输入体内的注射液,应加抑菌剂
E. 输液可采用微孔滤膜进行精滤
52. 关于输液叙述正确的是( )
A. 输液中应加抑菌剂
B. 输液是指由动脉滴注输入体内的大剂量注射液
C. 渗透压可为等渗或低渗
D. 输液的精滤目前多采用微孔滤膜
E. 要求热原检查的输液不再要求无菌检查
53. 下列关于输液剂制备的叙述,正确的是( )
A. 输液从配制到灭菌的时间一般不超过 12 小时
B. 稀配法适用于质量较差的原料药的配液
C. 输液配制时用的水必须是新鲜的灭菌注射用水
D. 药用活性炭可吸附药液中的热原且可起助滤作用
E. 药用活性炭的用量,稀配为 0.1%~0.3%,浓配为 0.5%~0.8%
54. 氯化钠注射液属于( )
A. 胶体输液 B. 糖类输液 C. 电解质输液
D. 氨基酸输液 E. 脂肪输液
55. 下列物质中不可用于静脉注射用脂肪乳处方的是( )
A. 卵磷脂 B. 豆磷脂 C. 聚山梨酯 80
D. 油酸钠 E. 普朗尼克 F-68
56. 下列注射液中不能作为血浆代用液的是( )
A. 右旋醣酐 B. 羟乙基淀粉 C. 氟碳乳剂
D. 409 代血浆 E. 复方氨基酸
57. 输液配制,通常加入活性炭,活性炭的作用不包括( )
A. 吸附热原 B. 吸附杂质 C. 稳定剂
D. 吸附色素 E. 助滤剂
58. 输液剂从配制到灭菌的时间间隔应尽量缩短,以不超过( )为宜
A. 4 小时 B. 8 小时 C. 12 小时
D. 16 小时 E. 24 小时
59. 输液剂中微粒产生的原因不包括( )
A. 车间空气洁净度差 B. 滤器选择不当
C. 橡胶塞质量不好 D. 活性炭杂质含量多
E. 灭菌不完全
60. 下列有关输液染菌的原因的叙述中不正确的是( )
A. 生产过程中严重污染 B. 灭菌不彻底
C. 没有加入抑菌剂 D. 瓶塞不严松动
E. 漏气

61. 热原是微生物产生的内毒素,其致热活性中心是( )
A. 糖蛋白 B. 多糖 C. 磷脂
D. 脂多糖 E. 脂蛋白
62. 热原是微生物的一种内毒素,为多种组分的复合物,其中致热能力最强的为( )
A. 磷脂 B. 黏蛋白 C. 糖蛋白
D. 核糖 E. 脂多糖
63. 关于热原叙述错误的是( )
A. 热原是微生物的代谢产物
B. 热原致热活性中心是脂多糖
C. 热原可以在灭菌过程中被完全破坏
D. 一般滤器不能截留热原
E. 兔温法是被普遍采用的热原检查方法
64. 下列关于热原的叙述正确的是( )
A. 180℃、3~4 小时可以彻底破坏热原
B. 热原大小在 300~500nm 之间,可以被微孔滤膜截流
C. 热原能溶于水,超滤装置也不能将其除去
D. 活性炭可以吸附色素与杂质,但不能吸附热原
E. 灭菌完全意味着热原已被清除
65. 下列关于污染热原的途径,错误的是( )
A. 灭菌不彻底 B. 从溶剂中带入 C. 从原料药中带入
D. 从配液器具中带入 E. 从辅料中带入
66. 热原的除去方法不包括( )
A. 高温法 B. 酸碱法 C. 微孔滤膜过滤法
D. 吸附法 E. 干热法
67. 注射用的针筒或其他玻璃器皿除去热原可采用( )
A. 酸碱法 B. 高温法 C. 吸附法
D. 微孔滤膜过滤法 E. 超声破坏法
68. 配制注射液时除热原可采用( )
A. 吸附法 B. 酸碱法 C. 高温法
D. 微孔滤膜过滤法 E. 超声破坏法
69. 可除去输液瓶上的热原的方法是( )
A. 250℃干热灭菌 30 分钟 B. 用活性炭处理
C. 用灭菌注射用水冲洗 D. 2% 氢氧化钠溶液处理
E. 115℃热压灭菌 30 分钟
70. 除去葡萄糖注射液中的热原可采用( )
A. 高温法 B. 微孔滤膜滤过法 C. 酸碱法
D. 吸附法 E. 离子交换法
71. 葡萄糖注射液的灭菌条件是( )
A. 115℃,68.6kPa,30 分钟 B. 115℃,98.0kPa,30 分钟
C. 121.5℃,98.0kPa,15 分钟 D. 126℃,98.0kPa,15 分钟

E. 126.5℃,98.0kPa,15 分钟

72. 用于 O/W 型静脉注射乳剂的乳化剂是( )

A. 聚山梨酯 80 B. 精制大豆磷脂 C. 脂肪酸甘油酯

D. 乙醇 E. 脂肪酸山梨坦

73. 注射用青霉素粉针剂,临用前应加入( )

A. 注射用水 B. 蒸馏水 C. 纯水

D. 灭菌注射用水 E. 去离子水

74. 冷冻干燥的工艺流程正确的为( )

A. 预冻→升华→干燥→测共熔点 B. 测共熔点→预冻→升华→干燥→升华

C. 预冻→测共熔点→升华→干燥 D. 预冻→测共熔点→干燥→升华

E. 预冻→干燥→测共熔点→升华

75. 关于冷冻干燥的叙述错误的是( )

A. 预冻温度应在低共熔点以下 10~20℃

B. 速冻法制得结晶细微,产品疏松易溶

C. 速冻引起蛋白质变性的概率小,对于酶类和活菌保存有利

D. 黏稠、熔点低的药物宜采用一次升华法

E. 冷冻干燥应在水的三相点以下的温度与压力下进行

76. 下列关于冷冻干燥的正确表述( )

A. 冷冻干燥所出产品质地疏松,加水后迅速溶解

B. 干燥是在真空条件下进行,所制产品不利于长期储存

C. 冷冻干燥应在水的三相点以上的温度与压力下进行

D. 冷冻干燥过程是水分由固变液而后由液变气的过程

E. 冷冻干燥生产效率高,成本低廉

77. 下列关于无菌操作法的叙述,错误的是( )

A. 无菌操作法适用于药物预热不稳定的注射剂的配制

B. 无菌操作法为一种杀灭或除去微生物的操作方法

C. 无菌操作是一种避菌操作

D. 无菌操作法是在无菌条件下进行的一种操作方法

E. 致热原也是无菌操作法的重点质控指标

78. 盐酸普鲁卡因注射液调节 pH 宜选用( )

A. 枸橼酸 B. 缓冲溶液 C. 盐酸

D. 硫酸 E. 抗坏血酸

79. 头孢噻吩钠的氯化钠等渗当量为 0.24,配制 2% 滴眼液 100ml 需加多少克氯化钠( )

A. 0.36g B. 0.42g C. 0.48g

D. 0.61g E. 0.9g

80. 已知盐酸普鲁卡因的氯化钠等渗当量为 0.18,若配制 0.5% 盐酸普鲁卡因等渗溶液 200ml 需加入多少克氯化钠( )

A. 0.72g B. 0.18g C. 0.81g

D. 1.62g E. 1.8g

81. 氯化钠是常用的等渗调节剂，其 1% 溶液的冰点下降度数为（　　）
A. 0.52℃　B. 0.53℃　C. 0.56℃
D. 0.57℃　E. 0.58℃
82. 氯化钠等渗当量是指（　　）
A. 与 100g 药物成等渗的氯化钠重量
B. 与 10g 药物成等渗的氯化钠重量
C. 与 1g 药物成等渗的氯化钠重量
D. 与 1g 氯化钠成等渗的氯化钠重量
E. 与 1g 氯化钠成等渗的药物重量
83. 某试制的注射液使用后造成溶血，可以如何进行改进（　　）
A. 适当减少氯化钠用量　B. 适当增大一些酸性
C. 适当增加氯化钠用量　D. 适当增大一些碱性
E. 降低药物浓度
84. 氯霉素眼药水中加入硼酸的主要作用是（　　）
A. 增溶　B. 调节 pH　C. 防腐
D. 增加疗效　E. 稳定
85. 下列作滴眼液的抑菌剂是（　　）
A. 聚山梨酯 85　B. 三氯叔丁醇　C. 环氧乙烷
D. 碘仿　E. 苯甲酸钠
86. 关于等渗溶液与等张溶液的叙述正确的是（　　）
A. 0.9% 的氯化钠既等渗又等张
B. 等渗是生物学概念
C. 等张是物理化学概念
D. 等渗溶液是指与红细胞张力相等的溶液
E. 等张溶液是渗透压与血浆渗透压相等的溶液

（二）配伍选择题（备选答案在前，题目在后；每组均对应同一组备选答案，每题只有一个正确答案；每个备选答案可重复选用，也可不选用）

[1~4]
A. 能溶于水中　B. 180℃、3~4 小时被破坏　C. 不具挥发性
D. 易被吸附　E. 能被强氧化剂破坏
以下措施是针对热原的哪项性质
1. 加入高锰酸钾（　　）
2. 蒸馏法制注射用水（　　）
3. 用大量注射用水冲洗容器（　　）
4. 用活性炭过滤（　　）
[5~8]
A. 混悬型注射剂　B. 电解质输液　C. 胶体输液
D. 营养输液　E. 粉针剂
5. 生理盐水属于（　　）
6. 醋酸可的松注射剂属于（　　）

7. 静脉脂肪乳属于( )
8. 辅酶 A 应制成( )
[9~10]
A. 丹参注射液
B. 0.5% 盐酸普鲁卡因注射液
C. 10% 维生素 C 注射液
D. 5% 葡萄糖注射液
E. 静脉注射用脂肪乳剂
9. 制备过程需用碳酸氢钠调节溶液的 pH 及加入抗氧剂,并通入二氧化碳( )
10. 制备过程中需加乳化剂并需检查成品的热原( )
[11~13]
A. 静脉注射
B. 皮下注射
C. 脊椎注射
D. 肌内注射
E. 皮内注射
11. 水溶液、油溶液、混悬液、乳浊液均可注射( )
12. 用于过敏试验或疾病诊断( )
13. 起效最快的注射给药途径( )
[14~17]
A. 醋酸可的松微晶 25g
B. 氯化钠 3g
C. 聚山梨酯 80 1.5g
D. 羧甲基纤维素钠 5g
E. 硫柳汞 0.01g/ 制成 1 000ml
上述处方中的
14. 防腐剂是( )
15. 润湿剂是( )
16. 助悬剂是( )
17. 渗透压调节剂是( )
[18~20]
A. $NaHCO_3$
B. 维生素 C
C. $NaHSO_3$
D. EDTA-2Na
E. 注射用水
以上各成分在维生素 C 注射剂中作为
18. pH 调节剂( )
19. 金属离子络合剂( )
20. 抗氧剂( )
[21~24]
A. 抗氧剂
B. 助悬剂
C. 局部止痛剂
D. 乳化剂
E. 等渗调节剂
以下各物质可用于注射剂中作为
21. 亚硫酸氢钠( )
22. 甲基纤维素( )
23. 葡萄糖( )
24. 泊洛沙姆 188( )
[25~28]
A. 产品外形不饱满
B. 含水量偏高
C. 喷瓶

D. 异物　　E. 装量差异大

导致注射用无菌粉末出现上述问题的原因为

25. 升华时供热过快，局部过热（　）

26. 冻干开始形成的已干外壳结构致密，水蒸气难以排出（　）

27. 粉末流动性差（　）

28. 生产环境洁净度不够高（　）

（三）多项选择题

1. 下列关于注射剂特点的陈述，正确的是（　）

A. 生产工艺复杂，使用不便　　B. 药效迅速、剂量准确、作用可靠

C. 可发挥局部作用　　D. 适于不能口服给药的患者

E. 适于不能口服给药的药物

2. 注射剂包括以下几种类型（　）

A. 溶剂型注射剂　　B. 乳剂型注射剂　　C. 注射用无菌粉末

D. 混悬型注射剂　　E. 合剂

3. 下列关于注射剂不同给药途径中每次注射量正确的是（　）

A. 皮内注射 0.2ml 以下　　B. 皮下注射 3ml 以下

C. 脊椎腔注射 10ml 以下　　D. 静脉注射 500ml 以下

E. 肌内注射 5ml 以下

4. 下列注射剂剂型中可用于静脉注射的有（　）

A. 水溶液型注射剂　　B. 油溶液型注射剂　　C. 混悬型注射剂

D. 乳剂型注射剂　　E. 注射用无菌粉末

5. 以下须加入抑菌剂的注射剂是（　）

A. 多剂量容器的注射剂　　B. 用滤过法除菌的注射剂

C. 无菌操作法制备的注射剂　　D. 低温灭菌的注射剂

E. 静脉或脊椎腔用的注射剂

6. 以下可在注射剂中作为溶剂的是（　）

A. 乙醇　　B. 邻苯二甲酸酯　　C. 丙二醇

D. 聚乙二醇 400　　E. 异丙醇

7. 注射用水的保存条件中正确的是（　）

A. 应在 80℃以上保存　　B. 应在 65℃以上循环保温保存

C. 室温配制容器中保存　　D. 应在 4℃以下保存

E. 灭菌后密封保存

8. 注射剂常用的抑菌剂有（　）

A. 苯甲醇　　B. 山梨酸　　C. 苯酚

D. 三氯叔丁醇　　E. 苯甲酸

9. 注射剂中延缓主药氧化的附加剂有（　）

A. pH 调整剂　　B. 等渗调节剂　　C. 抗氧剂

D. 金属离子络合剂　　E. 惰性气体

10. 对于容易氧化的药物，在注射剂的制备过程中可采用如下的措施提高其稳定性（　）

A. 加入抗氧剂　B. 加入 EDTA-2Na　C. 加入活性炭脱色
D. 通入氮气　E. 避免使用金属容器

11. 注射剂中常用的等渗调节剂有（　　）
A. 碳酸氢钠　B. 苯甲醇　C. 氯化钠
D. 葡萄糖　E. 硫代硫酸钠

12. 下列关于安瓿的叙述正确的是（　　）
A. 应具有低的膨胀系数和耐热性
B. 应具有高度的化学稳定性
C. 对光敏性药物，可选用各种颜色的安瓿
D. 要有足够的物理强度
E. 应具有较高的熔点

13. 生产注射剂时常加入活性炭的作用是（　　）
A. 吸附热原　B. 提高澄明度　C. 增加主药的稳定性
D. 助滤　E. 脱色

14. 以下有关注射剂配制的叙述，正确的有（　　）
A. 对于不易滤清的药液，可加活性炭起吸附和助滤作用
B. 所用原料必须用注射用规格，辅料应符合药典规定的药用标准
C. 配液方法有浓配法和稀配法，易产生澄明度问题的原料应用稀配法
D. 注射用油应用前应先热压灭菌
E. 配液缸可用不锈钢、搪瓷或其他惰性材料

15. 注射液机械灌封中可能出现的问题是（　　）
A. 出现鼓泡　B. 药液蒸发　C. 安瓿长短不一
D. 装量不正确　E. 焦头

16. 下列有关热原检查法的叙述中正确的是（　　）
A. 目前各国药典法定检查热原的方法为家兔法
B. 鲎试剂法对革兰氏阴性菌以外的内毒素更灵敏
C. 鲎试剂法可以代替家兔法
D. 放射性药物、肿瘤抑制剂应用家兔法检查
E. 注射用水可用鲎试剂法检查

17. 以下注射剂中需要进行不溶性微粒检查的是（　　）
A. 混悬型注射剂　B. 葡萄糖输液　C. 氯化钠输液
D. 乳剂型注射剂　E. 静脉注射用无菌粉末

18. 以下属于营养输液的是（　　）
A. 糖类输液　B. 右旋糖酐输液　C. 氨基酸输液
D. 脂肪乳剂输液　E. 维生素输液

19. 以下属于电解质输液的是（　　）
A. 甘露醇注射液　B. 碳酸氢钠注射液　C. 甲硝唑注射液
D. 右旋糖酐注射液　E. 乳酸钠注射液

20. 下列关于输液的叙述，正确的是（　　）
A. 脂肪乳剂输液是营养输液　B. 右旋糖酐输液是胶体输液

C. 氨基酸输液是电解质输液　　D. 氯化钠注射液是电解质输液
E. 葡萄糖注射液是营养输液

21. 与一般注射剂相比,输液更应注意(　　)
A. 无热原　　B. 澄明度　　C. 无菌
D. 渗透压　　E. pH

22. 输液目前存在的主要问题有(　　)
A. 澄明度问题　　B. 刺激性问题　　C. 剂量问题
D. 染菌　　E. 热原反应

23. 可用于静脉注射的表面活性剂为(　　)
A. 油酸钠　　B. 十二烷基硫酸钠　　C. 泊洛沙姆 188
D. 豆磷脂　　E. 司盘 80

24. 下列注射剂的附加剂中可用于静脉注射的包括(　　)
A. 聚山梨酯 80　　B. 卵磷脂　　C. 普朗尼克 F-68
D. 脱氧胆酸钠　　E. 聚氧乙烯蓖麻油

25. 以下可以用作静脉脂肪乳的组分是(　　)
A. 大豆油　　B. 甘油　　C. 卵磷脂
D. 氯化钠　　E. 注射用水

26. 关于静脉注射用脂肪乳剂的质量要求,包括(　　)
A. 微粒直径 80%<1μm,微粒大小均匀;不得有大于 3μm 的微粒
B. 成品必须能耐受高压灭菌
C. 在贮存期内乳剂稳定
D. 无降压作用与溶血作用
E. 无菌无热原

27. 下列有关静脉注射静脉乳剂输液的叙述中正确的是(　　)
A. 静脉注射静脉乳剂输液是一种浓缩的高能量肠外营养液
B. 是以植物油为主要成分,加乳化剂与注射用水而制成的 W/O 型乳剂
C. 具有体积小、能量高、对静脉无刺激性等优点
D. 乳滴的大小均匀,乳滴粒径应小于 2μm,不得有大于 10μm 的微粒
E. 可耐受高压灭菌,在贮存期内稳定

28. 输液的灭菌应注意(　　)
A. 从配液到灭菌在 4 小时内完成　　B. 经 100℃、30 分钟流通蒸汽灭菌
C. 从配液到灭菌在 12 小时内完成　　D. 从配液到灭菌在 6 小时内完成
E. 经 115.5℃、30 分钟或 121℃、20 分钟热压灭菌

29. 下列关于输液剂的叙述,错误的是(　　)
A. pH 尽量与血液的 pH 相近　　B. 输液剂必须无菌无热原
C. 渗透压应为等渗或偏高渗　　D. 不得添加抗氧剂
E. 必要时可添加抑菌剂

30. 下列关于注射剂的叙述,正确的有(　　)
A. 对热稳定的药物均应采用热压灭菌
B. 注射剂灌封后必须在 12 小时内进行灭菌

C. 输液自药液配制至灭菌一般在 12 小时内完成
D. 输液中可加适量抑菌剂
E. 注射剂生产中的滤过一般采用粗滤与精滤相结合

31. 输液中微粒污染的途径有（　　）
A. 工艺操作存在问题　B. 橡胶塞或输液瓶的质量不好
C. 原辅料质量存在问题　D. 医院输液操作不当
E. 精滤选择了 0.22μm 微孔滤膜

32. 热原的组成包括（　　）
A. 磷脂　B. 脂多糖　C. 胆固醇
D. 核酸　E. 蛋白质

33. 下列关于热原的叙述，正确的是（　　）
A. 热原是微生物产生的内毒素
B. 热原分子量大，体积很小
C. 热原由磷脂、脂多糖和蛋白质组成
D. 115℃加热灭菌 30 分钟能彻底破坏热原
E. 热原可随水蒸气雾滴带入蒸馏水中

34. 关于热原的叙述正确的是（　　）
A. 热原的致热活性中心是脂多糖　B. 一般滤器不能截留热原
C. 热原是微生物的代谢产物　D. 热原可以在灭菌过程中被完全破坏
E. 活性炭可以吸附色素，但不能吸附热原

35. 下列关于热原性质的不正确描述是（　　）
A. 具有一定的耐热性，不挥发　B. 具有一定的耐热性，难溶于水
C. 具有挥发性　D. 耐强酸、强碱、强氧化剂
E. 溶于水但可被吸附

36. 下列方法中，不能去除器具中热原的方法是（　　）
A. 吸附法　B. 离子交换法　C. 凝胶过滤法
D. 高温法　E. 酸碱法

37. 生产复方氨基酸注射液时常存在澄明度及稳定性差的问题，所以生产中需要采取（　　）
A. 反复精制原料药　B. 通入氮气
C. 添加抗氧剂　D. 调节 pH
E. 添加羧甲基纤维素钠

38. 处方：大豆油（注射用）150g；大豆磷脂（精制品）15g；甘油（注射用）25g；注射用水加至 1 000ml。对于上述静脉注射用脂肪乳剂，下列描述正确的是（　　）
A. 为营养输液的一种　B. 流通蒸汽灭菌
C. 甘油为渗透压调节剂　D. 大豆磷脂为乳化剂
E. 80% 油滴的直径应小于 1μm

39. 处方：氯霉素 2.5g；氯化钠 9.0g；羟苯甲酯 0.23g；羟苯丙酯 0.11g；蒸馏水加至 1 000ml。关于上述氯霉素滴眼剂的论述，正确的有（　　）
A. 氯化钠为等渗调节剂

B. 羟苯甲酯、羟苯丙酯为抑菌剂
C. 分装完毕后热压灭菌
D. 可加入助悬剂
E. 氯霉素溶解可加热至 60℃以加速其溶解

40. 处方：己烯雌酚 0.5g；苯甲醇 0.5g；注射用油加至 1 000ml。关于上述己烯雌酚注射液叙述正确的是（　　）
A. 为注射用油溶液
B. 150℃灭菌 1 小时
C. 180℃灭菌 1 小时
D. 苯甲醇可起到局部止痛的作用
E. 操作过程中应避免带入水分

41. 处方：注射用葡萄糖 5g；1% 盐酸适量；注射用水加至 1 000ml。关于上述处方，下列叙述正确的有（　　）
A. 盐酸调 pH 至 6~7
B. 采用浓配法
C. 活性炭脱色
D. 灭菌过程会使其 pH 下降
E. 采用流通蒸汽灭菌

42. 处方：维生素 C 104g；碳酸氢钠 49g；亚硫酸氢钠 2g；依地酸二钠 0.05g；注射用水加至 1 000ml。关于上述处方，下列叙述错误的是（　　）
A. 本品可采用 115℃、30 分钟热压灭菌
B. 碳酸氢钠用于调节等渗
C. 在二氧化碳或氮气流下灌封
D. 依地酸二钠为金属螯合剂
E. 亚硫酸氢钠用于调节 pH

43. 对于采用无菌分装工艺制备的注射剂，容易出现的质量问题包括（　　）
A. 装量差异
B. 澄明度问题
C. pH 偏高
D. 无菌度问题
E. 瓶装无菌粉末贮存过程中的吸潮变质

44. 注射用无菌粉末应测定的物理化学性质有（　　）
A. 热稳定性
B. 临界相对湿度
C. 流变学特性
D. 晶形
E. 松密度

45. 无菌分装时影响装量差异的因素包括（　　）
A. 物料的流动性
B. 物料的含水量
C. 物料的吸湿性
D. 原料药的晶形、粒度、比容
E. 设备性能

46. 注射用冷冻干燥制品的特点是（　　）
A. 含水量低
B. 产品剂量不易准确、外观不佳
C. 可避免药品因高热而分解变质
D. 可随意选择溶剂以制备某种特殊药品
E. 所得产品质地疏松，加水后可迅速溶解恢复药液原有特性

47. 冷冻干燥中常出现的问题有（　　）
A. 含水量偏高
B. 喷瓶
C. 染菌

D. 颗粒不饱满　　E. 颗粒萎缩成团粒

48. 有关冷冻干燥的叙述中正确的是（　　）

A. 预冻温度应在低共熔点以下 10~20℃

B. 速冻法制备的结晶细微，产品疏松、易溶

C. 速冻引起蛋白质变性的概率小，对酶类和活菌保存有利

D. 慢冻法制得的产品结晶粗，但有利于提高冻干效率

E. 黏稠、熔点低的药物宜采用一次升华法

49. 注射液冷冻干燥过程中出现含水量偏高的现象，主要的原因包括（　　）

A. 装入容器液层过厚　　B. 所用填充剂的吸湿性强

C. 真空度不够　　D. 冷凝器温度偏高

E. 干燥过程中热量供给不足，使蒸发量减少

50. 以下可作为氯霉素滴眼剂 pH 调节剂的是（　　）

A. 10% HCl　　B. 硼酸　　C. 硫柳汞

D. 硼砂　　E. 羟苯甲酯

三、判断是非题（用√或 × 表示）

1. 注射剂均为液体制剂。（　　）

2. 混悬型注射剂要求不得有肉眼可见的混浊。（　　）

3. 混悬型、乳剂型注射剂既可用于肌内注射也可用于静脉注射。（　　）

4. 注射剂，特别是用量大的供静脉注射及脊椎腔注射的注射剂，均需进行热原检查。（　　）

5. 脊椎腔内注射的药液必须等渗，大量输入体内的也应等渗或稍偏低渗，不得高渗。（　　）

6. 由于脊椎腔注射的体积较小，体积在 10ml 以下，所以其渗透压可为低渗或高渗。（　　）

7. 肌内注射一次剂量一般在 5ml 以下，除水溶液外，油溶液、混悬液均可作肌内注射。（　　）

8. 注射剂的 pH 应接近血液 pH，一般控制在 4~9 范围内，含量合格。（　　）

9. 凡大量静脉注射或滴注的输液，应调节渗透压与血浆等渗或接近等渗。（　　）

10. 注射剂必须采用注射用原料且必须符合药典或国家药品质量标准。（　　）

11. 饮用水经蒸馏法处理后可用于注射剂的配制与稀释。（　　）

12. 抗氧剂、金属螯合剂和惰性气体均可防止注射剂中药物的氧化，但三者不能联合使用。（　　）

13. 亚硫酸钠作为注射剂的抗氧剂使用时，常用于偏碱性的药液。（　　）

14. 同时具有止痛和抑菌作用的附加剂是三氯叔丁醇。（　　）

15. 注射剂调节等渗应该使用葡萄糖。（　　）

16. 含钡玻璃的耐碱性能好，可作为碱性较强注射剂的容器，如磺胺嘧啶钠注射液。（　　）

17. 灭菌好的空安瓿存放柜应有净化空气保护，安瓿存放时间不应超过 48 小时。（　　）

18. 在注射剂的制备过程中，计算投料量时可以不考虑药物中含有的结晶水。（　　）

19. 生产注射剂时常加入适量活性炭，其作用为增加主药稳定性。（　　）

20. 配制注射剂所用的注射用水的贮藏时间不得超过 12 小时。（　　）

21. 不同批号、不同品种的注射剂，不得在同一灭菌区同时灭菌。（　　）

22. 制备维生素 C 注射液时 100℃、15 分钟灭菌属于抗氧化措施。（　　）

23. 输液剂要求无菌，应该加入抑菌剂防止微生物的生产繁殖。（　　）

24. 用无菌操作法制备的注射剂,大多需加入抑菌剂。(　　)

25. 在氯化钠注射液中不得含有抑菌剂。(　　)

26. 静脉注射用脂肪乳中使用甘油作为等渗调节剂。(　　)

27. 豆磷脂可以作为 O/W 型静脉注射乳剂的乳化剂。(　　)

28. 对于最终需要热压灭菌的注射剂或输液,可采用 0.65~0.8μm 进行末端过滤。(　　)

29. 对于普通注射剂,从制备到灭菌需在 12 小时内完成,而对于输液,从制备到灭菌需在 4 小时内完成。(　　)

30. 对于玻璃瓶装和塑料袋装的输液均应采用 115℃、30 分钟灭菌。(　　)

31. 即使在溶液配制过程中引入热原,在通常注射剂灭菌的条件下可以使热原破坏。(　　)

32. 在注射剂通常的灭菌条件下,热原不能被破坏。(　　)

33. 对于注射用的针筒或其他玻璃器皿,在洗涤干燥后,于 250℃加热 30 分钟以上,可以破坏热原。(　　)

34. 热压灭菌法可使葡萄糖注射液的 pH 降低。(　　)

35. 注射用无菌分装产品的制备可用喷雾干燥法和溶媒结晶法。溶媒结晶法制得的无菌粉末粒径大,流动性好,易于分装。(　　)

36. 生产上分装室的相对湿度必须控制在分装产品的临界相对湿度以上,以免吸潮变质。(　　)

37. 冷冻干燥过程是水分由固变液而后由液变气的过程。(　　)

38. 注射用冷冻干燥制品在干燥之前必须进行预冻,预冻温度应高于产品低共熔点 10~20℃。(　　)

39. 氯霉素眼药水中硼酸的主要作用是防腐。(　　)

四、填空题

1. 药物制剂中的无菌制剂包括:______、______、______、______、______等。

2. 注射剂的质量检查项目有:_______、_______、_______、_______、_______、_______、_______等。

3. 注射用无菌粉末又称粉针,为临用前以无菌注射用水等溶解后注射的制剂。主要分为:______、______。

4. 热原是微生物产生的一种内毒素,其主要成分是________,去除的方法有________、________、________和________等。

5. 常用注射剂附加剂主要包括:______、______、______、______、______、______等。

6. 常用渗透压调整的方法有:______、______。

7. 热原的主要污染途径有:______、______、______、______、________等。

8. 制造安瓿所采用的玻璃主要有________、______、________三种。

9. 注射剂过滤后的药液灌装后进行封口,封口有__________和__________两种,目前都主张________。

10. 安瓿灌封生产过程中可能出现的问题有:______,______,出现______等,应分析原因及时解决。

11. 输液剂主要分为________、________、________、________四类。

12. 输液的质量要求与注射剂基本上一致,但由于这类产品注射量较大,故对

________、________、________这三项，应特别注意。输液中不得添加任何________，并在贮存过程中应保证质量稳定。

13. 注射剂系指将药物制成的供注入体内的________、________和________以及供临用前配制成溶液或混悬液的________。

14. ________是指渗透压与血浆相等的溶液，是________的概念；________是指与红细胞张力相等，也就是与细胞接触时使细胞功能和结构保持正常的溶液，是________的概念。

15. 药物采用无菌操作法制成的注射用的灭菌粉末的制剂称作________，临用时用________溶解或用输液溶解应用。

16. 硫代硫酸钠在注射剂处方中主要用作________，其在偏________性的药液中起较好的作用。

17. ________、________和________是评价注射用油的重要指标。除注射用水和油外，常用的其他注射用溶剂有：________、________、________、________和________等。

18.《中国药典》中热原检查可采用________，细菌内毒素检查采用________法。

19. ________是由静脉滴注输入体内的大剂量（一次给药在 100ml 以上）注射液。

20. ________系指采用某一无菌操作方法或技术制备的不含任何活的微生物繁殖体和芽孢的一类药物制剂。

21. 输液剂大生产中主要存在以下三个问题：________、________和________问题。

22. 注射用无菌粉末的分类依据生产工艺不同，可分为注射用________和________。

23. 由冷冻干燥原理可知，冻干粉末的制备工艺可以分为________、________、________和________等几个过程。

24. 输液通常包装在玻璃或塑料的输液瓶或袋中，不含________或________。

25. 热原具有________性、________性、________性与________性，能被________、________、强氧化剂及超声波破坏，可被________等吸附。

26. 注射用油的________反映油脂中不饱和键的多寡；________表示游离脂肪酸和结合成酯的脂肪酸总量。

27. ________主要用于注射剂的精滤和除菌过滤。

28. 粉针剂的制备方法有无菌粉末直接分装法和________。

29. 由于药液过于黏稠，在冷冻干燥过程中内部水蒸气逸出不完全，可造成产品外形________，可在处方中加入适量________、________等填充剂，并采取________，以改善制品的通气性，产品外形即可得到改善。

30. 无菌分装时可能存在装量差异的问题，这主要是由于________造成的。

31. 注射液的灭菌要求：________________________________。

32.《中国药典》规定，除另有规定外，每毫升输液中含 10μm 以上的微粒不得超过____粒，含 25μm 以上的不得超过____粒。

33. 输液的灌封应在________级洁净区，安瓿剂的浓配应在________级洁净区。

34. 注射剂的给药途径有________注射、________注射、________注射、________注射、________注射和________注射。

35. 注射剂的 pH 一般应控制在________范围内。

36. 中性或弱酸性注射剂宜选用________玻璃安瓿；强碱性注射剂宜选用________玻

璃安瓿；具有腐蚀性的药液宜选用__________玻璃安瓿。

37. 注射用水的 pH 应为________。

38. 输液灌封后，一般灭菌过程应在____小时内完成。

39. 一般 1~5ml 的安瓿注射剂可用 100℃流通蒸汽灭菌____分钟。

40. 磷酸盐缓冲液和硼酸盐缓冲液均可作为眼用溶液剂的附加剂，用于调整________。

41. 若输液的原料质量较好，溶解后成品澄明度好，配制时可采用__________配法。

42. 输液中微粒主要来自________、________、________和________。

五、计算题

1. 配制 1 000ml 0.5% 盐酸普鲁卡因溶液，需加入至少多少克氯化钠使其成等渗溶液（1% 盐酸普鲁卡因水溶液的冰点下降度为 0.12，1% 氯化钠水溶液的冰点下降度为 0.58）？

2. 头孢噻吩钠的氯化钠等渗当量为 0.24，配制 2% 滴眼液 500ml 需加多少克氯化钠？

3. 某药物的氯化钠等渗当量为 0.16，欲配制 3% 的该药物等渗溶液 2 000ml，需加入氯化钠多少克？

4. 配制 100ml 葡萄糖等渗溶液，需要加入多少克无水葡萄糖（无水葡萄糖的氯化钠等渗当量为 0.18g）？

5. 配制 2% 盐酸麻黄碱溶液 200ml，欲使其等渗，需加入多少克氯化钠或无水葡萄糖？（1g 盐酸麻黄碱的氯化钠等渗当量为 0.28g，无水葡萄糖的氯化钠等渗当量为 0.18g）。

6. 欲配制以下处方溶液 1 000ml，试用冰点降低法计算所需氯化钠的量。

处方：硼酸 0.67g 氯化钾 0.33g 氯化钠 适量

注射用水加至 100ml

（硼酸 1% 溶液的冰点下降值为 0.28，氯化钾 1% 溶液的冰点下降值为 0.44）

7. 欲配制以下处方溶液 1 000ml，试用氯化钠等渗当量法计算所需氯化钠的量。

处方：硼酸 0.67g 氯化钾 0.33g 氯化钠 适量

注射用水加至 100ml

（硼酸的氯化钠等渗当量为 0.47，氯化钾的氯化钠等渗当量为 0.78）

8. 临床上要求制备含 Na^+ 142mmol/L，K^+ 5mmol/L，Ca^{2+} 2.5mmo1/L，Cl^- 152mmol/L 的注射液 1 000ml，如果用 NaCl、KCl 和 $CaCl_2·2H_2O$ 来配制，各应称取多少克？该注射液的渗透压是多少？

六、处方分析题

1. 试分析下述处方，属于何种剂型，处方中各成分的作用是什么？并简述制备过程。

处方：

成分	含量	作用
维生素 B_2	2.575g	（ ）
烟酰胺	77.25g	（ ）
乌拉坦	38.625g	（ ）
苯甲醇	7.5ml	（ ）
注射用水	加至 1 000ml	（ ）

2. 维生素 C 注射液的处方如下，请写出其制备方法并对其处方工艺进行分析。

处方：

维生素 C	104g
依地酸二钠	0.05g
碳酸氢钠	49.0g
亚硫酸氢钠	2.0g
注射用水	加至 1 000ml

3. 人工泪液的处方如下，请写出其制备方法并对其处方工艺进行分析。

处方：

羟丙甲纤维素	3.g
氯化钾	3.7g
氯化苯甲烃铵溶液	0.2ml
氯化钠	4.5g
硼酸	1.9g
硼砂	1.9g
蒸馏水	加至 1 000ml

4. 按照静脉注射用脂肪乳的处方，请写出制备方法并对其处方工艺进行分析。

处方：

精制大豆油	150g
精制大豆磷脂	15g
注射用甘油	25g
注射用水	加至 1 000ml

5. 注射用辅酶 A（coenzyme A）的无菌冻干制剂处方如下，请写出制备方法并对其处方工艺进行分析。

处方：

辅酶 A	56.1 单位
水解明胶	5mg
甘露醇（填充剂）	10mg
葡萄糖酸钙（填充剂）	1mg
半胱氨酸（稳定剂）	0.5mg

6. 2% 盐酸普鲁卡因注射液的处方如下，请写出制备方法并对其处方工艺进行分析。

处方：

盐酸普鲁卡因	20.0g
氯化钠	4.0g
0.1mol/L 盐酸	适量
注射用水	加至 1 000ml

七、处方设计题

1. 现有一容易氧化的水溶性药物，欲设计其注射剂的处方，临床每次用量为 30mg，水溶液的稳定 pH 为 5.8~6.0，请为其设计一个处方，并简述其制备过程。

2. 醋酸可的松为一难溶性药物，请设计一处方制备成醋酸可的松滴眼剂，并简述制备过程，并对处方与工艺进行分析。

八、简答题

1. 注射剂有何特点？
2. 简述注射剂的一般质量要求和检查方法。
3. 注射剂常用的附加剂有哪些？各起什么作用？
4. 注射剂容器的种类和式样有哪些？
5. 注射剂用安瓿应符合哪些要求？
6. 安瓿按玻璃化学组成分为哪几类？各自适用性如何？
7. 注射液配制方法有哪些？各适用于何种情况？
8. 简述活性炭在制备注射剂中的作用及其注意事项。
9. 注射剂可以采用哪些方法检查热原？请阐明其主要机制。
10. 输液剂分为几类？
11. 静脉注射脂肪乳的质量应满足哪些要求？
12. 输液软袋包装有哪些优点？
13. 输液在生产中及使用中常出现的问题有哪些？应采取哪些措施解决？
14. 简述热原的组成、性质。
15. 热原污染的途径有哪些？
16. 简述热原的除去方法。
17. 复方氨基酸注射液处方设计的关键是什么？生产中易产生的问题有哪些？
18. 什么是粉针剂？哪些药物宜制成粉针剂？
19. 冷冻干燥的特点有哪些？

（吴 伟、侯雪梅、戚建平）

第十二章　粉体学基础

【基本要求】

1. 掌握粉体粒径的分类及不同粒径的表示方法；粉体密度的分类及测定方法；粉体流动性表征方法。

2. 熟悉不同粉体粒径的测定表征方法；粉体形态表征方法。

3. 了解粉体的黏附性、凝聚性及压缩成型性；粉体学性质对制剂处方设计的重要性。

【内容摘要】

本章主要介绍粉体的基本概念、基本性质，以及粉体性质的测定方法。

粉体是无数个固体粒子的集合体。粒子是粉体运动的最小单元，单个粒子为一级粒子，而单一粒子的聚结体即为二级粒子。相应地，粉体的性质可分为第一性质和第二性质。第一性质是指单个粒子的性质，包括粒子大小、形状、比表面积等；第二性质是指粒子集合体的性质，如堆密度、空隙率、流动性、充填性、吸湿性、润湿性、黏附性、黏着性和压缩性等。多数固体制剂的加工和质量控制与粉体性质密切相关，因此在学习本章过程中，结合固体制剂的处方设计和制备工艺，更有利于加深对本章内容的理解。

【习题部分】

一、名词解释

1. 几何粒径(geometric diameter)；2. 筛分径(sieving diameter)；3. 中位径(medium diameter)；4. 体积相当径(equivalent volume diameter)；5. 众数径(mode diameter)；6. 有效径(effect diameter)；7. 空气动力学径(aerodynamic diameter)；8. 跨距(span)；9. 球形度(sphericity)；10. 真密度(true density)；11. 颗粒密度(granule density)；12. 松密度(bulk density)；13. 振实密度(tap density)；14. 空隙率(porosity)；15. 休止角(angle of repose)；16. 流出速度(flow velocity)；17. 压缩度(compressibility index)；18. 临界相对湿度(critical relative humidity)；19. 可压缩性(compressibility)；20. 可成型性(compactibility)；21. 可压片性(tabletability)；22. 粉体学(powder technology)；23. 一级粒子和二级粒子(primary and secondary particles)；24. 三轴径(triaxial diameter)；25. 定方向径(directional diameter)；26. 圆相当径(circle equivalent diameter)；27. 球相当径(sphere equivalent diameter)；28. 粒度频率分布(particle size frequency distribution)；29. 粒度累积分布(cumulative particle size distribution)；30. 形状指数(shape index)；31. 圆形度(circularity)；32. 形状系数(shape factor)；33. 体积比表面积(volume specific

surface area)；34. 重量比表面积（weight specific surface area）；35. 堆密度（bulk density）；36. 吸湿性（moisture absorption）；37. 润湿性（wettability）；38. 接触角（contact angle）；39. 黏附性（adhesiveness）；40. 黏着性（adhesivity）；41. 弹性形变（elastic deformation）；42. 塑性形变（plastic deformation）；43. 脆性形变（brittle deformation）。

二、选择题

（一）单项选择题

1. 下列关于粉体学的概念的正确叙述是（　　）
A. 是研究具有各种形状的粒子的科学
B. 是研究具有各种形状的粒子的大小的科学
C. 是研究具有各种形状的粒子的性质的科学
D. 是研究具有各种形状的粒子的集合体性质的科学
E. 是研究具有各种形状的粒子的物理性质的科学

2. 下列关于休止角的正确表述为（　　）
A. 休止角小于 30°，物料的流动性好
B. 休止角越大，物料的流动性越好
C. 粒子表面粗糙的物料休止角小
D. 休止角大于 30°，物料的流动性好
E. 粒径大的物料休止角大

3. 休止角满足下列哪个条件，粉体可以自由流动（　　）
A. $\theta \leqslant 30°$　B. $\theta \leqslant 50°$　C. $\theta \geqslant 30°$
D. $\theta \geqslant 20°$　E. $\theta \geqslant 50°$

4. 粉体粒子大小是粉体的基本性质，粉体粒子愈小（　　）
A. 比表面积愈大　B. 比表面积愈小　C. 与比表面积无关
D. 表面能愈小　E. 流动性不发生变化

5. 以下关于粉体润湿性的叙述正确的是（　　）
A. 用接触角表示粉体的润湿性　B. 粉体的润湿性与颗粒剂的崩解无关
C. 接触角小，粉体的润湿性差　D. 用休止角表示粉体的润湿性
E. 休止角小，粉体的润湿性差

6. 粒子的大小称为（　　）
A. 细度　B. 粒度　C. 分散度
D. 颗粒径　E. 粒子径

7. CRH 用于评价粉体的（　　）
A. 风化性　B. 流动性　C. 黏着性
D. 吸湿性　E. 聚集性

8. 下列关于几何粒子径的说法正确的是（　　）
A. 只有在光学显微镜下观察到的粒子几何形状所确定的粒子径
B. 只有在电子显微镜下观察到的粒子几何形状所确定的粒子径
C. 在光学显微镜或电子显微镜下观察到的粒子几何形状所确定的粒子径
D. 用 X 射线衍射技术所测到的粒子几何形状所确定的粒子径

E. 用吸附法或透过法测得粉体的比表面积后推算出的粒子径

9. 20g 的水溶性药物 A（CRH 为 60%）与 15g 的水溶性药物 B（CRH 为 78%）混合后，若不发生反应，则混合物的 CRH 为（　　）

A. 60.0%　　B. 23.7%　　C. 46.8%

D. 69.0%　　E. 3.9%

10. 粉体粒子的平均粒径是（　　）

A. 由若干粒子径的几何平均值所表示的粒径

B. 由若干粒子径的粒度平均值所表示的粒径

C. 最大粒径和最小粒径的平均值称为平均粒径

D. 粒度居中的粒子的粒径称为平均粒径

E. 一般 45μm 定为平均粒径

11. 在一个容器中装入一些药物粉末，有一个力通过活塞施加于这一堆粉末，假定这个力大到足够使粒子内和粒子间空隙都消除，测定该粉体的体积，用此体积求算出来的密度为（　　）

A. 真密度　　B. 粒密度　　C. 表观密度

D. 粒子平均密度　　E. 堆密度

12. 在相对湿度为 56% 时，水不溶性药物 A 与 B 的吸湿量分别为 2g 和 3g，A、B 混合后不发生反应，则混合物的吸湿量为（　　）

A. 2.8g　　B. 8g　　C. 1.5g

D. 6g　　E. 5g

13. 下列关于粉体密度的比较关系式正确的是（　　）

A. 真密度 > 粒密度 > 松密度　　B. 粒密度 > 真密度 > 松密度

C. 松密度 > 真密度 > 粒密度　　D. 粒密度 > 松密度 > 真密度

E. 真密度 > 松密度 > 粒密度

14. 下列关于休止角叙述正确的是（　　）

A. 休止角指的是静止状态下粒子与粒子之间的夹角

B. 休止角指的是让粉体自由下落后，所形成的堆积体的顶角

C. 休止角指的是让粉体自由下落后，所形成的堆积体的顶角的一半

D. 静止状态下，粉体堆积体自由表面与水平面之间的夹角

E. 休止角指的是运动状态下粒子与粒子之间的夹角

15. 将 CRH 为 88% 的苯甲酸 30g 与 CRH 为 78% 的水杨酸钠 50g 混合，其混合物的 CRH 为（　　）

A. 69%　　B. 85%　　C. 80%

D. 73%　　E. 83%

16. 氯化钠与葡萄糖间无相互作用，其 CRH 分别为 75.1% 和 82%，将两者按 1 : 4 比例混合，混合物的 CRH 为（　　）

A. 61.6%　　B. 6.9%　　C. 15.7%

D. 10.8%　　E. 78.4%

17. 当药物本身产生的饱和蒸气压低于环境的水蒸气分压时，将产生（　　）

A. 吸湿　　B. 风化　　C. 蒸发

D. 吸附　E. 降解

18. 下列方法中可测定粉体比表面积的是(　　)

A. 沉降法　B. 筛分法　C. 显微镜法

D. 库尔特计数法　E. 气体吸附法

19. 可用于评价粉体的填充性的是(　　)

A. 接触角　B. 孔隙率　C. 休止角

D. 流出速度　E. 比表面积

20. 根据 Stokes 方程计算所得的直径称为(　　)

A. 定方向径　B. 等价径　C. 体积等价径

D. 有效径　E. 筛分径

21. 表示各个粒径的粒子群在总粒子群中所占的百分数的粒度分布是(　　)

A. 频率分布　B. 累积分布　C. 对应分布

D. 积分分布　E. 正态分布

22. 粉体的堆体积是(　　)

A. 真体积　B. 颗粒间空隙体积　C. 颗粒内空隙体积

D. 以上三者加和　E. 以上都不是

23. 衡量粉体润湿性的指标是(　　)

A. 休止角　B. 接触角　C. CRH

D. 空隙率　E. 吸水量

24. 关于平均粒子径描述错误的是(　　)

A. D_{50} 表示的是中位径,不是中值径

B. 中位径是指累积分布图中累积值正好为 50% 所对应的粒子径

C. 筛分法测定累积分布时,小于筛孔直径的累积分布是筛下分布

D. 某一粒径的筛上、筛下分布函数之和为 100%

E. 正态分布情况下,已知个数基准的中间粒径 D_{50},其他平均径可通过计算求得

25. 粉体质量除以颗粒体积所得的密度被定义为(　　)

A. 真密度　B. 颗粒密度　C. 堆密度

D. 振实密度　E. 松密度

26. 用液浸法测定粉体的真体积或颗粒的体积时,常用到的测量器材是(　　)

A. 玻璃板　B. 黏度计　C. 比重瓶

D. 漏斗　E. 乌氏管

27. 关于粉体流动性描述错误的是(　　)

A. 增大粒子粒径,可有效增大粒子间的附着力,提高粉体的流动性

B. 粒子表面光滑,有助于粉体流动

C. 含湿量小有利于粉体的流动

D. 助流剂用量应适当

E. 提高粒子球形度有利于流动

28. 两种无相互作用的水溶性药物 A 与 B 的临界相对湿度 CRH 分别为 70% 和 50%,两者混合后的 CRH_{AB} 是(　　)

A. 50%　B. 20%　C. 35%　D. 70%　E. 45%

(二) 配伍选择题(备选答案在前,题目在后;每组均对应同一组备选答案,每题只有一个正确答案;每个备选答案可重复选用,也可不选用)

[1~4]

A. $D_A=\frac{a+b}{2}$　　B. $D_A=\sqrt{ab}$　　C. $D_{stk}=\sqrt{\frac{18\eta}{(\rho_p-\rho_1)\cdot g}\cdot\frac{h}{t}}$　　D. $D_{sv}=\frac{\phi}{S_w\cdot\rho}$

请将上列公式与物理量名称相对应

1. 算术平均径(　　)
2. 几何平均径(　　)
3. Stokes 径(　　)
4. 比表面积相当径(　　)

[5~8]

A. 定方向径　　B. 有效径　　C. 体积等价径　　D. 筛分径

5. 沉降公式计算所得的直径(　　)
6. 库尔特计数器测得的直径(　　)
7. 显微镜测得的直径(　　)
8. 筛分法测得的直径(　　)

[9~11]

A. 1μm~　　B. 10nm~　　C. 45μm~　　D. 60μm~

请对应不同几何学方法测定粒子径的范围

9. 光学显微镜法(　　)
10. 电子显微镜法(　　)
11. 筛分法(　　)

[12~15]

A. 休止角　　B. 充填率　　C. 临界相对湿度　　D. 接触角

请对应各粉体性质的表示方法

12. 吸湿性(　　)
13. 流动性(　　)
14. 充填性(　　)
15. 润湿性(　　)

[16~19]

A. 堆密度　　B. 颗粒密度　　C. 真密度　　D. 振实密度

请对应粉体密度的定义

16. 粉体质量除以真体积求得的密度(　　)
17. 粉体质量除以颗粒体积所得的密度(　　)
18. 粉体质量除以粉体所占体积所得的密度(　　)
19. 填充粉体时,经振动或轻敲后测得的堆密度(　　)

(三) 多项选择题

1. 粉体学的研究对象是(　　　)

A. 粒子集合体中的每一个粒子　　B. 粒子集合体中的某一个粒子

C. 粒子的集合体 D. 由粒子组成的整体
E. 粒子集合中的某一部分粒子

2. 粉末状制剂需要控制粒子的大小,是因为粒子大小与下列哪种因素有关( )
A. 溶解度 B. 吸附性 C. 附着性
D. 粉体的密度 E. 孔隙率

3. 下列关于粒子径的测定方法中正确的是( )
A. 显微镜法测定的是粒子本身直径 B. 显微镜法测定的是比表面积径
C. 显微镜法测定的是粒子的投影 D. 显微镜法测定的是几何学径
E. 显微镜法测定的是平均径

4. 下列因素中影响物料流动性的有( )
A. 物料的表面状态 B. 物料的溶解性能 C. 物料粒子的形状
D. 物料的粒径 E. 物料的化学结构

5. 下列关于流动性、休止角和粉体的流出速度叙述中正确的是( )
A. 流出速度越大,则休止角越小 B. 流出速度越大,流动性越差
C. 流动性越好,则休止角越大 D. 休止角越小,则流出速度越大
E. 休止角越大,则流动性越差

6. 表示物料流动性的方法有( )
A. 比表面积 B. 流出速度 C. 休止角
D. 滑角 E. 内摩擦系数

7. 下列有关相对湿度的叙述中,错误的是( )
A. 水溶性药物迅速增加吸湿量时的相对湿度为临界相对湿度
B. 非水溶性药物无临界相对湿度
C. 水溶性药物混合后的临界相对湿度等于各药物临界相对湿度的乘积
D. 两种水溶性药物混合后的 CRH 高于其中任何一种药物
E. 分装散剂时,应控制车间的湿度高于分装物料的 CRH

8. 在实验中欲测混悬剂中的粒子的粒径,可以选用下列哪些方法( )
A. 光学显微镜法 B. 筛分法 C. 库尔特计数法
D. 溶剂法 E. 沉降法

9. 粉体的性质包括( )
A. 粒子大小与分布 B. 孔隙率 C. 比表面积
D. 流动性 E. 吸湿性

10. 影响胶囊剂填充性的粉体性质是( )
A. 堆密度 B. 真密度 C. 粒径
D. 粒径分布 E. 休止角

11. 下列性质中不影响粉体流动性的是( )
A. 接触角 B. 粒子形态 C. 含湿量
D. 堆密度 E. 比表面积

12. 粉体压缩成型的表示方法有( )
A. 抗张强度 B. 脆碎度 C. 崩解度
D. 压缩度 E. 比表面积

13. 影响粉体吸附性的是(　　)
A. 比表面积　B. 孔隙率　C. 粒径
D. 有效径　E. 堆密度
14. 影响粉体流动性的因素有(　　)
A. 粒子大小　B. 粒子形状　C. 含湿量
D. 接触角　E. 休止角
15. 下列关于临界相对湿度(CRH)的叙述中错误的是(　　)
A. 药物均具有 CRH　B. 药物 CRH 越大,越易吸湿
C. 药物 CRH 越小,越易吸湿　D. 水溶性药物均有稳定 CRH
E. 混合物的 CRH 约等于各成分的 CRH 乘积
16. 粒子大小是粉体最基本的性质。粒子径的表示方式包括(　　)
A. 几何学粒子径　B. 筛分径　C. 比表面积等价径
D. 有效径　E. 直径
17. 可用哪些方法测定有效粒子径(　　)
A. 沉降法　B. 库尔特计数法　C. 气体透过法
D. 光学显微镜法　E. 电子显微镜法
18. 比表面积的常用测定方法(　　)
A. 光散射法　B. 气体吸附法　C. 气体透过法
D. 沉降法　E. 光透过法
19. 真密度的常用测定方法(　　)
A. 堆振法　B. 液浸法　C. 气体透过法
D. 压力比较法　E. 摇摆法
20. 休止角的测定方法(　　)
A. 注入法　B. 液浸法　C. 排出法
D. 倾斜角法　E. 液滴法
21. 哪些因素会影响粉体的流动性(　　)
A. 粒径　B. 粒子形态　C. 粒子表面粗糙度
D. 粒子的吸湿性　E. 粒子的颜色
22. 关于粉体流动性描述正确的是(　　)
A. 一般认为 $\theta \leqslant 40°$ 时可以满足生产对流动性的需要
B. 休止角越小,流动性越好
C. 粉体流动性好,可压性就好
D. 压缩度越大,粉体流动性越好
E. 测定流动性时加入的玻璃球越多流动性越好
23. 接触角的测定方法有(　　)
A. 液滴法　B. 毛细管上升法　C. 气体透过法
D. 气体吸附法　E. 倾斜法
24. 关于粉体润湿性描述正确的是(　　)
A. 粉体的润湿性对固体制剂的崩解和溶解都具有重要意义
B. 接触角越大,润湿性越好

C. 固体的润湿性用接触角表示
D. 接触角的范围为 0°~180°
E. 接触角一般大于 180°

25. 粉体学性质影响药物制剂的(　　　)
A. 生物利用度　B. 含量均匀度　C. 稳定性
D. 外观质量　E. 有效期

26. 粒度分布基准包括(　　　)
A. 个数基准　B. 质量基准　C. 面积基准
D. 体积基准　E. 密度基准

27. 粉体的流动性可以用以下参数评价(　　　)
A. 休止角　B. 吸湿性　C. 流出速度
D. 压缩度　E. 粉碎度

28. 下列关于粉体压缩的描述正确的是(　　　)
A. 粉体压缩过程中根据相对体积与压缩力间关系可将压缩过程分为四个阶段，颗粒状物质各阶段界限明显，粉末状物质界限不明显
B. 在压缩过程中，将径向力随轴向力的变化过程全程描述的图称为压缩循环图
C. Heckel 方程可用公式表达：$\ln 1/\varepsilon = KP + \ln 1/\varepsilon_0$
D. 压缩达最高点时下冲力与上冲力之比为压力传递率，其最高值可达 50%
E. 压缩时上冲力等于下冲力，但方向不同

29. 影响胶囊剂流动性的粉体性质是(　　　)
A. 堆密度　B. 真密度　C. 质量
D. 休止角　E. 粒密度

30. 显微镜法可以测得的粒径(　　　)
A. Feret 径　B. Stokes 径　C. Heywood 径
D. 筛分径　E. 平均径

三、判断是非题(用√或 × 表示)

1. 物料的粒径越小，其流动性越好。(　　)
2. 粉体的流动性与颗粒间的摩擦力和黏附力有关而与粒子的形状、大小无关。(　　)
3. 物料的休止角越小，流动性越好。(　　)
4. 湿度在临界相对湿度以上，药物吸湿度急剧增加。(　　)
5. 物料的接触角越大，润湿性越好。(　　)
6. 比较同一物质粉体的各种密度，其顺序是：堆密度>粒密度>真密度。(　　)
7. 比表面积是单位体积所有的表面积。(　　)
8. 相同体积下，物质的轻重不同，主要是其堆密度不同，重者堆密度大，轻者堆密度小。(　　)
9. 将黏附力较大的粉体装填于模孔时，孔隙率大，填充性好。(　　)
10. 重力流动时，堆密度也反映粉体的流动性。(　　)
11. 粉末的比表面积大，压缩时接触点数多，结合强度大。(　　)
12. Heckel 方程的斜率越大，孔隙率的变化越大，弹性强。(　　)

13. 最松密度与最紧密度相差越小，粉体的填充性越好。(　　)

14. 体积基准的平均粒度和重量基准的平均粒度数字上相同。(　　)

15. 粉体的压缩度越大，其压缩成型性越好。(　　)

16. 测定流出速度时，加入的玻璃球越多，说明该物料的流动性越好。(　　)

17. 助流剂可改善微粒的表面形态，加入量越大，对流动性的改善越显著。(　　)

18. 气体透过法测定比表面积径是利用了流体力学原理。(　　)

19. 在粉体的处理过程中自发的团聚物和用黏合剂制粒的颗粒都属于一级粒子。(　　)

20. "目"系指在筛面的每1平方英寸上开有的孔数。(　　)

21. 在粉体处理过程中，用黏合剂制粒的颗粒是二级粒子，而自发团聚的粒子是一级粒子。(　　)

22. 沉降法测得的粒径为面积等价径。(　　)

23. 表示粒度分布时必须注明测定基准，测定基准不同，粒度分布曲线大不一样。(　　)

24.《中国药典》规定了标准筛号，号数越大，筛孔尺寸越小。(　　)

25. 重量比表面积是单位重量粉体的表面积。(　　)

26. 粉体的比表面积随粒径的减小而迅速增加。(　　)

27. 筛分法既可以测定粒子的几何学粒子径，又可以测定有效粒子径。(　　)

28. 通常情况下，粒子的真密度总是大于等于堆密度。(　　)

29. 粒子的休止角越小，说明摩擦力越小，流动性就越好。(　　)

30. 粉体的压缩度能反映粉体的流动性。(　　)

31. 根据著名的Graton-Fraser模型，球形粒子最小接触点数是6，其空隙率最小。(　　)

32. 助流剂的加入可有效增大粒子间的黏附，增大充填密度，充填性好。(　　)

33. 水溶性药物粒子的临界相对湿度越大越容易吸湿。(　　)

34. 水溶性药物混合粒子的临界相对湿度约等于各成分CRH的乘积。(　　)

35. 根据接触角的大小可以判断粒子表面的润湿性，θ=0°，表示完全不润湿，θ=180°，表示完全润湿。(　　)

36. 黏附性和团聚都表示不同分子之间相互吸引而产生黏附。(　　)

37. 粒径越小的粉体越易发生黏附和团聚，因而影响流动性。(　　)

四、简答题

1. 简述影响粉体流动性的因素及增加粉体流动性的方法。
2. 请比较真密度、粒密度、松密度的异同。
3. 简述润湿性对药物制剂的影响及其表示方法。
4. 请说明粒径有哪些测定方法？其原理与测定范围有何不同？
5. 请比较水溶性药物和水不溶性药物的吸湿性。
6. 如何用接触角表示粉体的润湿性？如何测定接触角？
7. 为什么一般情况下粉体的堆密度小于真密度？
8. 简述压片时塑性形变和弹性形变对压缩成型性的影响。
9. 请说明粒径、密度对充填性的影响。
10. 简述助流剂对粉体充填性的影响。

（毛世瑞、吴 伟）

第十三章 固体制剂单元操作

【基本要求】

1. 掌握粉碎、筛分、混合、制粒与干燥的概念、目的和方法。
2. 熟悉粉碎、筛分、混合与干燥的影响因素。
3. 了解粉碎、混合、制粒与干燥的常用设备。

【内容摘要】

本章介绍固体制剂常用的单元操作,包括粉碎与分级、混合、制粒、干燥等。

本章的基本内容包括粉碎与分级、混合、制粒、干燥的概念和基本原理,操作方法与设备。

【习题部分】

一、名词解释

1. 粉碎(comminution);2. 粉碎度(comminution degree);3. 临界转速(critical velocity);4. 分级(size classification);5. 筛分(sieving);6. 混合(mixing);7. 对流混合(convective mixing);8. 剪切混合(shear mixing);9. 扩散混合(diffusive mixing);10. 制粒(granulation);11. 干法制粒(dry granulation);12. 湿法制粒(wet granulation);13. 流化喷雾制粒(fluid bed spray granulation);14. 干燥(drying);15. 平衡水分(equilibrium water);16. 自由水分(free water);17. 结合水分(bound water);18. 非结合水分(nonbound water);19. 干燥速度(drying rate);20. 冷冻干燥(freeze drying);21. 流化干燥(fluidized drying);22. 喷雾干燥(spray dying);23. 微波干燥(microwave drying)。

二、选择题

(一) 单项选择题

1. 关于粉碎的叙述错误的是(　　)

A. 粉碎过程主要是靠外加机械力破坏物质分子的内聚力来实现的
B. 球磨机不能进行无菌粉碎
C. 流能磨适用于低熔点或热敏感药物的粉碎
D. 球磨机常用于毒、剧和贵重药品的粉碎
E. 自由粉碎是指在粉碎过程中已达到粉碎程度要求的粉末能及时排出的操作

2. 下列因素中不影响散剂混合质量的是（　　）
A. 组分的比例　B. 组分的堆密度
C. 组分的色泽　D. 含液体或易吸湿性组分
E. 组分的吸附性与带电性
3. 固体石蜡的粉碎过程中加入干冰，属于（　　）
A. 混合粉碎　B. 开路粉碎　C. 低温粉碎
D. 湿法粉碎　E. 循环粉碎
4. “轻握成团，轻压即散”是指片剂制备工艺中（　　）单元操作的标准
A. 压片　B. 粉末混合　C. 制软材
D. 包衣　E. 包糖衣
5. 对热敏感药物和无菌操作适用的是（　　）
A. 常压箱式干燥　B. 流化床　C. 喷雾干燥
D. 红外干燥　E. 微波干燥
6. 欲粉碎一种贵重物料，应选择（　　）
A. 球磨机　B. 万能粉碎机　C. 气流式粉碎机
D. 胶体磨　E. 超声粉碎机
7. 有一热敏性物料可选择（　　）粉碎
A. 球磨机　B. 锤击式粉碎机　C. 冲击式粉碎机
D. 气流式粉碎机　E. 万能粉碎机
8. 使用球磨机粉碎物料时，钢球应占研磨罐体积的（　　）为宜
A. 10%~20%　B. 20%~30%　C. 30%~35%
D. 50%　E. 越多越好
9. 在流化床制粒机可完成的工序是（　　）
A. 粉碎、混合、制粒、干燥　B. 混合、制粒、干燥
C. 过筛、制粒、混合、干燥　D. 过筛、制粒、混合
E. 制粒、混合、干燥
10. 下列表述中正确的是（　　）
A. 按我国药典规定的标准筛规格，筛号越大，孔越小
B. 工业用标准筛用“目”表示筛号，即每厘米长度上筛孔数目
C. 球磨机在无菌条件下使用可制备无菌产品
D. 两种组分数量差别大的物料混合时，应将组分数量大的物料先全部加入混合机中，加入组分小的物料后混合均匀
E. 流能磨适用于无菌粉末粉碎，但不适用于低熔点及对热敏感药物
11. 下列方法中干法制粒的方法是（　　）
A. 一步制粒法　B. 挤压制粒法　C. 喷雾制粒法
D. 强力挤压法　E. 高速搅拌制粒
12. 可以一台设备实现混合、制粒、干燥工艺的有（　　）
A. 挤出制粒　B. 干法制粒　C. 流化制粒
D. 摇摆制粒　E. 球晶造粒
13. 影响物料干燥速率的因素是（　　）

A. 提高加热空气的温度　　B. 降低环境湿度
C. 改善物料分散程度　　D. 提高物料温度
E. A B C D 均是
14. 流能磨的粉碎原理为(　　)
A. 不锈钢齿的撞击与研磨作用
B. 旋锤高速转动的撞击作用
C. 机械面的相互挤压作用
D. 圆球的撞击与研磨作用
E. 高速压缩空气使药物颗粒之间或颗粒与室壁之间撞击作用而粉碎
15. 适合药物无菌粉碎的粉碎设备为(　　)
A. 锤击式粉碎机　　B. 球磨机　　C. 冲击式粉碎机
D. 气流粉碎机　　E. 研钵
16. 对低熔点或热敏性药物适宜的粉碎方法是(　　)
A. 流能磨粉碎　　B. 干法粉碎　　C. 水飞法
D. 球磨机碎机　　E. 胶体磨粉碎
17. 有关球磨机的叙述中正确的是(　　)
A. 一般选择球体的直径越小,密度越大,粉碎物料的粒径越小
B. 球和物料的总量宜为罐体总容积的 20%~30%
C. 转数越大,粉碎效果越好
D. 粉碎效率高,粉碎时间较短
E. 不适合于贵重药材、无菌粉碎
18. 对纤维状物料有效粉碎的作用力为(　　)
A. 压缩力　　B. 冲击力　　C. 弯曲力
D. 研磨力　　E. 剪切力
19. 有关 V 型混合机的叙述中错误是(　　)
A. 混合机主要以对流混合为主
B. 混合筒的直径与长度比为 0.8~0.9
C. 操作中的适宜转数为临界转数的 30%~40%
D. 适宜的填充量为 70%
E. 在旋转混合器中,V 型混合器混合速度快,混合效果好
20. 有关流化床干燥颗粒的特点的叙述中错误的是(　　)
A. 干燥速度快,干燥效率高　　B. 适于热敏性药物颗粒的干燥
C. 适合含水量高的颗粒干燥　　D. 不适合于易黏结成团颗粒的干燥
E. 不易发生颗粒间可溶性成分的迁移
21. 湿法制粒时,颗粒间的液体以(　　)状态存在较为适宜
A. 毛细管状　　B. 钟摆状　　C. 泥浆状
D. 索带状　　E. A 或 B
22. 有关混合制粒的叙述中错误的是(　　)
A. 在一个容器内进行混合、捏合、制粒过程
B. 制粒粒子致密,硬度大

C. 省工序，速度快
D. 由容器、搅拌桨、切割刀组成
E. 适宜制备纯药物颗粒

23. 在一定空气条件下干燥时物料中除不去的水分是（　　）
A. 平衡水分　B. 自由水分　C. 结合水分
D. 非结合水分　E. 固有水分

24. 关于干法制粒的表述错误的是（　　）
A. 干法制粒是把药物颗粒粉末直接压缩成较大的片状物后再粉碎成所需大小颗粒
B. 该法靠压缩力的作用使颗粒间产生结合力
C. 干法制粒有重压法（压大片法）和滚压法
D. 该法不需要黏合剂，用该法制粒时不会引起药物晶型改变及药物活性降低
E. 适用于对热敏感物料、遇水易分解的药物

25. 下列关于制粒叙述错误的是（　　）
A. 制粒是把粉末、熔融液、水溶液等状态的物料加工制成一定性质与大小的粒状物的操作
B. 湿法制粒就是指以水为润湿剂制备颗粒
C. 传统的摇摆式颗粒机属于挤压制粒
D. 流化床制粒又称一步制粒
E. 制粒使物料颗粒变大，有助于提高流动性

26. 下面关于制粒的描述哪一个是不正确的（　　）
A. 制粒的主要目的是改善流动性，防止各成分的离析，阻止粉尘飞扬
B. 在湿法制粒中，随着液体量的增加，物料分别经过以下状态：悬摆状→索带状→毛细管状→泥浆状
C. 流化床制粒可使混合、制粒、干燥在同一台设备中进行
D. 喷雾制粒速度虽快，但所制得的粒子流动性差，不易分散
E. 都不正确

27. 下列关于粉碎的叙述哪一项是错误的（　　）
A. 一般的粉碎，主要利用外加机械力，部分地破坏物质分子间的内聚力来达到粉碎的目的
B. 药物粉碎前，必须适当干燥
C. 在粉碎过程中，应把已达到要求细度的粉末随时取出
D. 一般说来，中草药用较高的温度急速加热并冷却后不利于粉碎的进行
E. 球磨机适用于无菌粉碎

28. 适用于对湿热敏感的药物制粒的方法是（　　）
A. 挤出颗粒法　B. 快速搅拌制粒法　C. 滚转制粒法
D. 流化喷雾制粒法　E. 离心制粒法

29. 颗粒干燥时，一般中药颗粒含水量应以（　　）为宜
A. 1%　B. 2%　C. 3%　D. 6%　E. 10%

（二）配伍选择题（备选答案在前，题目在后；每组均对应同一组备选答案，每题只有一个正确答案；每个备选答案可重复选用，也可不选用）

[1~2]
A. 结合水　B. 自由水　C. 平衡水

D. 非结合水　　E. 去离子水

1. 与物料主要以机械方式结合的水分，结合力很弱，物料表面产生的水蒸气压等于同温度下纯水的饱和蒸气压，为（　　）

2. 在一定空气状态下，当物料表面产生的水蒸气压与空气中水蒸气分压相等时，物料中所含水分，为（　　）

[3~4]

A. 挤出制粒　　B. 干法制粒　　C. 流化制粒

D. 摇摆制粒　　E. 液晶造粒

3. 可以一台设备实现混合、制粒、干燥工艺的是（　　）

4. 对湿热不稳定的药物可采用（　　）

[5~9]

A. $n=\dfrac{D_1}{D_2}$　　B. $CRH_{AB}=CRH_A \times CRH_B$　　C. $Q=kt^{1/2}$

D. $\dfrac{dC}{dt}=KS(C_s-C)$　　E. $CRH_{AB}=CRH_A+CRH_B$

5. Noyes-Whitney 方程（　　）

6. 粉碎度（　　）

7. 水溶性药物混合物 CRH（　　）

8. 非水溶性药物混合物 CRH（　　）

9. Higuchi 方程（　　）

[10~14]

A. 磨碎、冲击　　B. 压缩、剪切　　C. 冲击

D. 磨碎　　E. 撞击、研磨

选择粉碎设备的主要粉碎作用力

10. 冲击式粉碎机（　　）

11. 球磨机（　　）

12. 流能磨（　　）

13. 滚压机（　　）

14. 胶体磨（　　）

（三）多项选择题

1. 下列关于粉碎与筛分的描述中正确的是（　　）

A. 球磨机既能用于干法粉碎又能用于湿法粉碎，转速愈快粉碎效率愈高

B. 流能磨可用于粉碎要求无菌的物料，同时适用于热敏感的物料

C. 筛分设备有冲眼筛和编织筛两种

D. 筛分时，筛面的倾斜角度、振荡方式、运动速度等都会影响分离效率

E. 粉碎操作有利于各成分的混合均匀

2. 下列关于粉碎与混合的描述中正确的是（　　）

A. 球磨机既能用于干法粉碎又能用于湿法粉碎，转速愈快粉碎效率愈高

B. 气流式粉碎机可用于粉碎要求无菌的物料，但对热敏感的物料不适用

C. 混合度 M 表示混合均匀的程度，M 值越大表示混合得越均匀

D. 自由粉碎是在粉碎过程中已达到粉碎粒度要求的粉末能及时排出而不影响粗粒的继续粉碎的操作
E. 散剂中若含有液体组分,应先将液体和辅料混合均匀
3. 下列关于制粒的描述中正确的是(　　)
A. 在湿法制粒中,随着液体量的增加,物料分别经过以下状态:悬摆状→索带状→泥浆状→毛细管状
B. 喷雾制粒速度快,但所制得的粒子流动性差
C. 液相中晶析制粒需要有三种基本溶剂即药物溶解的良溶剂、使药物析出的不良溶剂和液体架桥剂
D. 流化床制粒工艺所制得的颗粒具有多孔性和易压成型的特点
E. 制粒时药物和辅料混合搅拌时间越长产品质量越均匀
4. 下列关于干燥的叙述中正确的是(　　)
A. 在干燥过程中主要发生两个同时发生的过程,即传质过程和传热过程
B. 平衡水分是干燥过程不能除去的水,但当干燥条件改变时平衡水分的量亦发生改变
C. 干燥过程中,恒速段的干燥速率取决于物料表面水的蒸发速度,而降速段的干燥速率则取决于内部水的迁移速度
D. 临界含水量 x_0 与物料的性质及干燥条件有关
E. 提高空气温度或降低空气中湿度,可提高干燥速率
5. 影响散剂混合质量的因素有(　　)
A. 组分的比例　　B. 组分的色泽
C. 组分的堆密度　　D. 含液体或易稀释性组分
E. 组分的吸附性与带电性
6. 在粉碎物料时,节约机械能的有效措施有(　　)
A. 采用湿法粉碎　　B. 采用自由粉碎　　C. 采用闭塞粉碎
D. 采用低温粉碎　　E. 及时移出细分
7. 物料混合机制包括(　　)
A. 对流混合　　B. 剪切混合　　C. 搅拌混合
D. 过筛混合　　E. 扩散混合
8. 生产上常用的颗粒加热干燥方式有(　　)干燥
A. 箱式　　B. 冷冻　　C. 流化
D. 微波　　E. 红外线
9. 制剂生产上制粒的目的为(　　)
A. 改善物料的流动性　　B. 防止各成分的离析
C. 防止粉尘飞扬　　D. 改善堆密度
E. 改善压片时压力的均匀传递
10. 下列制粒方法中属于湿法制粒的是(　　)
A. 滚压制粒　　B. 喷雾制粒　　C. 挤出制粒
D. 流化制粒　　E. 离心制粒
11. 造成流化床死床的原因有(　　)
A. 物料潮湿,结块　　B. 物料粒度过细

C. 物料的粒度分布不均匀　D. 物料床层过薄
E. 流化床中气体分布板开孔率不均匀
12. 下列说法正确的是（　　）
A. 物料中的平衡水只与物料的性质有关
B. 物料的临界相对湿度只与物料的性质有关
C. 物料中自由水的多少与空气的相对湿度有关
D. 物料中的结合水的蒸气压等于同温下纯水的饱和蒸气压
E. 物料中的结合水是除不去的
13. 下列表述正确的是（　　）
A. 传热过程中，环境温度应大于物料温度
B. 传质过程中，物料中水蒸气分压应小于环境水蒸气分压
C. 平衡水分与物料性质及空气状况有关，结合水仅与物料性质有关
D. 恒速干燥阶段，干燥速率取决于水分在物料表面气化速率
E. 降速干燥阶段，干燥速率取决于水分在物料表面气化速率
14. 气流粉碎机的粉碎特点有（　　）
A. 可进行粒度要求为 3~20μm 超微粉碎
B. 由于高压空气从喷嘴喷出时产生焦耳 - 汤姆逊冷却效应，故适用于热敏性物料和低熔点物料的粉碎
C. 设备简单，易于对机器及压缩空气进行无菌处理，可用于无菌粉末的粉碎
D. 和其他粉碎机相比，粉碎费用较高
E. 粉碎作用力为压缩和剪切
15. 混合的影响因素有哪些（　　）
A. 物料粉体的性质　B. 设备　C. 各组分的密度
D. 操作条件　E. 粉体的吸湿度

三、判断是非题（用√或 × 表示）

1. 粉碎所需的能量与粉体的表面积增加、单个粒子体积减少、粉体中裂缝的长度有关。（　　）

2. 球磨机粉碎原理中涉及两种力：冲击力和研磨力。（　　）

3. 液相晶析制粒的溶媒系统是关键，由良溶剂、不良溶剂、液体架桥剂和表面活性剂组成。（　　）

4. 流化床制粒过程分为母核形成、母核长大和压实三个阶段。（　　）

5. 离心制粒过程分为母核形成、母核长大和压实三个阶段。（　　）

6. 由于高压空气从喷嘴喷出时产生焦耳 - 汤姆逊冷却效应，故气流粉碎机适合于热敏性物料和低熔点物料的粉碎。（　　）

7. 有的药物粉末对混合器械具有黏附性，影响混合，也造成损失，一般将量少或不易吸附的药粉或辅料垫底，量大易吸附者后加入。（　　）

8. 由于粒子的无规则运动，在相邻粒子间发生相互交换位置而进行的局部混合称对流混合。（　　）

9. 球磨机适合于干法粉碎和湿法粉碎，但不适合于无菌粉碎。（　　）

10. 混合密度相差较大的物料时，为了混合均匀，应先装密度较大的组分，后装密度较小的组分。（　　）

11. 组分比例相差过大时，应采用等量递加混合法。（　　）

12. "一步制粒"法可将捏合、制粒、干燥在一个容器内完成，省时省工，生产效率高。（　　）

13. 粉碎的主要目的是减少粒径、增加比表面积。（　　）

14. 流能磨适应于高熔点、热不敏感的药物。（　　）

15.《中国药典》标准筛的规格是筛号越大，则孔径越大。（　　）

16. 固体的混合设备大致分为容器旋转型和容器固定型。（　　）

四、简答题

1. 简述粉碎在药剂学中的意义。
2. 简述粉碎过程可能带来的不良作用。
3. 简述粉碎机制。
4. 粉碎过程常用的外加力有哪些？各适用哪些物料的粉碎？
5. 粉碎方式有哪些？
6. 试述球磨机粉碎原理及粉碎效果的影响因素。
7. 试述冲击式粉碎机适用范围。
8. 试述气流式粉碎机粉碎的特点。
9. 混合的影响因素有哪些？
10. 简述制粒的目的。
11. 简述湿法制粒的特点。
12. 简述湿法制粒的机制。
13. 简述挤出制粒工艺路线。
14. 简述挤出制粒的特点。
15. 简述离心制粒过程。
16. 简述混合制粒的概念、制粒机的组成及基本原理。
17. 试述混合制粒的特点。
18. 简述流化床制粒的机制。
19. 试述流化床制粒的特点。
20. 试述干法制粒方法的应用特点。
21. 试述干燥原理。
22. 试述恒速干燥阶段干燥速率的影响因素及强化途径。
23. 试述降速干燥阶段干燥速率的影响因素及强化途径。
24. 简述常用的干燥方法有哪些？
25. 简述冷冻干燥的原理。
26. 简述冷冻干燥的特点。

（郭建鹏、吴雪梅、吴　伟）

第十四章　固体制剂

【基本要求】

1. 掌握各类固体制剂的含义、特点、分类、制备方法、工艺流程、质量检查和处方分析。
2. 熟悉各类固体制剂常用的辅料、设备和生产过程中存在的问题及分析。
3. 了解各类固体制剂的包装与贮存。

【内容摘要】

本章介绍具体的剂型(散剂、颗粒剂和片剂)、常用辅料、制备工艺与设备以及质量要求。其中片剂(tablet)是固体制剂中最常用的剂型,而且其制备过程全面,几乎全部涵盖了其他固体制剂的制备过程,因此重点介绍。基本内容包括:散剂的概念、制备、举例和质量要求。颗粒剂的概念、制备、举例和质量要求。片剂的特点、分类、常用辅料、主要制备方法(湿法制粒压片法、干法制粒压片法和粉末直接压片法)、片剂成型的影响因素、片剂的制备中可能发生的问题及其原因分析。片剂的包衣目的、种类和质量要求。糖包衣和薄膜包衣的工艺过程。片剂的质量检查和包装。片剂的举例。

胶囊剂(capsule)随着其充填包装设备的发展,胶囊剂在制剂应用方面所占比重取得较大提高。硬胶囊的制备工艺并不复杂,可以与散剂、颗粒剂、肠溶制剂、缓控释制剂建立关联,制备相应的硬胶囊填充物料。软胶囊在制法上发展为以压制法为主,已经有能力制备较大重量的软胶囊剂。建议在学习时对胶囊剂的发展及胶囊剂与其他制剂的联系予以关注。胶囊剂的特点仍是学习的重点,其特点如下:①能掩盖药物的不良臭味,提高药物稳定性;②药物在体内起效快,生物利用度高于丸剂、片剂等;③使液态药物固体剂型化;④可延缓药物的释放及定位释药。同时要掌握药物是水溶液或稀乙醇溶液(会使囊壁溶化);风化性药物(可使囊壁软化);吸湿性很强的药物(可使囊壁脆裂);易溶性的、刺激性药物均不宜制成胶囊剂。对于硬胶囊,其空胶囊壳多由专业厂家生产,空胶囊壳的规格大小、形状与原来相比已发生了改变,规格也亦趋于多样化;软胶囊所用胶片多是在软胶囊的生产现场制备。无论空胶囊壳或软胶囊胶片,其组成均由明胶、增塑剂、水以及其他的药用材料组成,但各成分在胶囊壳中的比例不同。依据囊壳的溶解性与释放特性,可将其分为硬胶囊、软胶囊(亦称为胶丸)、缓释胶囊、控释胶囊和肠溶胶囊,对胶囊剂的分类及其含义与区分,是学习的主要内容。难点在于能够利用所学知识解决胶囊剂的吸湿与囊壳变脆问题,弹性软质胶囊壳材料的选择与配比的优化,以及软胶囊的制备,使胶囊剂的崩解时限与药物的含量测定符合规定。

滴丸剂(dripping pill)是固体分散技术在制剂生产上的具体应用。要求掌握其特点:①设备简单，操作方便，利于劳动保护，工艺周期短，生产效率高；②工艺条件易于控制，质量稳定，剂量准确，受热时间短，易氧化及具挥发性的药物溶于基质后，可增加其稳定性；③基质容纳液态药物量大，故可使液态药物固形化；④用固体分散技术制备的滴丸具有吸收迅速、生物利用度高的特点；⑤发展了耳、眼科用药新剂型，五官科制剂多为液态或半固态剂型，作用时间不持久，做成滴丸可起到延效作用。难点是如何根据药物性质与性状选择适宜的基质和相应的冷却液，并通过实验选择有关参数以保证滴丸圆整成型，丸重差异、溶散时限检查符合规定。并注意在设备、所用材料、产品形态等方面区分滴制法制备滴丸剂与滴制法制备软胶囊剂的异同。

膜剂（film）应重点掌握用途、分类和特点：其可供口服、口含、舌下或黏膜给药，外用可作皮肤和黏膜创伤、烧伤或炎症表面的覆盖。有单层膜、多层膜（复合）与夹心膜等。特点表现在工艺简单，生产中没有粉末飞扬；成膜材料用量小；含量准确；稳定性好；吸收起效快；膜剂体积小、质量轻，应用、携带及运输方便。采用不同的成膜材料可制成不同释药速度的膜剂，缺点是载药量小，只适合于小剂量的药物。难点是理想的成膜材料应具备哪些条件，膜材类型、代表物质的性质及应用特点等内容。

本章内只要对各剂型的基本概念、分类、应用特点、制备举例等作重点记忆和分析，就能完成好名词解释、判断是非题、填空题、选择题、简答题等题型，同时为拟定处方、写出合理的制备方法提供思路和依据。

【习题部分】

一、名词解释

1. 散剂（powder）；2. 倍散（trituration）；3. 临界相对湿度（critical relative humidity）；4. 颗粒剂（granule）；5. 片剂（tablet）；6. 糖衣片（sugar coated tablet）；7. 薄膜衣片（film coated tablet）；8. 肠溶片（enteric coated tablet）；9. 咀嚼片（chewable tablet）；10. 泡腾片（effervescent tablet）；11. 分散片（dispersible tablet）；12. 多层片（multilayer tablet）；13. 缓释片（sustained-release tablet）；14. 控释片（controlled-release tablet）；15. 口含片（buccal tablet）；16. 舌下片（sublingual tablet）；17. 口腔贴片（buccal patch）；18. 可溶片（soluble tablet）；19. 阴道片（vaginal tablet）；20. 植入片（implant tablet）；21. 稀释剂（diluent）；22. 黏合剂（adhesive）；23. 崩解剂（disintegrating agent）；24. 助流剂（glidants）；25. 抗黏剂（antiadherent）；26. 润滑剂（lubricant）；27. 胶囊剂（capsule）；28. 滴丸剂（dripping pill）；29. 膜剂（film）；30. 口腔崩解片（orally disintegrating tablet）；31. 泡腾崩解剂（effervescent disintegrant）；32. 硬胶囊剂（hard capsule）；33. 软胶囊剂（soft capsule）；34. 基质吸附率（base adsorption）；35. 肠溶胶囊（enteric capsule）。

二、选择题

（一）单项选择题

1. 下列剂型中药物显效最快的是（　　）

A. 片剂　　B. 胶囊剂　　C. 散剂

D. 口服液　　E. 颗粒剂

2. Noyes-Whitney 方程在药物制剂中的应用是（　　）

A. 说明溶解度与粒径之间的关系

B. 说明药物在体内的吸收规律

C. 预测药物制剂的稳定性

D. 说明固体剂型中药物溶出的规律

E. 说明溶解度和温度之间的关系

3. 下列关于散剂的叙述,错误的是( )

A. 与片剂相比,散剂表面积大、易分散、吸收快,生物利用度高

B. 剂量小的毒剧药,应采用配研法制成倍散

C. 难溶性药物制备散剂时,应使用最细粉

D. 密度差异较大的组分混合时,应将密度小者分次少量加入密度大者中混匀

E. 含液体组分时,可用处方中其他组分吸收

4. CRH 可用于评价粉体的( )

A. 润湿性　B. 吸湿性　C. 压缩性

D. 流动性　E. 聚集性

5. CRH 值分别为 82%、71% 的两种水溶性粉末制备散剂时,混合物的生产和贮藏环境的湿度应控制在( )

A. 82% 以下　B. 76% 以下　C. 71% 以下

D. 58% 以上　E. 58% 以下

6. 下列各因素中,对散剂混合质量没有影响是( )

A. 各组分的颜色　B. 组分的吸湿性　C. 组分的黏附性与带电性

D. 组分的密度　E. 组分的比例

7. 颗粒剂的粒度范围要求不能通过(大)和可以通过(小)特定筛网的颗粒总和不超过 15%,所指大、小筛网以筛目、筛号或孔径表示分别为( )

A. 16 目　60 目　B. 20 目　80 目　C. 一号筛　四号筛

D. 2 000μm　180μm　E. 2 500μm　200μm

8. 颗粒剂的制备工艺流程为( )

A. 粉碎→过筛→分级→混合→制粒→干燥→分剂量→装袋

B. 粉碎→混合→制软材→制粒→干燥→整粒→分剂量→装袋

C. 粉碎→过筛→混合→制软材→制粒→分级→分剂量→装袋

D. 粉碎→过筛→混合→制软材→制粒→干燥→整粒与分级→装袋

E. 粉碎→过筛→混合→制软材→制粒→干燥→整粒→分剂量→装袋

9. 颗粒剂的干燥失重要求是( )

A. ≤0.5%　B. ≤2%　C. ≤5%

D. ≤ 8%　E. ≤10%

10. 下列关于咀嚼片的叙述,错误的是( )

A. 通常药物仅在胃中发挥局部作用

B. 不需进行崩解时限检查

C. 常用甘露醇为稀释剂

D. 口感良好,较适于小儿服用

E. 咀嚼片可加速崩解困难药物的崩解和吸收

11. 可以避免肝脏首过效应的片剂是(　　)
A. 控释片　B. 分散片　C. 舌下片
D. 肠溶片　E. 咀嚼片
12. 含片、舌下片、咀嚼片与普通片剂的区别在于(　　)
A. 需灭菌　B. 需进行包衣　C. 要求口感良好
D. 崩解时限较短　E. 需溶解后使用
13. 不适合作为片剂黏合剂的辅料是(　　)
A. CMS-Na　B. PEG4000　C. HPMC
D. EC　E. PVP
14. 下列各组辅料中同时可作稀释剂、干燥黏合剂的是(　　)
A. 淀粉、乳糖　B. 糊精、硫酸钙　C. MCC、糊精
D. CMC-Na、糖粉　E. MC、淀粉
15. 下列各组辅料中,可作为片剂崩解剂的一组是(　　)
A. 淀粉　L-HPC　CMC-Na　B. 交联 PVP　CCMC-Na　CMS-Na
C. MC　L-HPC　CMS-Na　D. HPMC　PVP　L-HPC
E. 交联 PVP　淀粉　EC
16. 下列各组辅料中,可作为泡腾崩解剂的是(　　)
A. 碳酸钙 - 盐酸　B. 碳酸钠 - 硬脂酸
C. 氢氧化钠 - 枸橼酸　D. 碳酸氢钠 - 硬脂酸
E. 碳酸氢钠 - 枸橼酸
17. 微粉硅胶在片剂中可作为(　　)
A. 稀释剂　B. 助流剂　C. 崩解剂
D. 黏合剂　E. 抗黏剂
18. 下列可作为肠溶衣膜材的是(　　)
A. HPC　B. HPMC　C. HPMCP
D. CMC-Na　E. EC
19. 下列粉末直接压片时常用的助流剂是(　　)
A. MCC　B. PEG6000　C. 微粉硅胶
D. 硬脂酸镁　E. 甘露醇
20. 片剂中的稀释剂的作用是(　　)
A. 减少片重差异　B. 增大物料之间的黏合力
C. 诱发物料的黏性　D. 增加片剂的重量和体积
E. 吸水膨胀,起崩解作用
21. 可作为片剂的水溶性润滑剂的是(　　)
A. 硬脂酸镁　B. 硫酸钙　C. 聚乙二醇
D. 滑石粉　E. 预胶化淀粉
22. 湿法制粒压片的工艺流程为(　　)
A. 原辅料→粉碎→过筛→混合→制软材→制粒→整粒→分剂量→压片
B. 原辅料→混合→粉碎→过筛→制软材→制粒→整粒→干燥→压片
C. 原辅料→粉碎→混合→制软材→制粒→干燥→整粒→分剂量→压片

D. 原辅料→粉碎→过筛→混合→制软材→制粒→干燥→整粒→压片
E. 原辅料→粉碎→过筛→混合→制软材→制粒→干燥→分剂量→压片

23. 湿法制粒压片制备阿司匹林片选用滑石粉作润滑剂而不用硬脂酸镁的原因是（　　）
A. 滑石粉的润滑效果比硬脂酸镁好
B. 硬脂酸镁可与阿司匹林反应后，可引起药物水解
C. 由于阿司匹林不溶于水，不能选用疏水性的硬脂酸镁
D. 硬脂酸镁与阿司匹林混合会产生低共熔现象
E. 阿司匹林的可压性极差，滑石粉可显著改善其可压性

24. 可将混合、制粒、干燥在一台设备中实现的是（　　）
A. 挤压造粒　B. 干法制粒　C. 流化制粒
D. 高速搅拌制粒　E. 离心造粒

25. 湿法制粒压片的主要目的是改善主要的（　　）
A. 溶出度和溶解度　B. 可压性和流动性　C. 可压性和稳定性
D. 可压和抗黏性　E. 抗黏性和崩解性

26. 下列不属于小剂量片剂含量均匀度不合格的原因的是（　　）
A. 原料混合不均匀　B. 颗粒大小相差悬殊
C. 物料的流动性较差　D. 干燥过程中可溶性成分的迁移
E. 物料可压性较差

27. 需要进行融变时限检查的片剂是（　　）
A. 肠溶衣片　B. 缓释片　C. 控释片
D. 阴道片　E. 咀嚼片

28.《中国药典》的规定，泡腾片的崩解时限为（　　）
A. 3 分钟　B. 5 分钟　C. 15 分钟
D. 20 分钟　E. 30 分钟

29. 已规定检查含量均匀度的片剂，不再检查（　　）
A. 分散均匀性　B. 脆碎度　C. 崩解时限
D. 片重差异　E. 溶出度

30. 可用于反映难溶性固体药物体内吸收情况的是（　　）
A. 溶出度　B. 崩解时限　C. 片重差异
D. 溶化性　E. 脆碎度

31. 片剂包糖衣的工序是（　　）
A. 隔离层→粉衣层→糖衣层→有色糖衣层→打光
B. 隔离层→糖衣层→粉衣层→有色糖衣层→打光
C. 粉衣层→隔离层→糖衣层→有色糖衣层→打光
D. 隔离层→粉衣层→打光→糖衣层→有色糖衣层
E. 糖衣层→粉衣层→打光→隔离层→有色糖衣层

32. 片剂包糖衣工艺中包粉衣的目的在于（　　）
A. 增加片剂表面的疏水性　B. 使片剂表面光滑平整、细腻坚实
C. 尽快消除素片的棱角　D. 便于识别与美观

E. 增加片剂的光泽

33. 片剂包糖衣工艺中包隔离衣的目的在于(　　)

A. 增加糖浆的黏合力　　B. 消除素片的棱角

C. 防止水分渗入片芯　　D. 使药物定位释放于胃部

E. 使药物定位释放于大肠

34.《中国药典》规定,普通压制片的崩解时限要求是(　　)

A. 10 分钟　　B. 15 分钟　　C. 30 分钟

D. 60 分钟　　E. 120 分钟

35.《中国药典》规定,糖衣片的崩解时限要求是(　　)

A. 120 分钟　　B. 60 分钟　　C. 45 分钟

D. 30 分钟　　E. 15 分钟

36.《中国药典》规定,薄膜衣片的崩解时限要求是(　　)

A. 15 分钟　　B. 30 分钟　　C. 45 分钟

D. 60 分钟　　E. 90 分钟

37. 预测难溶性固体药物吸收的体外控制指标是(　　)

A. 溶出度　　B. 崩解时限　　C. 脆碎度

D. 硬度　　E. 含量均匀度

38. 下列有关固体制剂崩解和溶出的叙述中正确的是(　　)

A. 崩解较快,溶出也较快

B. 崩解迟缓,溶出不一定慢

C. 难溶性药物片剂,易控制崩解

D. 难溶性药物片剂,易控制溶出

E. 对难溶性药物片剂,需同时控制崩解和溶出

39. 下列因素中不是压片过程中发生黏冲的原因的是(　　)

A. 压力不足　　B. 冲模表面粗糙　　C. 润滑剂使用不当

D. 环境湿度过大　　E. 颗粒含水量过多

40. 片剂的弹性复原率高会导致(　　)的发生

A. 崩解超限　　B. 片重差异超限　　C. 裂片

D. 黏冲　　E. 含量均匀度不合格

41. 适合于湿法制粒压片的药物的性质是(　　)

A. 对湿敏感　　B. 对热敏感　　C. 对湿和热均敏感

D. 对湿和热均不敏感　　E. 对湿敏感而对热不敏感

42. 颗粒向模孔中填充不均匀会导致(　　)的发生

A. 崩解超限　　B. 片重差异超限　　C. 裂片

D. 黏冲　　E. 溶出度不合格

43. 要求(21±1)℃的水中 3 分钟内即可崩解分散,并通过 180μm 孔径的筛网的是(　　)

A. 咀嚼片　　B. 口腔速崩片　　C. 分散片

D. 舌下片　　E. 植入片

44. 下列片剂辅料中,当加入量过多会导致片剂崩解迟缓现象的是(　　)

A. 蔗糖　　B. 硬脂酸镁　　C. L-HPC

D. PEG6000　E. 甘露醇

45. 湿法制粒压片工艺中正确的润滑剂加入方式是(　　)

A. 加到原辅料中粉碎,过筛,混合　B. 加到黏合剂中

C. 制软材时加入　D. 与原辅料混合制粒

E. 加到干颗粒中混合,压片

46. 湿法压片工艺中外加崩解剂的正确方法是(　　)

A. 加到原辅料粉末中制软材　B. 加到黏合剂中

C. 加到润湿剂中　D. B 和 C

E. 加到干颗粒中混合

47. 颗粒干燥不够,物料较易吸湿,润滑剂选择不当或用量不足时,可能导致(　　)现象

A. 崩解较快　B. 片中差异超限　C. 顶裂

D. 松片　E. 黏冲

48. 产生裂片的原因不包括(　　)

A. 压力分布不均　B. 压缩时间过长　C. 物料弹性太大

D. 黏合剂用量不足　E. 物料干燥过度

49. 导致片剂崩解迟缓的原因不包括(　　)

A. 疏水性润滑剂的用量过多　B. 黏合剂用量不足

C. 压片压力过大,孔隙率小　D. 崩解剂选择不当或用量不足

E. 物料干燥过度

50. 片剂包衣过程中出现"起泡"的原因是(　　)

A. 干燥过慢　B. 干燥过快　C. 转速过慢

D. 转速过快　E. 固化时间长

51. 有关片剂崩解影响因素的叙述中错误的是(　　)

A. 压片压力大,孔隙率小,崩解迟缓

B. 黏合剂的用量对崩解无影响

C. 硬脂酸镁用量大,崩解迟缓

D. 崩解剂的用量影响片剂崩解

E. 表面活性剂能够改善疏水性药物的润湿性,有利于片剂崩解

52. 下列有关水分散体包衣的叙述中错误的是(　　)

A. 可避免有机溶剂,环保安全

B. 分散体中需要添加增塑剂

C. 分散体中微粒粒径小于 1mm

D. 成膜经历四个过程

E. 包衣液中固形物含量高,黏度低,生产效率高

53. 欲制备一种避孕药物的长效片剂,应选择的片剂种类是(　　)

A. 糖衣片　B. 肠溶片　C. 植入片

D. 分散片　E. 咀嚼片

54. 硝酸甘油是常用的心绞痛的急救治疗药物,应制备的片剂种类是(　　)

A. 口含片　B. 泡腾片　C. 分散片

D. 舌下片 E. 咀嚼片

55. 小檗碱味苦,宜制成( )剂型

A. 胶囊剂 B. 糖衣片 C. 薄膜衣片

D. 分散片 E. A、B 和 C

56. 主药含量较低的片剂宜采用的制备工艺是( )

A. 粉末直接压片法 B. 湿法制粒压片 C. 干颗粒法压片

D. 空白颗粒法压片 E. 结晶压片

57. 制备溶液片,可选择的润滑剂为( )

A. 滑石粉 B. PEG6000 C. 微粉硅胶

D. 氢化植物油 E. 硬脂酸镁

58. 制备中药浸膏片时,应注意事项不包括( )

A. 应使用黏性较大的黏合剂,克服松片 B. 制粒时,宜采用较高浓度的乙醇

C. 应在较低湿度环境下制备 D. 压片压力不宜过大

E. 包装时应注意防潮

59. 以挥发油为原料制备片剂时,宜采用( )

A. 湿法制粒压片 B. 干颗粒法压片 C. 粉末直接压片法

D. 空白颗粒法压片 E. 结晶压片

60. 片剂单剂量包装宜采用( )

A. 泡罩式 B. 玻璃瓶 C. 塑料瓶

D. 药盒 E. 铝管

61. 下列片剂中需要进行含量均匀度检查的是( )

A. 包衣片 B. 普通片 C. 缓释片

D. 小剂量片剂 E. 大剂量片剂

62. 下列关于胶囊剂的叙述,错误的是( )

A. 可延缓药物的释放 B. 可提高光敏感的药物的稳定性

C. 可避免肝脏的首过效应 D. 可将液态药物制成固体剂型

E. 可掩盖内容物的苦味

63. 当胶囊剂内容物的平均装量为 0.3g 时,其装量差异限度为( )

A. ±2.0% B. ±5.0% C. ±7.5%

D. ±8.0% E. ±10%

64. 硬胶囊剂中不可填充的物料是( )

A. 药物粉末 B. 药物与适宜的辅料混合均匀的粉末

C. 药物的乙醇溶液 D. 药物与适宜的辅料制成的颗粒

E. A 和 D

65. 胶囊剂中填充易潮解的物料,可能产生的现象是( )

A. 囊壁脆裂 B. 囊壁溶化 C. 囊壁软化

D. 胃中不溶 E. 肠中不溶

66. 下列物料中可填充于软胶囊的是( )

A. O/W 型乳剂 B. 药物的水溶液 C. 药物的乙醇溶液

D. 醛类药物 E. 维生素 A 油溶液

67. 胶囊剂适宜的贮藏条件为(　　)

A. 温度低于 25℃,相对湿度不大于 60% 的干燥阴凉处,密闭贮藏

B. 温度低于 30℃,相对湿度不大于 60% 的干燥阴凉处,密闭贮藏

C. 温度低于 25℃,相对湿度不大于 45% 的干燥阴凉处,密闭贮藏

D. 温度低于 30℃,相对湿度不大于 45% 的干燥阴凉处,密闭贮藏

E. 室温,相对湿度不大于 60% 的干燥阴凉处,密闭贮藏

68. 下列有关滴丸剂特点的叙述,错误的是(　　)

A. 用固体分散技术制备的滴丸疗效迅速、生物利用度高

B. 工艺条件易控制,剂量准确

C. 生产车间无粉尘,利于劳动保护

D. 液体药物可制成滴丸剂

E. 滴丸剂仅供口服

69. 将灰黄霉素制成滴丸剂的目的是(　　)

A. 增加亲水性　　B. 增加溶出速度　　C. 减少对胃的刺激性

D. 加快崩解　　E. 使其具有缓释性

70. 滴丸剂常用的水溶性基质为(　　)

A. 硬脂酸　　B. 液状石蜡　　C. PEG6000

D. PEG400　　E. 石油醚

71. 以水溶性基质制备滴丸剂时,应选择(　　)为冷凝液

A. 液状石蜡　　B. 水与乙醇的混合液

C. 乙醇与甘油的混合液　　D. 液状石蜡与乙醇的混合液

E. 软皂液

72.《中国药典》的规定,普通滴丸剂溶散时限为(　　)

A. 15 分钟　　B. 30 分钟　　C. 45 分钟

D. 60 分钟　　E. 90 分钟

73.《中国药典》的规定,包衣滴丸剂溶散时限为(　　)

A. 15 分钟　　B. 30 分钟　　C. 4 分钟

D. 60 分钟　　E. 90 分钟

74. 下列有关膜剂的叙述,错误的是(　　)

A. 载药量少,仅适用于小剂量药物　　B. 生产过程无粉末飞扬

C. 为缓释制剂　　D. 含量准确

E. 稳定性好

75. 膜剂的组成中不包括(　　)

A. 崩解剂　　B. 着色剂　　C. 表面活性剂

D. 填充剂　　E. 增塑剂

76. PVA 是常用的成膜材料,PVA05-88 是指(　　)

A. 相对分子质量为 500~600

B. 相对分子质量为 8 800,醇解度是 50%

C. 平均聚合度为 500~600,醇解度是 88%

D. 平均聚合度为 86~90,醇解度是 50%

E. 相对分子质量为 5 000~6 000，醇解度是 88%

77. 膜剂的制备方法不包括（ ）

A. 匀浆制模法 B. 热塑制模法 C. 复合制模法

D. 压制制模法 E. A、B、C 法均可

78. 下列辅料中不属于膜剂成膜材料的是（ ）

A. 虫胶 B. 琼脂 C. 甘油

D. 淀粉 E. 明胶

79. 下列膜剂成膜材料中水不溶性的是（ ）

A. HPMC B. HPC C. EC

D. PVA E. PVP

80. 膜剂的质量要求中不包括（ ）

A. 外观 B. 重量差异 C. 含量均匀度

D. 溶出度 E. 崩解时限

81. 某药物为有机酸类，有较强的不良气味，为掩盖其气味，请选择合理的包衣材料（ ）

A. EC B. HPMC C. 丙烯酸树脂Ⅳ

D. 丙烯酸树脂Ⅲ E. 虫胶

82. 有关片剂质量检查说法不正确的是（ ）

A. 糖衣片、薄膜衣片应在包衣前检查片芯的重量差异，包衣后不再检查片重差异

B. 已规定检查含量均匀度的片剂，不必进行片重差异检查

C. 混合不均匀和可溶性成分的迁移是片剂含量均匀度不合格的主要原因

D. 片剂的硬度就是脆碎度

E. 已规定检查溶出度的片剂，不再要求检查崩解时限

83. 我国药典对片重差异检查有详细规定，下列叙述错误的是（ ）

A. 取 20 片，精密称定片重并求得平均值

B. 片重小于 0.3g 的片剂，重量差异限度为 ± 7.5%

C. 片重大于或等于 0.3g 的片剂，重量差异限度为 ± 5%

D. 不得有 2 片超出限度 1 倍

E. 薄膜衣片应在包薄膜衣后检查重量差异

84. 片剂辅料中的崩解剂是（ ）

A. 乙基纤维素 B. 羟丙甲纤维素 C. 滑石粉

D. 羧甲基淀粉钠 E. 乳糖

85. 片剂辅料中既可以作填充剂又可作黏合剂与崩解剂的物质是（ ）

A. 糊精 B. 微晶纤维素 C. 羧甲基纤维素钠

D. 微粉硅胶 E. 羧甲基淀粉钠

86. 关于片剂等制剂的叙述错误的是（ ）

A. 糖衣片应在包衣后检查片剂的重量差异

B. 栓剂应进行融变时限检查

C. 凡检查含量均匀度的制剂，不再检查重量差异

D. 凡检查溶出度的制剂，不再进行崩解时限检查

E. 滴丸剂应进行溶散时限检查

87. 舌下片应符合以下要求（ ）
A. 按崩解时限检查法检查，应在 10 分钟内全部溶化
B. 按崩解时限检查法检查，应在 5 秒内全部溶化
C. 所含药物应是易溶性的
D. 所含药物与辅料应是易溶性的
E. 可免除含量均匀度检查
88. 复方磺胺甲嗯唑片（复方新诺明片）处方如下：
磺胺甲基嗯唑（SMZ）400g　甲氧苄啶（TMP）80g
淀粉 40g　10% 淀粉浆 24g
干淀粉 23g（约 4%）　硬脂酸镁 3g（约 0.5%）
制成 1 000 片（每片含 SMZ 0.4g）
干淀粉的作用为（ ）
A. 崩解剂　B. 稀释剂　C. 黏合剂
D. 吸收剂　E. 稳定剂
89. 小剂量药物硝酸甘油片的处方如下：
乳糖 88.8g　糖粉 38.0g　17% 淀粉浆适量
10% 硝酸甘油乙醇溶液 0.6g（硝酸甘油量）　硬脂酸镁 1.0g
制成 1 000 片（每片含硝酸甘油 0.5mg）
硬脂酸镁的作用为（ ）
A. 崩解剂　B. 稀释剂　C. 黏合剂
D. 润滑剂　E. 稳定剂
90. 丙烯酸树脂Ⅲ为药用辅料，在片剂中的主要用途为（ ）
A. 胃溶包衣　B. 肠胃都溶型包衣　C. 肠溶包衣
D. 糖衣　E. 薄膜衣
91. 下列可作为肠溶衣材料的是（ ）
A. 羟丙甲纤维素酞酸酯、羧甲基纤维素
B. 醋酸纤维素酞酸酯、丙烯酸树脂 L 型
C. 聚维酮、羟丙甲纤维素
D. 聚乙二醇、醋酸纤维素酞酸酯
E. 聚氧乙烯聚氧丙烯嵌段共聚物、丙烯酸树脂 L 型
92. 薄膜衣中加入增塑剂的机制是（ ）
A. 提高衣层的柔韧性，增加其抗撞击的强度
B. 降低膜材的晶型转变温度
C. 降低膜材的流动性
D. 增加膜材的表观黏度
E. 以上都不是
93. 以产气作用为崩解机制的片剂崩解剂为（ ）
A. 淀粉及其衍生物　B. 纤维素类衍生物
C. 羧甲基淀粉钠　D. 枸橼酸 + 碳酸钠
E. 交联聚维酮

94. 某一中药浸膏片剂具有强烈的吸湿性,请选择合理的包衣材料( )
A. 虫胶 B. HPMC C. 丙烯酸树脂Ⅳ
D. 丙烯酸树脂Ⅲ E. 聚乙烯
95. 微晶纤维素为常用片剂辅料,其缩写和用途为( )
A. CMC 黏合剂 B. CMS 崩解剂
C. CAP 肠溶包衣材料 D. MCC 干燥黏合剂
E. MC 助流剂
96. 复方阿司匹林片中不适合添加的辅料为( )
A. 淀粉浆 B. 滑石粉 C. 淀粉
D. 硬脂酸镁 E. 乳糖
97. 压片力过大、黏合剂过量、疏水性润滑剂用量过多均可能造成哪种片剂质量问题( )
A. 裂片 B. 松片 C. 崩解迟缓
D. 黏冲 E. 含量不均匀
98. 关于片剂中药物的溶出,下列哪种说法是错误的( )
A. 亲水性辅料促进药物的溶出
B. 药物被辅料吸附则阻碍药物的溶出
C. 硬脂酸镁作为片剂润滑剂用量过多则阻碍药物的溶出
D. 溶剂分散法促进药物的溶出
E. 适当添加表面活性剂可以促进难溶性药物的溶出
99. 某一中药浸膏片剂具有强烈的苦味,但无吸湿性,可选择哪种包衣材料( )
A. 虫胶 B. HPMC C. 丙烯酸树脂Ⅱ
D. 丙烯酸树脂Ⅲ E. CAP
100. 在片剂的薄膜包衣液中加入蓖麻油作为( )
A. 增塑剂 B. 致孔剂 C. 助悬剂
D. 乳化剂 E. 润滑剂
101. 下列材料包衣后,片剂可以在胃中崩解的是( )
A. 羟丙甲纤维素 B. 虫胶
C. 邻苯二甲酸羟丙纤维素 D. 丙烯酸树脂Ⅱ
E. 丙烯酸树脂Ⅲ
102. 湿法制粒压片制备阿司匹林片的工艺下列说法错误的是( )
A. 黏合剂中应加入阿司匹林 1% 量的酒石酸
B. 颗粒的干燥温度应在 50℃左右
C. 可使用硬脂酸镁为润滑剂
D. 可选尼龙筛网制粒
E. 可选用淀粉浆作为黏合剂
103. 下列哪组中全部为片剂中常用的崩解剂( )
A. 淀粉 L-HPC CMC-Na B. HPMC PVP L-HPC
C. 交联 PVP HPC CMS-Na D. CCNa 交联 PVP CMS-Na
E. CCNa CMC CMS-Na

104. 要求药物与辅料均易溶的片剂为( )
A. 泡腾片 B. 含片 C. 舌下片
D. 肠溶片 E. 口崩片
105. 可以避免药物首过效应的为( )
A. 泡腾片 B. 含片 C. 舌下片
D. 肠溶片 E. 咀嚼片
106. 某片剂标示量为200mg,测得颗粒中主药含量50%,则每片颗粒重为( )
A. 500mg B. 400mg C. 350mg
D. 300mg E. 200mg
107. 下列不是肠溶衣材料的是( )
A. 羟丙甲纤维素酞酸酯 B. 醋酸纤维素酞酸酯
C. 聚维酮 D. 丙烯酸树脂L-100
E. 丙烯酸树脂S-100
108. 以产气作用为崩解机制的片剂崩解剂为( )
A. 干淀粉+乳糖 B. 甲基纤维素+明胶
C. 羧甲基淀粉钠 D. 酒石酸+碳酸氢钠
E. 微晶纤维素
109. 丙烯酸树脂Ⅳ为药用辅料,在片剂中的主要用途为( )
A. 胃溶包衣 B. 肠胃都溶型包衣 C. 肠溶包衣
D. 糖衣 E. 薄膜衣
110. 不做崩解度时限检查的为( )
A. 薄膜衣片 B. 舌下片 C. 咀嚼片
D. 中药片 E. 口崩片
111. 丙烯酸树脂Ⅱ为药用辅料,在片剂中的主要用途为( )
A. 胃溶包衣 B. 肠胃都溶型包衣 C. 肠溶包衣
D. 糖衣 E. 薄膜衣
112. 下列剂型在体内不需要经过溶出过程的是( )
A. 片剂 B. 颗粒剂 C. 混悬剂
D. 溶液剂 E. 散剂
113. 一般散剂中药物,除另有规定外,均应粉碎后通过的筛号是( )
A. 五号筛 B. 六号筛 C. 七号筛
D. 八号筛 E. 九号筛
114. 儿科或外科用散剂均应通过的筛号是( )
A. 五号筛 B. 六号筛 C. 七号筛
D. 八号筛 E. 九号筛
115. 眼用散应全部通过的筛号是( )
A. 五号筛 B. 六号筛 C. 七号筛
D. 八号筛 E. 九号筛
116. 散剂制备的一般工艺流程是( )
A. 物料前处理→筛分→粉碎→混合→分剂量→质量检查→包装储存

B. 物料前处理→粉碎→筛分→混合→分剂量→质量检查→包装储存
C. 物料前处理→混合→筛分→粉碎→分剂量→质量检查→包装储存
D. 物料前处理→粉碎→筛分→分剂量→混合→质量检查→包装储存
E. 物料前处理→粉碎→分剂量→筛分→混合→质量检查→包装储存

117. 下列关于散剂的叙述哪一项是错误的( )
A. 散剂是指药物或与适宜辅料经粉碎、均匀混合而制成的干燥粉末状制剂
B. 粉碎度是指粉碎前的粒度与粉碎后的粒度之比
C. 散剂按用途可分为内服散剂和局部用散剂
D. 散剂比表面积大,易分散,奏效快
E. 难溶性药物的散剂一般为最细粉

118. 一般颗粒剂的制备工艺为( )
A. 原辅料混合→制软材→制湿颗粒→干燥→整粒与分级→装袋
B. 原辅料混合→制湿颗粒→制软材→干燥→整粒与分级→装袋
C. 原辅料混合→制湿颗粒→干燥→制软材→整粒与分级→装袋
D. 原辅料混合→制软材→制湿颗粒→整粒与分级→干燥→装袋
E. 以上都不是

119. 不属于胶囊剂质量检查项目的是( )
A. 外观　　B. 装量差异　　C. 崩解时限
D. 澄明度　　E. 溶出度

120. 下列关于胶囊概念的叙述正确的是( )
A. 系指药物充填于空心硬质胶囊壳制成的固体制剂
B. 系指药物充填于弹性软质囊壳中而制成的固体制剂
C. 系指药物充填于空心硬质胶囊壳或密封于弹性软质囊壳中而制成的固体或半固体制剂
D. 系指药物或药物与辅料的混合物充填于空心硬质胶囊壳或密封于弹性软质囊壳中的固体制剂
E. 以上都不正确

121. 下列关于胶囊剂囊材的叙述正确的是( )
A. 硬、软囊壳的材料都是由明胶、甘油、水以及其他的药用材料组成,其比例、制备方法相同
B. 硬、软囊壳的材料都是由明胶、甘油、水以及其他的药用材料组成,其比例、制备方法不相同
C. 硬、软囊壳的材料都是由明胶、甘油、水以及其他的药用材料组成,其比例相同、制备方法不同
D. 硬、软囊壳的材料都是由明胶、甘油、水以及其他的药用材料组成,其比例不同、制备方法相同
E. 硬、软囊壳的材料都是由明胶、甘油、水组成,其比例相同、制备方法不相同

122. 制备空胶囊时加入甘油,其作用是( )
A. 成型材料　　B. 增塑剂　　C. 胶冻剂
D. 溶剂　　E. 稀释剂

123. 制备空胶囊时加入明胶,其作用是(　　)

A. 成型材料　　B. 增塑剂　　C. 增稠剂

D. 保湿剂　　E. 稀释剂

124. 制备空胶囊时加入琼脂,其作用是(　　)

A. 成型材料　　B. 增塑剂　　C. 增稠剂

D. 遮光剂　　E. 保湿剂

125. 下列哪种药物适合制成胶囊剂(　　)

A. 易风化的药物　　B. 吸湿性的药物　　C. 药物的稀乙醇溶液

D. 具有臭味的药物　　E. 易潮解的药物

126. 空胶囊系由囊体和囊帽组成,其主要制备流程是(　　)

A. 溶胶→蘸胶(制坯)→拔壳→干燥→切割→整理

B. 溶胶→蘸胶(制坯)→干燥→拔壳→切割→整理

C. 溶胶→干燥→蘸胶(制坯)→拔壳→切割→整理

D. 溶胶→拔壳→干燥→蘸胶(制坯)→切割→整理

E. 溶胶→干燥→拔壳→蘸胶(制坯)→切割→整理

127. 一般情况下,制备软胶囊时,干明胶与干增塑剂的重量比通常是(　　)

A. 1∶0.2　　B. 1∶0.5　　C. 1∶0.7

D. 1∶0.8　　E. 1∶0.9

128. 不易制成软胶囊的药物是(　　)

A. 维生素 E 油液　　B. 维生素 AD 乳状液

C. 牡荆油　　D. 复合维生素油混悬液

E. 环孢素自微乳化浓缩液

129. 滴丸的水溶性基质不包括(　　)

A. PEG 类　　B. 肥皂类　　C. 甘油明胶

D. 十八醇　　E. Poloxamer 类

130. 滴丸的脂溶性基质不包括(　　)

A. 羊毛脂　　B. 硬脂酸　　C. 虫蜡

D. 单硬脂酸甘油酯　　E. 氢化植物油

131. 下列关于滴丸剂概念正确叙述的是(　　)

A. 系指固体或液体药物与适当物质加热熔化混匀后,滴入不相混溶的冷凝液中收缩冷凝而制成的小丸状制剂

B. 系指液体药物与适当物质溶解混匀后,滴入不相混溶的冷凝液中收缩冷凝而制成的小丸状制剂

C. 系指固体或液体药物与适当物质加热熔化混匀后,混溶于冷凝液中收缩冷凝而制成的小丸状制剂

D. 系指固体或液体药物与适当物质加热熔化混匀后,滴入溶剂中收缩而制成的小丸状制剂

E. 系指固体或液体药物与适当物质加热熔化混匀后,空气中低温冷凝收缩而制成的小丸状制剂

132. 从滴丸剂组成、制法看,(   )不是其特点
A. 设备简单,操作方便,利于劳动保护,工艺周期短,生产效率高
B. 工艺条件不易控制
C. 可使液态药物固体化
D. 用固体分散技术制备的滴丸具有吸收迅速、生物利用度高的特点
E. 易老化
133. 滴丸剂的制备工艺流程一般如(   )
A. 药物＋基质→混悬或熔融→滴制→冷却→洗丸→干燥→选丸
B. 药物＋基质→混悬或熔融→滴制→冷却→洗丸→选丸→干燥
C. 药物＋基质→混悬或熔融→滴制→冷却→干燥→洗丸→选丸
D. 药物＋基质→混悬或熔融→滴制→洗丸→选丸→冷却→干燥
E. 药物＋基质→混悬或熔融→冷却→滴制→洗丸→干燥→选丸
134. 不宜作为膜剂成膜材料的是(   )
A. 明胶 B. 琼脂 C. 聚乙烯醇
D. CAP E. EVA
135. 下列关于膜剂概念叙述错误的是(   )
A. 膜剂系指药物溶解或均匀分散于成膜材料中加工成的薄膜制剂
B. 根据膜剂的结构类型分类,有单层膜、多层膜(复合)与夹心膜等
C. 膜剂成膜材料用量小,含量准确
D. 载药量大,适合于大剂量的药物
E. 膜剂的重量差异一般较难控制
136. 下列关于膜剂特点叙述错误的是(   )
A. 没有粉末飞扬 B. 含量准确 C. 稳定性差
D. 吸收起效快 E. 载药量小
137. 关于膜剂错误的表述是(   )
A. 膜剂系指药物溶解或分散于成膜材料中加工成的薄膜制剂
B. 膜剂的优点是成膜材料用量少、含量准确
C. 常用的成膜材料是聚乙烯醇(PVA)
D. 可用冷压法和热熔法制备
E. 平均重量 0.2g 的膜剂其重量差异限度要求为 ± 10%

(二) 配伍选择题(备选答案在前,题目在后;每组均对应同一组备选答案,每题只有一个正确答案;每个备选答案可重复选用,也可不选用)

[1~4]
下列各物质在片剂生产中的作用
A. 聚维酮 B. 乳糖 C. 交联聚维酮
D. 水 E. 硬脂酸镁
1. 片剂的润滑剂(   )
2. 片剂的填充剂(   )
3. 片剂的崩解剂(   )
4. 片剂的黏合剂(   )

[5~8]

片剂生产中可选用的材料

A. 聚乙二醇　B. 蔗糖　C. 碳酸氢钠

D. 甘露醇　E. 羟丙甲纤维素

5. 片剂的泡腾崩解剂(　　)

6. 薄膜衣片剂的成膜材料(　　)

7. 润滑剂(　　)

8. 用于制备咀嚼片的最佳辅料(　　)

[9~12]

以下片剂剂型的特点

A. 缓释片　B. 舌下片　C. 多层片

D. 肠溶衣片　E. 控释片

9. 可避免药物的首过效应(　　)

10. 可避免复方制剂中不同药物之间的配伍变化(　　)

11. 药物在胃中不溶而在肠中溶解的片剂(　　)

12. 可使药物恒速释放或近似恒速释放的片剂(　　)

[13~14]

下列剂型应做的质量控制检查项目

A. 分散均匀性　B. 崩解时限检查　C. 释放度检查

D. 融变时限检查　E. 发泡量检查

13. 分散片(　　)

14. 口腔贴片(　　)

[15~18]

指出 SMZ 片剂处方中各成分的作用

A. 润滑剂　B. 黏合剂　C. 崩解剂

D. 填充剂　E. 主药

磺胺甲噁唑(SMZ) 500g

15. 乳糖　40g(　　)

16. 淀粉浆　24g(　　)

17. 羧甲基淀粉钠　30g(　　)

18. 硬脂酸镁　3g(　　)

制成　1 000 片

[19~22]

按崩解时限检查法检查,下列片剂应在多少时间内崩解

A. 30 分钟　B. 15 分钟　C. 60 分钟

D. 5 分钟　E. 20 分钟

19. 普通片剂(　　)

20. 泡腾片(　　)

21. 肠溶衣片(于人工肠液中)(　　)

22. 糖衣片(　　)

[23~25]

不同包层过程应选择的材料

A. L-HPC、微粉硅胶　B. 色素、糖浆　C. 虫胶、玉米朊

D. 滑石粉、糖浆　E. 川蜡、虫蜡

23. 隔离层（　　）

24. 粉衣层（　　）

25. 打光（　　）

[26~28]

下列说法对应的片剂是

A. 素片（普通压制片）　B. 糖衣片　C. 薄膜衣片

D. 咀嚼片　E. 舌下片

26. 可避免药物首过效应（　　）

27. 药物不经过胃肠道，而经口腔黏膜吸收进入血液（　　）

28. 以高分子材料为成膜材料进行包衣，目的是防潮、增加药物稳定性或使药物在胃肠道的特定部位释放（　　）

[29~32]

A. 聚乙烯吡咯烷酮（聚维酮）溶液　B. L-羟丙纤维素

C. 乳糖　D. 乙醇

E. 聚乙二醇

29. 片剂的填充剂（　　）

30. 片剂的湿润剂（　　）

31. 片剂的崩解剂（　　）

32. 片剂的黏合剂（　　）

[33~36]

A. CMS-Na　B. CMC-Na　C. PVA　D. CAP　E. PLA

33. 羧甲基纤维素钠（　　）

34. 羧甲基淀粉钠（　　）

35. 邻苯二甲酸醋酸纤维素（　　）

36. 醋酸纤维素酞酸酯（　　）

[37~40]

下列5个缩写名代表的高分子辅料

A. HPC　B. HPMC　C. PVP　D. EC　E. CAP

37. 羟丙甲纤维素（　　）

38. 邻苯二甲酸醋酸纤维素（　　）

39. 羟丙纤维素（　　）

40. 聚乙烯吡咯烷酮（　　）

[41~44]

片剂制备中可能产生的问题的原因是

A. 裂片　B. 黏冲　C. 片重差异不合格

D. 含量均匀度不符合要求　E. 崩解超限

41. 润滑剂用量不足( )
42. 混合不均匀或可溶性成分的迁移( )
43. 片剂的弹性复原及压力分布不均匀( )
44. 崩解剂选择不当( )

[45~48]

A. 羟丙甲纤维素　B. 聚乙烯吡咯烷酮　C. 微晶纤维素
D. 聚乙烯醇　E. 十二烷基磺酸钠

45. HPMC 是( )
46. PVA 是( )
47. PVP 是( )
48. MCC 是( )

[49~52]

分析下述各处方组成的作用

A. 阿司匹林	250g
B. 乳糖	250g
C. 10% 淀粉浆	适量
D. 滑石粉	15g
E. 羧甲基淀粉钠	适量
制成	500 片

49. 填充剂是( )
50. 崩解剂是( )
51. 黏合剂是( )
52. 润滑剂是( )

[53~54]

A. 散剂　B. 糖浆剂　C. 肠溶片
D. 缓释片　E. 普通片

53. 口服氯化钾常用于低钾血症的防治,但具苦涩味且对胃肠道黏膜有刺激性,上述剂型中最佳的是( )

54. 红霉素在酸性条件下不稳定,对胃的刺激性较大,可选择的合理剂型为( )

[55~58]

A. 山梨酸　B. HPMC　C. 泊洛沙姆
D. 交联聚维酮　E. PEG400

55. 液体制剂中的防腐剂( )
56. 片剂中的崩解剂( )
57. 片剂中的薄膜衣材料( )
58. 注射剂溶剂( )

[59~62]

糖衣工艺中不同包层过程应选择的材料

A. L-HPC、微粉硅胶　B. 色素、糖浆　C. 虫胶、玉米朊
D. 滑石粉、糖浆　E. 川蜡、虫蜡

59. 隔离层（ ）
60. 粉衣层（ ）
61. 打光（ ）
62. 色衣层（ ）

[63~64]

下列说法对应的高分子材料是

A. EC　B. 丙烯酸树脂Ⅳ　C. 丙烯酸树脂Ⅱ
D. 丙烯酸树脂Ⅲ　E. PVP

63. 在酸、碱性水溶液中均可溶解的材料（ ）
64. 用作水溶性固体分散物体载体，促进药物的溶出（ ）

[65~68]

A. CMC 溶液　B. L-HPC　C. 蔗糖
D. 50% 乙醇　E. 聚乙二醇

65. 片剂的填充剂（ ）
66. 片剂的湿润剂（ ）
67. 片剂的崩解剂（ ）
68. 片剂的黏合剂（ ）

[69~71]

下列说法对应的片剂是

A. 肠溶片　B. 糖衣片　C. 口含片
D. 双层片　E. 舌下片

69. 硝酸甘油应制成（ ）
70. 可以避免复方药物之间的配伍反应（ ）
71. 主要用于口腔及咽喉疾病的治疗（ ）

[72~76]

A. PVA　B. EVA　C. PVP
D. PEG　E. CAP

72. 聚维酮（ ）
73. 聚乙烯醇（ ）
74. 聚乙二醇（ ）
75. 邻苯二甲酸醋酸纤维素（ ）
76. 乙烯 - 醋酸乙烯共聚物（ ）

[77~81]

A. 15 分钟内　B. 20 分钟内　C. 30 分钟内
D. 45 分钟内　E. 60 分钟内

77. 硬胶囊崩解时限（ ）
78. 软胶囊崩解时限（ ）
79. 普通滴丸溶散时限（ ）
80. 普通片崩解时限（ ）
81. 包衣滴丸溶散时限（ ）

[82~86]

A. capsule B. enteric capsule C. film
D. gelatin E. dripping pill

82. 明胶( )
83. 膜剂( )
84. 胶囊剂( )
85. 滴丸剂( )
86. 肠溶胶囊( )

[87~91]

A. 硬胶囊 B. 软胶囊 C. 肠溶胶囊
D. 滴丸 E. 膜剂

选择下列药物可优先考虑的选项中的剂型

87. 难溶性药物( )
88. 缓释颗粒( )
89. 小剂量药物( )
90. 药物油溶液( )
91. 在胃中有刺激性的药物( )

(三)多项选择题

1. 与固体剂型中药物的溶出速度成正比的参数有( )
A. 溶出速度常数 B. 药物粒子表面积
C. 药物的溶解度 D. 溶出介质中药物的浓度
E. 药物的扩散系数

2. 下列关于散剂特点的叙述,正确的是( )
A. 常用口服固体制剂中起效最快的剂型
B. 外用覆盖面大,且具保护、收敛作用
C. 制法简便
D. 便于小儿服用
E. 剂量可随症增减

3. 倍散的稀释倍数是( )
A. 1倍 B. 10倍 C. 100倍
D. 1 000倍 E. 10 000倍

4.《中国药典》规定,散剂必须检查的项目有( )
A. 外观均匀度 B. 微生物限度 C. 粒度
D. 溶化性 E. 装量差异

5. 下列有关颗粒剂特点的叙述中,正确的是( )
A. 与散剂相比,混合均匀性较差
B. 与散剂相比,吸湿性较小,稳定性较好
C. 运输、携带、贮存方便
D. 根据需要可加入适宜矫味剂
E. 飞散性、附着性比散剂大

6.《中国药典》规定，颗粒剂必须检查的项目有（ ）
A. 溶出度 B. 溶化性 C. 干燥失重
D. 装量差异 E. 粒度
7. 下列有关分散片的叙述中，正确的是（ ）
A. 所含药物主要是易溶性的
B. 在(21 ± 1)℃的水中 5 分钟即可崩解分散
C. 应检查分散均匀度
D. 应检查溶出度
E. 遇水能迅速崩解并均匀分散
8. 下列有关含片的叙述中，正确的是（ ）
A. 含片中的药物应为易溶性的
B. 含片中的辅料应是可溶的
C. 崩解时限为 30 分钟
D. 含片的硬度可比普通片大
E. 药物需在口腔内缓慢溶解后经口腔黏膜吸收发挥全身作用
9. 下列药用辅料中，可加入片剂中起崩解剂作用的是（ ）
A. L-HPC B. CCMC-Na C. PVP
D. CMS-Na E. PEG
10. 下列辅料中，可作为粉末直接压片稀释剂的有（ ）
A. 微粉硅胶 B. 喷雾干燥乳糖 C. 预胶化淀粉
D. 微晶纤维素 E. 羧甲基淀粉钠
11. HPMC 在药剂学中的应用广泛，可作为（ ）
A. 片剂的黏合剂 B. 片剂的崩解剂 C. 缓控释片剂辅料
D. 薄膜包衣材料 E. 增塑剂
12. 在药剂学中，PVP 可作为（ ）
A. 片剂的黏合剂 B. 片剂的崩解剂 C. 片剂的稀释剂
D. 片剂的润滑剂 E. 固体分散体载体
13. 下列辅料中可在片剂中作为干燥黏合剂的有（ ）
A. 羧甲基纤维素钠 B. 甲基纤维素 C. 微晶纤维素
D. 糊精 E. 淀粉
14. 下列辅料中可在片剂中作为助流剂的有（ ）
A. 干淀粉 B. 聚山梨酯 80 C. 硬脂酸镁
D. 滑石粉 E. 微粉硅胶
15. 制备片剂用物料应具备（ ）
A. 可压性 B. 流动性 C. 崩解性
D. 润滑性 E. 表面活性
16. 下列有关片剂的叙述中，正确的是（ ）
A. 抗黏剂主要降低药片与冲模孔壁间的摩擦力
B. 外加崩解剂的片剂较内加崩解剂的片剂崩解快，而内外同时加崩解剂的片剂的溶出较外加快

C. 包薄膜衣时，除成膜材料外，通常加入增塑剂以升高成膜材料的玻璃化温度
D. 小剂量药物制备片剂时常加入有颜色的辅料，其目的是增加片剂的美观
E. 制备糖衣片时常用包衣材料为蔗糖，包粉衣层的主要材料为滑石粉

17. 对于同种物料，使用单冲压片机压片时，以下各项中决定片重的是（　　）
A. 颗粒的硬度　B. 颗粒的粗细
C. 颗粒的干湿程度　D. 下冲在模圈内位置的高低
E. 上冲在模圈内下降的深度

18. 下列各项因素中，影响片剂成型的有（　　）
A. 药物的可压性　B. 黏合剂的用量
C. 颗粒的含水量　D. 冲模大小
E. 压片力的大小与加压的时间

19. 片剂制备过程中，造成黏冲的原因有（　　）
A. 润滑剂用量不足　B. 崩解剂用量不足　C. 黏合剂用量不足
D. 颗粒含水量高　E. 冲模表面粗糙

20. 片剂制备过程中，造成崩解迟缓的原因有（　　）
A. 颗粒的流动性差　B. 崩解剂用量不足　C. 黏合剂用量过多
D. 润滑剂用量不足　E. 压片时压力过小

21. 片剂制备过程中，造成裂片的原因有（　　）
A. 物料的可压性差　B. 黏合剂的黏性不足　C. 颗粒含水量太低
D. 颗粒硬度过大　E. 崩解剂用量过多

22. 片剂制备过程中，造成片重差异超限的原因有（　　）
A. 颗粒的硬度过大　B. 颗粒含水量过高　C. 颗粒的大小相差悬殊
D. 颗粒流动性差　E. 压片时压力过大

23. 片剂制备过程中，造成含量不均的原因有（　　）
A. 含有较多的可溶性成分　B. 可溶性成分的迁移
C. 疏水性润滑剂用量过高　D. 原辅料混合不均匀
E. 干颗粒含水量过高

24. 下列片剂中，不必做崩解时限检查的是（　　）
A. 肠溶片　B. 咀嚼片　C. 可溶片
D. 控释片　E. 含片

25. 崩解剂促进崩解的机制包括（　　）
A. 吸水膨胀　B. 薄层绝缘作用
C. 产气作用　D. 含有较多的可溶性成分
E. 水分渗入，产气作用

26. 对片剂进行包衣的目的是（　　）
A. 增加药物的稳定性　B. 提高药物的生物利用度
C. 改变药物生物半衰期　D. 避免药物的首过效应
E. 掩盖药物的不良气味

27. 下列辅料中，可作为肠溶包衣材料的是（　　）
A. Eudragit L　B. HPMCP　C. PVP

D. CAP　　E. CAT

28. 下列辅料中,可作为胃溶包衣材料的是(　　)

A. Eudragit L　　B. HPMC　　C. PVAP

D. CAP　　E. PVP

29. 有关包衣的叙述中错误的是(　　)

A. HPMC 可采用水分散体包衣技术

B. Eudragit RS100 可作为胃溶性包衣材料

C. 易受胃液的降解的药物,可用肠溶材料包衣

D. 压制包衣也是包衣的一种方法

E. 包衣处方中添加增塑剂的主要目的是提高包衣材料的玻璃化温度,提高其耐磨能力

30. 下列关于胶囊剂的叙述,正确的是(　　)

A. 胶囊剂可供口服,亦可以其他途径给药(如直肠、阴道)

B. 胶囊剂的囊壳材料主要为阿拉伯胶

C. 药物的油溶液可制成胶囊剂,但水溶液不能制成胶囊剂

D. 制备软胶囊的方法有滴制法、压制法和熔融法

E. 胶囊剂应进行崩解时限和装量差异检查

31.《中国药典》规定,胶囊剂的质量检查项目包括(　　)

A. 外观　　B. 囊壳重量差异　　C. 崩解时限

D. 脆碎度　　E. 水分

32. 下列适于制成胶囊剂的是(　　)

A. 鸭胆子油乳剂　　B. 亚油酸　　C. 维生素 E

D. 硫酸镁　　E. 复方樟脑酊

33. 下列药物中不宜制成胶囊剂的有(　　)

A. 药物的水溶液或稀乙醇溶液　　B. 药物的油溶液

C. 风化性药物　　D. 易溶性的刺激性药物

E. 吸湿性很强的药物

34. 软胶囊剂的常用的制备方法有(　　)

A. 滴制法　　B. 熔融法　　C. 乳化法

D. 压制法　　E. 塑性法

35. 空心胶囊制备时常添加的辅料有(　　)

A. 明胶　　B. 增塑剂　　C. 增稠剂

D. 防腐剂　　E. 崩解剂

36. 有关胶囊剂的包装和贮存的叙述中正确的是(　　)

A. 高温高湿易造成囊材中微生物的滋生

B. 宜选择密闭性良好的玻璃容器作为包装材料

C. 宜选择透湿系数小的塑料容器或泡罩式包装

D. 宜在温度小于 25℃,相对湿度不大于 60% 的干燥阴凉处,密闭贮藏

E. 高温、高湿(RH>60%)不利于胶囊剂的贮存

37. 滴丸剂的常用基质有(　　)

A. PEG 类　　B. 甘油明胶　　C. 泊洛沙姆

D. 硬脂酸 E. 氢化植物油

38. 为保证滴丸圆整成型、丸重差异合格，制备过程的关键是（ ）

A. 需及时冷却 B. 滴制过程中保持恒温 C. 滴制液静液压恒定

D. 滴管口径合适 E. 可选择适宜的基质

39. 可作为膜剂成膜材料的有（ ）

A. 明胶 B. 支链淀粉 C. HPMC

D. PVA E. 泊洛沙姆

40. 膜剂的制备方法有（ ）

A. 匀浆制模法 B. 溶解制模法 C. 热塑制模法

D. 复合制模法 E. 压制制模法

41. 对片剂崩解度的叙述中，错误的是（ ）

A. 所有的片剂都应在胃肠道中崩解

B. 药典对普通口服片剂、包衣片剂以及肠溶衣片剂规定了不同的崩解时限

C. 水分的透入是片剂崩解的首要条件

D. 辅料中黏合剂的黏合力越大，片剂的崩解时间越长

E. 片剂经过长时间储存后，崩解时间往往会缩短

42. 口含片应符合以下要求（ ）

A. 所含药物与辅料均应是可溶的

B. 应在 30 分钟内全部崩解

C. 所含药物应是易溶的

D. 口含片的硬度可大于普通片

E. 药物在口腔内缓慢溶解吸收而发挥全身作用

43. 关于肠溶衣的叙述，正确的是（ ）

A. 用 EC 包衣的片剂

B. 用 HPMC 包衣的片剂

C. 按崩解时限检查法检查，在 pH 1 盐酸溶液中 2 小时不应崩解

D. 可检查释放度来控制片剂质量

E. 必须检查含量均匀度

44. 下列片剂应进行含量均匀度检查（ ）

A. 主药含量小于 10mg B. 主药含量小于 5mg

C. 主药含量小于 2mg D. 主药含量小于每片片重的 5%

E. 主药含量小于每片片重的 10%

45. 有关控释片正确的是（ ）

A. 口服后，应缓慢恒速或接近恒速释放药物

B. 每 48 小时用药 1 次

C. 应检查释放度

D. 必须进行崩解时限检查

E. 进行一个时间点的释放度检查

46. 微晶纤维素可用作（ ）

A. 填充剂 B. 干燥黏合剂 C. 崩解剂

D. 包衣材料　E. 润湿剂

47. 片剂质量要求是(　　)

A. 含量准确,重量差异小

B. 压制片中药物很稳定,故无保存期规定

C. 崩解时限或溶出度符合规定

D. 色泽均匀,完整光洁,硬度符合标准

E. 片剂大部分经口服,不进行细菌学检查

48. 药物制剂的化学稳定性变化有(　　)

A. 片剂吸潮后主药水解　B. 片剂溶出度变慢

C. 片剂崩解变快　D. 片剂中有关物质增加

E. 维生素C片表面变黄

49. 在片剂处方中兼有稀释和崩解性能的辅料为(　　)

A. 硬脂酸镁　B. 滑石粉　C. 可压性淀粉

D. 微晶纤维素　E. 淀粉

50. 粉末直接压片可以选用的辅料(　　)

A. 干淀粉　B. 微晶纤维素　C. 预胶化淀粉

D. 糊精　E. 喷雾干燥乳糖

51. 分散片的质检项目包括(　　)

A. 崩解度　B. 溶出度　C. 发泡量

D. 释放度　E. 分散均匀性

52. 下列剂型口服后需要首先经过崩解过程才能溶出进入血液循环的有(　　)

A. 散剂　B. 胶囊剂　C. 混悬剂

D. 片剂　E. 溶液剂

53. 采用以下哪些措施可改善固体制剂的溶出速度(　　)

A. 增大溶解速度常数　B. 增大药物溶出面积

C. 增大药物粒子半径　D. 提高药物溶解度

E. 减小溶解速度常数

54. 散剂制备中,为保证混合均匀所采取的一般原则是(　　)

A. 等比混合易混匀

B. 组分数量差异大者,采用等量递加混合法

C. 组分堆密度差异大时,堆密度小者先放入混合容器中

D. 含低共熔成分时,应避免共熔

E. 药粉外形相近者易于混匀

55. 根据囊壳的差别,通常将胶囊剂分为(　　)

A. 硬胶囊　B. 软胶囊　C. 肠溶胶囊

D. 缓释胶囊　E. 控释胶囊

56. 胶囊剂具有的特点有(　　)

A. 能掩盖药物不良臭味、提高稳定性　B. 可弥补其他固体剂型的不足

C. 液态药物的固体剂型化　D. 可延缓药物的释放和定位释药

E. 生产自动化程度较片剂高,成本低

57. (　　)是空胶囊制备时常加入的物料

A. 明胶　B. 增塑剂　C. 增稠剂

D. 防腐剂　E. 润滑剂

58. 下列关于胶囊剂正确叙述的是(　　)

A. 空胶囊共有 8 种规格,但常用的为 0~5 号

B. 空胶囊随着号数由小到大,容积由小到大

C. 纯药物粉碎至适宜粒度就能满足硬胶囊剂的填充要求,即可直接填充

D. 一般根据药物的填充量选择空胶囊的规格

E. 使用锁口式胶囊壳,密闭性良好,可以不必封口

59. 下列关于软胶囊剂的叙述正确的是(　　)

A. 软胶囊的囊壁是由明胶、增塑剂、水三者所构成的

B. 软胶囊的囊壁具有可塑性与弹性

C. 对蛋白质性质无影响的药物和附加剂均可填充于软胶囊中

D. 可填充各种油类和液体药物、药物溶液、混悬液,少数为固体物

E. 液体药物若含水 5% 或为水溶性、挥发性、小分子有机物均可制成软胶囊

60. 软胶囊剂的制备方法常用(　　)

A. 滴制法　B. 熔融法　C. 压制法

D. 乳化法　E. 塑形法

61. 胶囊剂的质量要求有(　　)

A. 外观　B. 含量均匀度　C. 装量差异

D. 硬度　E. 崩解时限

62. 下列哪些是滴丸剂具有的特点(　　)

A. 设备简单,操作方便,利于劳动保护,工艺周期短,生产效率高

B. 工艺条件易于控制

C. 基质容纳液态药物量大,故可使液态药物固体化

D. 用固体分散技术制备的滴丸具有吸收迅速、生物利用度高的特点

E. 发展了耳、眼科用药的新剂型

63. 滴丸剂的质量要求有(　　)

A. 外观　B. 水分　C. 重量差异

D. 崩解时限　E. 溶散时限

64. 膜剂可供(　　)使用

A. 口服　B. 口含　C. 皮肤及黏膜

D. 眼结膜囊内　E. 阴道内

65. 理想的成膜材料应具备(　　)

A. 生理惰性,无毒、无刺激

B. 性能稳定,不干扰含量测定

C. 外用崩解迅速

D. 成膜、脱膜性能好

E. 口服、腔道、眼用膜应具水溶性,能降解、吸收或排泄

66. 膜剂常用的成膜性能较好的材料有(　　)

A. 明胶　B. 琼脂　C. PVA
D. EVA　E. 阿拉伯胶

67. 膜剂可采用(　　)法制备
A. 匀浆制膜　B. 热塑制膜　C. 复合制膜
D. 热熔制膜　E. 冷压制膜

三、判断是非题(用√或 × 表示)

1. 增加药物的粒径可提高固体制剂中难溶性药物的溶出速度。(　　)
2. 含液体的组分制备散剂时,可以利用处方中其他的固体组分吸收该液体组分。(　　)
3. 对于密度差异大的各组分进行混合时,可能出现分层。(　　)
4. CRH 表示临界相对湿度,水不溶性药物存在特定的 CRH 值。(　　)
5. 可溶颗粒剂的溶化性要求在加热水搅拌 5 分钟后全部溶化,不得有混浊。(　　)
6. 湿法制粒压片主要用于对热敏感以及易溶性的药物片剂的制备。(　　)
7. 片剂制备必备的三个条件是流动性、压缩成型性、良好的崩解性。(　　)
8. 硫酸钙常在片剂中作为润滑剂。(　　)
9. 甘露醇常作为咀嚼片的稀释剂。(　　)
10. 滑石粉在片剂中可作为助流剂,颗粒中加入的量越大,颗粒的流动性越好。(　　)
11. HPMC 可以作为乙基纤维素薄膜衣的释放速度调节剂。(　　)
12. 片剂中最常用的润滑剂是月桂醇硫酸镁。(　　)
13. 颗粒的可压性是影响片重差异的主要因素。(　　)
14. 压缩时以塑性形变为主的物料,具有良好的压缩成型性。(　　)
15. 羧甲基淀粉钠的英文缩写是 CMC-Na。(　　)
16. 片剂的压缩成型性与药物和辅料的塑性形变和弹性形变有关。(　　)
17. 湿法制粒压片过程中湿颗粒干燥的程度一般控制为含水量在 1% 以下。(　　)
18. 环糊精常作为片剂的稀释剂。(　　)
19. 黏合剂的黏性过强,或用量过多,都容易导致片剂崩解迟缓。(　　)
20. 对于不同片径的片剂,相同的硬度即意味着具有相同的抗张强度。(　　)
21. 片剂包糖衣过程中常用的打光材料是虫蜡。(　　)
22. 由于胶囊壳的保护作用,刺激性强的药物可考虑制成胶囊剂。(　　)
23. 5 号空胶囊的容积大于 2 号空胶囊。(　　)
24. 滴丸剂是用滴制法制成的胶丸,仅供口服使用。(　　)
25. 制备以 PEG 为基质的滴丸剂时可选择液状石蜡作为冷凝液。(　　)
26. 滴丸剂可将液体药物固体化,具有缓释作用,因此不能提高其生物利用度。(　　)
27. 局部用散剂的粒度要求完全通过六号筛。(　　)
28. 基质吸收率可用于计算硬胶囊剂中的辅料的用量。(　　)
29. 膜剂的载药量少,只适用于小剂量药物。(　　)
30. 目前国内制备膜剂最常用的成膜材料是天然高分子材料 PVA。(　　)
31. 对于多数固体剂型,药物的溶出速度直接影响药物的吸收速度。(　　)
32. 固体制剂在体内必须溶解后才能透过生物膜,被吸收进入血液循环中。(　　)

33. 颗粒剂口服后首先崩解，然后药物分子从颗粒中溶出，药物通过胃肠黏膜吸收进入血液循环中。（　　）

34. 药物从固体剂型中的溶出速度与药物粒子的表面积成反比。（　　）

35. 在 Noyes-Whitney 方程中，药物的溶出速率与药物的表面积成正比。（　　）

36. 外用散覆盖面积大，可以同时发挥保护和收敛等作用。（　　）

37. 口服制剂吸收的快慢顺序是：溶液剂>混悬剂>散剂>颗粒剂>胶囊剂>片剂>丸剂。（　　）

38. 水溶性药物混合物的 CRH 约等于各组分 CRH 的加和。（　　）

39. 100 倍散即 99 份稀释剂与 1 份药物混合制成的稀释散。（　　）

40. 胶囊剂可使液态药物的剂型固体化。（　　）

41. 将药物按需要制成缓释颗粒装入胶囊中，可以达到缓释延效作用。（　　）

42. 胶囊剂填充的药物既可以是固体，也可以是水溶液或稀乙醇溶液。（　　）

43. 胶囊剂中若填充易风化的药物，可使囊壁软化；若填充易潮解的药物，可使囊壁脆裂。（　　）

44. 易溶性的刺激性药物不宜制成胶囊剂。（　　）

45. 生产空胶囊的环境洁净度应达 D 级，温度 10~25℃，相对湿度 45%~55%。（　　）

46. 空胶囊常用规格有 8 种，常用的为 0~5 号，随着号数由小到大，容积由大到小。（　　）

47. 软胶囊囊壁由明胶、增塑剂、水三者所组成。（　　）

48. 软胶囊中的液态药物 pH 以 2.5~7.5 为宜，否则易使明胶水解或变性。（　　）

49. 软胶囊中的液体药物若含 5% 水或为水溶性、挥发性、小分子有机物，能使囊材软化或溶解，不宜制成软胶囊。（　　）

50. 软胶囊常用滴制法和填充法制备。（　　）

51. 滴丸剂常用基质分为水溶性基质、脂溶性基质和乳剂型基质三大类。（　　）

52. 滴丸剂基质容纳液态药物的量大，故可使液态药物固形化。（　　）

53. 用固体分散技术制备的滴丸具有吸收迅速、生物利用度高的优点。（　　）

54. 根据膜剂的结构类型分类，有单层膜、多层膜（复合）与夹心膜等。（　　）

55. 采用不同的成膜材料可制成不同释药速度的膜剂，既可制备速释膜剂又可制备缓释或恒释膜剂。（　　）

56. 膜剂的载药量小，只适合于小剂量的药物，重量差异不易控制，收率不高。（　　）

57. 膜剂常用的成膜材料有天然高分子化合物、聚乙二醇和乙烯 - 醋酸乙烯共聚物。（　　）

58. 膜剂制备可采用匀浆制膜法、热塑制膜法和复合制膜法。（　　）

59. 胶囊剂能掩盖药物的不良臭味，提高药物稳定性。（　　）

60. 含油量高的药物或液态药物不宜制成胶囊剂。（　　）

61. 由于胶囊壳主要含水性明胶，因此，填充的药物不能是水溶液或稀乙醇溶液。（　　）

62. 硬质胶囊壳或软质胶囊壳主要由明胶、甘油和水组成。（　　）

63. 胶囊剂不能延缓药物的释放，也不具备定位释药作用。（　　）

64. 易溶性的刺激性药物制成胶囊剂有利于掩盖其臭味，并减少刺激性。（　　）

65. 易风化、易潮解的药物制成胶囊剂，利于提高药物稳定性。（　　）

66. 软胶囊囊壁的组成通常是干明胶∶干增塑剂∶水 = 1∶(0.4~0.6)∶1。（　　）

四、填空题

1. 眼用散的粒度要求是应全部通过________号筛。

2. 临界相对湿度是________药物的吸湿特征常数。

3. 剂量 0.01~0.1g 可配成________倍散。

4. 颗粒剂依据其在水中的溶解情况可分为________、________和________。

5. 硬质胶囊壳或软质胶囊壳主要由________、________、________组成。

6. 胶囊剂中充填的药物不能是________或________，也不能充填易________或易________的药物。

7. 硬胶囊剂的制备分为________的制备、________制备与________、________等过程。

8. 软胶囊常采用________法和________法制备。

9. A 型明胶的等电点为 pH________，B 型明胶的等电点为 pH________。

10. 制备空胶囊时常加入________、________等增塑剂。

11. 硬质胶囊壳主要由________、________、________组成外，制备时一般还需加入________、________等，根据需要还可加入________与________。

12. 空胶囊的制备流程是____________________________________。

13. 采用明胶与甲醛作用生成甲醛明胶的方法制备________，可以使明胶无游离的________存在，失去与酸结合能力，只能在肠液中溶解。

14. 软胶囊囊壁由________、________、________三者所组成。

15. 肠溶胶囊剂的制备有两种方法，一种是________与________作用生成________，另一种方法是在明胶壳表面包被________。

16. 胶囊剂的质量检查内容主要有________、________和________。

17. 滴丸剂常用基质分为________基质和________基质。

18. 制备滴丸剂常用的水溶性基质有________类、________类、________及________等。

19. 制备滴丸剂常用的脂溶性基质有________、________、________及________等。

20. 制备滴丸剂常用的冷却液有________、________、________和________等。

21. 滴丸剂的生产工艺流程是____________________________________。

22. 在制备过程中保证滴丸圆整成型、丸重差异合格的关键是：________、________、________、________及________等。

23. 膜剂可供________、________、________给药，也可用于________内等。

24. 膜剂结构有________、________与________之分。

25. 膜剂常用的成膜材料有________、________和________。

26. 膜剂一般由________、________、________、________、________、________、________等组成。

27. 膜剂制备可采用________制膜法、________制膜法和________制膜法。

五、简答题

1. 简述固体制剂口服的吸收过程。

2. 写出 Noyes-Whitney 方程，根据该方程可采取哪些方法改善难溶性药物的溶出速度？

3. 简述散剂的制备工艺流程。
4. 测定 CRH 有何意义?
5. 简述颗粒剂的制备工艺流程。
6. 写出以下辅料的中文名称,并写出其在片剂中的用途。
EC、HPMCP、CAP、PEG、PVP、HPMC、L-HPC、CCMC-Na、MCC、CMC-Na
7. 简述片剂中崩解剂的作用机制。
8. 片剂常用的辅料有哪几类? 各起什么作用? 并各举 2 例。
9. 片剂的制备方法有哪些? 各种方法的适用条件是什么?
10. 简述湿法制粒压片的工艺流程。
11. 压片过程的三要素是什么?
12. 哪些因素对片剂的成型有影响?
13. 压片过程中常出现哪些问题? 各自的原因是什么?
14. 为什么要对片剂进行包衣? 包衣的种类和方法有哪些?
15. 简述糖衣片包衣的工序、各工序的作用及使用的材料。
16. 片剂的质量检查有哪些项目?
17. 对乙酰氨基酚难溶于水,今将其制成口服片剂(规格为 0.3g),试验发现有裂片和溶出度不合格的问题。试分析原因,并根据片剂成型理论和 Noyes-Whitney 方程讨论应采取的措施。
18. 哪些药物不宜制成胶囊剂?
19. 简述滴丸的制备工艺流程。
20. 简述匀浆制膜法制备膜剂的工艺流程。
21. 散剂有哪些特点?
22. 散剂的质量要求有哪些?
23. 颗粒剂的质量检查有哪些?
24. 胶囊剂有哪些特点? 哪些药物不宜制成胶囊剂? 并说明其理由。
25. 胶囊剂的分类,并简述其定义。
26. 影响软胶囊成型的因素有哪些?
27. 滴丸剂具有哪些特点?
28. 滴丸剂的常用基质分为哪几类? 举例说明。
29. 比较滴制法制备胶丸与滴制法制备滴丸的异同。
30. 膜剂的特点和缺点是什么?
31. 理想的膜剂成膜材料应具备哪些条件? 写出常用的成膜材料。

六、处方分析题

1. 分析头孢克肟片处方并写出制法。

处方:	1 000 片用量	处方分析
头孢克肟	100g	
乳糖	25g	
淀粉	35g	
交联聚维酮	3.0g	

10% 淀粉浆	适量	
硬脂酸镁	适量	

2. 分析维生素 C 片处方并写出制法。

处方：	1 000 片用量	处方分析
维生素 C	100g	
淀粉	20g	
糊精	30g	
酒石酸	1g	
50% 乙醇	适量	
硬脂酸镁	1.5g	

3. 分析红霉素片处方并写出制法。

处方：		处方分析
片芯处方：	1 000 片用量	
红霉素	1 亿单位	
淀粉	57.5g	
10% 淀粉浆	适量	
硬脂酸镁	3.6g	
包衣液处方：		
丙烯酸树脂Ⅱ	28g	
蓖麻油	16.8g	
苯二甲酸二乙酯	16.8g	
聚山梨酯 80	5.6g	
滑石粉	适量	
85% 乙醇	560ml	

4. 分析下列处方并写出制法。

处方：	1 000 片用量	处方分析
制霉菌素	20g	
酒石酸氢钾	193g	
碳酸氢钠	70g	
甲基纤维素	2.8g	
乳糖	145g	
淀粉	43g	
10% 淀粉浆	适量	
硬脂酸镁	0.5%	

5. 维生素 B_2 片设计

(1) 要求：a. 药物剂量 5mg/ 片；b. 拟定处方；c. 写出制备工艺。

(2) 药物性质：橙黄色结晶性粉末，稍有臭及苦味，在水、乙醇、三氯甲烷中几乎不溶。遇光、热、碱易被破坏。

(3) 辅料：淀粉、蔗糖粉、糊精、乳糖、微晶纤维素、可压性淀粉、HPMC、EC、CMC-Na、糖浆、交联聚维酮、CMS-Na、L-HPC、滑石粉、微粉硅胶、十二烷基硫酸钠、硬脂酸镁、枸橼酸、酒石酸、Eudragit E100、丙烯酸树脂Ⅱ、丙烯酸树脂Ⅲ、丙烯酸树脂Ⅳ、枸橼酸三乙酯、邻苯二甲酸二乙酯、蓖麻油、PEG400、泊洛沙姆、聚山梨酯80、凡士林、钛白粉、色料。

(4)溶剂：水、甲醇、乙醇、丙酮、三氯甲烷、植物油。

6. 双氯芬酸钠片设计

(1)要求：a. 药物剂量25mg/片；b. 拟定处方并说明理由；c. 写出制备工艺。

(2)药物性质：白色或类白色结晶性粉末，有刺鼻感与引湿性；在乙醇中易溶，在水中略溶，在三氯甲烷中不溶。

(3)辅料：淀粉、蔗糖粉、糊精、乳糖、微晶纤维素、可压性淀粉、HPMC、EC、CMC-Na、糖浆、交联聚维酮、CMS-Na、L-HPC、滑石粉、微粉硅胶、十二烷基硫酸钠、硬脂酸镁、枸橼酸、酒石酸、Eudragit E100、丙烯酸树脂Ⅱ、丙烯酸树脂Ⅲ、丙烯酸树脂Ⅳ、枸橼酸三乙酯、邻苯二甲酸二乙酯、蓖麻油、PEG400、泊洛沙姆、聚山梨酯80、凡士林、钛白粉、色料。

(4)溶剂：水、甲醇、乙醇、丙酮、三氯甲烷、植物油。

7. 罗通定片设计

(1)要求：a. 药物剂量30mg/片；b. 粉末直接压片；c. 拟定处方；d. 写出制备工艺。

(2)药物性质：白色至微黄色结晶；无臭，无味；遇光受热易变黄。在水中几乎不溶，在乙醇或乙醚中略溶，在三氯甲烷中溶解。

(3)辅料：淀粉、蔗糖粉、糊精、乳糖、微晶纤维素、可压性淀粉、HPMC、EC、CMC-Na、糖浆、交联聚维酮、CMS-Na、L-HPC、滑石粉、微粉硅胶、十二烷基硫酸钠、硬脂酸镁、枸橼酸、酒石酸、Eudragit E100、丙烯酸树脂Ⅱ、丙烯酸树脂Ⅲ、枸橼酸三乙酯、泊洛沙姆、聚山梨酯80、凡士林、色淀。

(4)溶剂：水、甲醇、乙醇、丙酮、三氯甲烷、植物油。

8. 某药物为一常用抗炎、解热、镇痛药，其化学结构如下：

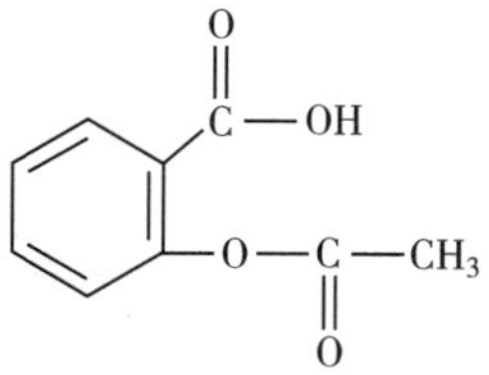

在水中微溶，易溶于乙醇。今欲制成片剂，常用剂量为100mg，请拟定一个合理的处方，并写出制备工艺及注意事项。

9. 写出下列处方中各成分的作用及制备工艺。

复方阿司匹林片剂

阿司匹林	268g	(　　)
对乙酰氨基酚	136g	(　　)
咖啡因	33.4g	(　　)
淀粉	266g	(　　)
淀粉糊(15%)	85g	(　　)
酒石酸	2.7g	(　　)
滑石粉	25g	(　　)
轻质液状石蜡	2.5g	(　　)

10. 写出下列处方中各成分的作用及制备工艺。

硝酸甘油片(1 000 片,每片含硝酸甘油 0.5mg)

乳糖	88.8g	(　　)
糖粉	38.0g	(　　)
淀粉浆	适量	(　　)
10% 硝酸甘油乙醇溶液	0.6g(以硝酸甘油计)	(　　)
硬脂酸镁	1.0g	(　　)

11. 对以下处方中各组分的作用进行分析,并写出其制备方法。

速效感冒胶囊(硬胶囊)

对乙酰氨基酚	300g	维生素 C	100g
胆汁粉	100g	咖啡因	3g
马来酸氯苯那敏	3g	10% 淀粉浆	适量
食用色素	适量	共制成硬胶囊剂 1 000 粒	

12. 对以下处方中各组分的作用进行分析,并写出其制备方法。

胆黄素胶囊(硬胶囊)

猪胆膏	500g	黄柏	50g
青黛	50g	制成 1 000 粒	

13. 对以下处方中各组分的作用进行分析,并写出其制备方法。

维生素 AD 胶丸(软胶囊)

维生素 A	3 000 单位
维生素 D	300 单位
明胶	100 份
甘油	55~66 份
水	120 份
鱼肝油或精炼食用植物油	适量

14. 对以下处方中各组分的作用进行分析,并写出其制备方法。

满山红油胶丸(软胶囊)

满山红油	100g	明胶	100 份
甘油	55~66 份	精炼食用植物油	适量
蒸馏水	120 份		

15. 对以下处方中各组分的作用进行分析,并写出其制备方法。

复方丹参滴丸

丹参	16g	三七	5g
冰片	0.3g	聚乙二醇 6000	20g
液状石蜡	适量		

16. 对以下处方中各组分的作用进行分析,并写出其制备方法。

芸香油滴丸

芸香油	200ml	硬脂酸钠	21g
虫蜡	8.4g	蒸馏水	8.4ml
1% 硫酸	适量		

17. 对以下处方中各组分的作用进行分析，并写出其制备方法。

地西泮膜剂（多层型包衣膜剂）

含主药的药膜涂料处方：

地西泮（微粒）	5g	PVA（17-88）	19.5g
蒸馏水	60ml		

避光包衣膜涂料处方：

PVA（17-88）	19g	甘油	0.4g
二氧化钛	0.6g	糖精钠	0.02g
食用蓝色素	0.02g	液状石蜡	0.2g
蒸馏水	60ml		

18. 对以下处方中各组分的作用进行分析，并写出其制备方法。

复方替硝唑口腔膜剂

替硝唑	0.2g	氧氟沙星	0.5g
聚乙烯醇（PVA17-88）	3.0g	羧甲基纤维素钠	1.5g
甘油	2.5g	糖精钠	0.05g
蒸馏水	加至 100g		

19. 鲜王浆 50g（1 000 粒用量），现有糖粉、糊精、淀粉等辅料，请设计制成硬胶囊剂的处方（每粒重 0.23g），并写出制法。

20. 樟脑 62.5g，干姜 62.5g，大黄 50g，小茴香 25g，肉桂 25g，辣椒 12.5g，桉油 31.25ml。请设计软胶囊处方及制备方法。

21. 利尿药螺内酯为白色或类白色的细微结晶性粉末，在水中不溶。欲制成滴丸剂，请设计处方与制备方法。

22. 抗真菌药克霉唑为白色或微黄色的结晶性粉末，请写出克霉唑口腔药膜的处方与制法。

七、计算题

1. 欲制备每片主药含量为 120mg 的片剂，请计算理论片重。已知颗粒中主药含量为 45.6%，合格含量标示范围为 95%~105%。

2. 复方 ABC 片剂中主药含量的标示量、标示量范围和压片前的颗粒中药物含量的实测值如下表，试求压片时的理论片重。

ABC 片组分	A	B	C
标示含量 /mg	58	136	33.4
含量标示范围 /%	95~105	95~105	90~110
颗粒中实测值 /%	14.3	34.7	8.2

八、综合工艺设计题

1. 药物 A 的口服制剂工艺设计。

要求：

a. 确定剂型。

b. 拟定处方并说明理由，标明辅料用量。

c. 写出制剂的完整制备工艺。

条件：

1）药物性质：无臭，味苦；在水中极微溶解；易溶于乙醇、丙酮、三氯甲烷中，不溶于石油醚；pH 大于 6.5 时吸收差。

2）药物剂量：0.1g。

3）辅料：淀粉、蔗糖粉、PEG6000、PEG4000、PEG400、枸橼酸三乙酯、硬脂酸镁、HPMC、Eudragit S100、Eudragit E100、L-HPC、CMC-Na、丙烯酸树脂Ⅱ、丙烯酸树脂Ⅲ、丙烯酸树脂Ⅳ、凡士林、微晶纤维素、糖浆、虫胶、滑石粉、色淀、EC、邻苯二甲酸甘油酯、蓖麻油。

4）溶剂：氟利昂、水、甲醇、乙醇、丙酮、三氯甲烷、植物油。

2. 阿司匹林片工艺设计。

要求：

a. 拟定片剂的处方（用于预防心肌梗死、动脉血栓、粥样硬化，需长期用药）。

b. 简述理由。

c. 标明辅料用量。

d. 写出制剂的完整制备工艺。

条件：

1）药物性质：白色结晶或结晶性粉末；无臭或微带醋酸味，味微酸，遇湿气即缓缓水解。在水中微溶，易溶于乙醇。长期大剂量服用刺激胃，引起胃黏膜出血。

2）药物剂量：0.1g。

3）辅料：淀粉、蔗糖粉、PEG6000、PEG4000、枸橼酸三乙酯、硬脂酸镁、HPMC、Eudragit S100、Eudragit E100、L-HPC、CMC-Na、丙烯酸树脂Ⅱ、丙烯酸树脂Ⅲ、丙烯酸树脂Ⅳ、凡士林、微晶纤维素、糖浆、虫胶、滑石粉、色淀、EC、枸橼酸、酒石酸。

4）溶剂：氟利昂、水、甲醇、乙醇、丙酮、三氯甲烷、植物油。

3. 布洛芬片剂工艺处方设计。

要求：

a. 布洛芬为难溶性药物，所设计的片剂处方和工艺应当有利于主药布洛芬溶出度的提高。

b. 自行选择辅料并对选择辅料的作用进行详细的说明。

c. 写出该制剂的完整制备工艺。

d. 剂量：100mg/ 片。

条件：

药物性质：白色结晶粉末，稍有特异臭，味稍辛辣。在乙醇、丙酮、三氯甲烷或乙醚中易溶，在水中几乎不溶。熔点为 74.5~77.5℃。

4. 维生素 B_2 片剂的工艺处方设计

要求：

a. 药物剂量：5mg/ 片。

b. 粉末直接压片。

c. 拟定处方。

d. 写出制备工艺。

条件：

1）药物性质：橙黄色结晶性粉末，稍有臭味及苦味，难溶于水，几乎不溶于乙醇。遇光、热、碱易被破坏。

2）辅料：淀粉、蔗糖粉、枸橼酸三乙酯、硬脂酸镁、HPMC、Eudragit S100、Eudragit E100、L-HPC、CMC-Na、CMS-Na、微粉硅胶、交联聚维酮、可压性淀粉、丙烯酸树脂Ⅱ、泊洛沙姆、丙烯酸树脂Ⅲ、丙烯酸树脂Ⅳ、凡士林、微晶纤维素、糖浆、聚山梨酯 80、虫胶、滑石粉、色淀、EC、枸橼酸、酒石酸、十二烷基硫酸钠、乳糖。

（李范珠、侯雪梅、吴 伟）

第十五章 皮肤给药制剂

【基本要求】

1. 掌握经皮吸收的影响因素；皮肤给药制剂的处方组成；常用基质和添加剂。
2. 熟悉药物经皮吸收的途径；皮肤给药制剂的质量检查方法。
3. 了解吸收促进方法；制剂的制备方法。

【内容摘要】

本章主要介绍经皮给药制剂（贴剂）的基本概念和特点，药物经皮吸收的途径、影响因素和促进方法，处方设计和生产工艺，以及质量控制。

经皮给药系统（TDDS）系指药物以一定的速率透过皮肤经毛细血管吸收进入体循环的一类制剂。药物通过表皮和附属器两条途径经皮吸收，其吸收过程受生理因素、药物理化性质和剂型因素的影响。可用化学方法（经皮吸收促进剂和离子对）、物理方法（离子导入、电致孔、超声导入、微针、无针注射给药系统）或药剂学方法（微米或纳米药物载体）促进药物的经皮吸收。

经皮给药贴剂由背衬膜、含药基质、胶黏剂和防黏层组成。按结构可分为储库型和骨架型两大类；按基质可分为贴剂和巴布剂两大类；按药物分散形式可分为黏胶分散型、周边黏胶骨架型、储库型三种类型。经皮给药贴剂的质量检查主要包括外观、残留溶剂含量、黏附力测定、释放度测定、含量均匀度测定和微生物限度等项目。

【习题部分】

一、名词解释

1. 经皮给药系统（transdermal drug delivery system）；2. 软膏剂（ointment）；3. 乳膏剂（cream）；4. 凝胶剂（gel）；5. 糊剂（paste）；6. 涂膜剂（paint）；7. 贴膏剂（adhesive plaster）；8. 凝胶贴膏（gel plaster）；9. 橡胶贴膏（rubber plaster）；10. 贴剂（patch）；11. 压敏胶（pressure-sensitive adhesive）

二、选择题

（一）单项选择题

1. 下列关于软膏基质的叙述中错误的是（　　）

A. 液状石蜡主要用于调节软膏稠度

B. 水溶性基质释药快，无刺激性

C. 水溶性基质由水溶性高分子物质加水组成，需加防腐剂，而不需加保湿剂

D. 凡士林中加入羊毛脂可增加吸水性

E. 硬脂醇是 W/O 型乳化剂，但常用在 O/W 型乳剂基质中

2. 以研合法制备油脂性软膏时，如药物是水溶性的，宜先用少量(　　)溶解，再加入羊毛脂吸收后与基质混合。

A. 乙醇　　B. 丙二醇　　C. 水

D. 丙酮　　E. 甘油

3. 软膏剂中加入硅酮起什么作用(　　)

A. 润湿剂　　B. 溶剂　　C. 防腐剂

D. 表面活性剂　　E. 防水剂

4. 关于软膏剂的表述，不正确的是(　　)

A. 软膏剂主要起保护、润滑和局部治疗作用

B. 对于某些药物，经皮吸收后能产生全身治疗作用

C. 软膏剂按分散系统分类可分为溶液型、混悬型和乳剂型

D. 软膏剂应具有适当的黏稠度且易于涂布

E. 混悬型软膏剂除另有规定外，不得检出 >180 目的粒子

5. 软膏的质量评价不包括(　　)

A. 硬度　　B. 黏度与稠度　　C. 主药含量

D. 装量　　E. 微生物限度

6. 有关凝胶剂的错误表述是(　　)

A. 凝胶剂有单相分散系统和双相分散系统之分

B. 混悬凝胶剂属于双相分散系统

C. 卡波姆是凝胶剂的常用基质材料

D. 卡波姆溶液在 pH 1~5 时具有最大的黏度和稠度

E. 盐类电解质可使卡波姆凝胶的黏性下降

7. 关于软膏剂一般质量要求的错误表述是(　　)

A. 性质稳定，无酸败、变质等现象　　B. 无溶血性

C. 无刺激性　　D. 无过敏性

E. 用于创面的软膏应无菌

8. 下列辅料中作为油脂性软膏剂基质的是(　　)

A. 凡士林　　B. 甲基纤维素　　C. 枸橼酸

D. 聚乙二醇 400　　E. 硬脂酸

9. 下列辅料中作为乳剂型基质保湿剂的是(　　)

A. 硬脂酸　　B. 液状石蜡　　C. 聚山梨酯 80

D. 羟苯乙酯　　E. 甘油

10. 植物油中加入三乙醇胺，强力搅拌制备乳膏剂的方法属于(　　)

A. 干胶法　　B. 湿胶法　　C. 两相交替加入法

D. 新生皂法　　E. 机械法

11. 软膏剂的加速实验条件为(　　)

A. (40 ± 2)℃,RH(60 ± 5)% B. (30 ± 2)℃,RH(65 ± 5)%
C. (30 ± 2)℃,RH(60 ± 5)% D. (25 ± 2)℃,RH(60 ± 10)%
E. (40 ± 2)℃,RH(75 ± 5)%

12. 下列辅料中不属于凝胶基质的是( )
A. 明胶 B. 卡波姆 C. 硬脂醇
D. MC E. CMC-Na

13. 经皮给药制剂中药物吸收的主要限速过程是( )
A. 在角质层中的扩散 B. 在活性表皮中的扩散
C. 在真皮中的扩散 D. 在皮肤附属器中的扩散
E. 皮下组织中的扩散

14. 经皮给药制剂给药后,透过皮肤的药物不能立即达到零级吸收过程,需要经过一段时间,这段时间称为( )
A. 持续时间 B. 间隔时间 C. 时滞
D. 给药周期 E. 滞留时间

15. 在经皮给药制剂中,压敏胶不能作为( )
A. 药物储库 B. 胶黏剂 C. 控释层
D. 背衬层 E. 药物骨架

16. 不属于透皮贴剂黏附力的指标是( )
A. 初黏力 B. 弹性 C. 持黏力
D. 剥离强度 E. 黏基力

17. 药物经皮吸收是指( )
A. 药物通过表皮到达深层组织
B. 药物通过毛囊和皮脂腺到达体内
C. 药物通过表皮在用药部位发挥作用
D. 药物通过表皮,被毛细血管和淋巴吸收进入体循环的过程
E. 药物通过破损的皮肤,进入人体的过程

18. 一般透皮给药系统中药物分子量为多少容易穿透皮肤( )
A. 分子量小于 500 B. 分子量 2 000~6 000
C. 分子量 1 000 以下 D. 分子量 1 000 以上
E. 分子量 10 000 以上

19. 经皮给药制剂中加入氮酮的目的是( )
A. 增加塑性 B. 产生微孔 C. 促进主药吸收
D. 增加主药的稳定性 E. 起分散作用

20. 经皮给药制剂中胶黏层常用的是( )
A. EVA B. 聚酯 C. 压敏胶
D. EC E. Carbomer

21. 常用于经皮给药系统控释膜材料的是( )
A. 乙烯 - 醋酸乙烯共聚物 B. 铝箔
C. 聚乳酸 D. 羟丙甲纤维素
E. 甲基纤维素

22. 影响药物经皮吸收因素的叙述错误的是（　　）
A. 一般而言，药物穿透皮肤的能力是水溶性药物 > 油溶性药物
B. 药物吸收速率与分子量成反比
C. 低熔点药物容易渗透通过皮肤
D. 一般完全溶解呈饱和状态的药液，透皮过程易于进行
E. 一般而言，油脂性基质是水蒸发的屏障，可增加皮肤的水化作用，从而有利于经皮吸收
23. 下列影响经皮吸收的因素中不属于药物性质的是（　　）
A. 熔点　B. 分子量　C. 药物溶解性
D. 在基质中的状态　E. 基质的 pH
24. 药物通过皮肤的途径主要是通过（　　）
A. 角质层和表皮　B. 毛囊　C. 皮脂腺
D. 汗腺　E. 真皮
25. 下列物质中，不能作为经皮吸收促进剂的是（　　）
A. 乙醇　B. 山梨酸　C. 表面活性剂
D. 二甲基亚砜　E. azone
26. 以下各项中，不是透皮给药系统组成的是（　　）
A. 崩解剂　B. 背衬层　C. 压敏胶
D. 防黏层　E. 渗透促进剂
27. 不属于透皮给药系统的是（　　）
A. 宫内给药装置　B. 微孔膜控释系统
C. 黏胶层扩散系统　D. 三醋酸纤维素超微孔膜系统
E. 以上答案都是透皮给药系统
28. TDDS 代表（　　）
A. 药物释放系统　B. 透皮给药系统　C. 多剂量给药系统
D. 肺部给药系统　E. 缓控释系统
29. 关于经皮给药制剂错误的叙述是（　　）
A. 是指药物从特殊设计的装置释放，通过角质层，产生全身治疗作用的控释给药剂型
B. 能保持血药水平较长时间稳定在治疗有效浓度范围内
C. 能避免胃肠道及肝的首过效应
D. 改善患者的顺应性，不必频繁给药
E. 使用方便，可随时给药或中断给药
30. 经皮给药制剂中既能提供释放的药物，又能供给释药的能量的是（　　）
A. 背衬层　B. 药物储库　C. 控释膜
D. 黏附层　E. 保护层
31. 经皮给药制剂中一般由 EVA 和致孔剂组成的是（　　）
A. 背衬层　B. 药物储库　C. 控释膜
D. 黏附层　E. 保护层
32. 经皮给药制剂可分为哪两大类（　　）
A. 储库型和骨架型　B. 有限速膜型和无限速膜型
C. 膜控释型和微储库型　D. 微孔骨架性和多储库型

E. 黏胶分散型和复合膜型

33. 经皮给药制剂中储库型可分为(　　)

A. 膜控释型和骨架型　　B. 有限速膜型和无限速膜型

C. 黏胶分散型和复合膜型　　D. 微孔骨架型和多储库型

E. 膜控释型和微储库型

34. 经皮治疗体系的叙述哪项是错误的(　　)

A. 不受胃肠道 pH 等影响　　B. 无首过效应

C. 不受角质层屏障干扰　　D. 释药平稳

E. 使用方便

35. 哪一项不属于经皮给药制剂的特点(　　)

A. 避免药物受胃肠道生理因素的影响

B. 药物可不经肝脏的首过效应

C. 给药方便,可随时终止给药

D. 大部分(80%~90%)药物可被吸收利用

E. 可消除血药浓度峰谷现象

36. 哪一项不是膜控型经皮给药制剂材料(　　)

A. 乙烯 - 醋酸乙烯共聚物　　B. 聚丙烯

C. 聚乙烯醇　　D. 压敏胶

E. 聚乙烯

37. 下列不属于经皮吸收促进剂的是(　　)

A. 月桂醇硫酸钠　　B. azone　　C. 丙二醇

D. 乙醇　　E. 硬脂酸

38. 经皮给药制剂特点的叙述错误的是(　　)

A. 主要起局部作用　　B. 给药方便

C. 药物利用率低　　D. 可减少给药次数

E. 消除或减弱血药浓度的峰谷现象

(二) 配伍选择题(备选答案在前,题目在后;每组均对应同一组备选答案,每题只有一个正确答案;每个备选答案可重复选用,也可不选用)

[1~3]

A. 周边黏胶骨架型　　B. 黏胶分散型　　C. 储库型

判断经皮吸收贴剂的类型

1. 药物分散或溶解在压敏胶内(　　)

2. 药物均匀分散或溶解在亲水的聚合物骨架内(　　)

3. 聚合物膜控制药库层中药物的释放(　　)

[4~6]

A. 离子渗透法　　B. 电致孔法　　C. 醇脂体

D. 温热热能法　　E. 脂质类药物合成　　F. 前体药物合成

G. 无针注射　　H. 超声波法　　I. 纳米粒

J. 脂质体

对应促进药物经皮吸收新技术的类型

4. 物理学方法（　　）
5. 化学方法（　　）
6. 药剂学方法（　　）

[7~11]

A. 药物与吸收促进剂　B. 乙烯 - 醋酸乙烯共聚物
C. 复合铝箔膜　D. 压敏胶
E. 塑料膜

对应以下物质在经皮贴片中的作用

7. 背衬层（　　）
8. 药物储库（　　）
9. 控释膜（　　）
10. 黏胶层（　　）
11. 防黏层（　　）

[12~15]

A. 聚乙烯　B. 乙烯 - 醋酸乙烯共聚物　C. 羟丙甲纤维素
D. 聚异丁烯　E. 硅酮　F. 铝箔
G. PVA　H. 卡波姆

对应各高分子材料在经皮给药制剂中的作用

12. 控释膜聚合物（　　）
13. 骨架聚合物（　　）
14. 压敏胶（　　）
15. 背衬材料（　　）

[16~20]

A. 微球　B. TDDS　C. 磷脂与胆固醇
D. 肽类与蛋白质类　E. 复合乳剂

16. 脂质体的膜材（　　）
17. 经皮给药系统（　　）
18. 生物技术药物（　　）
19. 具有两层或多层液体乳化膜结构（　　）
20. 高分子材料制成的含药球状实体（　　）

[21~25]

A. 压敏胶　B. 卵磷脂　C. 聚丙烯
D. azone　E. 聚乙烯醇

21. 用于制备脂质体（　　）
22. 可用作 TDDS 扩散型骨架（　　）
23. 可用作经皮吸收促进剂（　　）
24. 可用于 TDDS 黏胶层材料（　　）
25. 可用于 TDDS 控释膜材料（　　）

[26~29]

A. 背衬层　B. 药物储库　C. 控释膜

D. 黏附层　　E. 保护层

经皮给药制剂中和上述选项对应的是

26. 能提供释放的药物，又能供给释药的能量的是（　　）

27. 一般由 EVA 和致孔剂组成的是（　　）

28. 一般由药物、高分子基质材料、渗透促进剂组成（　　）

29. 一般是一层柔软的复合铝箔膜（　　）

（三）多项选择题

1. PEG 类可用作（　　）

A. 软膏基质　　B. 肠溶衣材料　　C. 栓剂基质

D. 包衣增塑剂　　E. 片剂润滑剂

2. 下列叙述中正确的为（　　）

A. O/W 型乳剂基质易与分泌液接触，可用于皮肤分泌液较多的皮肤病

B. 水溶性基质能与渗出液混合，释药速度快

C. 凡士林可单独用作软膏基质，对皮肤具有较强的软化、保护作用，但油腻性大、吸水性差，不适于急性且有多量渗出液的创面

D. 涂膜剂常用的成膜材料有聚乙烯醇（PVA）、聚维酮、聚乙烯醇缩甲乙醛、聚乙烯醇缩甲丁醛等

E. 常见的亲水凝胶基质有甘油明胶、纤维素衍生物、卡波姆

3. 下列叙述中正确的为（　　）

A. 水溶性基质由水溶性高分子物质加水组成，需加防腐剂，但不需加保湿剂

B. 软膏剂的制备方法有研磨法、乳化法和融和法

C. 单硬脂酸甘油酯是 W/O 型乳化剂，常与 O/W 型乳化剂合用，制得稳定的 O/W 型乳剂基质

D. 十二烷基硫酸钠为 W/O 型乳化剂，常与其他 O/W 型乳化剂合用调节 HLB 值

E. 三乙醇胺和硬脂酸作用生成新生皂，可制备 O/W 型乳剂基质的软膏

4. 下列叙述中正确的为（　　）

A. O/W 型乳剂基质含较多的水分，无须加入保湿剂

B. 遇水不稳定的药物不宜用乳剂基质作软膏

C. 聚山梨酯类与脂肪酸山梨坦类均为非离子型表面活性剂，常作乳浊液中的乳化剂，不用于乳剂型软膏

D. 常温下每 10.0g 基质所吸收水的克数，称为水值

E. 乳化剂 OP 为离子型 O/W 乳化剂

5. 下列关于软膏基质对药物经皮吸收的影响的叙述中正确的是（　　）

A. 基质中加入适量的 *N*- 甲基吡咯烷酮可增加药物吸收

B. 油脂性基质中的药物吸收最快

C. 能使药物分子型增多的适宜酸碱度有利于药物吸收

D. 能增加皮肤角质层含水量的基质可促进药物吸收

E. 加入 5% 尿素可降低药物的吸收

6. 软膏剂的制备方法有（　　）

A. 研磨法　　B. 熔融法　　C. 冷压法

D. 乳化法　E. 凝聚法

7. 软膏剂的质量检查项目包括(　　)

A. 粒度　B. 硬度　C. 稠度

D. 溶解性　E. 主药含量

8. 下列辅料中可作为软膏剂的保湿剂的有(　　)

A. 甘油　B. 山梨醇　C. 丙二醇

D. 固体石蜡　E. 羊毛脂

9. 丙二醇可作为(　　)

A. 增溶剂　B. 乳化剂　C. 保湿剂

D. 液体制剂的溶剂　E. 吸收促进剂

10. 需要采用无菌检查法检查染菌量的制剂是(　　)

A. 大面积烧伤用软膏　B. 一般软膏　C. 一般眼膏

D. 创伤用软膏　E. 栓剂

11. 下列关于软膏基质的叙述中错误的是(　　)

A. 羊毛脂可增加凡士林的吸水性

B. 固体石蜡主要调节软膏剂的稠度

C. 乳剂型基质对药物释放和穿透均较油脂性基质差

D. 基质主要作为药物载体,对药物释放影响不大

E. 水溶性基质能吸收组织渗出液,释放药物较快,润滑性较好

12. 经皮给药系统以贴剂为主,局部用经皮给药制剂包括(　　)

A. 软膏剂　B. 泡沫剂　C. 气雾剂

D. 巴布剂　E. 喷雾剂

13. 有关经皮给药制剂的特点描述正确的是(　　)

A. 避免口服给药可能发生的肝脏的首过效应及胃肠灭活

B. 可维持恒定的血药浓度

C. 延长有效作用时间

D. 使用方便,可随时中断给药

E. 适合所有药物

14. 透皮贴剂的种类包括(　　)

A. 溶液型　B. 黏胶分散性　C. 乳化型

D. 储库型　E. 基质型

15. 黏胶分散型透皮贴剂主要由背衬材料和压敏胶构成,压敏胶可以制备成(　　)

A. 与背衬材料混合　B. 与防黏材料混合　C. 含药黏胶层

D. 控释黏胶层　E. 条形

16. 影响药物经皮吸收的因素包括(　　)

A. 皮肤的生理因素　B. 药物的分子大小　C. 基质与药物的亲和作用

D. 药物的脂溶性　E. 药物的颜色

17. 下列哪些药物性质可影响经皮吸收(　　)

A. 分配系数　B. 分子量　C. 熔点

D. 解离度　E. 药物氢键供体和受体数

18. 属于影响药物经皮吸收的剂型因素是( )
A. 药物浓度 B. 基质与药物的亲和作用 C. pH
D. 基质类型 E. 基质的颜色
19. 下列哪些物质可促进药物经皮吸收( )
A. 油酸 B. 丙二醇 C. 月桂氮䓬酮
D. 尿素 E. 三聚氰胺
20. 经皮给药贴剂的质量评价包括( )
A. 外观 B. 黏附力 C. 含量均匀度
D. 释放度 E. 颜色
21. 压敏胶的要求包括( )
A. 无刺激 B. 具有足够的黏附力 C. 化学性质稳定
D. 无冷流 E. 不黏手
22. 适合于制备经皮给药制剂的药物是( )
A. 剂量大 B. 需频繁给药 C. 有肝脏首过效应
D. 在胃肠道不稳定 E. 分子量大
23. 以下哪些方法可以促进药物经皮吸收( )
A. 离子导入 B. 超声导入 C. 无针注射
D. 电致孔 E. 微针
24. 以下哪些物质可增加经皮吸收性( )
A. azone B. 聚乙二醇 C. 二甲基亚砜
D. 薄荷醇 E. 肉豆蔻酸异丙酯
25. 影响经皮吸收的因素是( )
A. 药物的分子量 B. 药物的低共熔点 C. 皮肤的水合作用
D. 药物晶型 E. 经皮吸收促进剂
26. 影响软膏药物经皮吸收的因素包括( )
A. 皮肤条件 B. 药物的溶解特性
C. 基质对药物的亲和力 D. 基质对皮肤的水合作用
E. 渗透促进剂
27. 可减少或避免肝脏首过效应的给药途径或剂型是( )
A. 舌下片给药 B. 口服胶囊 C. 栓剂
D. 静脉注射 E. 经皮吸收给药
28. 下列关于经皮给药制剂错误的叙述是( )
A. 是指药物从特殊设计的装置释放,通过角质层产生全身治疗作用的控释给药剂型
B. 普通药物经过一定的制剂技术均能制成经皮给药制剂
C. 能避免胃肠道及肝脏首过效应
D. 改善患者的顺应性,不必频繁给药
E. 适于用药剂量很大药物
29. 经皮给药制剂储库型可分为哪两类( )
A. 黏胶分散型 B. 有限速膜型 C. 无限速膜型
D. 多储库型 E. 微储库型

30. 有关经皮吸收的叙述中，正确的为（　　）
A. 溶解态药物的穿透能力高于微粉混悬型药物
B. 药物的分子型愈多，越不易吸收
C. 药物油水分配系数是影响吸收的重要因素
D. 皮肤用有机溶剂擦洗后可增加药物的吸收
E. 脂溶性药物的穿透能力比水溶性药物穿透能力强
31. 影响吸收因素中属于药物性质是（　　）
A. 熔点　B. 分子量　C. 药物溶解性
D. 在基质中的状态　E. 基质的 pH
32. 属于基质性质影响吸收的因素是（　　）
A. 基质对皮肤水合作用　B. 基质的特性　C. 药物的溶解性
D. 在基质中的状态　E. 基质的 pH
33. 下列哪些对药物经皮吸收有促渗透作用（　　）
A. 表面活性剂　B. 酯类化合物　C. 薄荷醇
D. *N*- 甲基吡咯烷酮　E. 植物油
34. 药物经皮给药制剂的优点为（　　）
A. TDDS 一般药物剂量小，适于大多数药物的制备
B. 可避免肝脏的首过效应
C. 减少给药次数，延长作用时间，改善患者的依从性
D. 避免药物受胃肠道因素影响
E. 给药方便，可随时终止用药
35. 影响 TDDS 设计的剂型因素为（　　）
A. 皮肤的角质层厚度　B. 药物的剂量
C. 基质的 pH　D. 经皮吸收促进剂的用量
E. 药物分子量的大小和脂溶性

三、判断是非题（用√或 × 表示）

1. 经皮给药制剂是药物作用于皮肤各病变部位的局部治疗制剂。（　　）
2. 药物的脂溶性越大，经皮吸收的效果越好。（　　）
3. 熔点低的药物容易透过皮肤吸收。（　　）
4. 药物经皮吸收除经角质层由表皮至真皮的透过吸收途径外，也可以通过皮肤的附属器吸收。（　　）
5. 药物经表皮吸收是经皮给药制剂主要的药物吸收途径。（　　）
6. 经皮给药制剂中基质与药物的亲和作用有利于药物的吸收。（　　）
7. 脂溶性强的药物可能在真皮和皮下组织中积累，使吸收减慢。（　　）
8. 经皮给药可以避免肝脏的首过效应。（　　）
9. 软膏剂按基质的性质和特殊用途可分为溶液型、混悬型和乳剂型。（　　）
10. 软膏剂按基质的性质和特殊用途可分为油膏剂、乳膏剂、凝胶剂、糊剂和眼膏剂等。（　　）
11. 凡士林中加入适量液状石蜡可提高其吸水性能。（　　）

12. 凡士林中加入适量液状石蜡可调节稠度。( )

13. 液状石蜡在油脂性基质或 W/O 型软膏中可用以研磨药物粉末以利于与基质混匀。( )

14. O/W 型基质能吸收部分水分,因水相在外相,可迅速蒸发,对皮肤有冷爽感,故有“冷霜”之称。( )

15. 通常乳剂型基质适用于亚急性、慢性、无渗出的皮损和皮肤瘙痒症,忌用于糜烂、溃疡、水疱及化脓性创面。( )

16. O/W 型基质外相含大量的水,在贮存过程中可能霉变,常须加入防腐剂,但不需加入保湿剂。( )

17. 用钠、钾、铵的氢氧化物,硼酸盐或三乙醇胺,三异丙胺等有机碱与脂肪酸(如硬脂酸或油酸)作用生成的新生皂,可用作 O/W 乳化剂。( )

18. 二、三价的金属(钙、镁、锌、铝)氧化物与脂肪酸作用形成多价皂,可用作 O/W 乳化剂。( )

19. 十六醇、十八醇为弱的 W/O 乳化剂,可用作 O/W 乳剂基质的辅助乳化剂,增加乳剂基质的稳定性。( )

20. 十二烷基硫酸钠为阴离子型表面活性剂和优良的 O/W 型乳化剂,HLB 值为 40。( )

21. 脂肪酸山梨坦与聚山梨酯类均为非离子型表面活性剂,前者为 W/O 乳化剂,后者为 O/W 乳化剂,不可联合使用。( )

22. 樟脑、薄荷脑等挥发性共熔成分共存时,应分别加入基质中,以防止共熔。( )

23. CMC-Na 基质宜加硝(醋)酸苯汞或其他重金属盐作防腐剂。( )

24. 水凝胶基质一般易涂展和洗除,无油腻感,能吸收组织渗出液,不妨碍皮肤正常功能。( )

25. 药物经皮给药既能起局部作用又能起全身作用。( )

26. 经皮给药无肝脏的首过效应,因此其生物利用度可达 100%。( )

27. 药物经皮吸收的主要屏障为皮肤最外部的角质层。( )

28. 经皮渗透促进剂可以促进所有药物的经皮吸收。( )

29. 皮肤中不存在代谢酶,因此不能用制备前体药物的方法提高生物利用度。( )

30. 水溶性药物在皮肤表面的溶解度较大,故其经皮吸收较脂溶性药物容易。( )

31. 皮肤附属器仅占角质层面积的 0.1% 左右,因此不是药物经皮吸收的主要途径。( )

32. 胰岛素不仅分子量大而且水溶性强,不能设计成经皮给药系统。( )

33. 乳猪和无毛大鼠的皮肤与人体皮肤的通透性相近,是理想的经皮吸收试验通透屏障。( )

34. 一般情况下,低熔点药物易于通透皮肤,这是因为低熔点的药物晶格能较小,溶解度较大。( )

35. 凝胶贴膏的基质一般由黏着剂、保湿剂、填充剂、交联剂等组成。( )

四、简答题

1. 经皮给药系统在临床应用时有何优点?

2. 简述影响药物经皮吸收的因素。
3. 简述膜控释型经皮给药制剂的组成。
4. 哪些药物适合研制经皮给药制剂？
5. 如何提高离子型药物的经皮吸收？其原理是什么？
6. 简述提高药物经皮吸收的新技术和新方法。
7. 常用经皮贴剂有哪些类型？并作比较。
8. 经皮贴剂中常用的材料有哪些？
9. 简述经皮贴剂质量评价的内容。
10. 简述药物经皮吸收的途径。
11. 简述软膏剂的基质分类。
12. 简述软膏剂的制备方法和注意事项。
13. 简述乳膏剂的类型和应用。
14. 简述软膏剂的质量检查项目。

（方 亮、卢 懿）

第十六章 黏膜给药制剂

【基本要求】

1. 掌握气雾剂的定义、组成、制备及质量评价；喷雾剂和粉雾剂的定义、组成和质量评价；栓剂的常用基质、栓剂的置换价、栓剂的制备及质量评价；滴眼剂、眼膏剂的制备及质量评价。

2. 熟悉药物肺部吸收机制及特点；影响药物直肠吸收的因素；药物眼部吸收途径及特点，影响药物眼部吸收的因素；药物鼻腔吸收特点和鼻黏膜递药系统的质量评价；药物口腔黏膜吸收途径及特点。

3. 了解影响药物肺部沉积和肺部吸收的因素；喷雾剂和粉雾剂的给药装置；眼部生理结构及提高药物眼黏膜吸收的策略；影响药物经鼻吸收的因素；影响药物口腔黏膜吸收的因素；阴道吸收途径及影响药物阴道黏膜吸收的因素。

【内容摘要】

由于口服吸收有较强的肝脏首过效应，研究和开发新的给药方式势在必行。利用人体腔道的可吸收黏膜递药，如肺黏膜、直肠黏膜、眼黏膜、口腔黏膜、鼻黏膜、阴道黏膜，可有效避免药物的首过效应，实现药物的局部定位给药或发挥全身治疗作用，在减少药物剂量、降低药物不良反应的同时可显著提高药物的治疗效果。

肺部吸入制剂系指原料药溶解或分散于适宜介质中，以气溶胶、蒸气或干粉形式递送至肺部发挥局部或全身作用的液体或固体制剂。主要包括吸入气雾剂、吸入粉雾剂、吸入喷雾剂，在治疗肺部疾病方面发挥了较大作用。栓剂(suppository)系指原料药与适宜基质制成供腔道给药的制剂。栓剂因施用腔道的不同可分为直肠栓、阴道栓和尿道栓。眼黏膜递药制剂系指直接作用于眼部发挥局部治疗作用或经眼部吸收进入体循环，发挥全身治疗作用的无菌制剂。主要包括滴眼剂和眼膏剂。口腔黏膜给药则主要分为舌下黏膜给药、颊黏膜给药和局部给药。鼻黏膜制剂(intranasal preparation)系指直接用于鼻腔，药物经鼻黏膜吸收而发挥局部或全身治疗作用的制剂。鼻黏膜给药在脑靶向和促进生物大分子吸收方面有良好的前景。

为更好地学习黏膜给药系统的内容，本章重点介绍了不同部位黏膜给药的基本概念、影响药物吸收的因素、药物的吸收机制以及质量评价等相关内容，简明讲解了不同黏膜给药部位的生理结构相关内容，并列举了一些相关的黏膜给药制剂。

【习题部分】

一、名词解释

1. 气雾剂(aerosol);2. 喷雾剂(spray);3. 吸入粉雾剂(dry powder for inhalation);4. 栓剂(suppository);5. 眼用制剂(ophthalmic preparation);6. 滴眼剂(eye drop);7. 口腔黏膜制剂(buccal and sublingual preparation);8. 鼻黏膜制剂(intranasal preparation);9. 阴道黏膜制剂(vaginal preparation)。

二、选择题

(一) 单项选择题

1. 下列关于气雾剂特点的描述错误的是(　　)
A. 具有速效和定位作用
B. 可避免胃肠道破坏和肝脏首过效应
C. 生产成本较低
D. 药物密闭于容器内可增加药物的稳定性
E. 使用时,借助抛射剂产生压力将药物喷出
2. 气雾剂喷射中决定每次用药剂量的主要因素是(　　)
A. 定量阀门的容积　　B. 附加剂的量
C. 耐压容器的溶剂　　D. 抛射剂的量
E. 药物的量
3. 下列关于气雾剂的描述,正确的是(　　)
A. 二相气雾剂一般为混悬系统或乳剂系统
B. 常用的抛射剂氟利昂对环保有害,在药用气雾剂中已经被取代
C. 溶液型气雾剂的组成包括抛射剂、耐压容器和助悬剂
D. 肺部吸入的气雾剂的粒径越小越好
E. 气雾剂价廉易得
4. 气雾剂的质量评定不包括(　　)
A. 喷射速率和喷射总量　　B. 每瓶总揿次
C. 抛射剂用量　　D. 安全漏气检查
E. 雾滴(粒)分布
5. 需要"倒喷"的气雾剂,其阀门系统中缺少(　　)
A. 膨胀室　　B. 定量室　　C. 浸入管
D. 橡胶封圈　　E. 弹簧
6. 下列剂型,发挥疗效最快的是(　　)
A. 栓剂　　B. 蜜丸　　C. 糖衣片
D. 气雾剂　　E. 胶囊剂
7. 关于抛射剂的叙述错误的是(　　)
A. 抛射剂在气雾剂中起动力作用
B. 抛射剂可兼作药物的溶剂或稀释剂

C. 压缩气体可作为气雾剂的抛射剂
D. 气雾剂喷雾的粒子大小与抛射剂的种类和用量无关
E. 多为液化气体,常压下沸点低于室温
8. 乳剂型气雾剂的组成不包括(　　)
A. 潜溶剂　B. 抛射剂　C. 稳定剂
D. 乳化剂　E. 药物
9. 吸入粉雾剂中药物的主要吸收部位在(　　)
A. 气管　B. 咽喉　C. 鼻黏膜
D. 肺泡　E. 口腔
10. 鼻黏膜给药(　　)
A. 有首过效应　B. 有吸收过程　C. A、B 两者均有
D. A、B 两者均无　E. 肠肝循环
11. 借助手动泵的压力将药液喷成雾状的制剂为(　　)
A. 气雾剂　B. 喷雾剂　C. 粉雾剂
D. 抛射剂　E. 雾化吸入剂
12. 下列关于栓剂错误的叙述是(　　)
A. 栓剂为人体腔道给药的固体制剂
B. 栓剂可通过直肠给药发挥全身治疗作用
C. 脂溶性药物应选择水溶性基质,有利于药物的释放
D. 全身作用的直肠栓剂用药的最佳部位为距肛门约 5cm
E. 栓剂在体温下应该熔融、软化或溶解
13. 对于甘油明胶基质的错误叙述为(　　)
A. 甘油明胶在体温下不熔化
B. 塞入腔道后快速溶于分泌液中,起效快
C. 与鞣酸、重金属盐产生配伍禁忌
D. 本品易染菌,需加入抑菌剂
E. 本品多用作阴道栓基质
14. 下列属于栓剂的制备方法的是(　　)
A. 研合法　B. 热熔法　C. 乳化法
D. 滴制法　E. 无菌分装法
15. 下列关于置换价的正确叙述为(　　)
A. 药物的重量与基质重量的比值
B. 基质重量与药物的重量的比值
C. 基质重量与同体积药物重量的比值
D. 药物的重量与同体积基质重量的比值
E. 置换价只能通过实验测得
16. 关于直肠栓剂的首过效应的叙述正确的是(　　)
A. 水溶性基质无首过效应
B. 脂溶性基质无首过效应
C. 栓剂引入直肠的深度越浅,首过效应越小

D. 栓剂引入直肠的深度越深，首过效应越小
E. 通过直肠上静脉吸收的栓剂无首过效应
17. 关于栓剂基质的要求，叙述错误的是（　　）
A. 局部作用的栓剂基质应具备快速释药的能力
B. 体温下易软化、熔化或溶解
C. 适用于热熔法或冷压法制备栓剂
D. 在室温下应有适当的硬度，塞入腔道时不变形或碎裂
E. 对黏膜无刺激
18. 制备甘油栓时，应采用的润滑剂是（　　）
A. 液状石蜡　B. 乙醇　C. 滑石粉
D. 软皂溶液　E. 甘油
19. 栓剂制备中，栓模内涂软肥皂润滑剂的基质是（　　）
A. 半合成棕榈酸酯　B. 甘油明胶　C. 聚乙二醇类
D. 泊洛沙姆　E. 卡波姆
20. 栓剂质量评价中与生物利用度关系最密切的是（　　）
A. 融变时限　B. 硬度测定　C. 溶出度测定
D. 含量测定　E. 重量差异
21. 滴眼剂中不可加入的附加剂是（　　）
A. 渗透压调节剂　B. 抑菌剂　C. 着色剂
D. 增稠剂　E. pH 调节剂
22. 有关滴眼剂错误的叙述是（　　）
A. 滴眼剂是直接用于眼部的外用液体制剂
B. 正常眼可耐受的 pH 为 5.0~9.0
C. 混悬型滴眼剂要求粒子大小不得超过 50μm
D. 滴眼剂对无菌度没有要求
E. 增加滴眼剂的黏度，使药物扩散速度减小，有利于药物的吸收
23. 关于眼膏剂的叙述，错误的是（　　）
A. 眼膏剂中的药物必须极细
B. 一般用凡士林 8 份、液状石蜡、羊毛脂各 1 份混合作眼膏剂
C. 眼膏剂加热熔合后保温过滤，并用流通蒸汽灭菌
D. 眼膏剂的制备必须在净化条件下进行
E. 手术用眼膏剂不应添加抑菌剂
24. 有关鼻黏膜给药的叙述错误的是（　　）
A. 鼻腔给药方便易行
B. 可避开肝脏的首过效应
C. 吸收程度和速度不如静脉注射
D. 多肽类药物适宜以鼻黏膜给药
E. 鼻黏膜内的丰富血管和鼻黏膜的高度渗透压有利于吸收
25. 关于口腔黏膜给药制剂的特点说法错误的是（　　）
A. 起效快，适用于急诊的治疗

B. 口腔黏膜具有较强的对外界刺激的耐受性，不易损伤，修复功能强
C. 给药方便，可随时进行局部调整，患者顺应性高
D. 口腔黏膜处的酶活性较低，可避开肝脏首过效应及胃肠道的破坏
E. 只用于局部病变

26. 关于口腔黏膜给药制剂的临床应用及注意事项，说法错误的是（　　）
A. 含片含于口中使其溶化，也可以咀嚼或吞下
B. 舌下片应置于舌下，使药物迅速起效，不可吞服
C. 口腔贴片（膜）如需要发挥局部作用，贴在口腔黏膜的患处
D. 口腔贴片（膜）如需发挥全身作用，需在给药部位保留较长时间，将贴片（膜）贴在口腔前部牙龈和口腔颊黏膜处是较为理想的给药部位
E. 口腔用软膏应在睡前使用，以便药物与患处整夜接触

27. 将药物置于阴道内，通过阴道黏膜吸收发挥局部或全身治疗作用的是（　　）
A. 耳用制剂　B. 吸入制剂
C. 直肠黏膜给药制剂　D. 阴道黏膜给药制剂
E. 眼用制剂

28. 下列关于气雾剂的概念叙述正确的是（　　）
A. 系指药物与适宜抛射剂封装于具有特制阀门系统的耐压容器中而制成的制剂
B. 是借助于手动泵的压力将药液喷成雾状的制剂
C. 系指微粉化药物与载体以胶囊、泡囊或高剂量储库形式，采用特制的干粉吸入装置，由患者主动吸入雾化药物的制剂
D. 系指微粉化药物与载体以胶囊、泡囊储库形式装于具有特制阀门系统的耐压密封容器中而制成的制剂
E. 系指通过预定量或定量雾化器产生供吸入用气溶胶的溶液、混悬液或乳液

29. 关于气雾剂正确的表述是（　　）
A. 按气雾剂相组成可分为一相、二相和三相气雾剂
B. 二相气雾剂一般为混悬系统或乳剂系统
C. 按医疗用途可分为吸入气雾剂、皮肤和黏膜气雾剂及空间消毒用气雾剂
D. 气雾剂系指将药物封装于具有特制阀门系统的耐压密封容器中制成的制剂
E. 是专门用于肺部给药的制剂

30. 下列关于气雾剂特点的叙述错误的是（　　）
A. 具有速效和定位作用
B. 由于容器不透光、不透水，所以能增加药物的稳定性
C. 药物可避免胃肠道的破坏和肝脏首过效应
D. 由于起效快，可以治疗心脏疾病
E. 目前氟氯烷烃类抛射剂在制药行业已全部禁用

31. 溶液型气雾剂的组成部分不包括（　　）
A. 抛射剂　B. 潜溶剂　C. 耐压容器
D. 润湿剂　E. 阀门系统

32. 混悬型气雾剂的组成部分不包括（　　）
A. 抛射剂　B. 潜溶剂　C. 耐压容器

D. 阀门系统 E. 助悬剂

33. 二相气雾剂指( )

A. 溶液型气雾剂 B. O/W 乳剂型气雾剂

C. W/O 乳剂型气雾剂 D. 混悬型气雾剂

E. 复乳型气雾剂

34. 混悬型气雾剂为( )

A. 一相气雾剂 B. 二相气雾剂 C. 三相气雾剂

D. 喷雾剂 E. 均相气雾剂

35. 乳剂型气雾剂为( )

A. 单相气雾剂 B. 二相气雾剂

C. 三相气雾剂 D. 不含乳化剂的气雾剂

E. 均相气雾剂

36. 下列关于气雾剂的叙述错误的是( )

A. 二相气雾剂为溶液系统

B. 气雾剂主要通过肺部吸收,吸收的速度很快,不亚于静脉注射

C. 药物吸湿性大,因其经呼吸道时会聚集而妨碍药物吸收

D. 肺部吸入气雾剂的粒径愈小愈好

E. 混悬型与乳剂型气雾剂均属于三相气雾剂

37. 下列关于气雾剂的叙述错误的是( )

A. 气雾剂可分为吸入气雾剂、皮肤和黏膜用气雾剂以及空间消毒用气雾剂

B. 油水分配系数小的药物,吸收速度也快

C. 混悬型气雾剂选用的抛射剂对药物的溶解度应最小

D. 泡沫型气雾剂是乳剂型气雾剂

E. 为增加活性药物在 HFA 中的溶解度,常用乙醇为潜溶剂

38. 气雾剂的质量评定不包括( )

A. 喷雾剂量 B. 喷次检查 C. 抛射剂用量检查

D. 泄漏率检查 E. 微生物检查

39. 关于喷雾剂叙述错误的是( )

A. 喷雾剂不含抛射剂

B. 配制时可添加适宜的附加剂

C. 按分散系统分类分为溶液型、混悬型和乳剂型

D. 只能以舌下、鼻黏膜和体表等局部给药

E. 喷雾剂分为定量喷雾剂与非定量喷雾剂

40. 关于吸入粉雾剂叙述错误的是( )

A. 采用特制的干粉吸入装置

B. 可加入适宜的载体和润滑剂

C. 应置于凉暗处保存

D. 为药物的多剂量储库形式

E. 吸入粉雾剂不含抛射剂

41. 起效速度不亚于静脉注射的剂型是( )

A. 经皮给药制剂　　B. 吸入气雾剂　　C. 栓剂
D. 滴丸剂　　E. 舌下给药制剂

42. 吸入气雾剂中药物的主要吸收部位在（　　）
A. 气管　　B. 咽喉　　C. 鼻黏膜
D. 肺泡　　E. 支气管

43. 当前气雾剂的抛射剂常用（　　）
A. HFA 134a　　B. azone　　C. carbomer
D. poloxamer　　E. CFC

44. 吸入喷雾剂的雾滴（粒）大小应控制在（　　）以下
A. 500μm　　B. 50μm　　C. 10μm
D. 5μm　　E. 1μm

45. 关于眼膏剂，叙述不正确的是（　　）
A. 眼膏剂中药物微粒<75μm
B. 眼膏剂是一种灭菌制剂，通过无菌操作或添加抑菌剂达到无菌要求
C. 眼膏剂的基质一般为凡士林 8 份，液状石蜡、羊毛脂各 1 份
D. 眼膏剂基质可 150℃干热灭菌 1~2 小时
E. 眼膏剂中不溶性成分应预先制成极细粉

46. 下列关于栓剂的表述中，错误的是（　　）
A. 栓剂是供人体腔道给药的固体状制剂
B. 栓剂应能在腔道中溶化快速释放药物
C. 合格栓剂应与基质混合均匀，外形完整光滑
D. 栓剂的形状因使用腔道不同而异
E. 可可豆酯是一种常用的油脂性栓剂基质

47. 下列用于制备栓剂基质应具备的要求中错误的是（　　）
A. 室温时有适宜的硬度，塞入腔道不变形，在体温下易软化、溶化或溶解
B. 油脂性基质的酸价应<0.2，皂化价应为 200~245，碘价>7
C. 对黏膜无刺激性，无毒性，无过敏性
D. 性质稳定，不妨碍主药作用
E. 甘油明胶可作为栓剂的基质

48. 下列属于栓剂油脂性基质的是（　　）
A. 甘油明胶　　B. poloxamer
C. 聚乙二醇类　　D. 硬脂酸丙二醇酯
E. 聚氧乙烯氢化蓖麻油

49. 甘油明胶的组成为（　　）
A. 明胶、甘油、水　　B. 明胶、甘油、乙醇
C. 明胶、甘油、PEG400　　D. 明胶、甘油、甲醇
E. 明胶、甘油、丙二醇

50. 下列关于局部作用的栓剂叙述错误的是（　　）
A. 痔疮栓是局部作用的栓剂
B. 局部作用的栓剂，药物通常不吸收，应选择释药速度慢的栓剂基质

C. 甘油明胶基质常用于起局部杀虫、抗菌的阴道栓基质
D. 油脂性基质较水溶性基质更有利于发挥局部药效
E. 直肠栓剂适用深度为 2cm 时，可大部分避开肝脏的首过效应

51. 药物制成栓剂直肠给药全身疗效优于口服给药的主要原因是（ ）
A. 增加药物的吸收 B. 提高药物的溶出速度
C. 避免肝脏的首过效应 D. 减小胃肠道刺激性
E. 制备工艺简单，成本低

52. 全身作用的直肠栓剂在应用时适宜的用药部位是（ ）
A. 距肛门口 6cm 处 B. 距肛门口 2cm 处
C. 接近肛门 D. 接近直肠上静脉
E. 距肛门 3cm 处

53. 栓剂置换价通常的基准基质是（ ）
A. 可可豆脂 B. 椰油脂 C. 甘油明胶
D. 聚乙二醇类 E. 单硬脂酸甘油酯

54. 水溶性基质和油脂性基质栓剂均适用的制备方法是（ ）
A. 搓捏法 B. 冷压法 C. 热熔法
D. 乳化法 E. 溶剂挥发法

55. 栓剂质量评价中与生物利用度关系最密切的测定是（ ）
A. 融变时限 B. 体外溶出速度
C. 重量差异 D. 体内吸收试验
E. 溶散时限

56. 根据《中国药典》规定，不作为栓剂质量检查的项目是（ ）
A. 密度测定 B. 融变时限测定
C. 重量差异检查 D. 药物溶出速度与吸收试验
E. 外观

（二）配伍选择题（备选答案在前，题目在后；每组均对应同一组备选答案，每题只有一个正确答案；每个备选答案可重复选用，也可不选用）

［1~4］
A. 七氟丙烷 B. 聚山梨酯 80 C. 乳糖 D. 丙二醇
1. 可在气雾剂中作抛射剂（ ）
2. 可在粉雾剂中用作载体（ ）
3. 可在气雾剂中的潜溶剂（ ）
4. 可在乳剂型气雾剂中作乳化剂（ ）

［5~8］
A. 溶液型气雾剂 B. 乳剂型气雾剂
C. 喷雾剂 D. 吸入粉雾剂
5. 二相气雾剂（ ）
6. 泡沫型气雾剂（ ）
7. 采用特制的吸入装置，由患者主动吸入雾化药物的制剂（ ）
8. 借助于手动泵的压力将药物喷成雾状的制剂（ ）

［9~12］

A. 可可豆脂　B. 甘油明胶　C. 泊洛沙姆　D. 聚乙二醇

9. 可乳化基质（　　）

10. 具有同质多晶型（　　）

11. 三种物质按比例混合而成（　　）

12. 可作为溶剂（　　）

［13~17］

说明下列物质在栓剂制备中的用途

A. 椰油酯　B. azone　C. 羟苯甲酯

D. BHA　E. 鲸蜡醇

13. 硬化剂（　　）

14. 吸收促进剂（　　）

15. 抗氧剂（　　）

16. 防腐剂（　　）

17. 基质（　　）

（三）多项选择题

1. 下列关于气雾剂的叙述，错误的是（　　）

A. 抛射剂的沸点、蒸气压对成品特性无显著影响

B. 吸入气雾剂主要通过肺部吸收，吸收的速度很快，不亚于静脉注射

C. 吸入气雾剂可用于哮喘治疗，速效高效

D. 气雾剂适合心脏病患者使用

E. 吸入气雾剂的微粒大小以在 0.5~5μm 范围为宜

2. 气雾剂普遍采用的耐压容器有（　　）

A. 金属容器　B. 橡胶容器　C. 塑料容器

D. 玻璃容器　E. 搪瓷容器

3. 气雾剂常用的附加剂有（　　）

A. 潜溶剂　B. 助悬剂　C. 乳化剂

D. 抗氧剂　E. 防腐剂

4. 下列哪些可以作为气雾剂的抛射剂（　　）

A. 二甲醚　B. 正丁烷　C. 氮气

D. 二氧化碳　E. 环己烷

5. 影响气雾剂中药物吸收的因素包括（　　）

A. 药物的分子量　B. 药物的脂溶性

C. 药物微粒的大小　D. 药物的油水分配系数

E. 药物的吸湿性

6. 下列关于混悬型气雾剂的表述不正确的是（　　）

A. 药物在抛射剂中的溶解度越小越好

B. 制备混悬型气雾剂需加入适宜的潜溶剂

C. 混悬型气雾剂是药物水溶液、液态与气态抛射剂组成的体系

D. 抛射剂与混悬固体药物的密度应相近

E. 混悬型吸入气雾剂的混悬微粒粒径应在 5μm 以下
7. 关于喷雾剂的叙述正确的是(　　)
A. 喷雾剂以局部应用为主
B. 喷雾剂应施加较高的压力,以保证药液全部用完
C. 抛射药液的动力是压缩气体
D. 抛射药液的动力是液态的氟氯烷烃
E. 在使用过程中容器内的压力不能保持恒定
8. 以下关于粉雾剂的叙述正确的是(　　)
A. 采用特制的干粉吸入装置
B. 粉雾剂应保持粉剂的粒度和良好的流动性
C. 可加入适宜的载体和润滑剂
D. 微粉化的药物或与载体以胶囊、泡囊或多剂量储库形式
E. 吸入粉雾剂中药物粒度大小应大多控制于 5μm 以下
9. 下面物质中哪些可以作为栓剂的基质(　　)
A. 可可豆脂　B. 甘油明胶　C. 脂肪酸甘油酯类
D. PEG 类　E. 聚山梨酯 60
10. 关于局部作用栓剂基质的正确叙述有(　　)
A. 不应具有促进吸收能力
B. 脂溶性药物应选择油脂性基质
C. 水溶性药物应选择水溶性基质
D. 使用后应立即发挥药效
E. 应熔化、液化、释药慢
11. 影响栓剂中药物在直肠吸收的因素包括(　　)
A. 基质的性质　B. 药物的溶解度　C. 药物的脂溶性
D. 吸收促进剂　E. 药物的解离度
12. 关于全身作用栓剂的作用特点的叙述正确的是(　　)
A. 药物不受胃肠道 pH 或酶的破坏
B. 药物直肠吸收比口服受到的干扰少
C. 栓剂作用时间一般比口服片剂要长
D. 适用于不能口服的患者
E. 全身作用的栓剂一般应选择与药物溶解性相反的基质
13. 用作油脂性栓剂基质的材料为(　　)
A. 羊毛脂　B. 聚乙二醇　C. 半合成脂肪酸酯
D. 可可豆脂　E. 甘油明胶
14. 栓剂质量评价有(　　)
A. 药物与基质混合均匀,外形完整光滑
B. 融变时限检查合格
C. 重量差异检查合格
D. 有效成分含量检查合格
E. 崩解时限检查合格

15. 关于滴眼剂的叙述，正确的是（　　）
A. 滴眼剂是指药物制成供滴眼用的澄明溶液、混悬液或乳剂
B. 滴眼剂一般应在无菌环境下配制
C. 滴眼剂如为混悬液，混悬的颗粒应易于摇匀，超过 100μm 的颗粒在 10% 以上
D. 供角膜创伤或外科手术用的滴眼剂应以无菌制剂操作配制，分装于单剂量灭菌容器内严封
E. 每一容器的装量，一般不超过 10ml
16. 下列关于鼻黏膜给药叙述正确的是（　　）
A. 可避开肝脏的首过效应、消化酶的代谢和药物在胃肠液中的降解
B. 鼻黏膜内的丰富血管和鼻黏膜的高度渗透性有利于全身吸收
C. 吸收程度和速度有时可与静脉注射相当
D. 鼻腔内给药不便
E. 鼻黏膜吸收存在经细胞的脂质通道和细胞间的水性孔道两种途径
17. 下列属于口腔黏膜给药制剂特点的有（　　）
A. 起效快，适用于急诊的治疗
B. 给药方便，患者顺应性高
C. 可避免肝脏首过效应
D. 只能治疗局部病变
E. 可避开胃肠道破坏
18. 下列关于气雾剂叙述正确的是（　　）
A. 指药物与适宜抛射剂封装于具有特制阀门系统的耐压容器中而制成的制剂
B. 是借助于手动泵的压力将药液喷成雾状的制剂
C. 指微粉化药物与载体以胶囊、泡囊或高剂量储库形式，采用特制的干粉吸入装置，由患者主动吸入雾化药物的制剂
D. 借助抛射剂压力将内容物以定量或非定量地喷出
E. 药物喷出多为雾状气溶胶
19. 下列关于气雾剂特点的叙述正确的是（　　）
A. 具有速效和定位作用
B. 可以用定量阀门准确控制剂量
C. 药物可避免胃肠道的破坏和肝脏首过效应
D. 生产设备简单，生产成本低
E. 尤其适合心脏病患者应用
20. 关于气雾剂表述错误的是（　　）
A. 按气雾剂相组成可分为一相、二相和三相气雾剂
B. 二相气雾剂一般为混悬系统或乳剂系统
C. 按医疗用途可分为吸入气雾剂、皮肤和黏膜气雾剂及空间消毒用气雾剂
D. 气雾剂系指将药物封装于具有特制阀门系统的耐压密封容器中制成的制剂
E. 吸入气雾剂的微粒大小以在 0.5~5μm 范围为宜
21. 溶液型气雾剂的组成部分包括（　　）
A. 抛射剂　　B. 潜溶剂　　C. 耐压容器

D. 阀门系统　　E. 润湿剂

22. 关于气雾剂的正确表述是(　　)

A. 吸入气雾剂吸收速度快,不亚于静脉注射

B. 可避免肝脏的首过效应和胃肠道的破坏作用

C. 气雾剂系指药物封装于具有特制阀门系统中制成的制剂

D. 按相组成分类,可分为一相气雾剂、二相气雾剂和三相气雾剂

E. 按相组成分类,可分为二相气雾剂和三相气雾剂

23. 下列关于气雾剂的叙述中错误的是(　　)

A. 油水分配系数小的药物,吸收速度也快

B. 吸入气雾剂主要通过肺部吸收,吸收的速度很快,不亚于静脉注射

C. 吸入的药物最好能溶解于呼吸道的分泌液中

D. 肺部吸入气雾剂的粒径愈小愈好

E. 药物的吸湿性大小不妨碍经呼吸道的药物吸收

24. 气雾剂由哪几部分组成(　　)

A. 抛射剂　　B. 药物与附加剂　　C. 囊材

D. 耐压容器　　E. 阀门系统

25. 气雾剂的主要优点是(　　)

A. 可以用定量阀门准确控制剂量

B. 药物可避免胃肠道的破坏和肝脏的首过效应

C. 速效

D. 定位作用

E. 稳定性好

26. 制备二相气雾剂时,常常需加入适宜的潜溶剂,下列可作为潜溶剂的是(　　)

A. 七氟丙烷　　B. 丙二醇　　C. 乙醇

D. 丙烷　　E. 芳香油

27. 目前允许作为气雾剂的抛射剂的是

A. freon　　B. 二甲醚　　C. 四氟乙烷

D. 七氟丙烷　　E. azone

28. 关于喷雾剂叙述正确的是(　　)

A. 喷雾剂不含抛射剂

B. 配制时可添加适宜的附加剂

C. 按分散系统分类分为溶液型、混悬型和乳剂型

D. 借助手动泵的压力

E. 适合于肺部吸入、舌下及鼻黏膜给药

29. 关于吸入粉雾剂叙述正确的是(　　)

A. 采用特制的干粉吸入装置

B. 可加入适宜的载体和润滑剂

C. 应置于凉暗处保存

D. 药物的多剂量储库形式

E. 微粉化药物或与载体以胶囊、泡囊或多剂量储库形式应用

30. 下列关于眼膏剂叙述正确的是(　　)
A. 眼膏剂是指药物与适宜基质制成的供眼用的半固体制剂
B. 均匀、细腻,易涂布于眼部,对眼部无刺激
C. 眼用软膏配制需在无菌条件下进行
D. 对水不稳定的药物不能制成眼膏剂
E. 用于眼部手术或创伤的眼膏剂应绝对无菌,可加适量抑菌剂或抗氧剂
31. 下列关于栓剂的概述正确的是(　　)
A. 栓剂系指药物与适宜基质混合制成的具有一定形状的供人体腔道给药的固状制剂
B. 栓剂塞入人体腔道后,在体温下能迅速软化、熔融或溶解于分泌液
C. 栓剂的形状因使用腔道不同而异
D. 使用腔道不同而有不同的名称
E. 栓剂的基质有脂溶性、水溶性和乳剂型
32. 栓剂的特点有(　　)
A. 药物不受胃肠道 pH 或酶的影响
B. 避免药物对胃黏膜刺激
C. 减少药物的肝脏代谢
D. 适用于不愿口服给药的患者
E. 完全吸收进入下腔静脉
33. 栓剂按应用途径分为(　　)
A. 直肠栓　B. 小肠栓　C. 阴道栓
D. 尿道栓　E. 口腔栓
34. 下列属于栓剂油脂性基质的是(　　)
A. 甘油明胶　B. 半合成棕榈油酯　C. 聚乙二醇类
D. S-40　E. 可可豆脂
35. 下面栓剂基质中不属于油脂性基质的是(　　)
A. 硬脂酸丙二醇酯　B. 聚氧乙烯(40)　C. 泊洛沙姆
D. 甘油明胶　E. 可可豆脂
36. 关于甘油明胶栓的错误叙述是(　　)
A. 甘油明胶是水溶性基质
B. 甘油明胶栓塞入腔道后可缓慢溶于分泌液中,溶解速度与明胶含量无关
C. 甘油明胶多用于制备阴道栓
D. 甘油明胶栓适用于所有药物包括鞣酸和重金属盐
E. 甘油明胶栓的组成与胶囊壳组成一致
37. 甘油在甘油明胶栓制备过程中的作用是(　　)
A. 药物　B. 调节基质溶解速度　C. 保湿剂
D. 防腐剂　E. 增溶剂
38. 栓剂的制备方法有(　　)
A. 热熔法　B. 乳化法　C. 搓捏法
D. 熔合法　E. 研和法
39. 对于全身作用的栓剂,下列关于基质对药物吸收的影响因素叙述错误的是(　　)
A. 一般要求迅速释放药物

B. 在油脂性基质中加入表面活性剂可促进药物释放吸收，使用量越大吸收效果越佳
C. 应根据药物性质选择与药物溶解性相同的基质，有利于药物释放，增加吸收
D. 吸收促进剂可改变生物膜的通透性，从而加快药物的转运过程
E. 脂溶性药物选择水溶性基质，有利于药物吸收
40. 关于药物理化性质影响直肠吸收的正确叙述是（　　）
A. 脂溶性非解离型药物容易透过类脂质膜
B. 碱性药物 $pK_a>8.5$ 者可被直肠黏膜迅速吸收
C. 酸性药物 $pK_a>4$ 者可被直肠黏膜迅速吸收
D. 粒径越小，越易溶解，吸收越快
E. 药物的流动性好有利于吸收
41. 影响栓剂吸收的因素有（　　）
A. 栓剂塞入直肠的深度　　B. 直肠生理因素
C. 药物的溶解度　　D. 基质的性质
E. 基质的颜色

三、判断是非题（用√或 × 表示）

1. 气雾剂可在呼吸道、皮肤或其他腔道起局部或全身作用。（　　）
2. 气雾剂由抛射剂、药物与附加剂、耐压容器和阀门系统所组成。（　　）
3. 按分散系统分类，气雾剂可分为溶液型、混悬型、固体分散型和乳剂型。（　　）
4. 气雾剂具有速效、定位、稳定性好、使用方便和剂量准确的优点。（　　）
5. 多次使用气雾剂，其中的抛射剂不会对受伤皮肤产生不适或刺激。（　　）
6. 使用气雾剂可避免药物受胃肠道的破坏以及肝脏首过效应。（　　）
7. 通常吸入气雾剂的微粒大小以在 0.5~5nm 范围内最适宜。（　　）
8. 氟氯烷烃目前可以作为吸入用药物气雾剂抛射剂。（　　）
9. 气雾剂的抛射剂一般可分为氢氟烷烃、二甲醚、碳氢化合物及压缩气体。（　　）
10. 气雾剂喷射能力的强弱取决于抛射剂的用量及自身蒸气压。（　　）
11. 通过肺部吸收的气雾剂，吸收速度很快，不亚于静脉注射。（　　）
12. 定量型的吸入气雾剂阀门系统由封帽、阀杆、橡胶封圈、弹簧、定量杯、浸入管等六部分组成。（　　）
13. 冷灌法速度快，对阀门无影响，成品压力较稳定，是目前我国生产中常采用的方法。（　　）
14. 喷雾剂系借助手动泵的压力将内容物以雾状形态释出。（　　）
15. 吸入粉雾剂系采用特制的干粉吸入装置，由患者主动吸入雾化药物至肺部。（　　）
16. 对于吸入型气雾剂要求处方中不得添加防腐剂。（　　）
17. 气雾剂喷出的药物多为雾状气溶胶。（　　）
18. W/O 型气雾剂，在喷射时产生稳定而持久的泡沫，故又称泡沫气雾剂。（　　）
19. 按气雾剂组成分类，容器中存在的相数可以是单相气雾剂和双相气雾剂。（　　）
20. 吸入型气雾剂需要迅速吸收并发挥全身作用时，其雾滴粒径最好在 0.5~1μm 之间。（　　）
21. 氢氟烷烃类是目前被认为最合适的氟利昂替代品。（　　）

22. 气雾剂和喷雾剂中都含有抛射剂，作为药物喷射的动力。(　　)

23. 混悬型气雾剂常需加入表面活性物质作为润湿剂、分散剂和助悬剂，以便分散均匀并稳定。(　　)

24. 常温下抛射剂的蒸气压大于大气压。(　　)

25. 气雾剂中的抛射剂可以是碳氢化合物及压缩气体。(　　)

26. 气雾剂喷射能力的强弱决定于抛射剂的用量和药液浓度。(　　)

27. 小分子、脂溶性并且不易吸湿的药物容易通过呼吸道，进入肺泡被吸收利用。(　　)

28. 肺泡是人体进行气 - 血交换的场所，也是药物在肺部吸收的主要部位。(　　)

29. 气雾剂的制备过程分为容器阀门系统的处理与装配，药物配制与分装，充填抛射剂三部分。(　　)

30. 混悬型气雾剂的主药经微粉化后，抛射剂用量可以减少。(　　)

31. 当乳剂从乳剂型气雾剂的阀门喷出时，所产生泡沫的性状取决于抛射剂的性质和用量。(　　)

32. 用于眼部手术或创伤的眼膏剂应灭菌或无菌操作，且不添加抑菌剂。(　　)

33. 栓剂基质不同会影响药物在腔道中的吸收。(　　)

34. 栓剂的制法有三种，即乳化法、研和法、熔合法。(　　)

35. 根据不同目的，可在栓剂处方中添加硬度调节剂、乳化剂、吸收促进剂等物质。(　　)

36. 对于同一药物，它在不同基质中的置换价是相同的。(　　)

37. 将全身作用的肛门栓塞入距肛门口约 4cm 处，可避免肝脏的首过效应。(　　)

38. 腔道局部作用的栓剂要求药物释放速度要快。(　　)

39. 凡士林可作为软膏基质，也可作为栓剂基质。(　　)

40. 平均重量为 1.0g 以上的栓剂，重量差异限度应该小于 ±10%。(　　)

四、简答题

1. 试述气雾剂的优点和缺点各有哪些？
2. 混悬型气雾剂在处方设计的过程中需要考虑哪些问题？如何解决？
3. 影响药物肺部吸收的主要因素有哪些？
4. 栓剂中药物直肠吸收的途径有哪些？
5. 分析栓剂的处方设计中影响药物在直肠吸收的因素。

(毛世瑞、卢　懿)

第十七章 缓控释制剂

【基本要求】

1. 掌握缓释和控释制剂的基本概念及控释原理；择时定位释药制剂的概念与释药原理；口服缓控释制剂的一般类型和处方组成；微球与微囊的概念、分类以及制备工艺；植入剂的概念。

2. 熟悉口服缓控释制剂的制备工艺和体内外评价；植入剂的种类。

3. 了解缓控释制剂的体内外相关性。

【内容摘要】

本章重点介绍缓控释给药系统和迟释给药系统。《中国药典》对缓释、控释制剂和迟释制剂有明确规定。缓释制剂(sustained-release preparation)系指药物在规定溶剂中，按要求缓慢地非恒速释放，且每日用药次数与相应普通制剂比较至少减少一次或用药的间隔有所延长的制剂。控释制剂(controlled-release preparation)系指药物在规定溶剂中，按要求缓慢地恒速或接近恒速释放，且每日用药次数与相应普通制剂比较至少减少一次或用药的间隔有所延长的制剂。迟释制剂(delayed-release preparation)系指在给药后不立即释放药物的制剂，包括肠溶制剂、结肠定位制剂和脉冲制剂等。

本章主要介绍了缓控释制剂的特点、设计原则、常用辅料、释药机制及评价方法。对主要的缓控释制剂制备技术进行了详细的讲解，如亲水凝胶骨架型、膜控释型、不溶性骨架型、渗透泵型、微孔膜包衣型、迟释(择时)释药系统、口服定位释药系统(胃定位释药系统和结肠定位释药系统)。近年来，缓控释制剂有很大发展，其剂型有片剂、胶囊、栓剂、渗透泵制剂、透皮贴剂、植入剂、黏膜黏附剂及注射剂(如微球、纳米粒和脂质体等)等多种。

本章学习的难点是对缓控释制剂释药机制的理解及在熟悉药物、辅料理化性质的基础上结合释药机制在实际剂型中的应用，因此学习本章先要从释药机制及辅料入手。缓控释制剂的释药机制有溶出、扩散、溶蚀、渗透压以及离子交换等，往往某种制剂的释药过程是几种释药过程同时进行而非仅有一种释药途径。辅料则是缓控释制剂中控制释药速度的关键，即通过使用一些高分子材料阻滞药物的释放速度，根据阻滞方式不同主要有骨架型、包衣膜型和增稠剂等。骨架型缓释材料又分为亲水凝胶骨架材料、非溶蚀性和生物溶蚀性骨架材料；包衣膜型缓释材料由不溶性缓释材料和肠溶性缓释材料组成；增稠剂是一类水溶性高分子材料，溶于水后其溶液黏度增加，黏度增加可以减慢药物的扩散速率，从而延缓药物的吸收。通过考察药物的理化性质及药物在机体吸收部位，结合适当的释药机制，选择合适的缓控释材料，最终确定合理的处方及制备工艺实现药物的缓控释要求。

此外，缓控释制剂的质量评价也是必不可少的，主要包括制剂处方、制备工艺、体外溶出、药物的体内动力学和临床试验等。其质量研究与常规剂型相似，如外观性状、活性成分的含量测定、稳定性、溶出度等项目，但由于缓控释制剂的特征是使活性成分定时定量地按设计程序输出，所以体外释放速率和体内吸收速率的测定比普通剂型更为重要，在缓控释制剂的质量标准中这是必不可少的质量控制指标。

另外，本章还介绍了注射用缓控释制剂，其可以直接注入治疗部位，或是用于全身系统性给药。常见的注射用缓控释制剂，根据其剂型和技术的不同，可以分为微粒、纳米粒、脂质体和植入剂。本节重点介绍微囊、微球和植入剂。

【习题部分】

一、名词解释

1. 缓释制剂（sustained-release preparation）；2. 控释制剂（controlled-release preparation）；3. 迟释制剂（delayed-release preparation）；4. 肠溶制剂（enteric-coated preparation）；5. 结肠定位制剂（colon-specific preparation）；6. 增稠剂（thickener）；7. 脉冲制剂（pulsatile preparation）；8. 释放度（release）；9. Noyes-Whitney 方程（Noyes-Whitney equation）；10. Fick’s 第一定律（Fick’s first law）；11. 生物利用度（bioavailability）；12. 生物等效性（bioequivalence）；13. 口服择时释药系统（oral chronopharmacologic drug delivery system）；14. 口服定位释药系统（oral site-specific drug delivery system）；15. 胃内滞留给药系统（gastro-retentive delivery system）；16. 生物黏附给药系统（mucoadhesive delivery system）；17. 口服结肠定位释药系统（oral colon-specific drug delivery system）；18. 体内 - 体外相关性（in vitro-in vivo correlation）；19. 微球（microsphere）；20. 微囊（microcapsule）；21. 微囊化（microencapsulation）；22. 单凝聚法（simple coacervation）；23. 复凝聚法（complex coacervation）；24. 包封率（entrapped rate）。

二、选择题

（一）单项选择题

1. 缓释制剂与控释制剂的主要区别在于（　　）

A. 缓释制剂为一级速度释放，而控释制剂的血药浓度“峰谷”波动较小

B. 缓释制剂为零级速度释放，而控释制剂的血药浓度“峰谷”波动较大

C. 缓释制剂的血药浓度“峰谷”波动更小

D. 控释制剂为恒速或接近恒速释放，而缓释制剂的血药浓度“峰谷”波动较小

E. 缓释与控释制剂均为恒速或接近恒速释放，但控释制剂的血药浓度“峰谷”波动较大

2. 下列属于缓释与控释给药制剂特点的是（　　）

A. 给药次数多，患者的顺应性差

B. 降低了口服给药时可能发生的“首过效应”

C. 缓释给药系统特别适用于急性疾病患者

D. 给药的总剂量有所增加

E. 维持相对恒定的血药浓度或药理效应，增强了治疗效果，减少了不良反应

3. 下列对缓释与控释制剂叙述中正确的是（　　）

A. 缓释制剂可避免常规制剂给药时产生的“峰谷”现象,并按照恒速释药
B. 所有药物都可以采用适当的方法制备成缓释、控释制剂
C. 乙基纤维素包衣微丸为不溶性骨架片
D. 生物半衰期小于 1 小时的药物,可制备成缓释制剂达到减少给药次数的目的
E. 青霉素普鲁卡因的疗效比青霉素钾的疗效显著延长,是由于青霉素普鲁卡因的溶解度比青霉素钾的溶解度小

4. 下列描述中与缓释与控释制剂释药原理的无关的( )
A. 毛细管作用 B. 渗透压原理 C. 离子交换作用
D. Noyes-Whitney 方程 E. 扩散原理

5. 下列对缓释与控释制剂的叙述中错误的是( )
A. 缓释与控释制剂的相对生物利用度应为普通制剂的 80%~120%
B. 缓释与控释制剂中起缓释作用的辅料包括阻滞剂、骨架材料和增塑剂
C. 缓释与控释制剂的峰谷浓度比应小于等于普通制剂
D. 缓释与控释制剂的生物利用度应高于普通制剂
E. 虽然半衰期短,但是治疗指数窄的药物可 12 小时口服用药一次

6. 下列不属于以减少溶出速度为主要原理的缓释与控释制剂的制备工艺是( )
A. 超慢性胰岛素中所含胰岛素锌晶粒较大
B. 鞣酸与生物碱类药物形成难溶性盐
C. 醇类药物的酯化
D. 乙基纤维素与甲基纤维素混合组成含水性孔道的包衣膜
E. 海藻酸与毛果芸香碱结合成盐

7. 下列药物中一般不适宜制成缓释与控释制剂的是( )
A. 抗精神病药 B. 解毒药 C. 抗哮喘药
D. 抗心律失常药 E. 抗高血压药

8. 下列对缓释与控释制剂的叙述中错误的是( )
A. 缓控释制剂特别适用于需长期服药的慢性病患者
B. 可灵活调节给药方案
C. 工艺较复杂,生产成本较高
D. 可避免或减小“峰谷”现象
E. 用最小剂量达到最大药效

9. 下列对缓释与控释制剂叙述中错误的是( )
A. 具有吸收部位特异性的药物一般可通过制备缓释制剂,提高生物利用度
B. 用 HPMC 制备亲水凝胶骨架片,可延长药物的释放时间
C. 半衰期很短和半衰期很长的药物,不宜制成口服缓释、控释制剂
D. 生物碱类药物与鞣酸形成难溶性盐,药效与母体药物比较显著延长
E. 精蛋白锌胰岛素的药效可维持 18~24 小时

10. 下列属于控制溶出为原理的缓控释制剂的方法( )
A. 控制粒子大小 B. 水不溶性包衣膜 C. 亲水凝胶骨架
D. 制成乳剂 E. 制成植入剂

11. 下列不属于利用扩散原理制备的缓释制剂有( )

A. 水不溶性包衣膜　B. 含水性孔道的包衣
C. 骨架型缓释制剂　D. 制成溶解度小的酯
E. 制成微囊

12. 下列属于可作为肠溶衣材料的组合是(　　)
A. EC,HPMCP　B. MCC,HPC　C. PVPP,HPMC
D. PEG,PVP　E. CAP,Eudragit L

13. 将PVP加至胰岛素、肾上腺素或青霉素等制剂,其长效机制主要是(　　)
A. 增加黏度以减少扩散速度　B. 形成亲水凝胶型骨架
C. 药物与高分子形成难溶性盐　D. 离子交换作用
E. 渗透泵原理

14. 多柔比星羧甲基葡聚糖微球在水中不释药,而在生理盐水中释药的机制是(　　)
A. 水不溶性包衣膜　B. 含水性孔道的包衣膜
C. 不溶性骨架微球　D. 离子交换作用
E. 溶蚀与扩散、溶出结合作用

15. 下列不属于影响口服缓释与控释制剂设计的药物理化因素的是(　　)
A. 剂量大小　B. pK_a　C. 溶解度
D. 分配系数　E. 生物半衰期

16. 下列不属于影响口服缓释与控释制剂设计的生物因素的是(　　)
A. 排泄　B. 消除半衰期　C. 吸收部位及其机制
D. 稳定性　E. 代谢

17. 适于制备缓释与控释制剂的药物半衰期应为(　　)
A. <2小时　B. 2~8小时　C. >8小时
D. >12小时　E. <24小时

18. 如果药物在消化道各部位均有吸收,则可考虑制成(　　)口服一次的缓控释制剂
A. 8小时　B. 12小时　C. 24小时
D. 36小时　E. 48小时

19. 设计缓释制剂时,对药物溶解度要求的下限一般为(　　)
A. 0.01mg/ml　B. 0.1mg/ml　C. 1.0mg/ml
D. 10mg/ml　E. 无具体要求

20. 剂量小且本身为解离型药物,较适宜于制备哪种缓释与控释制剂(　　)
A. 亲水凝胶骨架片　B. 渗透泵片　C. 膜控片
D. 药树脂　E. 溶蚀型骨架片

21. (　　)的水溶液具有良好的成膜性能,是片剂、丸剂的良好包衣材料
A. 微晶纤维素　B. 乙基纤维素　C. 羟丙甲纤维素
D. 醋酸纤维素　E. 丙烯酸树脂Ⅱ

22. 常用于肠溶和缓释制剂包衣材料的是(　　)
A. 聚维酮　B. 醋酸纤维素　C. 卡波姆
D. 丙烯酸树脂　E. 聚乙二醇

23. 不溶性骨架片的常用材料为(　　)
A. PVA　B. CMC-Na　C. HEC

D. 硬脂酸 E. 聚氯乙烯

24. 下列辅料中不属于不溶性骨架片的材料( )

A. 乙基纤维素 B. 聚乙烯

C. 甲基丙烯酸 - 丙烯酸甲酯共聚物 D. 海藻酸钠

E. 乙烯 - 醋酸乙烯共聚物

25. 常用的可生物降解骨架材料是( )

A. MC B. HMPC C. 单硬脂酸甘油酯

D. 壳聚糖 E. 聚硅氧烷

26. 亲水凝胶型骨架片与微孔膜包衣常用的高分子材料的组合是( )

A. HPMC 与 MCC B. MCC 与 EC C. MCC 与 CAP

D. HPMC 与 EC E. EC 与 CAP

27. 下列关于骨架片叙述中错误的是( )

A. 亲水性凝胶骨架片中药物的释放比较完全

B. 骨架型缓释片不会发生包衣片可能出现的药物突释现象

C. 骨架型缓释片剂应进行释放度检查,不进行崩解时限检查

D. 不溶性骨架片有时药物释放不完全

E. 不溶性骨架片适宜于制备溶解度较小、大剂量的药物

28. 不溶性骨架片适合于下列哪种药物的缓释制剂( )

A. 青霉素 B. 局部麻醉药

C. 水溶性药物 D. 维生素 B_2

E. 吲哚美辛等剂量大的难溶性药物

29. 膜控释小丸包衣液中加入 PEG6000 的目的是( )

A. 助悬剂 B. 增塑剂 C. 成膜剂

D. 乳化剂 E. 致孔剂

30. 乙基纤维素、醋酸纤维素等肠溶材料主要用于包衣型缓控释制剂,由于材料本身成膜能力较差,需加入适量( ),增加其成膜能力,防止衣膜溶解影响缓控释效果。

A. 成膜剂 B. 致孔剂 C. 增塑剂

D. 润湿剂 E. 缓冲剂

31. 水凝胶、难溶性和肠溶性材料等主要用于基质型缓控释剂型,为调节制剂的释药速度,常常加入适量( )

A. 成膜剂 B. 致孔剂 C. 增塑剂

D. 润湿剂 E. 缓冲剂

32. 下列关于缓释与控释制剂叙述中错误的是( )

A. 缓释颗粒压制片在胃中崩解后类似于胶囊剂

B. 将不同释药速度的颗粒混合压片,可达到较好控制释药的目的

C. 微囊压制片特别适合于处方中药物含量高的情况

D. 甲基纤维素水分散体是常用的膜控释包衣材料

E. 溶蚀型骨架片通过孔道扩散与溶蚀控制药物的释放

33. 下列对胃内滞留片的叙述中错误的是( )

A. 该类制剂可延长药物在消化道内的释放时间

B. 胃内滞留片有利于提高药物的生物利用度
C. 胃内滞留片一般由药物和亲水胶体及其他辅料制成
D. 制剂处方中添加疏水性且相对密度大的辅料,有利于胃滞留
E. 在十二指肠段上端具有特异性吸收的药物适宜于制备胃滞留片剂
34. 下列属于蜡质类骨架片制备方法的是( )
A. 溶剂蒸发技术 B. 湿法制颗粒压片 C. 肠溶性包衣
D. 水分散体包衣 E. 微囊压制片
35. 下列对渗透泵片的叙述中不正确的是( )
A. 药物在胃与肠中的释药速率相等
B. 助渗剂可吸水膨胀,并产生推动力将药物推出释药小孔
C. 当片芯中的药物未被全部溶解时,药物以一级速率释放
D. 渗透压活性物质的用量与零级释药时间的长短相关
E. 有些渗透泵片的持续释药可长达 20 小时
36. 常用作为渗透泵片的渗透压活性物质的是( )
A. Eudragit LD30-55 B. 蜂蜡 C. 淀粉浆
D. 乳糖 E. PVPP
37. 下列属于渗透泵片助推剂的是( )
A. 分子量为 1 万 ~36 万的 PVP B. 硬脂酸
C. 右旋糖酐 D. PEG6000
E. 壳聚糖
38. 结肠定位释放系统最常用的聚合物为( )
A. 羟丙甲纤维素 B. 丙烯酸树脂 C. 微晶纤维素
D. 卡波姆 E. 聚乙二醇
39. ( )是生物黏附性高分子聚合物
A. 羟丙甲纤维素 B. 丙烯酸树脂 C. 微晶纤维素
D. 卡波姆 E. 聚乙二醇
40. 不溶性骨架片的释药原理是( )
A. 溶蚀原理 B. 溶出原理 C. 扩散原理
D. 渗透压原理 E. 离子交换原理
41. 渗透泵型片剂释药的机制是( )
A. 减慢扩散
B. 减小溶出
C. 片外渗透压大于片内,将片内药物压出
D. 片剂外面包控释膜,使药物恒速释出
E. 片剂膜内渗透压大于片剂膜外,将药物从细孔压出
42. 下列不属于渗透泵片剂的水不溶性聚合物的是( )
A. 醋酸纤维素 B. 乙基纤维素 C. 乙烯 - 醋酸乙烯共聚物
D. Poloxamer 188 E. CA 或 EC
43. 聚羟甲基丙烯酸烷基酯和 PVP 在渗透泵片中起的作用为( )
A. 助推剂 B. 渗透压活性物质 C. 稳定剂

D. 半透膜　　E. 润滑剂

44. 渗透泵制剂所用半透膜包衣材料可允许(　　)通过

A. 药物　　B. 离子　　C. 大分子

D. 水分　　E. 阳离子

45. 双室渗透泵制剂一室含有药物及可溶性辅料,另一室为遇水可膨胀的促渗透聚合物。这类渗透泵多适用于(　　)的制备

A. 高水溶性药物　　B. 难溶性药物　　C. 中等水溶性药物

D. 不溶性药物　　E. 以上都不是

46. 关于骨架型小丸的叙述中错误的是(　　)

A. 骨架型辅料与药物混合制备

B. 添加 PEG 或表面活性剂,可调节释药速率

C. 口服后不受胃排空的影响,无时滞现象,生物利用度高

D. 在胃肠道的转运受食物输送规律的影响

E. 亲水凝胶型小丸,通过包衣获得更好的缓控释效果

47. 关于膜控型缓释与控释制剂的叙述中错误的是(　　)

A. 该类制剂主要由含药核芯和控制释放的包衣膜组成

B. EC 等水不溶性包衣材料可制成水分散体进行包衣

C. 包衣液中可添加水不溶性粉末或药物作为致孔剂

D. 膜控释小片释放具有很好的体内外相关性

E. 肠溶膜控释片主要用于消化道吸收具有部位特异性的药物

48. 测定缓释与控释制剂释放度时,至少应测定几个取样点(　　)

A. 2 个　　B. 3 个　　C. 5 个

D. 8 个　　E. 11 个

49. 下列不属于缓控释制剂的体外释药数据常用的拟合方程是(　　)

A. 零级方程　　B. 一级速率方程　　C. Higuchi 方程

D. Stokes 定律　　E. Weibull 分布函数

50. 若骨架型缓控释制剂中药物释放符合 Higuchi 方程,则药物释放量(　　)

A. 与时间的平方根成反比　　B. 与时间成正比

C. 与时间成反比　　D. 与时间不成比例

E. 与时间的平方根成正比

51. 下列对缓控释制剂体内外相关性的叙述中不正确的是(　　)

A. 在三种相关情况中,单点相关关系说明体内外相关关系好

B. 体内外相关试验反映整个体外释放曲线与整个血药浓度 - 时间曲线之间的关系

C. 体内外具有相关性时,可通过体外释放曲线预测体内情况

D. 可应用统计矩分析原理建立体外释放的平均时间与体内平均滞留时间之间的相关关系

E. 点点相关关系是体外释放曲线与体内吸收曲线上对应的各个时间点分别相关

52. 关于口服定时释药系统的叙述中错误的是(　　)

A. 口服定时释药系统设计根据的是人体生物节律的变化特点

B. 脉冲释药系统属于口服定时释药系统

C. 通过薄膜包衣的方法可达到定时释药的目的
D. 膨胀性脉冲压制包衣片选用高黏度的 HPMC 和 HEC
E. 渗透泵技术很难应用于口服定时释药系统

53. 下列不属于口服定位释药系统的是（　　）
A. 胃滞留给药系统　B. 口服小肠释药系统
C. 渗透泵型控释制剂　D. 口服结肠定位释药制剂
E. 多糖类释药系统

54. 下列不属于口服结肠定位释药机制的是（　　）
A. 时控型　B. pH 敏感型　C. 生物降解型
D. 前体药物　E. 生物黏附型

55. 离子交换树脂仅适合（　　）药物的控释
A. 大分子　B. 脂溶性　C. 水溶性
D. 可解离　E. 不可解离

56. 大多数口服药物主要在（　　）吸收
A. 胃部　B. 小肠中上部　C. 小肠下部
D. 结肠　E. 回肠

57. 缓控释制剂体外释放度试验要求累积释放率达到（　　）以上
A. 80%　B. 85%　C. 90%
D. 95%　E. 98%

58. 下列方法中属于制备微囊的物理化学法的是（　　）
A. 喷雾干燥法　B. 研磨法　C. 单凝聚法
D. 界面缩聚法　E. 逆相蒸发法

59. 下列方法中属于制备微囊的化学法是（　　）
A. 喷雾干燥法　B. 流化床包衣法　C. 单凝聚法
D. 界面缩聚法　E. 逆相蒸发法

60. 下列关于微型胶囊的概念叙述中正确的是（　　）
A. 将固态药物或液态药物包裹在天然或合成的高分子材料中而形成微小囊状物的技术，称为微型胶囊
B. 将固态药物或液态药物包裹在天然的或合成的高分子材料中而形成微小囊状物的过程，称为微型胶囊
C. 将固态药物或液态药物包裹在天然或合成的高分子材料中而形成微小囊状物，称为微型胶囊
D. 将固态药物或液态药物包裹在环糊精材料中而形成微小囊状物，称为微型胶囊
E. 将固态药物或液态药物包裹在环糊精材料中而形成微小囊状物的过程，称为微型胶囊

61. 制备以“明胶 - 阿拉伯胶”为囊材的微囊的要点为（　　）
A. 明胶与阿拉伯胶溶液混合后调节 pH 至 4~4.5，使两者结合成不溶性复合物
B. 成囊过程系统温度应保持 50~55℃
C. 在 10℃以下，加入 37% 甲醛溶液使囊固化
D. 以上均是

E. 以上均不是

62. 以一种高分子化合物为囊材，将囊心物分散在囊材中，然后加入凝聚剂，使囊材凝聚成囊，经进一步固化制备微囊的方法是（ ）

A. 单凝聚法　B. 复凝聚法　C. 溶剂 - 非溶剂法

D. 改变温度法　E. 液中干燥法

63. 下列关于微囊特点的叙述中错误的是（ ）

A. 微囊可掩盖药物的不良臭味

B. 微囊可提高药物的稳定性

C. 微囊可防止药物在胃内失活或减少对胃的刺激性

D. 微囊可使液态药物固态化便于应用与贮存

E. 微囊可提高药物溶出速率

64. 下列方法中属于制备微囊的化学法方法是（ ）

A. 单凝聚法　B. 复凝聚法　C. 溶剂 - 非溶剂法

D. 辐射交联法　E. 喷雾干燥法

65. 以 2.5%~5% 的明胶加 2.5%~5% 的阿拉伯胶为囊材制备微囊一般采用（ ）

A. 单凝聚法　B. 复凝聚法　C. 喷雾凝结法

D. 空气悬浮法　E. 界面缩聚法

66. 将大蒜素制成微囊是为了（ ）

A. 提高药物的稳定性

B. 掩盖药物的不良臭味

C. 控制药物释放速率

D. 防止药物在胃内失活或减少对胃的刺激性

E. 使药物浓集于靶区

67. 制备以明胶为囊材的微囊时，固化微囊可以加入（ ）

A. 乙醇　B. 氢氧化钠　C. 甲醛

D. 丙二醇　E. 丙三醇

68. 不能用复凝聚法与明胶混合用于制备微囊的高分子化合物有（ ）

A. HPMC　B. 阿拉伯胶　C. CAP

D. CMC-Na　E. 甲基纤维素

69. 就微囊的释药机制而言，可能包括的有（ ）

A. 药物透过囊壁扩散　B. 囊壁的溶解　C. 囊壁的消化与降解

D. 上述三项均是　E. 以上均不正确

70. 下列属于天然高分子囊材是（ ）

A. 明胶　B. 羧甲基纤维素　C. 乙基纤维素

D. 聚维酮　E. 聚乳酸

71. 下列属于合成高分子囊材是（ ）

A. 甲基纤维素　B. 明胶　C. 醋酸纤维素钛酸酯

D. 乙基纤维素　E. 聚乳酸

72. 下列关于物理化学法制备微囊的叙述中错误的是（ ）

A. 物理化学法又称相分离法

B. 喷雾干燥法属于此方法的范畴
C. 单凝聚法、复凝聚法均属于此方法的范畴
D. 现已成为药物微囊化的主要方法之一
E. 微囊化在液相中进行,囊心物与囊材在一定条件下形成新相析出
73. 下列关于单凝聚法制备微囊的叙述中错误的是(　　)
A. 可选择明胶 - 阿拉伯胶为囊材
B. 常用凝聚剂为强亲水性电解质
C. pH 和浓度均是成囊的主要因素
D. 如果囊材是明胶,制备中可加入甲醛为固化剂
E. 单凝聚法属于相分离法的范畴
74. 下列关于溶剂 - 非溶剂法制备微囊的叙述中错误的是(　　)
A. 是在囊材溶液中加入一种对囊材不溶的溶剂,引起相分离,而将药物包裹成囊的方法
B. 药物可以是固体或液体,但溶剂和非溶剂均必须是高沸点的
C. 使用疏水囊材,要用有机溶剂溶解
D. 溶剂 - 非溶剂法属于相分离法的范畴
E. 药物是亲水的,不溶于有机溶剂,可混悬或乳化在囊材溶液中
75. 下列微囊的制备方法中属于相分离法范畴的是(　　)
A. 喷雾干燥法　B. 液中干燥法　C. 界面缩聚法
D. 喷雾冻结法　E. 空气悬浮法
76. 下列微囊的制备方法中属于物理机械法范畴的是(　　)
A. 凝聚法　B. 液中干燥法　C. 界面缩聚法
D. 溶剂 - 非溶剂法　E. 空气悬浮法
77. 下列微囊的制备方法中属于化学法范畴的是(　　)
A. 凝聚法　B. 液中干燥法　C. 界面缩聚法
D. 喷雾冻结法　E. 溶剂 - 非溶剂法
78. 微囊质量的评定不包括(　　)
A. 形态与粒径　B. 载药量　C. 包封率
D. 药物的释放速率　E. 含量均匀度
79. 微囊的制备方法不包括(　　)
A. 凝聚法　B. 液中干燥法　C. 界面缩聚法
D. 溶剂 - 非溶剂法　E. 薄膜分散法
80. 亚微囊的直径范围为(　　)
A. 10~50μm　B. 10~100μm　C. 30~50μm
D. 50~100μm　E. 0.1~1μm
81. 药典规定微球、微囊和脂质体的包封率不得小于(　　)
A. 50%　B. 60%　C. 70%
D. 80%　E. 90%
82. 用单凝聚法制备微囊这一凝聚过程是可逆的,那是因为(　　)
A. 高分子溶液受外界条件作用发生的凝聚

B. 微囊本身不稳定
C. 微囊熔点低
D. 方法所致
E. 材料所致
83. 下列因素中不影响微囊中药物释放速度的是（ ）
A. 药物的性质 B. 囊壁的厚度 C. 介质的 pH
D. 大气压 E. 囊材种类
84. 除（ ）外均为对微球的叙述
A. 微球是一种新剂型
B. 微球可用白蛋白为材料制备
C. 微球可作为靶向给药的载体
D. 抗肿瘤药制成微球能改善在体内的吸收、分布
E. 可通过复凝聚法制备微球
85. 用单凝聚法制备微囊时，加入硫酸钠的目的是（ ）
A. 作凝聚剂 B. 作固化剂 C. 增加胶体的溶解度
D. 调节 pH E. 降低微囊的黏性
86. 下列有关复凝聚法制备微囊的叙述中错误的是（ ）
A. 可选择明胶 - 阿拉伯胶为囊材
B. 不适用于对温度敏感的药物
C. pH 和浓度均是成囊的主要因素
D. 复凝聚法属于相分离法的范畴
E. 如果囊材是明胶，制备时加入甲醛作为交联固化剂

（二）配伍选择题（备选答案在前，题目在后；每组均对应同一组备选答案，每题可有多个正确答案；每个备选答案可重复选用，也可不选用）

[1~6]
阐述下列缓控释制剂的原理
A. 制成溶解度小的盐或酯
B. 与高分子化合物生成难溶性盐
C. 控制粒子大小
D. 水不溶性包衣膜
E. 含水性孔道的包衣膜
F. 溶蚀与扩散、溶出结合
1. 超慢性胰岛素作用可长达 30 小时；晶粒较小的半慢性胰岛素锌，作用时间则为 12~14 小时（ ）
2. 青霉素普鲁卡因盐的药效比青霉素钾（钠）盐显著延长（ ）
3. 精蛋白锌胰岛素药效可维持 18~24 小时或更长（ ）
4. 生物溶蚀型骨架系统（ ）
5. 乙基纤维素与甲基纤维素混合膜材包衣（ ）
6. 乙基纤维素包制的微丸或小丸（ ）

［7~11］

下列常见药用辅料分别属于哪种缓控释材料

A. 醋酸丙酸纤维素（CAP）　B. 醋酸纤维素（CA）

C. 乙基纤维素（EC）　D. 羟丙甲纤维素酞酸酯（HPMCP）

E. 羟丙甲纤维素（HPMC）　F. 巴西棕榈蜡

7. 不溶性骨架材料（　　）

8. 生物降解骨架材料（　　）

9. 亲水凝胶骨架材料（　　）

10. 不溶性高分子包衣材料（　　）

11. 肠溶性高分子包衣材料（　　）

［12~15］

磷酸丙吡胺缓释片的包衣液处方归属

A. 低黏度乙基纤维素　B. 醋酸纤维素

C. 聚甲基丙烯酸树脂　D. 聚乙二醇（PEG）

E. 蓖麻油　F. 邻苯二甲酸二乙酯

G. 丙酮

12. 致孔剂（　　）

13. 包衣材料（　　）

14. 溶剂（　　）

15. 增塑剂（　　）

［16~20］

呋喃唑酮胃漂浮片的处方归属

A. 十六烷醇　B. 羟丙甲纤维素　C. 丙烯酸树脂

D. 十二烷基硫酸钠　E. 硬脂酸镁

16. 骨架材料（　　）

17. 助漂剂（　　）

18. 表面活性剂（　　）

19. 润滑剂（　　）

20. 释药速率调节剂（　　）

［21~23］

口服结肠定位的体外研究一般以

A. 0.1mol/L 稀盐酸

B. pH 6.8 的磷酸盐缓冲液

C. pH 7.2 的磷酸盐缓冲液

21.（　　）来模拟 OCDDS 在小肠的情况

22.（　　）来模拟 OCDDS 在胃中的情况

23.（　　）来模拟 OCDDS 在结肠的情况

（三）多项选择题

1. 对缓控释制剂，叙述正确的是（　　　）

A. 缓控释制剂中起缓释作用的辅料包括阻滞剂、骨架材料和增黏剂

B. 缓控释制剂的相对生物利用度应为普通制剂的 80%~120%
C. 缓控释制剂的相对生物利用度应高于普通制剂
D. 缓控释制剂的峰谷浓度比应小于等于普通制剂
E. 半衰期短、治疗指数窄的药物可 12 小时口服服用一次

2. 下列关于缓控释制剂的表述中正确的是（　　）
A. 可以灵活调节给药方案
B. 可以避免或减小峰谷现象
C. 用最小剂量达到最大疗效
D. 缓控释制剂特别适用于需长期服药的慢性病患者
E. 缓控释制剂通常可以提高药物的生物利用度

3. 下列药物一般不适合制成缓控释制剂的有（　　）
A. 剂量很大（大于 1g）　B. 半衰期很短（小于 1 小时）
C. 半衰期很长（大于 24 小时）　D. 在整个消化道都有吸收
E. 具有特定吸收部位

4. 根据 Noyes-Whitney 溶出速度公式，通过（　　），可使药物缓慢释放，达到长效效果
A. 减小药物的溶解度　B. 增大药物的粒径
C. 降低药物的溶出度　D. 溶解度小的药物制备固体分散体
E. 减小药物粒径

5. 根据 Noyes-Whitney 方程，制备控释制剂可采用的方法有（　　）
A. 控制药物粒子大小
B. 将药物制成溶解度小的盐或酯
C. 将药物包藏在不溶性骨架中
D. 包衣
E. 增加制剂的黏度

6. 下列数学模型中，可作为拟合缓控释制剂的药物释放曲线的是（　　）
A. 零级速率方程　B. 一级速率方程　C. Higuchi 方程
D. 米氏方程　E. Weibull 分布函数

7. 适用于制备离子交换型缓控释制剂的药物包括（　　）
A. 解离型药物　B. 剂量大的药物　C. 水溶液中稳定的药物
D. 剂量小的药物　E. 口服吸收差的药物

8. 进行缓控释制剂设计时，需要考虑的药物理化因素包括（　　）
A. 分配系数　B. pK_a、解离度　C. 稳定性
D. 水溶性　E. 晶型

9. 下列属于缓控释制剂释药原理的有（　　）
A. 渗透压原理　B. 毛细管作用　C. Noyes-Whitney 方程
D. 扩散原理　E. 离子交换作用

10. 下列具有缓释作用的制剂是（　　）
A. 分散片　B. 渗透泵片　C. 微孔膜包衣片
D. 蜡制骨架片　E. 胃内漂浮片

11. 骨架型缓释制剂是缓控释制剂的重要组成,其具有(　　　)等特点
A. 开发周期短　　B. 生产工艺简易,适于大生产
C. 释药性能好　　D. 服用方便
E. 药物的释放与药物的性质无关
12. 亲水凝胶骨架型缓释片可通过(　　　)进行制备
A. 湿法制粒压片　　B. 干法制粒压片　　C. 粉末直接玉片
D. 浇注法　　E. 熔融法
13. 不溶性骨架片中药物的释放速率主要受(　　　)的影响
A. 胃肠蠕动
B. 药物的溶解度
C. 骨架片的孔隙率、孔径和弯曲程度
D. 药物颗粒的大小
E. 药物转运速度
14. 利用扩散原理达到缓释、控释作用的方法有(　　　)
A. 包衣
B. 制成微囊
C. 制成不溶性骨架片剂
D. 增加黏度以减少扩散速度
E. 制成植入剂,水溶性药物制成 W/O 型乳剂
15. 利用溶出原理制备缓控释制剂的方法有(　　　)
A. 制成溶解度小的盐或酯　　B. 与高分子化合物生成难溶性盐
C. 控制粒子大小　　D. 药物包藏于溶蚀性骨架中
E. 药物包藏于亲水性高分子材料中
16. 下列关于渗透泵片的叙述中正确的是(　　　)
A. 释药不受胃肠道 pH 的影响
B. 当片芯中药物浓度低于饱和溶液浓度时,药物以非零级速率释放
C. 当片芯中的药物未被全部溶解时,药物以一级速率释放
D. 药物在胃与肠中释药速率相等
E. 药物的释放与半渗透性衣膜的厚度有关
17. 制备渗透泵型片剂的关键因素有(　　　)
A. 片芯的处方组成　　B. 包衣膜的厚度
C. 包衣膜的通透性　　D. 释药小孔的大小
E. 释放介质的 pH
18. 口服渗透泵制剂有(　　　)的优点
A. 可以零级释药
B. 能够避免普通口服片剂造成的血药浓度波动较大的现象
C. 释药速度恒定,主要是一级过程
D. 减少用药次数与全身不良反应,提高药物的安全性和有效性
E. 释药过程不受释放环境 pH 和胃肠道内其他因素变化的影响
19. 下列关于胃内滞留片的叙述中正确的是(　　　)

A. 胃内滞留片由药物和一种或多种亲水胶体及其他辅料组成
B. 为提高胃内滞留片的漂浮能力,可在其中添加密度较低的脂肪类物质
C. 一些在消化道上端有特异性吸收部位的药物适宜制成胃内滞留制剂
D. 胃内滞留片可延长药物在消化道内的释放时间
E. 胃内滞留片可改善药物的吸收

20. 可作为肠溶性包衣材料的有(　　)
A. EC　B. CAP　C. Eudragit L
D. HPMCP　E. PVP

21. 能够增加溶液黏度以延长药物作用时间的辅料是(　　)
A. PVP　B. CMC　C. 鞣酸
D. 明胶　E. PEG

22. 下列属于药物的生物学性质衍生的参数有(　　)
A. t_{max}　B. t_{min}　C. C_{max}
D. C_0　E. AUC

23. 药物从离子交换树脂中的扩散速度受(　　)的控制
A. 扩散面积　B. 扩散路径长度
C. 树脂的刚性　D. 环境中离子种类、强度
E. 温度

24. 影响口服缓控释制剂设计的因素有(　　)
A. 生物半衰期　B. pK_a、解离度和水溶性
C. 分配系数　D. 吸收、代谢
E. 剂量大小

25. 下列药物一般不适宜制成缓控释制剂的有(　　)
A. 半衰期小于 1 小时或大于 12 小时
B. 剂量很大
C. 药效很剧烈
D. 溶解吸收很差
E. 剂量需要精密调节或抗菌效果依赖于峰浓度的抗生素类

26. 缓控释制剂的释放数据可用(　　)进行拟合
A. Fick's 方程　B. 一级方程　C. Higuchi 方程
D. 零级方程　E. Peppas 方程

27. 柱塞型定时释药胶囊的柱塞有(　　)
A. 膨胀型　B. 溶蚀型　C. 酶可降解型
D. 半渗透型　E. 水溶型

28. 下列哪些适宜制成胃定位释药系统制剂(　　)
A. 多肽、蛋白质类大分子药物
B. 易在胃中吸收或在酸性环境中溶解的药物
C. 治疗胃、十二指肠溃疡的药物
D. 在小肠上部吸收率高的药物
E. 抗生素

29. 根据药物制剂在体内的作用机制，胃定位释药系统可分为（ ）
A. 漂浮型胃内滞留系统
B. 生物黏附型胃内滞留系统
C. 漂浮与生物黏附协同型胃内滞留系统
D. 阻塞型胃内滞留系统等
E. 胃溶蚀系统
30. 结肠定位释药系统的优点有（ ）
A. 有利于治疗结肠局部病变
B. 可避免首过效应
C. 固体制剂在结肠中转运时间很长
D. 有利于多肽、蛋白质类大分子药物的吸收
E. 可避免肠道刺激
31. 食物对药物吸收的影响一般来说有以下几个方面（ ）
A. 改变胃肠道 pH
B. 改变胃肠蠕动
C. 食物与药物或制剂相互作用
D. 血流状况的改变
E. 胃排空速率改变以及影响药物的首过效应
32. 微球的特点包括（ ）
A. 栓塞性　B. 缓释性　C. 黏膜强黏附性
D. 被动靶向性　E. 主动寻找靶位性
33. 药物微囊化后的特点有（ ）
A. 掩盖药物的不良气味及口味
B. 避免药物在胃肠道内失活，减少药物对胃肠道的刺激性
C. 使液态药物固态化
D. 速释或控释药物
E. 使药物浓集于靶区
34. 微囊的物理化学制备法又可进一步分为（ ）
A. 单凝聚法　B. 复凝聚法　C. 溶剂 - 非溶剂法
D. 改变温度法　E. 薄膜分散法
35. 复凝聚法制备微囊同阿拉伯胶一样，都含有—COOH 及—COO$^-$，所以均可与明胶配对作为复合囊材而使用的物质有（ ）
A. 桃胶　B. 果胶
C. 海藻酸盐　D. 糊精
E. 纤维素衍生物如 CMC-Na、CAP
36. 复凝聚法制备微囊时所用的材料有（ ）
A. 明胶与阿拉伯胶　B. 明胶与 CMC
C. 白蛋白与阿拉伯胶　D. 阿拉伯胶与西黄蓍胶
E. 海藻酸盐与壳聚糖
37. 下列关于单凝聚法的叙述中正确的是（ ）

A. 硫酸钠主要作为凝聚剂
B. 是相分离法中常用的一种方法
C. 在沉降囊中调 pH 到 8~9，加入 37% 甲醛溶液于 15℃以下固化微囊
D. 成囊还与明胶液浓度和温度有关
E. 高分子物质的凝聚往往是不可逆的

38. 影响微囊和微球中药物释放速率的因素有（　　）
A. 粒径　　B. 生理环境
C. 囊膜或骨架的厚度　　D. 药物的性质
E. 囊材或骨架材料的性质

39. 下列制备微囊的方法中不属于相分离法的是（　　）
A. 单凝聚法　　B. 辐射化学法　　C. 界面缩聚法
D. 喷雾干燥法　　E. 喷雾冻结法

40. 微囊的制备方法包括（　　）
A. 逆向蒸发法　　B. 界面缩聚法　　C. 喷雾干燥法
D. 液中干燥法　　E. 薄膜干燥法

41. 下列关于微球的叙述中正确的是（　　）
A. 实现药物长效化
B. 可用白蛋白作为成球材料
C. 可作为靶向给药的载体
D. 核 - 壳型属于微球
E. 可改变药物在体内的吸收和分布

三、判断是非题（用√或 × 表示）

1. 缓控释制剂在临床应用中对剂量调节的灵活性较高，如果遇到特殊情况（如出现较大不良反应），往往能立刻停止治疗。（　　）

2. 缓释制剂中药物释放主要是零级速度过程。（　　）

3. 口服膜控释制剂均可以零级速度释放药物。（　　）

4. 缓控释制剂可通过降低用药的总剂量达到疗效最大化。（　　）

5. 广义地讲，控释制剂包括控制释药的速度、部位和时间，故靶向制剂、透皮制剂等都属于控释制剂的范畴。（　　）

6. 缓释、控释制剂有注射剂、内服制剂和外用制剂等各种剂型。（　　）

7. 缓控释制剂释药所涉及的释药原理主要有溶出、扩散、溶蚀和渗透压。（　　）

8. 根据溶出原理制备缓控释制剂可采用的方法有：控制药物的粒子大小，将药物制成溶解度小的盐或酯，以及将药物包藏于不溶性骨架和包衣等。（　　）

9. 绝大部分缓控释制剂属于扩散、溶出、溶蚀结合的释药系统。（　　）

10. 据 Higuchi 方程，通过减小药物的溶解度 C_s 或减小表面积 S，可降低药物的释放速率。（　　）

11. 口服缓控释制剂不仅可提高患者的顺应性，而且生物利用度均较高。（　　）

12. 影响口服缓控释制剂设计的药物理化因素包括剂量、pK_a、解离度、水溶性、分配系数和稳定性。（　　）

13. 具有特定吸收部位的药物，如维生素 B_2，不宜制成口服缓释制剂。(　　)

14. 制备缓控释制剂时，主要考虑该药物的适应证，而与其理化性质及体内药动学特征关系不大。(　　)

15. 设计缓控释制剂时，应主要考虑药物的剂量，而药物的消除半衰期影响不大。(　　)

16. 缓控释制剂的血药浓度"峰谷"波动小，可降低毒副作用。(　　)

17. 服用缓控释制剂后血药浓度维持在有效浓度范围内的时间较长，可在较长时间内维持疗效。(　　)

18. 只有解离型的药物才适用于制成药树脂。离子交换树脂的交换容量很大，故剂量大的药物适用于制备药树脂。(　　)

19. 难溶性药物，由于其溶出成为药物释放、吸收的限速因素，宜设计成扩散机制的缓释制剂。(　　)

20. 缓控释制剂主要有骨架型和储库型两种。(　　)

21. 当膜控缓释制剂的包衣膜中含有水性孔道时，药物释放可用 Fick's 第一定律描述。(　　)

22. 对于骨架型缓释制剂，骨架的孔隙越多，药物释放越快；曲率越大，释药量越小。(　　)

23. 亲水凝胶骨架片中，水溶性药物的释放以扩散为主，难溶性药物则以骨架溶蚀为主。(　　)

24. 不溶性骨架片中药物释放可能不完全，大量药物残存于骨架中，不适宜剂量大的药物。(　　)

25. 渗透泵片与普通包衣片相似，只是在普通包衣片的一端用激光开一细孔，药物由细孔流出。(　　)

26. 渗透泵片半渗透膜的厚度、孔径、空隙率，片芯的处方是制备渗透泵片的关键。(　　)

27. 渗透泵片的释药速率与 pH 无关，在胃内与肠内的释药速率相等。(　　)

28. 渗透泵片片芯的吸水速度取决于膜的渗透性能和片芯的渗透压。(　　)

29. 胃内滞留片由药物和一种或多种亲水胶体及其他辅料制成。(　　)

30. 为提高胃内滞留片的漂浮能力，可在其中加密度较低的脂肪类物质。(　　)

31. 生物半衰期短的药物一定可以制备成缓控释制剂。(　　)

32. 与普通口服制剂相比，口服渗透泵片后的吸收受 pH 的影响较小。(　　)

33. 渗透泵片口服后，膜内药物溶液通过释药小孔的流出量与渗透进入膜内的水量相等。(　　)

34. 用离子交换技术制备缓控释制剂，仅适合于可解离药物的控释。(　　)

35. 缓控释制剂以静脉注射剂作为参比制剂，两者血中药物浓度不呈现明显差别时，即认为生物等效。(　　)

36. 通过主动转运吸收的药物，制成缓释制剂可促进药物吸收。(　　)

37. 设计口服缓控释制剂，需要考虑肠道酶系统对药物降解的影响。(　　)

38. 吸收前有代谢作用的药物不宜制成缓释制剂。(　　)

39. 缓控释制剂中药物的释放速度应比吸收速度慢。(　　)

40. 缓控释制剂可用最小剂量达到最大药效。(　　)

41. 药物以分子或微晶、微粒的形式均匀分散在各种载体材料中,形成储库型缓控释制剂。(　　)

42. 脂肪、蜡类或酯类等物质可用于制备亲水凝胶型骨架片。(　　)

43. 抗生素类药物发挥作用主要依靠浓度大小,故通过缓释制剂来减少给药次数。(　　)

44. 维生素 B_2 口服后主要通过主动转运吸收,可通过制备胃滞留制剂提高生物利用度。(　　)

45. 治疗窗范围窄的药物,可通过制成缓控释制剂减少血药浓度"峰谷"现象。(　　)

46. 测定缓控释制剂的释放度时,至少应测定 11~13 个取样点。(　　)

47. 与单剂量缓控释片剂相比,缓控释胶囊剂的释放与吸收受食物和胃排空的影响较小。(　　)

48. 膜控型缓控释制剂主要适用于水不溶性药物。(　　)

49. 在缓控释制剂中,羟丙甲纤维素的低黏度型号用于制备混合材料骨架缓释片、亲水凝胶骨架缓释片的阻滞剂和控释剂;高黏度型号用于缓释或控释片剂的致孔道剂。(　　)

50. 首过效应强的药物如普罗帕酮、普萘洛尔等可通过增加给药剂量或者用速释部分饱和肝酶以提高生物利用度,开发成缓控释制剂。(　　)

51. 目前缓控释制剂发展的趋势是发展一天给药 1 次的制剂和复方缓控释制剂。(　　)

52. 羟丙甲纤维素具有优良的冷水水溶性,只要将它加入冷水中,稍加搅拌便能溶解为透明的溶液,相反在 60℃以上热水中基本不溶解,仅能溶胀。(　　)

53. 对于治疗指数(TI)小的药物在设计中应注意血药浓度的波动性,稳态血药浓度的峰谷比值,即剂型指数(DI)应大于 TI。(　　)

54. 生物半衰期很长的药物制成缓控释制剂增加在体内蓄积的可能性,但仍能延长作用时间和减少某些不良反应。(　　)

55. 为了既能获得可靠的治疗效果,又不致产生毒副作用,必须在缓控释制剂的设计、试制、生产等环节避免或减少突释。(　　)

四、填空题

1. 缓控释制剂主要有________和________两种。药物以________或________的形式均匀分散在各种载体材料中,则形成________缓控释制剂;药物被________,则形成________缓控释制剂。

2. 缓释、控释、迟释制剂所涉及的释药原理主要有________、________、________、________和________作用。

3. 渗透泵片剂的释药速率决定于________和________,与________无关。

4. 大多数药物在胃肠道的运行时间是________,如在结肠有吸收,则可能使药物释放时间增至________。

5. 设法延长药物在胃中的停留时间,使其在胃中缓慢释放,然后到达吸收部位的制剂有________、________。对于吸收差的药物,除了延长其在胃肠道的滞留时间,还可以用________,它能改变膜的性能而促进吸收。

6. 缓控释制剂一般适用于半衰期短的药物($t_{1/2}$ 为 2~8 小时),相对生物利用度一般应在普通制剂的________范围内。若药物吸收部位主要在胃与小肠,宜设计每________服一次,若药物在结肠也有一定的吸收,则可考虑每________服一次。

7. 缓控释制剂稳态时________应小于普通制剂。一般________的药物,可设计 12 小时服一次,而________的药物,则可 24 小时服一次。若设计零级释放剂型,如渗透泵,其________。

8. 缓控释制剂主要利用一些高分子材料阻滞药物的释放,根据阻滞方式不同,阻滞剂分为骨架型、包衣膜型和________等。骨架型缓释材料主要有________、________、________三种类型。缓释包衣材料则主要有________材料和________材料。

9. 目前常用的亲水性凝胶骨架材料为 HPMC,HPMC 遇水形成凝胶,溶解度大的药物,其释放机制主要为________,而溶解度小的药物,释放机制则主要表现在________。

10. 膜控型缓控释制剂采用的包衣液由________、________和________组成,根据膜的性质和需要可加入________等。

11. 微孔膜控释剂型通常是用胃肠道中不溶解的聚合物,如________等作为衣膜材料,包衣液中加入少量致孔剂,如________等水溶性的物质,亦有加入一些水不溶性的粉末如______________等,甚至将________加在包衣膜内既作致孔剂又是速释部分。

12. 膜控释小丸由________与________两部分组成。丸芯含药物与________、________等辅料,包衣膜有________、________、________和________。

13. 渗透泵片是由药物、________、________和________组成。常用的半透膜材料有________、________等。渗透压活性物质起________的作用,其用量关系到________,常用________等。推进剂能________,产生推动力将药物层的药物推出释药小孔,常用________等。

14. 离子交换树脂的制备工艺有两种:________和________。实现胃滞留的途径有:________、________、________和________。

15. 缓控释制剂的体外药物释放度试验可采用________进行。最佳的释放溶剂为________,或根据药物的________、________、________,使用稀盐酸(0.001~0.1mol/L)或 pH 3~8 的磷酸盐缓冲液,对难溶性药物不宜采用有机溶剂,可加少量________,释放介质的体积应符合________,一般要求______________________。

16. 缓释制剂的体外释放度试验中,将释药全过程的数据作______________的释药速率曲线图。从释药曲线图中至少选出 3 个点,第一点为______________,用于考察药物________;第二点为中间的取样时间点,用于______________;最后的取样时间点用于______________________。此 3 点可用于表征体外缓释制剂药物释放度。

17. 口服定位释药制剂根据药物释放部位的不同分为________、________和________。

18. 目前口服择时给药系统主要有________、________和________。

19. 柱塞型定时释药胶囊主要由________、________、________、________组成。

20. 缓控释制剂的体内评价主要包括________和________评价,应在________与________两种条件下进行。参比制剂一般应选用________;若系创新的缓控释制剂,则应选择________。

五、处方分析、设计及制备

1. 盐酸二甲双胍缓释片

处方:

盐酸二甲双胍	500mg
HPMC	400mg
微晶纤维素	30mg
硬脂酸镁	5mg

试简述处方各成分的作用、制备方法及释药机制。

2. 硝酸甘油缓释片

处方:

硝酸甘油	0.26g(10% 乙醇溶液 2.95ml)
十六醇	6.6g
硬脂酸	6.0g
聚维酮(PVP)	3.1g
微晶纤维素	5.88g
微粉硅胶	0.54g
乳糖	4.98g
滑石粉	2.49g
硬脂酸镁	0.15g

试简述处方各成分的作用、制备方法及释药机制。

3. 硝苯地平渗透泵片

处方:

(1)药物层

硝苯地平(40 目)	100g
聚环氧乙烷(Mr 200 000,40 目)	355g
HPMC(40 目)	25g
氯化钾(40 目)	10g
硬脂酸镁	10g

(2)助推层

聚环氧乙烷(Mr 5 000 000,40 目)	170g
氯化钠(40 目)	72.5g
硬脂酸镁	适量

(3)包衣液

醋酸纤维素(乙酰基值 39.8%)	95g
PEG4000	5g
三氯甲烷	1 960ml
甲醇	820ml

制备:①片芯含药层的制备,将处方中 4 种固体物料置混合器中混合 15~20 分钟,用处方中混合溶剂 50ml 喷入搅拌中的物料中,然后缓慢加入其余溶剂继续搅拌 15~20 分钟,

过 16 目筛，湿粒干燥，加入硬脂酸镁混匀，压片；②片芯助推层的制备，制备方法同含药层，将含药层压好后，在上面压助推层；③压好双层片，用高效包衣锅包衣，包衣完成后，然后用 0.26mm 孔径激光打孔机打孔。

(1) 分析处方各成分的作用。

(2) 说明该渗透泵片的控释原理。

4. 试用下列材料，将主药制成脉冲控释胶囊，并简述其释药原理。

A. 主药　　B. 淀粉

C. 糊精　　D. 乙醇

E. 羟丙甲纤维素（HPMC）　　F. 乙基纤维素（EC）

G. 滑石粉　　H. 胶囊壳

5. 以醋酸丙酸纤维素（CAP）为囊材，请设计单凝聚法制备吲哚美辛（几乎不溶于水）微囊的处方和制备工艺。

6. 氟尿嘧啶(5-Fu)是一种略溶于水的时间效应性的抗肿瘤药物，局部浓度维持时间与疗效呈正相关。但其血浆半衰期极短(10~30 分钟)，需频繁给药，且毒副作用较大，不易为患者接受。拟以液中干燥法制备生物可降解材料 PLA 微球给药系统，请设计处方、制备工艺和质量评价。

六、简答题

1. 药物传递系统（drug delivery system，DDS）根据其作用特点，可分为哪几种类型？
2. 与普通制剂相比，缓控释制剂有何特点？
3. 缓控释制剂释药原理和方法有哪些？
4. 简述利用溶出原理实现缓释作用的具体方法。
5. 简述利用扩散原理实现缓释作用的具体方法。
6. 写出 Noyes-Whitney 溶出速度公式，并探讨影响药物释放的因素及缓释药物的方法。
7. 简述普通、缓释、控释制剂的血药浓度经时曲线的特点。
8. 口服缓控释制剂设计时需要考虑哪些因素？
9. 口服缓控释制剂主要有哪些制备技术？
10. 膜控型和骨架型缓控释制剂的区别在于何处？
11. 与骨架片比较，小丸剂在缓控释制剂上有哪些特点？
12. 简述生物黏附片的特点、使用以及常用辅料。
13. 不宜制成普通缓控释制剂的药物有哪些？
14. 为何要对缓控释制剂的体外释放和体内吸收进行相关性评价？哪种水平的相关性才能用体外试验代替体内试验，以控制制剂的质量？
15. 如何根据结肠的生理特点设计结肠定位给药系统？
16. 简述结肠定位释药系统的优点及类型。
17. 什么是微囊？微囊有哪几类制备方法？
18. 简述微囊中药物释放的机制。
19. 影响药物从微囊中释放的因素有哪些？
20. 简述复凝聚法制备微囊原理并举例说明。
21. 简述影响微囊粒子大小的因素。

（吴 伟、高建青、戚建平）

第十八章 靶向制剂

【基本要求】

1. 掌握靶向制剂的基本概念、分类。
2. 熟悉靶向制剂的质量要求,靶向性评价方法。
3. 了解活体成像技术。

【内容摘要】

本章介绍各类靶向制剂的分类、载体的结构、靶向作用机制,以及各种功能基团对载体作用的重要影响,如何进行系统的评价和优化等内容。

一、靶向制剂的定义

能选择性地将药物定位或富集在靶组织、靶器官、靶细胞或细胞内结构的药物载体系统。也称为靶向载体或靶向给药系统(targeted drug delivery system,TDDS)。

二、靶向制剂的分类和作用机制

(一) 分类

根据靶向制剂在体内作用的目标,将其分为:

(1)一级靶向制剂:以特定器官和组织为目标递送药物的制剂。

(2)二级靶向制剂:以特定细胞为目标递送药物的制剂。

(3)三级靶向制剂:以细胞内特定部位或细胞器为目标递送药物的制剂。

(二) 作用机制

(1)被动靶向制剂(passive targeting preparation):系指由于载体的粒径、表面性质等特殊性使药物在体内特定靶点或部位富集的制剂。

(2)主动靶向制剂(active targeting preparation):系指药物载体能对靶组织产生分子特异性相互作用的制剂。

(3)物理化学靶向制剂:也称物理或化学条件响应型制剂,即通过设计特定的载体材料和结构,使其能够响应于某些物理或化学条件而释放药物,这些物理或化学条件可以是外加的(体外控制型),也可以是体内某些组织所特有的(体内感应型)。

三、靶向制剂的结构

(1)药物大分子共价结合物(drug-polymer conjugate):将药物和靶向等功能基团通过化

学反应和高分子(或蛋白质)共价结合的化合物。又被称为高分子靶向系统。

(2)颗粒型靶向载体系统:药物与载体及各种功能分子以非共价作用自组装形成的载体结构,也叫纳米靶向载体系统。常见的有靶向脂质体、靶向胶束等。

(3)前体药物(prodrug):通过化学反应将药物活性基团改构或衍生形成的一种新的惰性结构,其本身不具有药理活性,在体内特定的靶组织中经化学反应或酶降解,再生成为活性药物而发挥治疗作用。

四、靶向制剂的优化

(1)靶向功能优化:主要考虑靶向基团与靶标结合后是否能快速内吞、靶标分子是否会表达下调等。

(2)载药和释药功能优化:药效基团的选择,以及药物的释放量和速率的设计,也是靶向制剂研究的关键内容。

五、靶向制剂的常用评价指标

(1)相对摄取率 r_e:$r_e=(AUC_i)_P/(AUC_i)_S$

(2)靶向效率 t_e:$t_e=(AUC)_{靶}/(AUC)_{非靶}$

(3)峰浓度比 c_e:$c_e=(C_{max})_P/(C_{max})_S$

【习题部分】

一、名词解释

1. 靶向给药系统(targeted drug delivery system);2. 被动靶向制剂(passive targeting preparation);3. 主动靶向制剂(active targeting preparation);4. 物理化学靶向制剂(physical and chemical targeting preparation);5. 免疫脂质体(immunoliposome);6. 纳米粒(nanoparticle);7. 脂质体(liposome)。

二、选择题

(一)单项选择题

1. 以下不属于靶向制剂的是(　　)

A. 药物 - 抗体结合物　　B. 纳米囊

C. 微球　　D. 环糊精包合物

E. 脂质体

2. 以下属于主动靶向给药系统的是(　　)

A. 磁性微球　　B. 乳剂

C. 药物 - 单克隆抗体结合物　　D. 药物纳米粒

E. 脂质体

3. 被动靶向制剂的载药微粒是被(　　)

A. 血液系统中的白细胞吞噬摄取

B. 血液系统中的淋巴细胞吞噬摄取

C. 血液系统中的嗜酸性粒细胞吞噬摄取

D. 巨噬细胞吞噬摄取
E. 肝窦微循环毛细血管网所机械截留

4. 不是物理化学靶向制剂的是（　　）
A. pH 敏感靶向　B. 栓塞制剂　C. 磁性靶向
D. 单克隆偶联制剂　E. 热敏靶向

5. 靶向的含义可分为几级（　　）
A. 1　B. 2　C. 3
D. 4　E. 5

6. 以下不属于主动靶向制剂的是（　　）
A. 免疫脂质体　B. 靶向多肽修饰脂质体　C. 长循环脂质体
D. 叶酸修饰纳米粒　E. 单克隆抗体修饰纳米粒

7. 以下属于被动靶向制剂的是（　　）
A. 胃定位释药系统　B. 前体药物　C. 磁性纳米粒
D. 纳米球　E. 单克隆抗体修饰纳米粒

8. 用抗体修饰的靶向制剂称为（　　）
A. 被动靶向制剂　B. 主动靶向制剂
C. 物理靶向制剂　D. 化学靶向制剂
E. 生物物理靶向制剂

9. 物理化学靶向制剂不包括（　　）
A. 磁性靶向制剂　B. 栓塞靶向制剂
C. 单克隆修饰靶向制剂　D. 热敏靶向制剂
E. 光敏靶向制剂

10. 以下对靶向制剂的靶向效率 t_e 的描述中正确的是（　　）
A. t_e 值表示药物制剂或药物溶液对所有器官的选择性
B. t_e 值小于 1 表示药物制剂对靶器官比某非靶器官有选择性
C. t_e 值愈小，选择性愈强
D. 药物制剂的 t_e 值与药物溶液的 t_e 值相比，说明药物制剂靶向性增强的倍数
E. 以上都不对

11. 不能作为靶向制剂的是（　　）
A. 药物 - 抗体结合物　B. 纳米囊　C. 微球
D. 环糊精包合物　E. 脂质体

12. 属于物理化学靶向制剂的是（　　）
A. 长循环脂质体　B. 热敏脂质体　C. 微球
D. 复乳　E. 修饰的纳米粒

13. 纳米粒属于哪一类靶向制剂（　　）
A. 主动靶向制剂　B. 被动靶向制剂　C. 物理化学靶向制剂
D. 热敏感靶向制剂　E. pH 敏感靶向乳剂

14. 判断是否为脂质体的标准是（　　）
A. 微型泡囊　B. 球状小体
C. 类脂质双分子层结构的微型泡囊　D. 磷脂双分子层结构的微型泡囊

E. 由表面活性剂构成的胶团

15. 脂质体的缓释性通过哪种途径来实现( )

A. 减少肾排泄和代谢　B. 可长时间吸附于靶位周围

C. 被巨噬细胞所吞噬　D. 可充分渗透到靶细胞内部

E. 使靶区浓度高于正常浓度

16. 通常利用脂质体的哪些特点来改进易被胃酸破坏的药物( )

A. 避免耐药性　B. 降低药物毒性

C. 提高药物稳定性　D. 提高疗效

E. 降低药物水解能力

17. 胆固醇作为制备脂质体的材料,因为具有下列何种作用,而被称为脂质体“流动性缓冲剂”( )

A. 改变膜流动性　B. 调节膜流动性　C. 降低膜流动性

D. 提高脂流动性　E. 使膜的流动性保持不变

18. 影响冷冻干燥法制备脂质体的因素不包括哪条( )

A. 冻干温度　B. 冻干速度　C. 冻干时间

D. 所用试剂类别　E. 以上答案都不正确

19. 脂质体膜的相变温度取决于( )

A. 磷脂大小　B. 磷脂数量　C. 磷脂种类

D. 磷脂层数　E. 磷脂极性

20. 影响脂质体稳定性的直接因素为( )

A. 磷脂种类　B. 膜的流动性　C. 相变温度

D. 脂质体荷电性　E. 磷脂数量

21. 脂质体由磷脂和附加剂组成,常用的可以调节双分子层流动性、通透性的附加剂为( )

A. 胆固醇　B. 十八醇　C. 磷脂酸

D. 磷脂　E. 豆磷脂

22. 脂质体的哪项因素直接影响脂质体在机体组织的行为和处置( )

A. 包封率　B. 泄漏率　C. 稳定性

D. 缓释性　E. 靶向性

23. 评价脂质体制剂的质量指标不包括( )

A. 主药含量　B. 生物利用度　C. 包封率

D. 泄漏率　E. 体外释放度

24. 脂质体药物的释放速率与膜的什么性质有关( )

A. 膜流动性　B. 稳定性　C. 靶向性

D. 通透性　E. 水溶性

25. 泄漏率是指( )

A. 脂质体的游离药物与主投料量的比

B. 脂质体中游离药物的变化率

C. 脂质体在贮存期间,游离药物的变化率

D. 脂质体在贮存期间,包封率的变化情况

E. 脂质体游离药物与总的投料量的比

26. 评价脂质体制剂是否符合设计脂质体的要求时，常用方法为（　　）

A. 血药浓度测定　　B. 体内分布试验　　C. 体内吸收试验

D. 毒性试验　　E. 长期试验

27. 类脂质体是由下列哪种物质与（或不与）胆固醇及其他物质构成的单室或多室囊泡（　　）

A. 离子型表面活性剂　　B. 非离子型表面活性剂

C. 磷脂　　D. 类脂质

E. 豆磷脂

28. 类脂质体具有类似于脂质体的结构，具有（　　）和脂质双分子层

A. 亲水基团　　B. 亲油基团　　C. 内水相

D. 磷脂层　　E. 胆固醇

29. 脂质体在体内与细胞的作用过程分为（　　）

A. 吸附→脂交换→内吞→融合　　B. 吸附→融合→脂交换→内吞

C. 脂交换→吸附→内吞→融合　　D. 脂交换→吸附→融合→内吞

E. 融合→吸附→脂交换→内吞

30. 通过脂质体在体内与细胞作用的第几阶段可以使脂质体特异地将药物浓集于起作用的细胞内（　　）

A. 第一阶段　　B. 第二阶段　　C. 第三阶段

D. 第四阶段　　E. 以上答案都不正确

31. 脂质体在体内细胞作用的第四个阶段为融合，融合指（　　）

A. 脂质体与毒素细胞的融合　　B. 外来异物与巨噬细胞的融合

C. 脂质体膜与细胞膜融合　　D. 脂质体膜与溶酶体的融合

E. 外来异物与毒素细胞的融合

32.（　　）为骨架型纳米粒

A. 球形纳米囊　　B. 聚合物纳米粒　　C. 聚合物纳米胶束

D. 膜壳药库型纳米囊　　E. 微囊

33. 不属于纳米粒的制备方法的是（　　）

A. 乳化聚合法　　B. 天然高分子凝聚法　　C. 液中干燥法

D. 超临界反溶剂法　　E. 干膜超声法

34. 目前制备纳米粒最主要的方法为（　　）

A. 乳化聚合法　　B. 天然高分子凝聚法　　C. 液中干燥法

D. 自动乳化法　　E. 超声波分散法

35. 将 W/O 型乳状液中的明胶乳滴冷却至胶凝点以下用（　　）溶剂交联固化可用于对热敏感的药物

A. 甲醛　　B. 丙酮　　C. 乙醚

D. 三氯甲烷　　E. 乙醇

36. 判断下列说法正确的是（　　）

A. 天然高分子凝聚法制备的白蛋白纳米球的粒径受乳状液加入油时的速度影响较大

B. 天然高分子凝聚法制备的白蛋白纳米球的粒径受白蛋白浓度影响较大

C. 天然高分子凝聚法制备的白蛋白纳米球的粒径受乳化时间影响较大
D. 天然高分子凝聚法制备的白蛋白纳米球的粒径受超声波强度影响较大
E. 以上说法都不正确

37. 判断下面说法不正确的是（ ）
A. 脂质体在体内细胞作用的第四个阶段为融合
B. 纳米粒胶体溶液最适宜的贮藏方法为冷冻干燥
C. 磁性纳米粒的制备共分 4 步完成
D. 固体脂质纳米粒的制备方法中，冷却 - 匀化法适用于对热不稳定的药物
E. 脂质体的膜材主要由磷脂与胆固醇构成

38. 判断下面说法不正确的是（ ）
A. 脂质体在体内与细胞的作用过程分吸附→脂交换→内吞→融合
B. 吸附是脂质体与细胞作用的开始，受粒子大小、表面电荷的影响
C. 膜的组成、制备方法，特别是温度和超声波处理，对脂质体的形态有很大影响
D. 设计脂质体作为药物载体最主要的目的是确定药物的靶向性
E. 胆固醇与磷脂是共同构成细胞膜和脂质体的基础物质

39. 下列不属于脂质体质量评价的是（ ）
A. 包封率和载药量的测定 B. 体外释放度试验
C. 形态、粒径及其分布 D. 泄漏率的测定
E. 药物体内分布的测定

40. 不是制备脂质体的方法是（ ）
A. 共沉淀法 B. 注入法 C. 超声波分散法
D. 薄膜分散法 E. 逆向蒸发法

41. 属于物理化学靶向制剂的是（ ）
A. 长循环脂质体 B. 栓塞靶向制剂 C. 微球
D. 复乳 E. 修饰的微球

42. 脂质体属于（ ）
A. 主动靶向制剂 B. 被动靶向制剂 C. 物理化学靶向制
D. 热敏感靶向制剂 E. pH 敏感靶向制剂

43. 微球属于（ ）
A. 主动靶向制剂 B. 被动靶向制剂 C. 物理化学靶向制剂
D. 热敏感靶向制剂 E. 磁性靶向制剂

44. 下列属于主动靶向制剂的是（ ）
A. 脂质体 B. 靶向乳剂 C. 磁性微球
D. 纳米球 E. 免疫脂质体

45. 下列属于被动靶向制剂的是（ ）
A. pH 敏感脂质体 B. 叶酸修饰脂质体 C. 免疫脂质体
D. 脂质体 E. 热敏脂质体

46. 脂质体的特性不包括（ ）
A. 靶向性 B. 缓释性 C. 降低药物毒性
D. 放置很稳定 E. 提高药物稳定性

47. 关于纳米粒的叙述错误的是(　　)

A. 高分子物质组成的固态胶体粒子　　B. 粒径多在 10~1 000μm

C. 具有缓释性　　D. 具有靶向性

E. 提高药效,降低毒副作用

48. 脂质体的组成材料主要为(　　)

A. 聚山梨酯 80、胆固醇　　B. 磷脂、胆固醇　　C. 司盘 80、胆固醇

D. 司盘 80、胆固醇　　E. 磷脂、聚山梨酯 80

49. 下列不属于主动靶向制剂的是(　　)

A. 胶束　　B. PEG 修饰纳米粒　　C. 药物抗体复合物

D. 前体药物　　E. 抗体修饰脂质体

(二) 配伍选择题(备选答案在前,题目在后;每组均对应同一组备选答案,每题只有一个正确答案;每个备选答案可重复选用,也可不选用)

[1~5]

A. 表面用 PEG 修饰的脂质体

B. 表面连接抗体的脂质体

C. 采用体外磁场响应的靶向制剂

D. 利用相变温度控制释药部位的脂质体

E. 通过插入动脉的导管将栓塞药物递送至靶部位的靶向制剂

以下靶向制剂具有何种功能或特点

1. 磁性靶向制剂(　　)

2. 长循环脂质体(　　)

3. 栓塞靶向制剂(　　)

4. 免疫靶向制剂(　　)

5. 热敏靶向制剂(　　)

[6~10]

A. 被动靶向制剂　　B. 主动靶向制剂

C. 物理化学靶向制剂　　D. 前体药物

E. 热敏免疫脂质体

以下靶向原理各属于哪种靶向制剂

6. 在体内使活性的母体药物再生而发挥其治疗作用的是(　　)

7. 用某些物理或化学方法使药物在特定部位发挥药效的靶向制剂(　　)

8. 进入体内的载药微粒被巨噬细胞作为外来异物吞噬而实现靶向的制剂(　　)

9. 将微粒表面加以修饰后作为“导弹性载体”,将药物定向地运送到并浓集于预期的靶部位,发挥药效的靶向制剂是(　　)

10. 同时具有物理化学靶向和主动靶向的双重作用(　　)

[11~15]

A. 被动靶向制剂　　B. 主动靶向制剂

C. 物理化学靶向制剂　　D. 物理靶向制剂

E. 化学靶向制剂

以下靶向制剂各属于哪种靶向原理
11. 热敏脂质体( )
12. pH 敏感的靶向制剂( )
13. 单抗 OX26-PEG- 柔红霉素脂质体( )
14. 阿苯达唑的聚乳酸纳米粒( )
15. 布洛芬辛酯纳米乳( )
[16~20]
A. 微球 B. pH 敏感脂质体 C. 磷脂和胆固醇
D. 纳米囊 E. 单室脂质体
16. 脂质体的膜材( )
17. 超声波分散法制备的脂质体( )
18. 为提高脂质体的靶向性而加以修饰的脂质体( )
19. 以天然或合成高分子物质为载体制成的固态胶体粒子( )
20. 用适宜的高分子材料制成的含药球状实体( )

(三)多项选择题

1. 以下哪些方法可使被动靶向制剂成为主动靶向制剂( )
A. PEG 修饰 B. 前体药物 C. 糖基修饰
D. 磁性修饰 E. 免疫修饰
2. 下列关于前体药物的叙述错误的有( )
A. 前体药物在体内经化学反应或酶反应转化为活性的母体药物
B. 前体药物在体外为惰性物质
C. 前体药物在体内为惰性物质
D. 前体药物为被动靶向制剂
E. 母体药物在体内经化学反应或酶反应转化为活性的前体药物
3. 靶向制剂可分成哪几大类( )
A. 被动靶向制剂 B. 主动靶向制剂 C. 结肠靶向制剂
D. 物理化学靶向制剂 E. 前体靶向药物
4. 以下属于主动靶向的制剂是( )
A. 长循环脂质体 B. 糖基修饰脂质体 C. 免疫纳米球
D. 药物大分子复合物 E. 结肠定位释药系统
5. 以下属于被动靶向的制剂是( )
A. 乳剂 B. 前体药物
C. 纳米球 D. 单克隆抗体修饰脂质体
E. 磁性纳米粒
6. 下列关于靶向制剂的叙述正确的为( )
A. 减少用药剂量 B. 提高疗效,降低毒副性
C. 可定时释放药物 D. 增强药物对靶组织的特异性
E. 靶区内药物浓度高于正常组织
7. 靶向性评价的参数是( )
A. 相对摄取率 B. 靶向效率 C. 峰浓度比

D. 达峰时间　　E. 血药浓度

8. 物理化学靶向制剂的原理有以下哪几种(　　)

A. 采用体外磁响应导向至靶部位

B. 通过插入动脉的导管将栓塞物输送到靶组织或靶器官

C. 利用载体材料的相变温度不同

D. 利用机体组织 pH 的差异

E. 利用不同组织的不同特异性表达蛋白质

9. PEG 修饰的纳米粒,可增加药物在病变部位的聚集,可能由于(　　)

A. 延长其在循环系统中的滞留时间

B. 降低在血中的清除率,延长清除半衰期

C. 减少肝、脾、肺中的分布

D. 主动靶向病变部位

E. 增强的渗透与滞留(EPR)效应

10. 可以用于肿瘤治疗的靶向制剂为(　　)

A. 磁性纳米粒　　B. 结肠靶向前体药物　　C. 聚乙二醇修饰的纳米粒

D. 渗透泵片　　E. 不溶性骨架片剂

11. 药物被包裹在脂质体内后有哪些优点(　　)

A. 具有靶向性　　B. 缓和毒性　　C. 提高疗效

D. 生物相容性　　E. 缓释性

12. 制备脂质体的材料包括(　　)

A. 卵磷脂　　B. 脑磷脂　　C. 大豆磷脂

D. 合成磷脂　　E. 胆固醇

13. 脂质体可产生哪几种类型的靶向性(　　)

A. 被动靶向性　　B. 物理化学靶向性　　C. 转移靶向性

D. 主动靶向性　　E. 天然靶向性

14. 逆相蒸发法的特点适合于包裹(　　)物质

A. 水溶性　　B. 脂溶性　　C. 活性生物大分子

D. 活性生物小分子　　E. 油类

15. 注入法根据溶剂不同可分为(　　)

A. 乙醚注入法　　B. 乙醇注入法　　C. 三氯甲烷注入法

D. 水注入法　　E. 有机溶剂注入法

16. 脂质体制剂应在哪几方面进行质量控制(　　)

A. 形态观察,粒径和粒度分布测量　　B. 主药含量测定

C. 体外释放度测定　　D. 脂质体包封率的测定

E. 泄漏率的测定

17. 吸附是脂质体与细胞作用的开始,受下列哪些因素的影响(　　)

A. 粒子类别　　B. 内水相成分　　C. 粒子大小

D. 表面电荷　　E. 介质 pH

18. 在液中干燥法中,用来控制纳米粒的粒径的方法通常为(　　)

A. 调节搅拌速率　　B. 调节分散剂的种类和用量

C. 调节有机相及水相的比例　D. 调节有机相及水相的黏度
E. 调节容器及搅拌器的形状和温度
19. 属于靶向制剂的是(　　)
A. 微丸　B. 微球　C. 脂质体
D. 磁性微球　E. 环糊精包合物
20. 下列哪些属于主动靶向制剂(　　)
A. 微球　B. 配体修饰纳米囊　C. 微囊
D. 前体药物　E. 免疫微球
21. 不具有靶向性的制剂是(　　)
A. 脂质体注射液　B. 混悬型注射液　C. 溶液型注射液
D. 纳米球注射液　E. 静脉乳剂
22. 脂质体用于抗癌药物载体具有哪些特点(　　)
A. 淋巴系统定向性　B. 降低药物毒性
C. 可制成口服乳剂　D. 易聚集于肝、脾等器官
E. 提高药物稳定性

三、判断是非题(用√或 × 表示)

1. 被动靶向与主动靶向制剂的差别在于载体构建上没有具有特定分子特异性作用的配体、抗体等。(　　)

2. 药物大分子共价结合物由于最终结构的分子量大于 10 000,所以这类结构又被称为高分子靶向系统。(　　)

3. 脂质体、修饰脂质体、免疫脂质体都可用于制备被动靶向制剂。(　　)

4. 药物的靶向制剂根据其在体内作用的目标可以分为三级。(　　)

5. 药物载体能像设定目标的“导弹”一样将药物定向地运送到靶组织并发挥药效的制剂是被动靶向制剂。(　　)

6. 颗粒型靶向载体系统是药物与载体及各种功能分子以共价作用自组装形成的载体结构,也称纳米靶向载体系统。(　　)

7. 前体药物与药物大分子复合载体的原理相似,但仍有不同,前体药物一般还是指小分子药物。(　　)

8. 被动靶向、主动靶向或物理化学条件响应的机制,并非孤立的和绝对的。(　　)

9. 主动靶向的制剂是通过对药物载体的修饰,将药物定向地运送到靶区浓集发挥药效。(　　)

10. 单克隆抗体修饰的靶向制剂属于被动靶向制剂。(　　)

11. 采用磁性材料将药物制成磁导向制剂,是物理化学靶向制剂。(　　)

12. “分子靶向药物”(molecular target drug)也是一种靶向给药系统。(　　)

13. 药物载体用聚乙二醇修饰后,可以降低巨噬细胞的识别,形成长循环制剂,有利于制剂靶向。(　　)

14. 构建优良的靶向制剂除了关注制剂材料本身及关键功能基团的选择和配比,还应重点考虑其靶向功能和载药释药功能。(　　)

15. 相对摄取率 r_e 愈大靶向效果愈好;r_e 等于或小于 1 表示无靶向性。(　　)

四、简答题

1. 什么是靶向制剂？靶向制剂是如何分类的？
2. 靶向制剂如何分级？
3. 影响主动靶向制剂药效的关键因素有哪些？
4. 主动靶向的定义是什么？如何实现主动靶向？
5. 靶向性评价的指标是什么？
6. 什么是靶向制剂？研制靶向制剂有何意义？
7. 被动靶向制剂与主动靶向制剂有何不同？
8. 前体药物的基本条件有哪些？试简述前体药物的主要类型。

（高建青、卢 懿）

第十九章　生物技术药物制剂

【基本要求】

1. 掌握生物技术药物的概念和特点；蛋白质、多肽类药物液体和固体制剂的处方组成、制备方法。

2. 熟悉蛋白质、多肽类药物的结构及其不稳定性的表现；生物技术药物制剂的质量评价。

3. 了解蛋白质、多肽类药物的新型给药系统；寡核苷酸及基因药物的输送。

【内容摘要】

本章针对不同类别的生物技术药物包括蛋白质类药物和基因药物等，分析影响其稳定性和靶点生物利用度的关键因素，并介绍常见的制剂学研究方法。

生物技术（biotechnology）是应用生物体（包括微生物、动物或植物细胞）或其组成部分（细胞器和酶），在最适条件下，生产有价值的产物或进行有益过程的技术。现代生物技术主要包括基因工程、细胞工程、酶工程等。

生物技术药物与小分子化学药物相对应，亦称作生物药物或生物大分子药物（biological macromolecular drug），主要是指应用基因变异或 DNA 重组等技术，借助某些生物体（包括微生物、植物细胞、动物细胞）表达生产的药物，主要为蛋白质或多肽类分子，也包括一些基于寡核苷酸、重组病毒、细胞等的药品。

生物技术药物大多为蛋白质、多肽、核酸类药物，与体内正常生理物质结构接近，药理活性强、给药剂量小、毒性低，问世以来一直是药物研究的热点领域。然而生物技术药物大多制备工艺复杂，要求低温无菌操作，稳定性差，在酸碱和体内酶存在的条件下极易失活，极易染菌或腐败而失活并且产生热原或致敏物质，需要理化检验和生物活性检验同时确证药物活性；生物技术药物通常分子量较大，难以跨膜转运，口服基本不吸收，体内生物半衰期短，目前常用注射给药方式，长期给药不方便。因此生物技术药物制剂的研究任务主要是研究开发新的生物技术药物给药系统，提高药物稳定性，研发长效给药系统和非注射给药系统。

【习题部分】

一、名词解释

1. 生物技术药物（biotechnological drug）；2. 等电点（isoelectric point）；3. 优先相互作用（preferential interaction）；4. 基因治疗（gene therapy）；5. 细胞转染（cell transfection）；6. 疫苗

(vaccine);7. 干细胞(stem cell);8. 人工皮肤(artificial skin)。

二、选择题

(一) 单项选择题

1. 多肽是指(　　)个以上氨基酸组成的肽

A. 3　　B. 5　　C. 8
D. 10　　E. 20

2. 蛋白质的高级结构是指蛋白质的(　　)

A. 一、二、三、四级结构　　B. 二、三、四级结构　　C. 三、四级结构
D. 三级结构　　E. 四级结构

3. 用于测定蛋白质二级结构变化的光谱是(　　)

A. 紫外光谱　　B. 红外光谱　　C. 荧光光谱
D. 圆二色谱　　E. 液相色谱

4. 所谓蛋白质的初级结构是指蛋白质的(　　)

A. 一级结构　　B. 二级结构　　C. 三级结构
D. 四级结构　　E. 一、二级结构

5. 人生长激素注射用冷冻干燥产品中加入甘露醇是作为(　　)

A. 保湿剂　　B. 稳定剂　　C. 填充剂
D. 助溶剂　　E. 吸热剂

6. 组织型纤溶酶原激活剂在最稳定 pH 条件下,带正电的精氨酸可增加蛋白质的(　　)

A. 保湿性　　B. 稳定性　　C. 溶解性
D. 安全性　　E. 荷电性

7. 蛋白质类控释微球制剂可采用(　　)制备

A. 研磨法　　B. 注入法　　C. 熔融法
D. 复乳液中干燥法　　E. 加热固化法

8. 以下哪种物质不能作为冻干保护剂使用(　　)

A. 甘露醇　　B. SDS-Na　　C. 右旋糖酐
D. 蔗糖　　E. 葡萄糖

9. 关于生物技术药物制剂制备工艺的描述,错误的是(　　)

A. 蛋白质、多肽类药物注射剂的制备与化学药物注射剂基本相同
B. 普通过滤不会影响蛋白质、多肽类药物的空间构象
C. 相同品种的冻干粉注射剂比溶液型注射剂具有更长的有效期
D. 蛋白质、多肽类药物极易吸附于制备装置表面
E. 蛋白质、多肽类药物的注射液中常加入稳定剂

10. 以下哪一种方法最适于制备水溶性或大分子生物活性药物的脂质体(　　)

A. 超声分散法　　B. 薄膜分散法　　C. 注入法
D. 逆相蒸发法　　E. 液中干燥法

11. 蛋白质类药物的冷冻干燥注射剂中最常用的填充剂是(　　)

A. 甘露醇　　B. 氨基酸　　C. 十二烷基硫酸钠

D. 氯化钠　　E. 聚乙二醇

12. 关于蛋白质多肽类药物的理化性质叙述，错误的是（　　）

A. 蛋白质大分子是一种两性电解质

B. 蛋白质大分子在水中表现出亲水胶体的性质

C. 蛋白质大分子具有旋光性

D. 蛋白质大分子具有紫外吸收

E. 保证蛋白质大分子生物活性的高级结构主要是由强相互作用如肽键来维持的

（二）配伍选择题（备选答案在前，题目在后；每组均对应同一组备选答案，每题只有一个正确答案；每个备选答案可重复选用，也可不选用）

[1~5]

以下物质在蛋白质、多肽类药物制剂中的作用是

A. 调节 pH　　B. 缓释　　C. 冻干保护剂

D. 乳化剂　　E. 金属离子螯合剂

1. 聚乳酸（　　）

2. 蔗糖（　　）

3. 磷酸盐缓冲系统（　　）

4. 甘露醇（　　）

5. 依地酸二钠（　　）

[6~7]

以下制剂的体内行为特点分别是

A. 鼻腔给药制剂　　B. 肺部给药制剂　　C. 静脉注射脂质体

D. 口腔给药制剂　　E. 经皮给药制剂

6. 无吸收过程（　　）

7. 经嗅上皮细胞进入脑脊液（　　）

（三）多项选择题

1. 生物技术药物的特点（　　）

A. 药理活性强　　B. 给药剂量通常较化学药物小

C. 药物稳定性差　　D. 经皮吸收较好

E. 可用生物活性检验替代理化检验

2. 蛋白质的一般性质主要有（　　）

A. 布朗运动　　B. 旋光性　　C. 紫外吸收

D. 带电性质　　E. 不稳定性

3. 蛋白质液体型注射剂常用缓冲液配制，缓冲液的作用是（　　）

A. 提高安全性　　B. 提高稳定性　　C. 提高溶解性

D. 提高药物释放　　E. 延长体内半衰期

4. 下列哪些可用作液体性蛋白质类药物的稳定剂（　　）

A. 重金属　　B. 缓冲液　　C. 表面活性剂

D. 糖和多元醇　　E. 环糊精衍生物

5. 蛋白质类药物评价分析方法主要包括（　　）

A. 液相色谱法　　B. 光谱法

C. 电泳法
D. 生物活性测定与免疫测定
E. 红外光谱法

6. 药物制剂稳定性研究的范围包括(　　　　)等方面
A. 化学稳定性
B. 物理稳定性
C. 生物稳定性
D. 体外稳定性
E. 体内稳定性

7. 为提高蛋白质类药物非注射给药生物利用度,一般采用(　　　　)
A. 对药物进行化学修饰
B. 应用吸收促进剂
C. 采用离子电渗法皮肤给药
D. 使用酶抑制剂
E. 以纳米给药系统包裹蛋白质类药物

8. 吸收促进剂常用于提高蛋白质类药物非注射给药的生物利用度,其作用机制是(　　　　)
A. 抑制药物的水解
B. 改变上皮细胞的体积
C. 形成脂质囊泡
D. 增强药物的热力学运动
E. 增加药物稳定性

9. 目前蛋白质类药物肺部给药系统存在的主要问题是(　　　　)
A. 长期给药安全性
B. 肺吸收分子大小的限制
C. 促进吸收的措施
D. 稳定的蛋白质类药物的处方设计方法
E. 给药装置质量差

10. 变性蛋白质与天然蛋白质的区别在于(　　　　)
A. 溶解度降低
B. 黏度增加
C. 结晶型破坏
D. 生物学活性丧失
E. 更易被蛋白酶降解

11. 蛋白质、多肽类药物溶液型注射剂中常用的稳定剂有(　　　　)
A. 缓冲盐类
B. 人血清白蛋白
C. 氨基酸类
D. 糖类与多元醇类
E. 表面活性剂类

12. 常用的冻干保护剂及填充剂包括(　　　　)
A. 甘露醇
B. 山梨醇
C. 蔗糖
D. 葡萄糖
E. 乳糖

三、判断是非题(用√或 × 表示)

1. 蛋白质变性是可逆的变化。(　　)

2. 生物技术药物稳定性差,而且不易穿透胃黏膜,故口服吸收很差。(　　)

3. 蛋白质的肽链结构包括氨基酸组成、氨基酸排列顺序、肽链数目、末端组成、二硫键的位置及其空间结构。(　　)

4. 蛋白质功能取决于以一级结构为基础的蛋白质的空间构象。(　　)

5. 形成稳定的蛋白质分子构象的作用力有氢键、疏水键、离子键、范德瓦尔斯力、二硫键与配位键。(　　)

6. 维持蛋白质二级结构中 α 螺旋和 β 折叠的作用力是疏水键。(　　)

7. 在人体体液环境下,许多蛋白质的等电点在 pH 5.0 左右,所以它们在体液中多以负离子形式存在。(　　)

8. 产生沉淀是判断蛋白质变性的可靠依据。(　　)

四、简答题

1. 生物技术药物与传统化学药物相比具有哪些特点?
2. 影响蛋白质理化性质及活性的因素主要有哪些?
3. 液体制剂中蛋白质类药物的稳定化方法有哪些?
4. 冷冻干燥过程中有时会使蛋白质类药物失活,其主要原因是什么?
5. 为什么说鼻腔给药是蛋白质、多肽类药物比较有前景的给药途径?
6. 简要说明蛋白质、多肽类药物直肠给药系统有什么优势?
7. 造成 PLGA 聚合物微球中蛋白质类药物不稳定的可能的原因有哪些? 防止 PLGA 聚合物微球中高酸性微环境的处方学策略包括哪些方面?
8. 生物技术药物制剂这一学科研究的主要目的是什么?
9. 生物技术药物制剂的稳定性研究内容包括哪些方面?

(姜虎林、邢　磊)

第二十章　现代中药制剂

【基本要求】

1. 掌握中药制剂的常用术语、特点；常用中药制剂的概念。

2. 熟悉中药制剂的基本理论；常用浸提方法，影响浸提的主要因素；常用中药制剂的制备工艺；中药制剂质量控制的要点。

3. 了解常用精制、分离和浓缩方法的适用范围；超声波提取法的基本原理。

【内容摘要】

中药（traditional Chinese medicine，TCM）是指在中医药理论指导下，用于预防、治疗疾病以及保健的药物。中药常需要炮制后应用，中药炮制（processing）是根据中医药理论，依照辨证施治用药的需要和药物自身性质，以及调剂、制剂的不同要求，所采取的一项制药技术。中药材经炮制加工后而形成的供配方应用，或可直接用于中医临床的中药称为中药饮片（decoction pieces；prepared drug in pieces）。中药制剂（Chinese material medica preparation）是根据法定处方或其他有规定依据的中药处方，将中药饮片加工制成具有一定质量标准，可以直接应用的药品，包括成方制剂和医院制剂。中成药（Chinese traditional patent medicine）为中药成方制剂的简称，是指以中药饮片为原料，在中医药理论指导下，按照法定处方和标准大批量生产的药品，包括处方药和非处方药。

制备中药制剂时，主要是以中药饮片的有效成分、有效部位、粗提物和全粉末作为原料或中间体进行制剂成型。中药饮片入药前通常需要进行粉碎、筛分、混合及提取等单元操作。浸提（extraction）是指用适宜溶剂和方法从药材中提取有效成分的操作过程，又称浸出或提取。浸提是中药制剂中最重要、最基本的操作之一，主要目的是保留中药有效成分（effective ingredients）或有效部位（effective part）及辅助成分，去除无效成分和组织成分。中药浸提的意义是促进中药制剂有效成分吸收、提高疗效，提高有效成分稳定性，便于生产，缩小体积、减小用量，方便服用等。

中药浸提方法有煎煮法、浸渍法、渗漉法、回流法、水蒸气蒸馏法、超临界流体提取法、超声波提取法。各方法有各自特点，适用于不同情况。各方法的选择应根据处方中药料特性、溶剂性质、剂型要求和生产实际等综合考虑。

常用中药制剂包括合剂、煎膏剂、酒剂、酊剂、丸剂、锭剂、中药片剂、中药胶囊剂、中药注射剂和其他中药成方制剂。

中药制剂的成分众多，在制备和贮存过程中，更容易产生物理和化学变化。因此与化学药制剂相比，影响中药制剂成品质量控制的因素相对复杂。概括起来主要体现在中药材的质量控制和制备工艺的质量控制。

【习题部分】

一、名词解释

1. 中药制剂;2. 中药;3. 中药饮片;4. 中药材的有效成分;5. 中药材的辅助成分;6. 中药材的无效成分;7. 浸出过程;8. 浓度梯度;9. 煎煮法;10. 浸渍法;11. 渗漉法;12. 超临界流体提取法;13. 超声波提取法;14. 合剂;15. 酒剂;16. 酊剂;17. 流浸膏剂;18. 浸膏剂;19. 煎膏剂;20. 精制;21. 浓缩;22. 串料;23. 串油;24. 中药丸剂;25. 蜜丸;26. 中药胶剂;27. 锭剂;28. 中药橡胶硬膏剂;29. 中药凝胶膏剂;30. 中药膏药;31. 水蒸气蒸馏法;32. 浓缩;33. 水提醇沉法;34. 醇提水沉法;35. 减压蒸发;36. 多效蒸发。

二、选择题

(一) 单项选择题

1. 为提高浸出效率,常采取一些措施,下列哪一项措施是错误的( )
A. 选择适宜的溶剂　B. 加表面活性剂
C. 加大浓度差　D. 将药材粉碎得越细越好
E. 适当提高温度

2. 根据 Fick's 扩散定律,实际工作时应使( )
A. 药材粒度越细越好　B. 浓度梯度越大越好
C. 浸出时间越长越好　D. 浸出温度越高越好
E. 溶剂体积越大越好

3. 用乙醇加热浸提药材时可以用( )
A. 浸渍法　B. 煎煮法　C. 渗漉法
D. 回流法　E. 溶剂挥发法

4. 植物性药材浸提过程中主要动力是( )
A. 时间　B. 溶剂种类　C. 浓度差
D. 浸提温度　E. 密度差

5. 中药制剂的治疗作用特点是( )
A. 具有综合疗效　B. 作用单一　C. 作用剧烈
D. 不良反应大　E. 起效快

6. 不需做含醇量测定的制剂是( )
A. 酊剂　B. 中药合剂　C. 藿香正气水
D. 流浸膏剂　E. 搽剂

7. 分离溶液中的各种蛋白质可采用( )
A. 水提醇沉法　B. 醇提水沉法　C. 盐析法
D. 透析法　E. 过滤法

8. 在浸提药物时加入表面活性剂是为了( )
A. 降低油水两相界面张力　B. 增加药物溶解度
C. 降低溶剂与药材的表面张力　D. 降低溶媒亲脂性

E. 消沫

9. 盐析中最常用的盐是（　　）

A. 硫酸铵　B. 硫酸钠　C. 氯化钠

D. 氯化铵　E. 氯化钙

10. 中药片剂因含浸膏较多，用水制粒时易于黏结成块，故常用（　　）作为润湿剂

A. 蒸馏水　B. 乙醇　C. 淀粉浆

D. 果胶　E. 糊精

11. 制备毒性药材、贵重药材或高浓度浸出制剂的最有效的方法是（　　）

A. 煎煮法　B. 浸渍法　C. 渗漉法

D. 加液研磨法　E. 回流法

12. 止喘灵口服液中药材提取采用的方法是（　　）

A. 水提醇沉法　B. 醇提水沉法　C. 水蒸气蒸馏

D. 煎煮法　E. 回流法

13. 浸膏剂是指药材用适宜的方法浸出有效成分，调整浓度至规定标准。通常为（　　）

A. 1g 相当于原药材的 2~5g　B. 1ml 相当于原药材的 1g

C. 1g 相当于原药材的 5g　D. 1ml 相当于原药材的 2~5g

E. 1g 相当于原药材的 1g

14. 以下哪一条不是影响药材浸出的因素（　　）

A. 温度　B. 浸出时间　C. 药材的粉碎度

D. 浸出容器的大小　E. 溶剂

15. 有关影响浸出因素的叙述正确的是（　　）

A. 药材粉碎度越大越利于浸提　B. 温度越高浸提效果越好

C. 浓度梯度越大浸提效果越好　D. 时间越长浸提效果越好

E. 溶剂体积越大浸提效果越好

16. 除另有规定外，含有毒、剧药的酊剂每 100ml 相当于（　　）原药物

A. 10g　B. 15g　C. 20g

D. 30g　E. 30%

17. 在中药新制剂研究过程中，剂量的确定最终是以（　　）为准

A. 临床试验剂量　B. 动物实验剂量

C. 根据工作经验推断　D. 参照相似药物所使用的剂量

E. 审批部门核定剂量

18. 在药材浸出过程中，有关下列现象正确的是（　　）

A. 非极性溶剂浸出液中含有较多胶质　B. 水浸出液中不含胶质

C. 乙醇浸出液中含有较少胶质　D. 乙醇浸出液中含有大量胶质

E. 水醇浸出液中不含胶质

19. 下列因素中对蒸发物影响的因素不包括（　　）

A. 蒸发面积　B. 蒸汽浓度　C. pH

D. 温度　E. 表面压力

20. 下列有关蒸发的叙述中错误的是（　　）

A. 常压蒸发适用于有效成分耐热、溶剂无毒性的浸出液
B. 减压蒸发能防止或减少热敏性物质的分解
C. 在相同蒸发量的前提下,减压蒸发所消耗的能量要比常压蒸发所消耗的能量少
D. 薄膜蒸发具有蒸发速度快、受热时间短、成分不易被破坏、可缩短生产周期等优点
E. 薄膜蒸发设备有升膜式蒸发器、降膜式蒸发器、刮板式蒸发器、离心薄膜蒸发器等

(二)多项选择题

1. 影响浸出的因素中,(　　)不能无限增大,否则反而会影响浸出
A. 粉碎度　B. 浸提温度　C. 浸提时间
D. 浓度差　E. 黏度
2. 流浸膏与浸膏剂的区别是(　　)
A. 含生药比例不同　B. 是否加防腐剂　C. 是否加稀释剂
D. 是否用于临床　E. 颜色不同
3. 中药制剂的特点有(　　)
A. 具有多成分的综合疗效　B. 适用于不明成分的药材制备
C. 服用剂量少　D. 药效缓和持久
E. 定量方便
4. 中药注射剂中常用的去除鞣质的方法有(　　)
A. 明胶沉淀法　B. 离子交换树脂法　C. 聚酰胺吸附法
D. 醇溶液调节 pH 法　E. 离心法
5. 下列关于浸出操作的描述哪些是正确的(　　)
A. 渗漉法浸出效率低于浸渍法
B. 超临界流体作为一种溶剂其溶解能力与其压力及密度密切相关
C. 大孔树脂吸附分离技术可减少产品的吸潮性
D. 浸渍法适用于新鲜药材或无组织结构的药材
E. 渗漉法得到的浸出液浓度高
6. 影响浸出的因素有(　　)
A. 药材细度　B. 药材成分　C. 浸提时间
D. 浸提温度　E. 浸提压力
7. 干淀粉在中药片剂制备中,可起到(　　)的作用
A. 稀释剂　B. 吸收剂　C. 黏合剂
D. 崩解剂　E. 润滑剂
8. 下列(　　)通常为含醇中药浸出制剂
A. 汤剂　B. 酊剂　C. 浸膏剂
D. 流浸膏剂　E. 注射剂
9. 聚乙二醇在中药剂型中可用于(　　)
A. 片剂压片时润滑剂　B. 软膏基质
C. 栓剂基质　D. 助流剂
E. 崩解剂
10. 需测定融变时限的制剂是(　　)
A. 口腔含片　B. 阴道片　C. 胶剂

D. 黑膏药　　E. 巴布剂

11. 中药片剂制备中经常遇到裂片问题，可以由下列（　　）原因造成

A. 黏合剂用量不足或黏性不够强

B. 油类成分过多

C. 药物疏松，弹性过大

D. 压片机转速过快

E. 崩解剂太多

12. 酒剂可采用下列哪些方法制备（　　）

A. 溶解法　　B. 浸出法　　C. 渗漉法

D. 回流法　　E. 超临界法

13. 中药材的品质检查主要有（　　）

A. 药材的药理有效性检查　　B. 药材含水量的检查

C. 药材来源与品种的鉴定　　D. 有效成分或总浸出物的测定

E. 重金属检查

14. 黑膏药基质组成有（　　）

A. 植物油　　B. 聚山梨酯类表面活性剂

C. 红丹　　D. 红升丹

E. 淀粉

15. 药材浸润过程的速度与（　　）等因素有关

A. 溶剂性质

B. 药材表面状态

C. 药材内毛细孔的大小及分布

D. 浸取温度、压力

E. 空气流动速度

16. 药材浸出过程中，根据Fick's第一扩散定律，为增加溶质的扩散速度可通过（　　）

A. 降低浸出液黏度　　B. 提高浸出液温度

C. 加入其他附加剂　　D. 保持最大浓度梯度

E. 增加容器体积

17. 中药注射剂质量控制包含的内容有（　　）

A. 应检查蛋白质　　B. 应检查鞣质

C. 应检查树脂　　D. 应检查重金属

E. 应检查颜色

18. 有关渗漉法特点描述正确的是（　　）

A. 适宜于黏性药物、无组织结构的药材浸出

B. 适宜于新鲜及易于膨胀的药材浸出

C. 适宜于高浓度浸出制剂的制备

D. 适宜于药材中有效成分含量较低时充分提取

E. 不适用于脂溶性成分浸出

19. 影响蒸发的因素有（　　）

A. 蒸发面积　　B. 蒸汽浓度　　C. pH
D. 温度　　E. 表面压力

20. 药材预处理时需测含水量,这是因为(　　)
A. 药材中水分有利于有效成分的浸出
B. 药材中水分易使药材变质
C. 药材中的含水量关系到有效成分的稳定性和各批投料量的准确性
D. 药材中一定的水分可使药材长期放置稳定
E. 药材中一定的水分有利于药材的粉碎

21. 下列有关多级浸出工艺的叙述中正确的是(　　)
A. 能有效地提高固液两相的浓度梯度
B. 常采用间歇式提取器
C. 尽可能减少药渣吸收浸出液引起的成分损失
D. 可提高浸渍法的浸出效率
E. 溶剂消耗量小,减轻了回收溶剂和下一道浓缩工序的负担

22. 有关浸出液蒸发的叙述中正确的是(　　)
A. 浸出液的沸点在蒸发过程中不变
B. 浸出液的沸点在蒸发过程中升高
C. 浸出液的沸点在蒸发过程中下降
D. 下部深层浸出液的沸点高于液面浸出液
E. 浸出液蒸发可选用升膜式蒸发器、降膜式蒸发器、刮板式蒸发器、离心薄膜蒸发器等

三、判断是非题(用√或 × 表示)

1. 浸渍法有利于黏性易膨胀药材的浸出。(　　)
2. 除另有规定外,流浸膏每 1g 相当于原药材 1g。(　　)
3. 当用非极性溶剂浸出时,药材应先行脱脂。(　　)
4. 一般药材组织中含有物质大部分带有极性基团,故非极性溶剂易于通过细胞壁进入药材内部。(　　)
5. 使用渗漉法浸出时,饮片颗粒越细浸出效率越高。(　　)
6. 含有聚山梨酯的中药注射剂,不需做鞣质检查。(　　)
7. 酊剂是指药物用不同浓度的乙醇浸出或溶解而制得的澄清液体制剂。(　　)
8. 浓度梯度是指药材块粒组织内的浓溶液与外周溶液的浓度差,浓度梯度越小浸出速度越快。(　　)
9. 提高浸出压力有利于加快浸润过程。(　　)
10. 药材与溶剂相对运动能使扩散边界变薄或边界层更新加快,有利于浸出过程。(　　)
11. 合剂是指含两种或两种以上成分的液体药剂。(　　)
12. 溶剂表面张力和药材中含有物性质对药材浸润程度和速度起主导作用。(　　)
13. 在浸出过程中浓度差是渗透扩散的推动力。(　　)
14. 煎膏剂因含有糖,为防止发霉变质,制备时需加防腐剂。(　　)
15. 浸渍法是在定量的浸出溶剂中进行的,浸液的浓度代表着一定量的药材,对浸液不

应进行稀释或浓缩。(　　)

16. 渗漉法适宜于新鲜及易膨胀药材,以及无组织结构药材的浸出。(　　)

17. 为了减轻浓度极化的不利影响,可采用提高流速与薄层层流、增大压力等措施。(　　)

18. 在超滤操作中,温度低时,由于黏度增高,滤速较慢。(　　)

19. 超临界流体萃取是利用超临界流体的特殊性质,对药材中的有效成分进行分离的方法。(　　)

20. 浸出过程一般分为以下 4 个阶段:浸润和渗透阶段、扩散阶段、解吸和溶解阶段、置换阶段。(　　)

21. 药材的粉碎粒度变小,表面积增大,浸出速度加快。因此粉碎越细越好。(　　)

22. 提高温度,可溶性成分的溶解度提高,溶解速度加快,扩散速度也加快。(　　)

23. 从溶液中气化出来的蒸气叫一次蒸气。(　　)

24. 单效蒸发是将新产生的二次蒸气不再利用,经冷凝后弃去的蒸发过程。(　　)

25. 蒸发器的生产能力是指每小时所能蒸发的溶剂(或水)的量 W(kg/h)。(　　)

26. 煎煮法适用于能溶于水、对湿热均较稳定的有效成分的浸出。操作简单易行,但仅能煎出少部分有效成分。(　　)

27. 浸渍法适用于黏性无组织结构的药材浸出。(　　)

四、简答题

1. 制备浸出制剂常用的浸出方法有哪些?影响药材中有效成分浸出的因素有哪些?
2. 什么是浸出过程?并请说明浸出过程的三个阶段。
3. 简述中药制剂质量控制的特点和要点。
4. 根据中药片剂的组成,简述中药片剂的类型。
5. 分析中药片剂生产中容易出现的问题及解决方法。
6. 简述中药制剂的特点。
7. 如何解决中药注射剂澄明度问题?
8. 大孔树脂吸附分离技术与传统的提取方法相比具有哪些特点?
9. 膏药、中药橡胶膏剂与中药凝胶膏剂的区别是什么?
10. 酒剂和酊剂有何相同点和不同点?
11. 中药材浸出液中的成分有哪些?
12. 简述超声波提取的原理及特点。
13. 简述浸出温度的影响。
14. 简述浓度差的影响。
15. 简述操作压力的影响。
16. 简述药材与溶剂的相对运动的影响。
17. 简述浸渍法的特点。
18. 简述渗漉法的特点。
19. 简述煎煮法具体方法及特点。
20. 简述影响蒸发的因素。

21. 常用蒸发方法有哪些？

22. 简述 CO_2 的超临界萃取特点。

五、工艺设计

处方：黄芪　600g　防风　200g　白术（炒）200g

根据药材的性质设计制成口服液的工艺。

（郭建鹏、吴 伟）

第二十一章 药物制剂的稳定性

【基本要求】

1. 掌握药物的化学降解途径；影响药物化学稳定性的因素和解决方法。

2. 熟悉药物制剂稳定性的研究内容(影响因素试验、加速试验、长期试验)和要求；化学动力学基础；固体药物稳定性的特点和影响因素。

3. 了解药物制剂稳定性的试验方法、反应级数的测定方法。

【内容摘要】

药物制剂稳定性一般涉及化学、物理、微生物、治疗学、毒理学稳定性五个方面。在药物制剂设计和研究中，通常将制剂置于不同条件(如高温、高湿、光照等)下，考察药物可能发生的变化，探讨影响药物制剂稳定性的因素，并采取相应措施避免或延缓药物的降解。同时要寻找提高药物制剂稳定性的方法，制订药品的有效期，为新药申报提供稳定性依据。

为考察药物制剂的化学稳定性，首先需了解药物的化学降解途径、影响因素和稳定化方法。除化学稳定性外，药物的稳定性还包括物理稳定性。制剂中药物存在的物理状态，如无定型、多晶型、水合物和溶剂化物等，均会影响药物的物理性质(如溶解度)乃至疗效。

稳定性研究的设计应根据不同的研究目的，结合原料药的理化性质、剂型的特点和具体的处方及工艺条件进行。根据研究目的和条件的不同，稳定性研究内容可分为影响因素试验、加速试验、长期试验、其他稳定性试验(热循环试验、需重新配制使用的药品稳定性试验、多剂量包装产品拆封后的稳定性试验)等。

【习题部分】

一、名词解释

1. 有效期(date of expiration)；2. 广义酸碱催化(general acid-base catalysis)；3. 特殊酸碱催化(specific acid-base catalysis)；4. 影响因素试验(influencing factor testing)；5. 加速试验(accelerated testing)；6. 长期试验(long-term testing)；7. 光化降解(photo degradation)；8. 自动氧化(autoxidation)。

二、选择题

(一) 单项选择题

1. 以下哪种药物降解主要途径不是氧化(　　)

A. 酚类　B. 烯醇类　C. 酰胺类
D. 芳胺类　E. 硫醇类

2. 　以下关于药物降解途径的叙述中，错误的是（　　）
A. 盐酸普鲁卡因的主要降解途径是脱羧
B. 维生素 C 的主要降解途径是氧化
C. 酚类药物的主要降解途径是氧化
D. 酯类药物的主要降解途径是水解
E. 酰胺类药物的主要降解途径是水解

3. 既能影响易水解药物的稳定性，又与药物氧化反应有密切关系的因素为（　　）
A. pH　B. 广义酸碱催化　C. 溶剂
D. 离子强度　E. 空气

4. 以下关于药物稳定性的叙述中，错误的是（　　）
A. 根据 van' t Hoff 规则，温度每升高 10℃，反应速率增加 2~4 倍
B. 在酸碱催化下，酯类药物的水解通常可用一级或伪一级反应来处理
C. 酯类水解往往使溶液 pH 下降
D. 大多数生物碱类药物在酸性条件下稳定，因此可用偏酸性无菌溶液配制滴眼剂
E. 根据一级动力学原理，药物降解的速度与药物的浓度呈正比

5. 广义的酸碱不包括（　　）
A. 磷酸盐　B. 醋酸盐　C. 硼酸盐
D. 盐酸盐　E. 枸橼酸

6. 影响药物稳定性的环境因素不包括（　　）
A. 温度　B. pH　C. 光线
D. 空气中的氧　E. 空气湿度

7. 对于易水解的药物，通常加入乙醇等有机溶剂增加其稳定性，其主要原因是（　　）
A. 增大介电常数　B. 减小介电常数　C. 酸性变大
D. 酸性变小　E. 降低离子强度

8. 一些易水解的药物溶液中加入表面活性剂可使其稳定性提高的主要原因是（　　）
A. 两者形成络合物　B. 药物的溶解度增加　C. 药物进入胶束
D. 药物溶解度降低　E. 药物吸附在表面活性剂表面

9. 一级反应半衰期公式为（　　）
A. $t_{1/2}=0.105\,4/k$　B. $t_{1/2}=0.693/k$　C. $t_{1/2}=C_0/2k$
D. $t_{1/2}=0.693k$　E. $t_{1/2}=1/C_0k$

10. 以下对各级反应动力学方程描述错误的是（　　）
A. 零级反应半衰期公式为 $t_{1/2}=C_0/2k$
B. 一级反应有效期为 $C_0/10k$
C. 二级反应的半衰期为 $0.693/k$
D. 二级反应有效期为 $1/9C_0k$
E. 一级反应的积分式为 $\lg C=-kt/2.303+\lg C_0$

11. 易氧化的药物通常结构中含有（　　）
A. 酯键　B. 饱和键　C. 双键

D. 苷键　E. 酰胺键

12. 酯类药物的稳定性不佳，是因为容易产生（　）

A. 差向异构　B. 水解反应　C. 氧化反应

D. 变旋反应　E. 聚合反应

13. 以下各因素中，不属于影响药物制剂稳定性的处方因素的是（　）

A. 安瓿的理化性质　B. 药液的 pH　C. 药液的离子强度

D. 溶剂的极性　E. 附加剂

14. 已知醋酸可的松的降解半衰期为 100 分钟，反应 200 分钟后，其残存率为（　）

A. 90%　B. 50%　C. 25%

D. 75%　E. 80%

15. 下列药物中易发生水解的药物为（　）

A. 烯醇类药物　B. 酚类药物　C. 多糖类药物

D. 蒽胺类药物　E. 酰胺类药物

16. 下列药物中，容易发生氧化降解的是（　）

A. 阿司匹林　B. 维生素 C　C. 盐酸丁卡因

D. 利多卡因　E. 氯霉素

17. 下列关于药物稳定性的酸碱催化的叙述中，错误的是（　）

A. 许多酯类、酰胺类药物常受 H^+ 或 OH^- 催化水解，这种催化作用也叫专属酸碱催化

B. pH 较高时，药物的降解主要由碱催化

C. 在 pH- 速度曲线图中，最低点所对应的 pH 即为最稳定 pH_m

D. 一般药物的氧化作用不受 H^+ 或 OH^- 的催化

E. pH 是影响酸碱催化作用的最主要因素之一

18. 某一带正电荷的药物水解受 OH^- 催化，介质的离子强度增加时，该药的水解速度常数（　）

A. 下降　B. 不变　C. 不规则变化

D. 增大　E. A、B 均可能

19. 注射剂制备工艺中，将药物制成无菌粉末的主要目的为（　）

A. 防止药物氧化　B. 防止药物水解　C. 防止微生物污染

D. 便于生产　E. 便于运输和贮存

20. Arrhenius 方程定量描述（　）

A. 湿度对反应速度的影响　B. 温度对反应速度的影响

C. pH 对反应速度的影响　D. 光线对反应速度的影响

E. 大气压对反应速度的影响

21. 对于易水解的药物，最适宜的剂型为（　）

A. 小水针　B. 大输液　C. 粉针剂

D. 乳剂　E. 脂质体

22. 制备易氧化药物注射剂时不应（　）

A. 使用茶色容器　B. 调节 pH　C. 添加抗氧剂

D. 通入二氧化碳　E. 通入空气

23. 药物稳定性预测的主要理论依据为（　）

A. Stokes 方程　B. Noyes-Whitney 方程　C. Higuchi 方程
D. Arrhenius 方程　E. Nernst 方程

24. 亚硫酸氢钠作为抗氧剂，通常用于（　　）
A. 弱酸性药液　B. 弱碱性药液　C. 碱性药液
D. 油性药液　E. 非水性药液

25. 油性药液的抗氧剂可选用（　　）
A. 焦亚硫酸钠　B. 亚硫酸氢钠　C. 亚硫酸钠
D. 硫代硫酸钠　E. 丁基羟基苯甲醚

（二）多项选择题

1. 主要降解途径是水解的药物有（　　）
A. 酯类　B. 酚类　C. 烯醇类
D. 芳胺类　E. 酰胺类

2. 下列关于药物稳定性加速试验的叙述中，正确的是（　　）
A. 试验温度为（40 ± 2）℃
B. 进行加速试验的供试品要求三批，且为市售包装
C. 试验时间为 1、2、3、6、12 个月
D. 试验相对湿度为（75 ± 5）%
E. 需在 2~8°C 保存的药物，可在温度为（25 ± 2）℃、相对湿度为（75 ± 5）% 进行考察

3. 以下药物易发生水解的有（　　）
A. 地塞米松磷酸钠　B. 氯霉素　C. 苯巴比妥
D. 美法仑　E. 穿心莲内酯

4. 以下对于药物稳定性的叙述中，错误的是（　　）
A. 易水解的药物，加入表面活性剂都能使稳定性增加
B. 在制剂处方中，加入电解质或盐所带入的离子，均可增加药物的水解速度
C. 需通过实验，正确选用表面活性剂，使药物稳定
D. 聚乙二醇能促进氢化可的松的分解
E. 滑石粉可使阿司匹林分解速度加快

5. 影响药物制剂降解的处方因素有（　　）
A. pH　B. 溶剂　C. 温度
D. 离子强度　E. 光线

6. 防止药物氧化的措施有（　　）
A. 驱氧　B. 制成液体制剂　C. 加入抗氧剂
D. 加金属离子络合剂　E. 选择适宜的包装材料

7. 包装材料塑料容器存在的主要问题有（　　）
A. 透气性　B. 不稳定性　C. 有透湿性
D. 有吸附性　E. 易破碎性

8. 以下关于药物稳定性的酸碱催化叙述中，正确的是（　　）
A. 许多酯类、酰胺类药物常受 H^+ 或 OH^- 催化水解，这种催化作用也叫广义酸碱催化
B. 在 pH 很低时，药物的降解主要受酸催化
C. 在 pH- 速度曲线图中，最低点所对应的横坐标即为最稳定的 pH

D. 给出质子或接受质子的物质都可能催化水解

E. 一般药物的氧化作用不受 H^+ 或 OH^- 的催化

9. 下列有关药物稳定性加速试验的叙述中正确的是(　　　)

A. 为新药申报临床与生产提供必要的资料

B. 原料药需要进行此项试验,制剂不需要进行此项试验

C. 供试品可以用一批产品进行试验

D. 供试品按市售包装进行试验

E. 在温度(40 ± 2) ℃,相对湿度(75 ± 5)% 的条件下放置 3 个月

10. 防止药物水解的方法有(　　　)

A. 改变溶剂　　B. 调节溶液 pH　　C. 将药物制成难溶性盐

D. 制成包合物　　E. 改善包装

11. 下列参数中,可反映药物稳定性好坏的有(　　　)

A. 半衰期　　B. 有效期　　C. 反应速度常数

D. 反应级数　　E. 药物浓度

12. 药物制剂稳定性研究的范围包括(　　　)

A. 化学稳定性　　B. 物理稳定性　　C. 生物稳定性

D. 体内稳定性　　E. 生物利用度稳定性

13. 影响固体药物氧化的因素有(　　　)

A. pH　　B. 光线　　C. 离子强度

D. 温度　　E. 溶剂

14. 下列关于药物水解的叙述中,正确的是(　　　)

A. 磷酸氢根对青霉素钾盐的水解有催化作用

B. 专属性酸(H^+)与碱(OH^-)可催化水解反应

C. 药物的水解速度常数与溶剂的介电常数无关

D. pH_m 表示药物溶液的最稳定 pH

E. 当羧酸酯的邻位结构中含有供电子基团时,水解速度往往增大

15. 属于药物制剂稳定的物理变化的是(　　　)

A. 混悬剂的结块　　B. 乳剂的分层　　C. 片剂崩解变慢

D. 片剂药物含量降低　　E. 软膏剂的稠度变小

16. 下列有关固体制剂稳定性的叙述中正确的是(　　　)

A. 与液体制剂相比,固体药物制剂中药物分解缓慢

B. 固体制剂中药物降解通常始于表面

C. 固体药物分解反应中若出现平衡现象,可用 van’t Hoff 方程处理

D. 系统具有不稳定性

E. 研究稳定性时必须测定供试品的水分

17. 影响药物制剂稳定性的制剂因素包括(　　　)

A. 溶剂　　B. 广义酸碱催化　　C. 离子强度

D. pH　　E. 接触药品的内包装

18. 下列稳定性试验中不可以用同一批供试品进行的有(　　　)

A. 高温试验　　B. 加速试验　　C. 长期试验

D. 提高湿度试验　　E. 强光照射试验

19. 湿热不稳定的药物不适合采取以下哪些工艺(　　)

A. 干法制粒压片　　B. 湿法制粒压片　　C. 冷冻干燥

D. 流化床干燥　　E. 粉末直接压片

20. 可反映药物稳定性好坏的指标有(　　)

A. 半衰期　　B. 降解产物含量　　C. 反应速度常数

D. 反应级数　　E. 药物含量

三、判断是非题(用√或 × 表示)

1. 酯类药物不但能水解,而且也很容易氧化。(　　)
2. 药物的水解反应可受 H^+ 和 OH^- 的催化。(　　)
3. 对于零级反应,药物降解的半衰期与初浓度无关。(　　)
4. 若药物的降解反应是二级反应,则药物的降解速率与反应浓度成反比。(　　)
5. 光照可引发药物的氧化、水解、聚合等反应。(　　)
6. 水分的存在不仅可引起药物的水解,也可加速药物氧化。(　　)
7. 制剂贮存过程中产生有毒的降解产物属于物理化学变化。(　　)
8. 对于大多数反应来说,温度对反应速率的影响比浓度更为显著。(　　)
9. 青霉素和头孢菌素类药物分子结构中存在不稳定的 β- 内酰胺环,在酸碱催化下,极易开环失效。(　　)
10. 水溶性抗氧剂焦亚硫酸钠、亚硫酸氢钠和亚硫酸钠常用于偏酸性药物,硫代硫酸钠只能用于碱性药物。(　　)
11. 易水解的药物制成难溶性盐或难溶性酯,往往可以提高其稳定性。(　　)
12. 影响因素试验、加速试验和长期稳定性试验都要求供试品的包装为市售包装。(　　)
13. 长期稳定性试验可预测药物的有效期。(　　)
14. 聚乙二醇是生物惰性物质,可作为氢化可的松等半固体制剂药物的基质。(　　)
15. 处方中采用介电常数低的溶剂,可降低药物的水解速度。(　　)

四、简答题

1. 简述延缓药物制剂中有效成分水解与氧化的方法。
2. 简述制剂中药物降解的化学途径。
3. 简述影响药物制剂化学稳定性的处方因素与稳定措施。
4. 试述药物制剂常见的物理稳定性变化。
5. 简述药物制剂稳定性试验的基本要求。
6. 请设计实验预测新化合物 A 制剂的有效期。
7. 试述影响因素试验的目的和基本内容。
8. 试述加速试验的目的和基本要求。
9. 试述长期稳定性试验的目的和基本要求。

五、计算题

1. 某新药按一级反应速度降解，反应速度常数为 $k_{25℃}=5.0\times10^{-6}h^{-1}$，其溶液剂中浓度为5mg/ml。请计算该药的半衰期与有效期。

2. 磺胺醋酰钠在120℃及pH 7.4时的一级反应速率常数为 $9\times10^{-6}s^{-1}$，活化能为95.72kJ/mol，求该药物的有效期。

3. 阿糖胞苷水溶液pH 6.9，在60℃、70℃、80℃三个恒温水浴中进行加速试验，求得一级反应速度常数分别为 $3.5\times10^{-4}h^{-1}$、$7.97\times10^{-4}h^{-1}$、$1.84\times10^{-3}h^{-1}$，求反应活化能及阿糖胞苷水溶液的有效期。

4. 氨苄西林钠在45℃进行加速试验，求得 $t_{0.9}$=113天，设活化能为83.6kJ/mol，求氨苄西林钠在25℃时的有效期。

（黄　园、何海生）

第二十二章 药品包装

【基本要求】

1. 掌握药品包装材料的概念、分类；常用的药品包装材料类别；制剂包装的选择原则。
2. 熟悉玻璃和塑料包装材料。
3. 了解药品包装材料的设计；药品包装材料的相关法规。

【内容摘要】

本章详细说明了药品包装材料（简称：药包材）的概念、作用与分类，并对临床常用的药品包装材料的类别与特点进行了阐述。另外，本章还从药品包装材料标准与药物相容性方面对药品包装材料的相关法规进行了介绍。最后，逐一阐述了固体制剂、半固体制剂、液体制剂、单剂量包装、儿童安全包装、老年人易开包装、防篡改包装相关制剂包装的设计原则。

本章的学习重点包括：①药品包装材料的概念、作用与分类；②玻璃的分类及玻璃包装容器的一般特点；③聚乙烯、聚氯乙烯和聚丙烯作为药物制剂包装材料的特点；④药品包装材料产品标准的内容；⑤药品包装材料风险程度分类；⑥不同类型制剂的包装设计原则。

【习题部分】

一、名词解释

1. 药品包装材料（drug packaging material）；2. 内包装（primary pack）；3. 层压膜（adhesive-bonded laminate）；4. 单剂量包装（unit pack）；5. 儿童安全包装（child-resistant packaging）；6. 防篡改包装（tamper-resistant packaging）。

二、选择题

（一）单项选择题

1. 关于包装影响药品质量的描述，错误的是（　　）

A. 药品包装可以阻隔光线、氧气、水，保证药品质量

B. 氧气分子很小，包装无法隔绝，因此药品氧化是不能通过包装延缓的

C. 包装材料可能会与药品发生反应

D. 包装材料可抗压、防撞，起到保护药品不受到机械破坏的作用

E. 包装材料中的成分有可能因溶解而向药物溶液中迁移

2. 以下属于按药品包装在流通领域的作用分类的是（　　）

A. Ⅰ类药包材　B. 单剂量包装　C. 容器类包装
D. 内包装　E. 金属包装

3. 关于药品包装的特点，表述错误的是（　　）
A. 能保护药品在贮藏、使用过程中，不受环境的影响，保持药品原有属性
B. 药品包装材料与所包装的药品不能发生化学、生物意义上的反应
C. 药品包装材料在包裹药品时，允许对药品生产环境有一定污染
D. 药品包装材料自身在贮藏、使用过程中性质应有一定的稳定性
E. 药品包装被誉为药品的第二生命

4. 输液软袋属于（　　）
A. 特殊群体包装　B. 小剂量包装　C. 配套包装
D. 内包装　E. 大包装

5. 常用于药品运输包装的纸类材料是（　　）
A. 玻璃纸　B. 铜版纸　C. 白纸板
D. 瓦楞纸板　E. 牛皮纸

6. 以下关于玻璃药包材的叙述中错误的是（　　）
A. 玻璃化学稳定性高，耐药物腐蚀，与药物相容性能好
B. 卫生安全，无毒无异味
C. 国际通用的低硼硅酸盐玻璃理化性能好
D. 经过内表面处理的钠钙玻璃输液瓶仅限一次性使用
E. 硼硅酸盐玻璃为中性玻璃，常用于注射液和血液制品的内包装

7. 比较环保的包装材料是（　　）
A. 纸铝复合膜　B. 玻璃与陶瓷　C. 纸塑复合膜
D. 金属药包材　E. 搪塑罐

8. 在药品包装中广泛应用于中医药颗粒剂、散剂或片剂、胶囊剂等固体药物以及膏体的包装是（　　）
A. 复合膜制袋　B. 纸袋　C. 塑料袋
D. 铝塑泡罩　E. 塑料瓶

9. 下列不能作直接接触药品包装材料的是（　　）
A. 陶瓷　B. 铝　C. 金丝楠木
D. 塑料　E. 纸

10. PVC 与 PVDC 相比，阻隔水分和氧气的能力（　　）
A. 相当　B. 相等　C. PVDC>PVC
D. PVDC<PVC　E. 无法判定

11. 下列包装材料中，阻隔水汽能力最好的是（　　）
A. 瓦楞纸　B. 白板纸　C. 复合铝
D. PE　E. PVC

12. 采用铝箔（PTP）-聚氯乙烯（PVC）硬片的泡罩包装，对吸湿性极强的中药制剂并不是优良的包装，问题在于（　　）
A. PTP 的铝箔层厚度不够
B. PTP 的黏合层黏合强度不够

C. PTP 的保护层涂布不均匀
D. PVC 的阻隔水蒸气的性能不理想
E. 包装工艺太差
13. 最有效解决瓶塞与药物相容性问题的胶塞是(　　)
A. 天然橡胶塞　　B. 聚异戊二烯橡胶塞
C. 卤化丁基橡胶塞　　D. 镀膜胶塞
E. 以上均是
14. 以下对药品包装的叙述错误的是(　　)
A. 药品包装已成为药品应用于临床的重要组成部分
B. 药品包装仅仅是单纯的盛装药品的附属工序和辅助项目
C. 药品包装可以起到促进药品销售的作用
D. 药品包装是药品生产的一部分
E. 药品包装已成为方便临床使用的重要形式
15. 在高温试验中,若 40℃无明显变化,可不再进行(　　)试验
A. 15℃　　B. 20℃　　C. 25℃
D. 30℃　　E. 35℃
16. 制剂与包装容器系统的相互作用研究中,主要考察容器对药品的影响以及药品对容器的影响,并应进行药品(　　)检查项目的检查
A. 全性能　　B. 特殊性能　　C. 重要性能
D. 常规性能　　E. 稳定性能
17. 在选择了合适的符合药用的塑料瓶工艺,生产过程中(　　)改变
A. 可以进行任何　　B. 不可以进行任何　　C. 可以进行部分
D. 可以讨论后进行　　E. 可以备案后进行
18. 塑料配方中着色剂易发生(　　)问题
A. 吸附　　B. 染色　　C. 溶解
D. 脱色　　E. 褪色
19. 下列包装材料、容器中,不属于内包装材料的是(　　)
A. 安瓿　　B. 片剂、胶囊剂泡罩
C. 塑料滴眼液瓶　　D. 玻璃输液瓶胶塞
E. 玻璃输液瓶铝盖
20. 下列不属于塑料包装材料重点考察项目的是(　　)
A. 渗透　　B. 溶出　　C. 吸附
D. 化学反应　　E. 颜色和透明度

(二) 多项选择题

1. 药品包装质量要求包括(　　)
A. 安全无毒　　B. 相容性好
C. 保护作用可靠　　D. 价廉易得,不污染环境
E. 不透水不透气
2. 通过适当包装设计可提高使用的方便性体现在(　　)
A. 可单手开启的手术用品　　B. 预灌封注射剂

C. 预混合输液包装　　D. 药房小剂量包装
E. 输液瓶改为输液袋

3. 不属于按包装形状分类的有(　　)
A. 容器包装　　B. 盖包装　　C. 外包装
D. 缓冲包装　　E. 袋包装

4. 包装有哪些分类方法(　　)
A. 按使用管理分类　　B. 按包装形式分类
C. 按材质分类　　D. 按剂量分类
E. 按大小分类

5. 接触药品的包装材料的选择直接影响到药品的安全性,它应具有哪些特性(　　)
A. 不影响被包装药品的疗效
B. 不吸附药品的成分,不与药品成分相互作用
C. 具有一定的抗磨损能力
D. 能够在一定范围内阻断空气、水汽的影响
E. 透明有光泽

6. 和塑料药包材相比,玻璃药包材的缺点包括(　　)
A. 易碎　　B. 透明度高　　C. 不耐热
D. 质重、体积大　　E. 阻隔性差

7. 常用的塑料药包材有(　　)
A. PP　　B. PE　　C. PET
D. PVP　　E. PEG

8. 我国药用玻璃按材质分类有(　　)
A. 高硼硅玻璃　　B. 中硼硅玻璃　　C. 低硼硅玻璃
D. 钠钙玻璃　　E. 钠铝玻璃

9. 复合膜的优点有(　　)
A. 可以通过改变基材的种类和层合数量来调节复合材料的性能,阻隔性好,保护性强
B. 可节省材料,降低能耗和成本
C. 复合材料易印刷、造型,促进药品销售
D. 易回收利用
E. 绿色环保

10. 对于塑料,常采用将前处理后的包装材料置于密封容器中,用提取溶剂加热进行提取。研究时需要考虑生产工艺中可能的加热因素,如(　　)
A. 灭菌温度　　B. 灭菌方式　　C. 溶剂系统
D. 灭菌时间　　E. 灭菌器具

三、判断是非题(用√或 × 表示)

1. 在危险品的标签上用黄色标示“爆炸品”“易燃品”。(　　)

2. 注射用米力农采用了管制注射剂瓶包装,其中管制注射剂玻璃瓶属于内包装。(　　)

3. 聚酯 PET 属于塑料包装。(　　)

4. 双铝包装属于固体制剂包装形式。(　　)

5. 弹性、强度、塑性、韧性和脆性等是药品包装材料的物理性能。(　　)

6. 锡具有优良延展性、防潮性和漂亮的光泽。(　　)

7. 金属药包材耐腐蚀性能好。(　　)

8. 在进行相容性研究时,应充分考虑药品在生产、运输、贮存、使用过程中可能面临的最极端条件。(　　)

9. 喷雾剂、注射剂、眼用溶液由于给药后将直接接触人体组织或进入血液系统,被认为是风险程度较高的品种。(　　)

10. 药物溶液可以浸提出包装材料中的抗氧剂、稳定剂、增塑剂。(　　)

四、简答题

1. 根据疾病症状、患者群体特征,药品包装如何体现人文关怀? 试举 2~3 例说明。

2. 什么是复合药包材? 复合膜有哪些特点?

3. 请指出药品的防伪技术有哪些? 并简要说明。

4. 请简述药包材与药物相容性研究的原则。

5. 请简述药用玻璃材料相容性研究的步骤。

(毛世瑞、何海生)

参考答案

第 一 章

一、名词解释

1. 药典(pharmacopoeia):是一个国家记载药品标准、规格的法典,一般由国家药典委员会组织编纂、出版,并由政府颁布、执行,具有法律约束力。

2. 剂型(dosage form):是适合于疾病的诊断、治疗或预防的需要而制备的不同给药形式,简称剂型。

3. 药剂学(pharmacy,pharmaceutics):是研究药物制剂的基本理论、处方设计、制备工艺、质量控制和合理使用等内容的综合性应用技术科学。

4. 药物制剂(pharmaceutical preparation):系指各种剂型中的具体药物制剂品种。

5. 药物传递系统(drug delivery system):以适宜的剂型和给药方式,来达到选择性地把药物以所需要的浓度递送到作用部位,以达到最佳治疗效果的给药体系,称为药物传递系统。

6. 工业药剂学(industrial pharmacy):是研究药物制剂工业生产的基本理论、工艺技术、生产设备和质量管理的科学。

7. 物理药剂学(physical pharmacy):是运用物理化学原理、方法和手段,研究药剂学中有关处方设计、制备工艺、剂型特点、质量控制等内容的边缘科学。

8. 生物药剂学(biopharmaceutics):是研究药物在体内的吸收、分布、代谢与排泄的机制及过程,阐明药物因素、剂型因素和生理因素与药效之间关系的边缘科学。

9. 临床药学(clinical pharmacy):是以患者为研究对象,研究合理、有效与安全用药的科学。

10. 医药情报学(drug informatics):通过检索和处理大量的与药品相关的情报,阐明药物疗法的依据,追求药品使用最佳化的科学。

11. 处方药(prescription drug):是为了保证用药安全,由国家卫生行政部门规定或审定的,需凭执业医师或执业助理医师开具处方,并由药师审核、调配、核对,在医师、药师或其他医疗专业人员监督或指导下方可使用的药品。

12. 非处方药(nonprescription drug):是指为方便公众用药,在保证用药安全的前提下,经国家卫生行政部门规定或审定后,不需要执业医师或执业助理医师开具处方即可购买的药品,一般公众凭自我判断,按照使用说明就可自行使用。非处方药又称为柜台发售(over the counter,OTC)药品。

13. 药品生产质量管理规范（GMP）：Good Manufacturing Practice。是对药品生产质量管理全过程、全方位、全员进行工作或操作管理的法定的工作技术标准，是保证药品质量乃至用药安全有效的可靠措施。

14. 药物临床试验质量管理规范（GCP）：Good Clinical Practice。是一套有关临床试验的设计、进行、监视、稽查、记录、分析和报告的标准，该标准保证试验结果的准确、可靠，并保证受试者的权利、整体性和隐私受到保护。

15. 药物非临床研究质量管理规范（GLP）：Good Laboratory Practice。是试验条件下进行药理和动物试验（体内和体外）的指南和准则。

二、选择题

（一）单项选择题

1. E　2. B　3. A　4. D　5. A　6. A　7. A　8. B　9. E　10. D
11. B　12. D　13. E　14. E　15. D　16. E　17. E　18. C　19. E　20. A
21. C　22. B　23. C　24. C

（二）配伍选择题

1. A　2. C　3. E　4. B　5. E　6. C　7. A　8. D

（三）多项选择题

1. ABE　2. BCDE　3. ACDE　4. ABCD　5. ABCDE
6. BDE　7. ABCDE　8. ABCDE　9. ABCD　10. BD
11. ABCD　12. AB　13. ABCE　14. BCE　15. ABCE

三、判断是非题

1. ×　2. √　3. √　4. ×　5. √　6. ×　7. √　8. ×　9. ×　10. √
11. √　12. √　13. ×　14. √　15. √

四、简答题

1. 答：

为适应治疗或预防的需要而制备的不同给药形式，称为药物剂型，简称剂型。

剂型的重要性与作用具体表现为：①剂型可改变药物的作用性质；②剂型能改变药物的作用速度；③改变剂型可降低（或消除）药物的毒副作用；④剂型可产生靶向作用；⑤剂型可影响疗效。

2. 答：

药典是一个国家记载药品标准、规格的法典，一般由国家药典委员会编纂，并由政府颁布施行，具有法律约束力。药典收载药效确切、毒副作用小、质量稳定的常用药物及其制剂，并规定质量标准、制备要求、鉴别方法、杂质检查与含量测定等。药典作为药品生产、检验、销售与使用的依据，在一定程度上可以反映一个国家药品生产、医疗和科学技术水平。药典在保证人民用药安全性和有效性、促进药品研究和生产方面起重大作用。

3. 答：

药物制剂是由原料药和药用辅料组成的，因此药用辅料在制剂生产中是必不可少的组成部分。辅料在药物制剂中的作用表现在：①有利于制剂形态的形成，如溶剂、稀释剂、黏合剂、基质等；②使制备过程顺利进行，如助溶剂、乳化剂、助流剂、润滑剂等；③提高药物的稳定性，如抗氧剂、助悬剂、乳化剂、防腐剂等；④满足生理要求，如缓冲剂、等渗调节剂、矫味剂、止痛剂、色素等；⑤调节药物释放速度或改善体内分布，如速释辅料、缓释辅料、靶向辅料等。

4. 答：

GMP 的三大要素：①人为产生的错误减小到最低；②防止对医药品的污染和低质量药品的产生；③保证产品高质量的系统设计。

GMP 认证包括药品生产企业（车间）的 GMP 认证和药品品种的 GMP 认证。

GMP 认证现场检查的主要内容：硬件检查的主要内容是公用系统（空气净化系统、水处理系统、污水处理系统、锅炉房、配电房等）、厂房和设备，以及检验科、仓库和留样观察室；软件检查的主要内容包括机构人员、生产质量管理、物料与卫生管理、验证、产品销售与收回以及自检等内容。

5. 答：

GLP（Good Laboratory Practice）即药物非临床研究质量管理规范，是试验条件下进行药理和动物试验（体内和体外）的指南和准则。

GLP 的基本精神是要尽可能避免和降低试验中的各种误差（系统误差、偶然误差和过失误差），提高试验数据的质量。

GLP 基本要求：进行急性、亚急性和慢性毒性试验，致癌、致畸、致突变以及其他毒性试验时，按统一规范的试验设计、试验方法和试验管理来进行。

第二章

一、名词解释

1. 范德瓦尔斯力（van der Waals force）：范德瓦尔斯力是一种分子间弱相互作用力，包括取向力、诱导力和色散力。

2. 取向力（dipole-dipole attraction）：取向力是指两个极性分子间的固定偶极之间的正负电吸引作用。

3. 诱导力（induction force）：诱导力是指在极性分子的永久偶极与非极性分子的诱导偶极之间产生静电作用；或者极性分子永久偶极之间的静电作用。

4. 色散力（dispersion force）：色散力是指两个非极性分子间通过各自电子运动产生瞬间偶极与瞬间诱导偶极的相互作用力。

5. 氢键（hydrogen bond）：氢键是一种由于氢原子结构特殊性所形成的特异键型，即氢与电负性大的原子（氟、氧、氮等）共价结合形成的键。

6. 电荷转移络合物（charge transfer complex）：电性差别比较大的两个分子相互接触时，电子多的分子（电子供体）向缺电子的分子（电子受体）转移部分电子而结合成稳定的络合物，称为电荷转移络合物。

7. 离子键（ionic bond）：离子键是阴阳离子之间通过静电作用形成的化学键。

8. 疏水相互作用（hydrophobic interaction）：疏水相互作用是非极性分子在极性水中倾向于积聚的现象。

9. 共无定型药物系统(co-amorphous drug system):共无定型药物系统系由一种药物和一种小分子赋形剂或者两种药物形成二元的共无定型系统。

10. 迁移(transfer):迁移是指药包材中的某些成分由包装材料中迁移并进入制剂。

11. 吸附(adsorption):吸附是指制剂中的有效成分或辅料被吸附或浸入包装材料。

12. 沃尔曼效应(Vroman effect):基于蛋白质丰度、亲和力和孵育时间,将蛋白质竞争性吸附到有限表面上的现象称为沃尔曼效应。

二、选择题

(一) 单项选择题

1. A　2. C　3. E　4. B　5. E　6. C　7. E　8. D　9. D

(二) 配伍选择题

1. D　2. B　3. A　4. C　5. E
6. A　7. D　8. C　9. ABC　10. ABCD
11. B　12. ABC

(三) 多项选择题

1. ACD　2. ABCD　3. BCDE　4. ABC　5. ABCD

三、判断是非题

1. √　2. ×　3. √　4. √　5. ×　6. √　7. ×

四、填空题

1. 范德瓦尔斯力;氢键;电荷转移络合作用;离子参与的相互作用;疏水相互作用。
2. 取向力;诱导力;色散力。
3. 溶解度;沸点;熔点;稳定性。
4. 迁移;吸附。
5. 塑料;玻璃;金属;橡胶。
6. 覆膜胶塞;镀膜胶塞;无硅化胶塞;超纯净配方胶塞。
7. 圆二色谱法;同步荧光光谱法;核磁共振法;X射线衍射法;紫外分光光度法;激光拉曼光谱法;小角中子衍射法。

五、简答题

1. 答:

范德瓦尔斯力:范德瓦尔斯力是一种分子间弱相互作用力,包括取向力、诱导力和色散力。

氢键:氢键是一种由于氢原子结构特殊性所形成的特异键型,即氢与电负性大的原子(氟、氧、氮等)共价结合形成的键。

离子键:离子键是阴阳离子之间通过静电作用形成的化学键。

疏水相互作用:疏水相互作用是非极性分子在极性水中倾向于积聚的现象。

2. 答：

(1)影响药物的溶解度：相似相溶；根据电荷转移络合理论，在药物溶液中加入能与药物形成电荷转移络合物的物质，可提高药物的溶解性；通过疏水基团的相互作用使表面活性剂分子在水中形成胶束，也可增加药物的溶解度。

(2)影响药物的沸点和熔点：药物的物理化学相互作用对其沸点和熔点也有一定的影响。如分子内氢键的形成削弱了分子间范德瓦尔斯力和氢键，使药物的熔点、沸点、熔化热、汽化热和升华热降低。

(3)影响药物的稳定性：将药物制成络合物以提高其稳定性。

3. 答：

(1)影响液体制剂成型性：分子间或分子内作用力可以影响药物的溶解度、稳定性等性质。

(2)影响固体制剂成型性：粉体粒子受压时可产生塑性形变，从而增大了粒子间的接触面和致密性，粒子间相互嵌合产生范德瓦尔斯力、静电引力或机械结合力，在片剂的压制成型过程中起到了重要作用。

(3)影响环糊精包合物、固体分散体、共无定型药物系统和离子交换树脂的制剂成型性。

4. 答：

(1)迁移：指药包材中的某些成分由包装材料中迁移并进入制剂。

(2)吸附：指制剂中的有效成分或辅料被吸附或浸入包装材料。

以上两种作用均会导致制剂质量改变。

5. 答：

(1)影响药物转运，如转运蛋白负责将药物转运至各器官及生理屏障。

(2)影响药物吸收，如地高辛与肌蛋白结合，起到储库作用，使地高辛在血浆、骨骼肌、心肌中结合浓度增加。

(3)影响药物药理作用：药物与蛋白质结合具有很高的亲和力且体内药物总量低时，药物几乎完全存在于血浆中。

(4)影响药物毒副作用：不同药物可能影响其他药物与蛋白位点的结合，可能导致某种药物单独使用时，游离态药物浓度较低，发生药效缓慢；联合用药时，由于使用了可竞争结合的药物，使游离态药物浓度增多，体内药物浓度过高，产生较严重的毒副作用。

(5)影响抗生素药物作用：青霉素类和头孢菌素类与白蛋白结合可逆，只有游离抗生素才具有抗菌活性。

第　三　章

一、名词解释

1. 介电常数(ε)：溶剂将相反电荷在溶液中分开的能力，它能反映溶剂分子的极性大小。

2. 溶解度参数(δ)：同种分子间的内聚力，也是表示分子极性大小的一种量度。

3. 溶解度(solubility)：在一定温度(气体在一定压力)下，在一定量溶剂中达饱和时溶解的最大药量，即是药物的溶解度，是反映药物溶解性的重要指标。

4. 特性溶解度(intrinsic solubility):药物不含任何杂质,在溶剂中不发生解离或缔合,也不发生相互作用所形成的饱和溶液的浓度,是药物的重要物理参数之一。

5. 表观溶解度(apparent solubility)或平衡溶解度(equilibrium solubility):实际工作中,完全排除药物解离和溶剂的影响不太可能,尤其是弱电解质,一般情况下测定的药物溶解度多为平衡溶解度或称表观溶解度。在一定温度(气体在一定压力)下,药物在溶剂中所形成的饱和溶液的浓度。

6. 潜溶(cosolvency):在混合溶剂中各溶剂在某一比例时,药物的溶解度比在各单纯溶剂中的溶解度大,且出现极大值,这种现象称为潜溶,这种溶剂称为潜溶剂。

7. 助溶(hydrotropy):难溶性药物与加入的第三种物质在溶剂中形成可溶性络合物、复盐或缔合物等,以增加药物在溶剂(主要是水)中的溶解度,这第三种物质称为助溶剂。

8. 增溶(solubilization):某些难溶性药物在表面活性剂的作用下,在溶剂中溶解度增大并形成澄清溶液的过程。具有增溶能力的表面活性剂称增溶剂,被增溶的物质称为增溶质。

9. 溶出度(dissolution):系指活性药物从片剂、胶囊剂或颗粒剂等常规制剂在规定条件下溶出的速率和程度,在缓释制剂、控释制剂、肠溶制剂及透皮贴剂等制剂中也称释放度(release)。

10. 渗透压(osmotic pressure):半透膜是药物溶液中的溶剂分子可自由通过,而药物分子不能通过的膜。如果半透膜的一侧为药物溶液,另一侧为溶剂,则溶剂侧的溶剂透过半透膜进入溶液侧,最后达到渗透平衡,此时两侧所产生压力差即为溶液的渗透压。

11. 等渗溶液(isosmotic solution):指与生理体液(如血浆、泪液等)渗透压相等的溶液。属于物理化学概念。

12. 等张溶液(isotonic solution):指与红细胞张力相等,也就是与红细胞接触时使红细胞功能和结构保持正常的溶液。属于生物学概念。

13. 同离子效应(common-ion effect):若药物的解离型或盐型是限制溶解的组分,则其在加入含有相同离子化合物时,溶液中的相关离子的浓度会影响该药物溶解度,其溶解度会降低。

14. 盐效应(salt effect):电解质会影响非电解质类药物(主要蛋白质类药物)的溶解度,向一些亲水性大分子非电解质溶液中加入某些无机盐溶液后,由于无机盐强烈的水合作用,使得亲水性大分子脱水凝聚而从溶液中析出,溶解度降低,这种现象称为盐析;而在一些情况中,加入少量的中性盐,会增大亲水大分子表面的电荷,增强与水分子的作用,提高溶解度,称为盐溶。

15. 增溶量(solubilization capacity):每 1g 增溶剂能增加药物溶解的克数。

16. 渗透压比(osmotic pressure ratio):供试品与 0.9%NaCl 溶液(g/ml)渗透压的比率。

二、选择题

(一) 单项选择题

1. D　2. B　3. B　4. E　5. C　6. C　7. D　8. A　9. C　10. D
11. E　12. B　13. D

(二) 配伍选择题

1. B　2. D　3. C　4. A　5. E　6. E　7. C　8. A　9. D　10. B

(三) 多项选择题

1. ABDE　2. CDE　3. AB　4. ABC　5. ABCDE
6. AD　7. ABCD

6. 注解：增加药物溶解度的方法除了制成盐类和利用潜溶剂外，最常用的方法就是加入助溶剂和增溶剂。助溶剂的作用机制是形成可溶性盐，形成有机复合物以及复分解后形成可溶性盐。增溶效果与许多因素有关。对药物而言，同系物药物的分子量愈大，增溶量通常愈小。对增溶剂而言，同系物增溶剂碳链愈长，其增溶量也愈大。在增溶时，由于药物分散在增溶剂所形成的胶团中，能起到防止药物氧化和水解的作用，从而增加药物稳定性。此外，增溶效果与增溶剂的加入顺序有密切关系，如维生素 A 棕榈酸酯用聚山梨酯类增溶剂的增溶。

三、判断是非题

1. √　2. √　3. √　4. ×　5. ×　6. √　7. ×　8. √　9. ×　10. ×
11. √　12. ×　13. √　14. √　15. ×　16. √　17. √　18. √　19. √　20. √
21. √　22. ×　23. √　24. √

四、填空题

1. 极易溶解；易溶；溶解；略溶；微溶；极微溶解；几乎不溶或不溶
2. 非电解质；增大
3. 小；大
4. 小；大
5. 离子大小；离子表面积
6. 增大；减小
7. 制成盐类；应用混合溶剂；加入助溶剂；使用增溶剂
8. 溶解度参数与生物膜相似
9. 相似相溶
10. 增加难溶性药物的溶解度；可防止药物被氧化；可防止药物的水解
11. 先将药物与增溶剂混合，然后再加水稀释
12. 首先是溶质分子从固体表面溶解，形成饱和层；然后在扩散作用下经过扩散层，再在对流作用下进入溶液主体
13. 1,2- 丙二醇
14. 固体的表面积；温度；溶出介质的体积；扩散系数；扩散层的厚度
15. 2μm；0.1~100nm；增加
16. 加入润湿剂以改善固体粒子的分散度，增加溶出界面
17. 非离子型表面活性剂；阳离子型表面活性剂；阴离子表面活性剂
18. 每 1g 增溶剂能增加药物溶解的克数
19. 注射剂；滴眼剂；输液
20. 供试品与 0.9%NaCl 溶液（g/ml）渗透压比率；等渗溶液；高渗溶液；低渗溶液

五、计算题

1. S=10/254.22=0.039 3mol/L，S_0=1/232.24=0.004 31mol/L；

pH=pK_a+lg [(S–S_0)/S_0]=7.41+lg [(0.039 3–0.004 31)/0.004 31]=8.32

故当 pH<8.32 时，游离苯巴比妥开始析出。

2. 先对数据进行处理得下表：

$(1/T)\times10^3$	3.299	3.245	3.193	3.094
$\ln S_0$	4.189 6	4.418 8	4.668 1	5.135 8

以 lnS_0 对 $1/T$ 回归，求得溶解度 S_0 与温度的关系方程为：

lnS_0=19.491–4 641.32/T

因此可求得吲哚美辛在 25℃时的溶解度 S_0=50.6mg/100ml。

六、简答题

1. 答：

药物的溶解过程符合 Noyes-Whitney 方程 $\frac{dC}{dT}=\frac{DS}{Vh}(C_s-C)$ 或 $\frac{dC}{dT}=KS(C_s-C)$，由溶解方程不难看出影响溶解速率的主要因素为：温度、搅拌和搅拌速度、药物粒径的大小和药物的润湿性。提高溶解温度、加强搅拌、使药物微粉化均能提高药物的溶解度与溶出速度。对于难溶疏水性药物不仅要使药物微粉化，同时要加入润湿剂，以改善药物的润湿性。

2. 答：

药用溶剂的种类和混合溶剂；溶剂与药物的极性大小；pH 的影响；药物多晶型；药物粒子大小；添加物的影响；温度的影响；药物分子结构的影响；溶剂化作用与水合作用等。

3. 答：

混合溶剂法；助溶剂助溶法；增溶剂增溶法；制成可溶性盐法；制成固体分散物或包合物法等。

4. 答：

①药物的粒径：同一质量的固体药物，其粒径小，表面积大，溶出速度快；同样表面积的固体药物，空隙率越高，其溶出速度越快；对于颗粒状或粉末状的固体药物，如在溶出介质中结块，可加入润湿剂改善。②药物的溶解度：药物在溶出介质中的溶解度越大，溶出速度越快。③溶出介质的体积：溶出介质的体积大，溶液中药物浓度小，溶出速度快。④扩散系数：药物在溶出介质中的扩散系数越大，溶出速度越快。在温度一定的条件下，扩散系数的大小受溶出介质的黏度和药物分子的大小影响。⑤扩散层的厚度：扩散层的厚度越大，溶出速度越慢。⑥温度：温度升高，药物溶解度增大，扩散增强，黏度降低，溶出速度加快。

5. 答：

助溶剂的作用机制是形成可溶性盐，形成有机复合物以及复分解后形成可溶性盐。例如碘在水中的溶解度为 1∶2 950，如加入适量的碘化钾，可明显增加碘在水中的溶解度，能配成含碘 5% 的水溶液。碘化钾为助溶剂，增加碘溶解度的机制是 KI 与碘形成分子间的络合物 KI_3。

6. 答：

①增溶剂不仅可以增加难溶性药物的溶解度，制得制剂稳定性好；②可防止药物被氧化，因为药物嵌入到胶束中与空气隔绝而受到保护；③防止药物水解，可能是因为胶束上的电荷排斥或胶束阻碍了催化水解的 H^+ 或 OH^- 接近药物。

7. 答：

增溶剂的种类；药物的性质；加入顺序；增溶剂的用量。

8. 答：

潜溶剂提高药物溶解度的原因，一般认为是两种溶剂间发生氢键缔合，有利于药物溶解；另外介电常数改变，如乙醇和水或丙二醇和水组成的潜溶剂均降低了溶剂的介电常数，增加了非解离药物的溶解度。一个好的潜溶剂的介电常数一般是 25~80。

第四章

一、名词解释

1. 晶体(crystal)：晶体是指固体药物内部原子、离子、分子在三维空间有规律地周期性排列。

2. 无定型体(amorphism)：无定型体是指固体药物内部原子、离子、分子呈现无规则排列。

3. 多晶型(polymorphism)：由于外界因素的影响，导致固体药物内部原子或分子的排列方式不同，出现多种晶格结构，称为多晶型。

4. 晶型(crystal form)：晶型是指结晶物质晶格内分子的排列方式。

5. 晶癖(crystal habit)：结晶的外观形态被称为晶癖。

6. 共晶(cocrystal)：共晶广义上是指两个或两个以上的不同分子被包含在同一个晶体结构中而形成的晶体或混合晶体，在药学上共晶则是指一种共晶形成物作为药物活性成分与共晶配体按照固定的化学计量配比以氢键、π-π 堆积作用或其他非共价键的作用下形成新的结晶物。

7. 构象多晶型(conformational polymorphism)：晶体中原子在分子中位置不同形成的同质多晶现象称之为构象多晶型。

8. 互变异构多晶型(tautomeric polymorphism)：分子中某些原子可以在分子内两个位置迅速移动而发生可逆异构化，这些异构体形成的不同晶格结构称为互变异构多晶型现象。

9. 冷却结晶(cooling crystallization)：冷却结晶是指饱和溶液通过降低溶液的温度，使溶质析出的方法。

10. 晶种结晶(seeded crystallization)：晶种结晶是在溶液结晶过程中，往往会在溶液中加入少量的药物结晶即晶种作为结晶过程中的晶核。

11. 蒸发结晶(evaporative crystallization)：蒸发结晶是将溶解药物的溶媒蒸发，从而获得结晶的方法。

12. 反溶剂结晶(antisolvent crystallization)：反溶剂结晶是在溶液中加入第二种溶剂，通过降低药物在混合溶剂中的溶解度使药物结晶。

13. 反应结晶(reactive crystallization)：反应结晶是通过两种化学物质在溶液中反应，生产在溶解度低于反应物的终产物的结晶方法。

14. 热处理(thermal method):热处理是指一般情况下,低熔点晶型可以在一定温度条件下转化为高熔点晶型,通过加热可以实现晶型转变。

15. 加入添加物结晶(crystallization in the presence of additive):加入添加物结晶是指在结晶过程中,加入添加物可以促进或抑制结晶生长,少量添加物还可以通过和特定结晶面结合的方式改变结晶的晶癖。

二、选择题

(一) 单项选择题

1. E　2. D　3. B　4. A　5. E　6. C　7. A　8. B

(二) 配伍选择题

1. E　2. D　3. B　4. A　5. C　6. A　7. D　8. C　9. B

(三) 多项选择题

1. ABC　2. ABCD　3. ABCD　4. AC　5. ABCDE

三、填空题

1. 晶体;无定型。
2. 构型多晶型;构象多晶型;互变异构多晶型。
3. 溶液结晶法;熔融结晶法;晶格物理破坏法;热处理;加入添加物结晶。
4. 冷却结晶;晶种结晶;蒸发结晶;反溶剂结晶;反应结晶。
5. X 射线衍射法;热分析;振动光谱法;显微镜检法。
6. 红外光谱;拉曼光谱。
7. 晶型稳定性;物理稳定性;化学稳定性。
8. 研磨;制粒;压片;干燥;冷冻。

四、判断是非题

1. ×　2. √　3. ×　4. √　5. ×　6. ×　7. √　8. √　9. ×

五、简答题

1. 答:

晶型:晶型是指结晶物质晶格内分子的排列方式。

晶癖:结晶的外观形态被称为晶癖。

多晶型:由于外界因素的影响,导致固体药物内部原子或分子的排列方式不同,出现多种晶格结构,称为多晶型。

共晶:共晶广义上是指两个或两个以上的不同分子被包含在同一个晶体结构中而形成的晶体或混合晶体,在药学上共晶则是指一种共晶形成物作为药物活性成分与共晶配体按照固定的化学计量配比以氢键、π-π 堆积作用或其他非共价键的作用下形成新的结晶物。

2. 答:

(1)溶液结晶法。

(2)熔融结晶法。

(3)晶格物理破坏法。

(4)热处理。

(5)加入添加物结晶。

3. 答:

(1)药物多晶型对药物的理化性质的影响:药物熔点、药物溶解度与溶出速率、药物稳定性。

(2)药物多晶型对生物利用度的影响。

(3)药物多晶型对生产过程的影响。

(4)生产过程对药物多晶型的影响。

第五章

一、名词解释

1. 表面张力(surface tension):系指作用于液体表面上任何部分单位长度直线上的收缩力,力的方向与该直线垂直并与液面相切。

2. 表面活性剂(surfactant):指分子中同时具有亲水基团和亲油基团,具有很强表面活性,加入少量就能使液体的表面张力显著下降的物质。

3. 胶束(micelle):当溶液内表面活性剂分子数目不断增加时,因其亲油基团的存在,水分子与表面活性剂分子相互间的排斥力远大于吸引力,导致表面活性剂分子自身依靠范德瓦尔斯力相互聚集,形成亲油基向内、亲水基向外、在水中稳定分散、大小在胶体粒子范围的缔合体,称为胶团或胶束。

4. 临界胶束浓度(critical micelle concentration,CMC):表面活性剂分子开始缔合形成胶束的最低浓度。

5. 亲水亲油平衡值(hydrophile-lipophile balance,HLB):系表面活性剂分子中亲水和亲油基团对油或水的综合亲和力,是用来表示表面活性剂的亲水亲油性强弱的数值。HLB 值越高,亲水性越强;越低,亲油性越强。

6. 增溶(solubilization):表面活性剂在水溶液中达到 CMC 后,一些水不溶性或微溶性物质在胶束溶液中的溶解度可显著增加,形成透明胶体溶液,这种作用称为增溶。

7. 最大增溶浓度(maximum additive concentration,MAC):当表面活性剂用量为 1g 时增溶药物达到饱和的浓度即为最大增溶浓度。

8. 克拉夫特点(Krafft point):当温度升高至某一温度时,离子型表面活性剂在水中的溶解度急剧升高,该温度称为克拉夫特点,相对应的溶解度即为该离子型表面活性剂的临界胶束浓度(CMC),克拉夫特点是离子型表面活性剂的特征值,经常被认为是离子型表面活性剂使用温度的下限。

9. 昙点(cloud point):对聚氧乙烯型非离子型表面活性剂,温度升高可导致聚氧乙烯链与水之间的氢键断裂,当温度上升到一定程度时,聚氧乙烯链可发生强烈的脱水和收缩,使增溶空间减小,增溶能力下降,表面活性剂溶解度急剧下降和析出,溶液出现混浊,此现象称为起昙,此时温度称为昙点(或浊点),是非离子型表面活性剂的特征值。

10. 表面老化(surface aging):系指表面活性剂溶液从开始发生表面聚集到取得恒定表

面过剩浓度或稳定表面张力的时间和程度。

11. 表面活性：溶质使溶剂表面张力降低的性质称之为表面活性。

12. 表面活性剂的正吸附：表面活性剂在溶液的表面层聚集的现象称为正吸附。

13. 润湿剂(wetter)：促进液体在固体表面铺展或渗透的作用称为润湿作用，能起润湿作用的表面活性剂称为润湿剂。

14. 乳化(emulsification)：由于第三种物质的存在，一种液体以微滴形式分散在另一种与之不相溶的液体中，形成相对稳定的非均相液体体系，这一过程称为乳化。

二、选择题

(一) 单项选择题

1. A　2. D　3. C　4. E　5. B　6. D　7. C　8. A　9. D　10. B
11. C　12. B　13. E　14. D　15. A　16. C　17. D　18. D　19. C　20. C
21. D　22. B　23. B　24. A　25. D　26. B　27. A　28. D　29. C　30. D
31. B　32. D　33. C　34. D　35. A　36. C　37. A　38. E　39. A　40. B
41. B　42. B　43. D　44. E

(二) 配伍选择题

1. E　2. D　3. C　4. A　5. B　6. C　7. A　8. D　9. B　10. E
11. C　12. D　13. E　14. B　15. B　16. A　17. D　18. C　19. B　20. E
21. A　22. C

(三) 多项选择题

1. ABC　2. BCD　3. ABCD　4. ABC　5. ABC
6. ABCDE　7. ABCE　8. AC　9. ACD　10. ABCD
11. ACE　12. ADE　13. BE　14. ABD　15. BCD
16. ABCD　17. ABCD　18. ABCD　19. ABCDE　20. ABCDE
21. DE　22. ABC　23. ABDE　24. ABCDE　25. ABC

三、判断是非题

1. √　2. √　3. √　4. √　5. √　6. √　7. √　8. ×　9. ×　10. ×
11. ×　12. √　13. √　14. ×　15. ×　16. ×　17. ×　18. ×　19. ×　20. ×
21. ×　22. ×　23. ×　24. ×　25. ×　26. ×　27. √　28. √　29. √　30. √
31. √　32. √　33. √　34. √　35. √　36. √　37. √　38. ×　39. √　40. ×
41. ×　42. ×

四、填空题

1. 溶剂；增溶剂；增溶质；三元
2. 酸；碱；等电点
3. 胶束；增溶质；表面活性剂
4. O/W；W/O
5. 亲水亲油平衡值；亲水性大小
6. 离子型表面活性剂；非离子型表面活性剂；阳离子表面活性剂；阴离子表面活性剂；

两性离子表面活性剂

7. 泊洛沙姆；普朗尼克
8. 小；低
9. 15~18；13~15；8~16；3~8；7~9
10. 增溶剂；乳化剂
11. 司盘；油；W/O；吐温；水；O/W
12. 液；固；油
13. 少；弱
14. -；+
15. 增溶剂的种类；药物的性质；加入的顺序；增溶剂的用量
16. 克拉夫特点；临界胶束浓度；真
17. 加大；增大
18. 低；高
19. 氨基酸；甜菜碱
20. 阳性皂；季铵化物
21. 增溶剂；乳化剂；润湿剂；起泡剂与消泡剂；去污剂；消毒杀菌剂
22. 表面活性剂分子结构；电解质；氢离子浓度；醇；温度
23. 反；水；油
24. 乳浊液；沉淀析出
25. 烃类；极性
26. 水包油；油包水
27. 大于；溶血
28. 表面张力法；电导法；增溶作用法；颜料法；光散射法
29. 非离子型表面活性剂>阳离子表面活性剂>阴离子表面活性剂

五、计算题

1. 答：8.58。
2. 答：43.4 和 56.6。

六、简答题

1. 答：

①表面活性剂分子同时具有极性的亲水基和非极性的亲油基，且分别处于表面活性剂分子的两端，造成分子的不对称性，因此表面活性剂分子是一种既亲水又亲油的两亲性分子；②表面活性剂在溶液表面层聚集，将溶液的表面张力降低到纯水表面张力以下，形成正吸附；③当表面活性剂的正吸附达到饱和后继续加入表面活性剂，其分子则转入溶液中，因其亲油基团的存在，水分子与表面活性剂分子相互间的排斥力远大于吸引力，导致表面活性剂分子自身依赖范德瓦尔斯力相互聚集，形成亲油基团向内、亲水基团向外、在水中稳定分散、大小在胶体范围的胶束。

2. 答：

①一般而言，阳离子表面活性剂的毒性最大，其次是阴离子表面活性剂，非离子型表面

活性剂毒性最小。两性离子表面活性剂的毒性小于阳离子表面活性剂。②表面活性剂用于静脉给药的毒性大于口服。③阴离子及阳离子表面活性剂不仅毒性较大,而且还有较强的溶血作用。在亲水基为聚氧乙烯基的非离子型表面活性剂中,溶血作用顺序为:聚氧乙烯烷基醚>聚氧乙烯芳基醚>聚氧乙烯脂肪酸酯>聚山梨酯类;聚山梨酯 20>聚山梨酯 40>聚山梨酯 60>聚山梨酯 80。④各类表面活性剂都可以用于外用制剂,但长期应用或高浓度使用可能出现皮肤或黏膜损害。

3. 答:

①表面活性剂分子中亲水和亲油基团对油或水的综合亲和力称为亲水亲油平衡值(hydrophile-lipophile balance,HLB)。完全由疏水碳氢基团组成的石蜡分子的 HLB 值为 0,完全由亲水性的氧乙烯基组成的聚氧乙烯的 HLB 值为 20,既有碳氢链又有聚氧乙烯链的表面活性剂的 HLB 值则介于两者之间。②亲水性表面活性剂有较高的 HLB 值,亲油性表面活性剂有较低的 HLB 值。③ HLB 值在 3~8 的表面活性剂适合用作 W/O 型乳化剂,HLB 值在 8~16 的表面活性剂适合用作 O/W 型乳化剂。作为增溶剂的 HLB 值在 15~18,作为润湿剂的 HLB 值在 7~9 等。

4. 答:

增溶剂为表面活性剂,分子量较大,其分子中既有亲水基团又有亲油基团,当在水中达到一定浓度时,其分子互相聚集,定向排列而成胶团,其亲水基向外,伸入水中并与水缔合而成栅状层(亲水区),而亲油基向内形成胶团中心区(疏水区),药物被胶团包藏或吸附,溶解度增大。药物被胶团增溶有三种形式:非极性药物,进入胶团中心区;极性药物,吸附在胶团栅状层;半极性药物,非极性部分插入胶团中心区,极性部分伸入胶团栅状层。

5. 答:

优良乳化剂应具备的性质:①具有较强的表面活性;②能迅速吸附在分散相液滴周围,形成能阻止液滴合并的界面膜;③能在液滴表面形成电屏障,以保障液滴之间具有足够的静电斥力;④能增加乳剂的黏度,以增加其稳定性;⑤较低的浓度即能发挥乳化作用。

6. 答:

增溶是指某些难溶性药物在表面活性剂的作用下,在溶剂中溶解度增大并形成澄清溶液的过程,是表面活性剂在水中形成胶束的结果。当表面活性剂水溶液达到一定浓度时,形成疏水基团向内、亲水基团向外、在水中稳定分散的缔合体。胶束具有疏水中心区,非极性物质可进入疏水中心区获得增溶;具有极性基团而不溶于水的药物则在胶束中定向排列,分子中的非极性部分插入胶束的非极性中心区,极性部分则深入胶束的亲水基团方向;对于极性基团占优势的药物则完全分布在胶束的亲水基之间。

7. 答:

表面活性剂对药物吸收的影响主要取决于:①如果药物被增溶在胶束内,药物从胶束内向外的扩散速度及胶团与胃肠道生物膜融合的难易程度等均会影响药物的吸收;②表面活性剂的浓度高时可能会减少吸收;③表面活性剂能溶解生物膜脂质,增加上皮细胞膜通透性,从而改善药物的吸收,但是长期应用导致类脂质损失。

8. 答:

甲酚皂溶液中所加的软皂为表面活性剂中的肥皂类表面活性剂,在此起增溶作用,作增溶剂。软皂分子量较大,其分子中既有亲水基团又有亲油基团,当其水中达到某一浓度时,分子互相聚集，定向排列而成胶团，亲水基向外，伸入水中并与水缔合而成亲水区，而亲油基向内形成胶团中心区（疏水区）。甲酚为半极性物质，其极性部分（酚羟基）伸入亲水区，非极性部分（苯环）插入中心区而被增溶，从而使甲酚的浓度从2%提高到了50%。

9. 答：

表面活性剂在药物制剂中主要用于难溶性药物的增溶、油的乳化、混悬剂的润湿、经皮吸收的促进剂、增进药物的吸收以改善制剂工艺、提高制剂质量等。阳离子表面活性剂主要用于消毒、杀菌及防腐。

（1）增溶剂：增溶是指表面活性剂增大难溶性药物在水中的溶解度并形成澄清溶液的过程。用非离子型表面活性剂作增溶，其最适合的HLB值为15~18。

（2）乳化剂：由于第三种物质的存在，一种液体以液滴的形式分散在另一种与之互不相容的液体中，形成相对稳定的非均相液体体系，这一过程称为乳化。作为乳化剂使用的表面活性剂，其最适合的HLB值为3~8（W/O型）与8~16（O/W型）。

（3）润湿剂：能促使液体在固体表面铺展的作用称为润湿作用，作为润湿剂的表面活性剂，其最适宜的HLB值为7~9，并有适合的溶解度。

（4）起泡剂与消泡剂：对泡沫有稳定作用的表面活性物质，称为起泡剂，这种稳定作用的机制是降低气-液之间的界面张力。能够消除泡沫的表面活性物质称为消泡剂，主要为HLB值1~3的表面活性剂。

（5）去污剂：用于除去污垢的表面活性剂称为去污剂，其HLB值以13~16为宜。

（6）消毒杀菌剂：大多数阳离子表面活性剂都可用作消毒剂，如苯扎氯铵和苯扎溴铵。

第六章

一、名词解释

1. 分散体系（dispersing system）：是一种或几种物质高度分散在某种介质中所形成的体系。

2. 分散相（dispersing phase）：在分散体系中，被分散的物质称为分散相。

3. 分散介质（dispersing medium）：在分散体系中，连续的介质称为分散介质。

4. 布朗运动（Brownian motion）：固体质点在不停地做无规则运动，这种现象是布朗运动。它是由液体介质分子热运动撞击质点所引起的质点无规则运动。

5. 丁铎尔现象（Tyndall phenomenon）：当光束通过烟雾时，可以从侧面看到一个光柱，仔细观察，可见到很多的细微亮点移动，这个现象就是丁铎尔现象。

6. 渗透（osmosis）：用只允许溶剂分子通过而不允许溶质分子通过的半透膜，在其两侧分别放入溶液和纯溶剂，这时纯溶剂侧的溶剂分子可通过半透膜扩散到另一溶液侧，这种现象称为渗透。

7. 沉降平衡（sedimentation equilibrium）：当沉降和扩散这两种方向相反的作用力达到平衡时，体系中的粒子以一定的浓度梯度分布，这种平衡称作沉降平衡。

8. 电泳（electrophoresis）：如果将两个电极插入微粒分散体系的溶液中，通以电流，则分散于溶液中的微粒可向阴极或阳极移动，这种在电场作用下微粒进行的定向移动就叫电泳。

9. 聚沉值（coagulation value）：是指在规定条件下，刚刚引起某溶胶明显开始聚沉时所需电解质的最小浓度。聚沉值又称临界凝集浓度。

10. 聚沉(coagulation):胶体分散体系是热力学的不稳定体系,其中的溶胶粒子能自动合并变大而自发地下沉,这种过程称为聚沉,所以说溶胶又具有聚结不稳定性。

11. 絮凝(flocculation):如在体系中加入一定量的某种电解质,可能中和微粒表面的电荷,降低表面带电量,降低双电层的厚度,使微粒间的斥力下降,出现絮状聚集,但振摇后可重新分散均匀。这种现象叫作絮凝。

12. 反絮凝(deflocculation):如果在微粒体系中加入某种电解质,使微粒表面的 ζ 电位升高,静电排斥力增加,阻碍了微粒之间的碰撞聚集,这个现象称为反絮凝。

二、选择题

(一) 单项选择题

1. C　2. E　3. C　4. D　5. B　6. C　7. B　8. E　9. B　10. B
11. D　12. C　13. D　14. A　15. B　16. E　17. D　18. B　19. C　20. D
21. B　22. C

(二) 配伍选择题

1. E　2. A　3. B　4. C　5. D

(三) 多项选择题

1. BCD　2. ACE　3. CD　4. ABCE　5. ABCD
6. ABC　7. ABCDE　8. ABCE

三、判断是非题

1. ×　2. ×　3. ×　4. √　5. ×　6. √　7. √　8. √　9. ×　10. √
11. ×　12. √　13. ×　14. ×　15. ×　16. ×　17. √　18. ×　19. ×　20. ×

四、简答题

1. 答:

分散体系按分散相的粒子大小可分为如下几类:①分子分散体系(其粒径<1nm);②胶体分散体系,其粒径在 1~100nm 范围;③粗分散体系,其直径>100nm。通常将粒径在 1nm~100μm 范围的分散相统称为微粒,由微粒构成的分散体系则统称为微粒分散体系;微粒分散体系的基本特性有分散性、多相性和聚结不稳定性。

2. 答:

有光学显微镜法、电子显微镜法、激光散射法、库尔特计数法、Stokes 沉降法、吸附法等。

3. 答:

微粒分散体系的主要物理化学性质包括其动力学性质、光学性质和电学性质等。其中动力学性质包括布朗运动、扩散与渗透压、沉降与沉降平衡;光学性质主要有丁铎尔现象;电学性质包括电泳、双电层结构等。

4. 答:

由 Stokes 公式可知沉降速度 V 与微粒半径 r^2 成正比,所以减小粒径是防止微粒沉降的最有效方法;V 与黏度 η 成反比,即增加介质的黏度 η,可降低微粒的沉降速度。另外,降低微粒与分散介质的密度差($\rho_1-\rho_2$)也是阻止微粒沉降的有效措施之一。

5. 答:

为了使微粒体系具有最佳的物理稳定性,可以通过以下三种方法:①使用絮凝剂使微粒保持絮凝状态,防止出现结块现象。②在系统中加入可溶性高分子材料,使微粒分散于结构化载体体系,形成反絮凝状态。这里的结构化载体体系一般是指亲水胶体,即可溶性高分子溶液。常用的这类高分子材料有甲基纤维素、羧甲基纤维素、卡波姆等。这些高分子材料可以改变分散体系的黏度而减小微粒的沉降速度,维持微粒的稳定状态。③加入絮凝剂并将微粒分散体系与结构化载体体系混合,可使整个体系达到最佳稳定状态。

6. 答:

DLVO 理论:微粒之间普遍存在范德瓦尔斯吸引作用,但粒子相互接近时又因双电层的重叠而产生排斥作用,微粒的稳定性就取决于微粒之间相互作用的势能。总势能等于范德瓦尔斯吸引势能和由双电层引起的静电排斥势能之和。这两种势能都是微粒间距离的函数,吸引势能与距离的六次方成反比,而静电的排斥势能则随距离按指数函数下降。换言之,前者在很近距离处方起作用,而后者在较远距离处已起作用。微粒在接近时往往因静电排斥作用而分开,但当一些微粒的相对移动能大于排斥能垒时,微粒即可逾越能垒而进入吸引能起主要作用的距离内,因而发生凝结。该理论是目前为止关于胶体稳定性及电解质对稳定性的影响解释得较为完善的理论。

7. 答:

微粒表面具有扩散双电层,使微粒表面带有同种电荷,在一定条件下因相互排斥而稳定。双电层的厚度越大,则相互排斥的作用力就越大,微粒就越稳定。

如在体系中加入一定量的某种电解质,可能中和微粒表面的电荷,降低双电层的厚度,降低表面所荷的电量,使微粒间的斥力下降,从而使微粒的物理稳定性下降,出现絮凝状态,即微粒呈絮状,形成疏松的纤维状结构,但振摇可重新分散均匀。这种作用叫作絮凝作用,加入的电解质叫絮凝剂。当絮凝剂的加入使 ζ 电位降至 20~25mV 时,形成的絮凝物疏松、不易结块,而且易于分散。

如果在微粒体系中加入某种电解质使微粒表面的 ζ 电位升高,静电排斥力阻碍了微粒之间的碰撞聚集,这个过程称为反絮凝,加入的电解质称为反絮凝剂。对粒径较大的微粒体系,如果出现反絮凝,就不能形成疏松的纤维状结构,微粒之间没有支撑,沉降后易产生严重结块,不能再分散,对物理稳定性是不利的。

第 七 章

一、名词解释

1. 流变学(rheology):流变学是研究物质变形和流动的科学。

2. 应力(stress):对固体施加外力,则固体内部存在一种与外力相对抗的内力而使固体保持原状,此时在单位面积上存在的内力称为应力。

3. 弹性(elasticity):物体在外力的作用下发生变形,当解除外力后恢复原来的状态的性质称为弹性。

4. 黏性(viscosity):流体在外力的作用下质点间相对运动而产生的阻力称为黏性。

5. 塑性(plasticity):对软膏剂或硬膏剂等半固体制剂施加较小外力时,观察不到变形,而施加较大的外力时可以发生变形,且解除外力后不能复原,这种性质称为塑性。

6. 屈服值(yield value):对软膏剂或硬膏剂等半固体制剂施加较小外力时,观察不到变形,而施加较大的外力时可以发生变形,且解除外力后不能复原,引起变形或流动的最小应力称为屈服值。

7. 黏弹体(viscoelasticity):是指物体具有黏性与弹性的双重特性,具有这种性质的物体称为黏弹体。

8. 应力松弛(stress relaxation):是指黏弹性材料瞬间变形后,在总应变(即变形程度)不变的条件下,由于材料内部的黏性应变(或黏塑性应变)分量随时间不断增长,使回弹应变分量随时间逐渐降低,从而导致变形恢复力(回弹应力)随时间逐渐降低的现象。

9. 塑性流动(plastic flow):当外加剪切应力较小时,物体不流动,只发生弹性变形,当剪切应力超过某一限度时,物体发生永久变形,表现出可塑性,呈现塑性流动。

10. 假塑性流动(pseudoplastic flow):它的特点是曲线经过原点,即表示只要加上小的切应力就发生流动,这种流动没有屈服值。

11. 胀性流动(dilatant flow):表观黏度随着剪切应力的增大而增加,这种流动称胀性流动。

12. 触变性(thixotropy):当体系在搅拌时成为流体,而停止搅动后逐渐变稠甚至胶凝,而不是立即恢复到搅拌前的状态,其间有一个时间过程,而且这一过程可以反复可逆进行,这种性质称为触变性。

二、选择题

(一) 单项选择题

1. D　2. E　3. A　4. A　5. D

(二) 多项选择题

1. ABCD　2. BC　3. ABD　4. AC　5. ABC
6. ABDE　7. ABC　8. BD

三、判断是非题

1. ×　2. √　3. ×　4. ×　5. √　6. √　7. √　8. √　9. √　10. √
11. ×　12. ×

四、简答题

1. 答:

牛顿流体:遵循牛顿黏性定律。在一定温度下,低分子溶液和低浓度高分子溶液在层流条件下的切变应力与切变速率成正比,即黏度为定值,不随剪切应力的变化而变化。其流变曲线为一通过原点的直线。

非牛顿流体:不遵循牛顿黏性定律的流体。可分为塑性流体、假塑性流体、胀性流体和假黏性流体。

2. 答:

混悬剂在贮藏过程中保持较高的黏度,而振摇、倒出及铺展时能自由流动是形成理想的混悬剂的最佳条件。假黏性流体,如西黄蓍胶、海藻酸钠、羧甲基纤维素钠等物质具有上述性能。触变性物质在静置状态下可形成凝胶,经振摇后转变为液状,如白皂土、膨润土等,也适合于作为混悬剂的分散剂。调节分散液不同性质溶液的混合比例,可以制得理想的混悬剂基质。

乳剂流动性对制剂质量非常重要。处方中的分散相、连续相以及乳化剂直接影响制剂的黏性。与分散相相关的主要因素有相的体积比、粒度分布、内相固有的黏度等。如分散相体积比相对较低时,系统表现为牛顿流动;随着体积比增加,系统的流动性下降,表现为假塑性流动;而体积比较高时,转变为塑性流动;如体积比接近 0.74 时,产生相转移,黏度显著增加,而且平均粒径变小。粒径较大时,在同样的平均粒径条件下,粒度分布宽的系统比粒度分布窄的系统黏度低。剪切速度增大时黏度减小。乳化剂的浓度越高,制剂的黏度越大。膜的物理学特性和电学性质也是影响乳剂黏性的重要因素。如同混悬液一样,优良的乳剂应在静止时保持较高的黏度,以保持体系稳定;当振摇和倾倒时黏度应降低,以便容易流动。

软膏剂:半固体制剂软膏剂、糊剂,它们的稠度是非牛顿流体的许多流变学参数的总和,如弹性、屈服值、黏度、触变性等。流变学可指导软膏剂的处方设计和质量评价。如屈服值越大,软膏越硬,越难涂抹,而且可影响软膏剂药物释放和渗透皮肤的速度。

3. 答:

高分子物质或分散体系,具有黏性和弹性的双重特性,我们把这种性质称为黏弹性。对于这种黏弹性,一般用弹性模型化的弹簧和把黏性通过模型的缓冲器的复合型模型加以表示,如麦克斯韦(Maxwell)模型、沃格特(Voigt)模型、双重黏弹性模型和多重黏弹性模型。

4. 答:

流变学在药剂学中的应用领域可分为液体、半固体、固体和制备工艺等方面:液体中包括混合、由切变引起的分散系粒子的粉碎、容器中的液体的流动、通过管道输送液体的过程、分散体系的物理稳定性等问题;半固体中包括皮肤表面上制剂的伸展性和黏附性、从瓶或管状容器中制剂的挤出、与液体能够混合的固体量、药物从基质中的释放等问题;固体中包括压片或填充胶囊时粉体的流动性、粉末状或颗粒状固体的充填性问题;制备工艺方面主要包括提高装量的研究等问题。

第 八 章

一、名词解释

1. 处方前研究(preformulation):包括通过实验研究或从文献资料中获得所需科学情报资料,如药物的物理性状、熔点、沸点、溶解度、溶出速度、多晶型、pK_a、分配系数等。

2. 油水分配系数(oil-water partition coefficient):药物在不相混溶的油相(*n*-辛醇)和水相中分配达平衡时的比例,其大小表示药物的亲脂性强弱。

3. 多晶型(polymorphism):化学结构相同的药物,由于结晶条件不同,可得到数种晶格排列不同的晶型,这种现象称为多晶型。

4. 吸湿性(hygroscopicity):指药物从周围环境空气中吸收水分的现象。

5. 顺应性(compliance):是指患者或医护人员对所用药物的接受程度。

6. 影响因素试验(influencing factor testing):在剧烈条件(包括高温、高湿、光照试验,必要时可考察 pH、氧、低温、冻融等因素)下进行的,以了解影响药物稳定性的因素及可能的降解途径和降解产物为目的的一系列试验。

7. 析因设计(factorial design):又称析因实验,是一种多因素的交叉分组实验方法。

8. 固有溶解度(intrinsic solubility):是指药物不含任何杂质,在溶剂中不发生解离或缔合,也不发生相互作用时所形成的饱和溶液的浓度,是药物的重要物理参数。

9. 生物药剂学分类系统(biopharmaceutics classification system,BCS):根据药物在水溶液中的溶解度及经胃肠道壁的透过性大小,将口服吸收药物分为四类:Ⅰ类,高溶解性、高渗透性药物;Ⅱ类,低溶解性、高渗透性药物;Ⅲ类,高溶解性、低渗透性药物;Ⅳ类,低溶解性、低渗透性药物。对于 BCS 分类Ⅰ和Ⅲ类的药物,只要处方中的其他辅料成分不显著影响活性药物成分(API)的吸收,则不必证明该药物在体内生物等效的可能性,即生物等效性豁免。

10. 星点设计(central composite design):是因素响应面分析(response surface method)的实验设计方法,是集数学和统计于一体的实验设计方法,相比于正交实验和均匀设计,具有实验次数少、精密度高、预测性好等优点,常用于优化制剂处方和工艺设计。

二、选择题

(一)单项选择题

1. D　2. C　3. C　4. C　5. D　6. E　7. C　8. A　9. C　10. B
11. E　12. C　13. B　14. D　15. C　16. B　17. D　18. D　19. C　20. B
21. B　22. C　23. C　24. D　25. C

(二)配伍选择题

1. C　2. A　3. B　4. A　5. B　6. B　7. A　8. D　9. A

(三)多项选择题

1. ABC　2. ABCD　3. BCE　4. ABC　5. ABCDE
6. ABCD　7. ABCDE　8. ABCDE　9. ABC　10. ABCDE
11. ABCD　12. ABCDE　13. ABC　14. ABD　15. ABC
16. ABCDE　17. ABCE

三、判断是非题

1. ×　2. √　3. ×　4. √　5. ×　6. √　7. ×　8. √　9. √　10. ×
11. ×　12. √　13. √　14. ×　15. √　16. ×　17. √　18. ×　19. ×　20. ×
21. √　22. √　23. √　24. ×　25. ×　26. ×　27. √　28. ×　29. ×

四、填空题

1. 进入体内的形式;作用过程
2. 安全性;有效性;可控性;稳定性;顺应性
3. 疾病的性质;临床用药;药物的理化性质;给药途径;药物剂型
4. 肺泡;毛细血管;静脉注射
5. 胃肠道;分子;物理化学;胃肠道的微环境
6. 制剂处方和工艺参数的合理设计;成品的测试

7. 化学；物理；生物学
8. $pH=pK_a+lg[A^-]/[HA]$；$pH=pK_a+lg[B]/[BH^+]$
9. 过量药物；平衡溶解度
10. 固有溶解度；固有溶解度和解离型分子的溶解度之和
11. 摇瓶；非解离型药物；表观分配系数或者分布系数
12. 200；1.3cm；表面积
13. pK_a；溶解度；油水分配系数；溶出速率
14. 漏槽；表面积 S
15. 相对湿度；越易吸湿
16. 熔点测定法；显微镜观察；X 射线衍射法；差示扫描量热法
17. 50∶50；DSC；吸热或放热峰；药物和辅料之间存在相互作用
18. 5；500；5
19. 溶解度；透过性
20. 析因设计；星点设计；正交设计

五、简答题

1. 答：

处方前研究主要是通过实验研究和文献资料的查询获得所需的资料。处方前研究的主要任务是：

获取药物相关理化参数，包括物理性状、熔点、沸点、溶解度、溶出速率、多晶型、分配系数和化学性质等。

测定其动力学特征，如半衰期、消除速度常数，以及吸收、代谢情况、血药浓度等。

测定与处方有关的物理化学性质，如粉体学性质、液体流变学性质、表面性质等。

测定药物与辅料间的相互作用，以及辅料对药物的溶解性、稳定性的影响。

2. 答：

处方前研究中对药物的理化性质研究包括溶解度、pK_a、分配系数、多晶型、吸湿性等。

溶解度：一般测定平衡溶解度和 pH- 溶解度曲线。

pK_a：滴定法测定。

分配系数：常用 V_2 ml 有机溶剂提取 V_1 ml 的药物饱和水溶液，平衡时 V_1、V_2 的浓度分别为 C_1、C_2，则油水分配系数 $P=C_2V_2/(C_1V_1-C_2V_2)$，常用有机溶剂为 n- 辛醇。

熔点和多晶型（polymorphism）：可采用溶出速度法、X 射线衍射法、红外分析法、差示扫描量热法和差示热分析法、热显微镜法研究多晶型药物。

吸湿性：能从周围环境空气中吸收水分的药物则被称为具有吸湿性（hygroscopicity），一般吸湿程度取决于周围空气中的相对湿度（relative humidity，RH）。可将药物置于已知相对湿度的环境中测定其吸湿性，以一定的时间间隔称重测定吸水量。

粉体学性质：包括粒子形状、大小、粒度分布、粉体密度、附着性、流动性、润湿性和吸湿性等。可测定形状与分形维数、粒径及其分布、孔隙率等指标。

稳定性：包括热稳定性试验、光敏性测定、晶型转变的速度测定、液体药物制剂在不同温度不同缓冲溶剂系统下反应速度常数的测定等。

辅料相容性：可通过固体制剂的配伍、pH- 反应速度图和水溶液配伍研究考察药物与辅料的相容性。

3. 答：

(1) 处方前工作：研究药物的理化性质、药理学性质和药动学性质，测定相关参数。

(2) 确定给药最佳途径，选择合适剂型。

(3) 安全性初步考察：初步评价溶血性、刺激性、过敏性等指标。

(4) 处方研究。

(5) 制剂工艺研究。

(6) 选择内容包装材料或容器。

(7) 建立质量标准，考察制剂稳定性。

4. 答：

药物制剂设计的目的是根据疾病的性质、临床用药的需要以及药物的理化性质，确定适宜的给药途径和剂型，选择合适的辅料、制备工艺，筛选制剂的最佳处方和工艺条件，确定包装，最终形成适合于生产和临床应用的制剂产品。

5. 答：

主要有：①制剂的设计目的；②制剂的给药途径：应根据药物开发的目标、疾病的种类和特点、不同的给药途径、不同的用药部位、对吸收快慢要求的不同确定给药途径；③质量源于设计的思想：主旨是药品的制剂处方和工艺参数的合理设计是其质量的根本保障，而成品的测试只是质量的验证；④影响药物制剂设计的其他因素：还包括成本、知识产权以及节能环保的考虑等。

6. 答：

药物制剂设计的五个基本原则是：安全性（safety）、有效性（effectiveness）、可控性（controllability）、稳定性（stability）、顺应性（compliance）。

7. 答：

盐型、多晶型、吸湿性、粉体学性质等是原料药处方前研究的重要内容。

同一化合物的不同盐型的溶解度和溶出速率都可能有很大差别。在一般情况下，解离型药物的溶解度较高，而且能提高母体药物溶解度的盐，其溶出速率通常也会相应增加。此外，不同盐型对固体化合物的熔点、吸湿性以及多晶型现象都有很大影响。不同晶型结构的熔点、溶解度、稳定性以及机械性能等都存在明显的差异，导致其体内生物利用度甚至生物活性都可能不同，所以在制剂研究，特别是固体制剂的研究中，必须对化合物的晶型进行精确表征和控制。药物从周围环境中吸收水分的性质称为吸湿性。吸湿程度一般取决于药物的性质与周围空气中相对湿度。空气的相对湿度越大，露置于空气中的物料越易吸湿。药物的粉体学性质主要包括粒子形状、大小、粒度分布、粉体密度、附着性、流动性、润湿性等。无疑，它们对药物制剂的处方设计、制剂工艺和质量都有很大影响。如流动性、含量、均匀度、稳定性、颜色、味道、溶出速度和吸收速度等无不受药物粉体学性质的影响。用于固体制剂的辅料，如填充剂、崩解剂、润滑剂等的粉体性质也可改变或改善主药的粉体性质，以提高药物制剂的质量，如果选择不当，也可能影响药物的质量。

8. 答：

根据药物在水溶液中的溶解度（solubility）及经胃肠道壁的透过性（permeability）大小，将口服吸收药物分为四类，即生物药剂学分类系统（biopharmaceutics classification system，BCS）。

类型	溶解度	渗透性
Ⅰ	高	高
Ⅱ	低	高
Ⅲ	高	低
Ⅳ	低	低

9. 答：
是 BCS Ⅱ类药物，应从改善药物的溶出速率进行剂型设计。

第 九 章

一、名词解释

1. 物理灭菌法（physical sterilization）：采用加热、射线和过滤方法，破坏或除去微生物的技术。

2. 化学灭菌法（chemical sterilization）：系指用灭菌剂直接作用于微生物而将其杀灭的方法。

3. 湿热灭菌法（moist heat sterilization）：利用饱和蒸汽、蒸汽 - 空气混合物、蒸汽 - 空气 - 水混合物、过热水等手段使微生物菌体中的蛋白质、核酸发生变性而杀灭微生物的方法。

4. 灭菌（sterilization）：是指用物理或化学的方法将物品中活的微生物杀灭或者除去的工艺或过程。

5. 热原（pyrogen）：热原是指注入人体后能引起体温异常升高的致热物质，广义的热原包括细菌性热原、内源性高分子热原、内源性低分子热原及化学热原。细菌性热原主要是某些微生物的代谢产物、细菌尸体及内毒素。热原存在于细菌的细胞膜和固体膜（也是指细胞壁）之间，是由磷脂、脂多糖和多肽所组成的复合物。

6. 热压灭菌法（autoclaving or steam sterilization）：系指用高压饱和水蒸气加热杀灭微生物的方法。

7. 流通蒸汽灭菌法（steam sterilization under atmospheric conditions）：系指在常压下，采用 100℃流通蒸汽加热杀灭微生物的方法。灭菌时间通常为 30~60 分钟。

8. 无菌操作法（aseptic processing）：系指必须在无菌控制条件下生产无菌制剂的操作方法。

9. 介质过滤（medium filtration）：是指靠介质的拦截作用实现固 - 液（或固 - 气）分离的操作。

10. 高位静压过滤（gravity filtration）：利用液位差产生的静压，使药液自然流入滤器进行过滤。

11. D 值（D value）：系指在一定温度下，将微生物杀灭 90% 或使之降低一个对数单位所需的时间。

12. Z 值（Z value）：系指降低一个 $\lg D$ 值需升高的温度数，即灭菌时间减少为原来的 1/10 所需要升高的温度数。

13. F 值（F value）：系指在一定温度（T）下给定 Z 值所产生的灭菌效果与 T_0 下给定 Z 值所产生的灭菌效果相同时所相当的时间，单位为分钟。

14. F_0 值（F_0 value）：系指一定灭菌温度（T）下、Z 值为 10℃所产生的灭菌效果与 121℃、Z 值为 10℃所产生的灭菌效果相同时所相当的灭菌时间。

15. 层流（laminar flow）：也称为单向流，是指空气流线呈同向平行状态，具有一定的断面流速，各流线间的尘埃不易相互扩散，保持在层流运动中，即使遇到人、物等附尘体，进入气流中的尘埃也很少会沉降，而随着平行气流迅速流出，保持室内洁净度。

二、选择题

（一）单项选择题

1. A　2. D　3. D　4. B　5. E　6. B　7. D　8. E　9. D　10. D
11. A　12. A　13. B　14. D　15. E　16. B　17. A　18. B　19. B　20. D
21. D　22. E　23. C　24. D　25. B　26. A　27. C　28. D　29. D　30. D
31. C　32. A　33. D　34. E　35. A

（二）配伍选择题

1. A　2. C　3. D　4. B　5. C　6. E　7. D　8. B　9. A　10. D
11. C　12. E　13. D　14. A　15. C　16. B　17. C　18. D　19. B　20. D
21. C　22. A　23. B　24. C　25. C　26. E　27. A

（三）多项选择题

1. BDE　2. BCD　3. ABCE　4. ACE　5. BC
6. ABE　7. BDE　8. ABCDE　9. AE　10. BE
11. ACDE　12. ABCE　13. BD　14. ABE　15. BCE
16. ABCD　17. ABCD　18. DE　19. BE　20. BCDE
21. ABDE　22. ABCE　23. BCDE　24. BDE　25. ABCD
26. ACD　27. AC　28. BD　29. BC　30. BD
31. ABDE　32. ADE　33. ABD　34. ACD　35. BCE

三、判断是非题

1. √　2. ×　3. ×　4. √　5. ×　6. ×　7. √　8. ×　9. ×　10. √
11. ×　12. ×　13. √　14. ×　15. ×　16. ×　17. √　18. √　19. ×　20. ×
21. ×　22. ×　23. ×　24. ×　25. √

四、填空题

1. 饱和蒸汽；蒸汽 - 空气混合物；蒸汽 - 空气 - 水混合物
2. 微生物种类与数量；蒸汽性质；灭菌时间；液体制剂的介质性质
3. 离子交换法；电渗析法；反渗透法
4. 0.22μm；G6（号）
5. 254nm
6. 8 分钟
7. 介质过滤；滤饼过滤

8. 6
9. 热压灭菌；流通蒸汽灭菌；煮沸灭菌；低温间歇灭菌；热压灭菌
10. *D* 值
11. F_0 值
12. 层流；乱流（紊流）
13. 在达成灭菌的同时还应保持药物的稳定性
14. 表面；无菌室空气
15. 离子交换树脂
16. 芽孢；30
17. 灭菌制剂
18. 无菌制剂
19. 大；强
20. 初效过滤；中效过滤；高效过滤

五、简答题

1. 答：

自来水→细过滤器（除去大于 5μm 的微粒）→离子交换法（或电渗析法及反渗透法）→纯化水

离子交换法制得的离子交换水主要供蒸馏法制备注射用水使用，也可用于洗瓶。

2. 答：

反渗透法（reverse osmosis）的工作原理：当两种含有不同盐类浓度的溶液用一张半透膜隔开时会发现，含盐量少的一边的溶剂会自发地向含盐量高的一侧流动，这个过程叫作渗透。渗透直到两侧的液位差（即压力差）达到一个定值时，渗透停止，此时的压力差叫渗透压。渗透压只与溶液的种类、盐浓度和温度有关，而与半透膜无关。一般说来，盐浓度越高，渗透压越高。渗透平衡时，如果在浓溶液侧施加一个压力，那么浓侧的溶剂会在压力作用下向淡水一侧渗透，这个渗透由于与自然渗透相反，故叫反渗透。利用反渗透技术，我们可以用压力使溶质与溶剂分离。经过预处理的水，利用特殊的反渗透膜，使得水分子在压力作用下透过反渗透膜而与杂质分离的过程，即为反渗透法制备注射用水的原理。

3. 答：

去离子水是原水经过离子交换法制得的水。去离子水不得用于注射剂的配液，可用于配制普通制剂，也可用于非无菌原料药的精制，注射剂容器、塞子等物的初洗。注射用水是由纯化水经蒸馏所得，可用于注射剂配液、注射剂容器的最后一道洗瓶、无菌原料药的精制。灭菌注射用水是由注射用水封装后再经过灭菌制成，主要用于溶解注射用灭菌粉针剂或稀释注射溶液剂。

4. 答：

方法主要优点是设备简单、节约能源、成本低、所制得水的化学纯度高。常用的离子交换树脂有两种：一种是 732 型苯乙烯强酸性阳离子交换树脂，其极性基团是磺酸基，可用 $RSO_3^-H^+$ 和 $RSO_3^-Na^+$ 表示，前者叫氢型，后者叫钠型；另一种是 717 型苯乙烯强碱性阴离子交换树脂，其极性基为季胺基团，可用 $R\text{-}N^+(CH_3)_3Cl^-$ 或 $R\text{-}N^+(CH_3)_3OH^-$ 表示，前者叫氯型，后者叫 OH 型，氯型比较稳定。

5. 答：

蒸馏法制备注射用水的蒸馏水机有多效蒸馏水机和气压式蒸馏水机。多效蒸馏水机耗能低、产量高、质量优；气压式蒸馏水机利用离心泵将蒸汽加压，以提高蒸汽的利用率，而且不需冷却水，但耗能大。

6. 答：

固-液混合物通过过滤介质时，固体粒子被过滤介质所截留而达到固-液分离的操作过程称为介质过滤。

介质过滤又可分为表面过滤和深层过滤两种机制。

(1) 表面过滤的机制——筛析作用：粒径大于过滤介质的孔径，所以固体粒子被截留在过滤介质的表面，过滤介质起了一种筛网的作用(即由于筛析作用，粒子被截留在过滤介质的表面)，因此称为表面过滤或膜过滤，常用的过滤介质有微孔滤膜、超滤膜和反渗透膜等。

(2) 深层过滤的机制——深层截留作用：粒子的截留发生在介质的“深层内部”，即粒径小于过滤介质孔径的粒子，进入到介质孔隙内部的弯弯曲曲的不规则孔道的较深部位，并由于惯性、重力、扩散、吸附等作用而沉积在这些空孔隙内部(深层截留作用)，因此称为深层过滤。砂滤棒、垂熔玻璃漏斗、多孔陶瓷、石棉过滤板等符合深层截留的作用机制。

7. 答：

过滤器的种类与特点：①砂滤棒，易脱砂，吸附药液，清洗困难，可能改变药液 pH。②垂熔玻璃滤器，性质稳定，不掉渣，吸附性低，不影响药液 pH，可热压灭菌。除强碱、氢氟酸外，适用于药液的精滤。但价格贵，易破损。3 号用于常压过滤，4 号用于加压或减压过滤，6 号用于无菌过滤。③板框式压滤器，过滤面积大，截留固体量多。④微孔滤膜滤器，孔径小且均匀，截留能力强；孔隙率高，阻力很小，滤速快；无纤维与碎屑脱落，不污染滤液；滤膜薄且轻，不吸附药液，不影响药液的 pH；用后弃去，不会产生交叉污染。但容易堵塞，有些膜的稳定性不佳。孔径为 0.6~0.8μm 的微孔滤膜适用于注射液澄清过滤；孔径为 0.3μm 或 0.22μm 者适用于不耐热药物的除菌过滤。

8. 答：

砂滤棒种类：一种是硅藻土滤棒，质地疏松，滤速快，特别适用于黏度大、浓度高的液体的粗滤。有粗号、中号、细号三种规格，其滤速依次为 >500、500~300、<300ml/min。

另一种是多孔素瓷滤棒，系白陶土烧结而成，质地致密，滤速慢，一般适用于低黏度液体的粗滤。

特点：砂滤棒易于脱砂，对药液吸附性强，难于清洗，且有改变药液 pH 的情况。但本品价廉易得，滤速快，适用于大生产粗滤之用。

9. 答：

①化学稳定性强，除强碱与氢氟酸外几乎不受化学药品的腐蚀，对药液的 pH 无影响；②过滤时无渣脱落，对药物无吸附作用；③易于清洗，可以热压灭菌，清洗时先用水抽洗，并以 1%~2% 硝酸钠硫酸浸泡处理。

缺点是：价格较贵，脆而易破，操作压力不能超过 98kPa。

10. 答：

微孔滤膜是由高分子材料制成的、分布有大量的穿透性微孔的薄膜过滤介质。特点：①孔径小而均匀(规格多，孔径从 0.25~14μm)，截留能力强，不受流体流速、压力的影响；②质地轻而薄(0.1~0.15mm)，而且孔隙率大(微孔体积占薄膜总体积的 80% 左右)；③滤膜是一个连续的整体，过滤时无介质脱落；④不影响药液的 pH；⑤滤膜吸附性低，不滞留药液；⑥滤膜用后弃去，药液之间不会产生交叉污染。缺点：易于堵塞，有些纤维素类滤膜稳定性不理想。

11. 答：

①醋酸纤维素膜：适用于无菌过滤、常规分析测定等，如过滤低分子量的醇类、水溶液、酒类、油类等；②硝酸纤维素膜：适用于水溶液、空气、油类、酒类除去微粒和细菌，可以在120℃、30 分钟热压灭菌，但不耐酸碱，会溶于有机溶剂；③醋酸纤维与硝酸纤维混合酯膜：性质与硝酸纤维素膜类同，但实验表明，可适用于 pH 3~10 范围，10%~20% 的乙醇、50% 甘油、30%~50% 的丙二醇，但 2% 聚山梨酯 80 对膜有显著影响；④聚酰胺(尼龙)膜：适用于过滤弱酸、稀酸、碱类和普通溶剂，如丙酮、二氯甲烷、乙酸乙酯；⑤聚四氟乙烯膜：用于过滤酸性、碱性、含有机溶剂的液体，可耐 260℃高温；⑥耐溶剂专用微孔膜：除 100% 乙醇、甲酸乙酯、二氯乙烷、酮类外，有耐溶剂性，可用于酸性、碱性溶液，一般溶液的过滤。

12. 答：

可用于注射剂过滤的过滤装置有高位静压过滤装置、减压过滤装置、加压过滤装置。

13. 答：

过滤的机制：①介质过滤，包括表面过滤、深层过滤；②滤饼过滤。

根据 Poiseuille 公式：

$$v=\frac{P\pi r^4}{8\eta L}$$

影响因素：①操作压力越大，滤速越快；②孔径越小，滤速越慢；③过滤面积越大，滤速越快；④药液黏度越大，滤速越慢；⑤滤渣越厚，滤速越慢。

14. 答：

物理灭菌法可分为干热灭菌法、湿热灭菌法、过滤除菌法、射线灭菌法。①干热灭菌法是一种利用干热空气进行灭菌的方法，分为火焰灭菌法和干热空气灭菌法。火焰灭菌法适于耐火焰材料的灭菌，如金属、玻璃及瓷器等。干热空气灭菌法适用于耐高温的玻璃器具、金属容器、耐高温的药物粉末及不允许湿气穿透的油性物质(如油脂性软膏基质、注射用油等)的灭菌，不适用于橡胶、塑料及大部分药品。②湿热灭菌法分为热压灭菌法、流通蒸汽灭菌法、煮沸灭菌法和低温间歇灭菌法。热压灭菌法是湿热灭菌中最可靠的方法，适用于耐热压灭菌的药物、玻璃器皿、金属容器、瓷器、橡胶塞、滤膜过滤器、医院手术用品等的灭菌。流通蒸汽灭菌法与煮沸灭菌法均不能保证杀死所有的耐热芽孢，适用于必须加热灭菌，但不耐高温的药物。低温间歇灭菌只能杀死繁殖体，适用于不耐高温的药物，灭菌效果不可靠，需另加抑菌剂。③射线灭菌法分为紫外线灭菌法、辐射灭菌法和微波灭菌法。紫外线灭菌法对细菌繁殖体与芽孢均有杀灭作用，仅用于空气及表面的灭菌。辐射灭菌法穿透力强、灭菌效力高，适用于不耐热固体药物与药用材料的灭菌。微波灭菌法灭菌迅速、加热均匀、操作简单。④过滤除菌法是用过滤的方法除去活的或死的微生物得到无菌滤液的一种方法，适用于不能加热灭菌的药液、气体、水等的灭菌。

15. 答：

化学灭菌法系指用化学药品杀死微生物的方法。

化学灭菌法分为：①气体灭菌法，有环氧乙烷、臭氧、过氧乙酸、甲醛、丙二醇、乳酸等。以环氧乙烷最为常用。气体灭菌法用于塑料容器、玻璃制品、金属制品、橡胶制品等表面，设备表面,室内空气的灭菌,也可用于包装纸箱,注射针、筒,衣着敷料,纸或塑料包装的药物的灭菌。②化学杀菌剂灭菌法:常用的有 0.1%~0.2% 的苯扎溴铵溶液,2% 左右的酚或甲酚皂液,75% 乙醇等。主要作为物体表面,无菌室墙面、地面、台面等的消毒。

16. 答:

①细菌种类与数量以及不同发育期的影响:不同细菌对热的抵抗力有所不同,同一细菌的不同发育阶段对热的抵抗力也不同(繁殖期对热的抵抗力比衰老时期大得多),细菌芽孢的耐热性更强;初始细菌数越少,灭菌时间越短。②药物性质与灭菌时间:灭菌时间与灭菌温度是相关的,高温、短时间一般对保证药物的稳定性有利(但温度过高,药物的分解速度也会加快);低温长时间灭菌,对保证药物的稳定性不够有利。因此,应在达到有效灭菌的前提下可适当选择灭菌温度和灭菌时间;不能只看到杀灭细菌的一面,还要注意药物的稳定性与有效性一面。③蒸汽的性质:蒸汽有饱和蒸汽、湿饱和蒸汽和过热蒸汽。饱和蒸汽热含量较高,热的穿透力强,灭菌效力高;湿饱和蒸汽带有水分,热含量较低,穿透力差,灭菌效力较低;过热蒸汽温度高于饱和蒸汽,但穿透力差,灭菌效率也较低。④介质的性质:制剂中含有营养物质,如糖类、蛋白质等,会增强细菌的抗热性。细菌的生活能力也受介质 pH 的影响:一般中性环境的耐热性最强,碱性次之,酸性环境最不利于细菌的发育。

17. 答:

热压灭菌法是用压力高于常压的饱和蒸汽加热杀灭微生物的方法。此法具有很好的灭菌效果,灭菌十分可靠,能杀灭所有细菌繁殖体和芽孢,是在制剂生产中应用最广泛的一种灭菌方法。

凡能耐高压蒸汽的药物制剂、玻璃容器、金属容器、瓷器、橡胶塞、膜过滤器等均能采用此法。

热压灭菌所需的温度与时间的关系如下:126℃、15 分钟,121℃、30 分钟或 116℃、40 分钟。

18. 答:

干热空气灭菌法是在高温干热空气中灭菌的方法,由于干燥状态下微生物的耐热性强,所以必须长时间加热才能灭菌。此法适用于耐高温的玻璃制品、金属制品以及不允许湿气穿透的油脂类和耐高温的粉末化学药品等。

本法的缺点是灭菌温度较高,灭菌时间较长,穿透力弱,温度不易均匀,不适用于橡胶、塑料及大部分药品。

19. 答:

辐射灭菌法是以放射性同位素(^{60}Co 或 ^{137}Cs)的 γ 射线灭菌的方法,其原理是:γ 射线使有机物的分子发生电离,破坏正常代谢的自由基,使微生物体内的大分子化合物分解而死亡。

辐射灭菌的特点:不升高灭菌产品的温度,穿透性强,适合于不耐热药物的灭菌。

注意事项:设备费用高,对某些药品可能降低效力,产生毒性或发热物质,同时要求严格可靠的安全防护措施。

20. 答:

紫外线灭菌法是用紫外线照射杀灭微生物的方法。波长一般是 200~300nm,其中灭菌力最强的波长是 254nm。

特点:紫外线作用于微生物的蛋白质或核酸,使其变性,同时空气受紫外线照射后产生微量臭氧,起共同杀菌作用。用于灭菌的紫外线法适用于被照射物的表面灭菌、无菌室的空气及蒸馏水的灭菌，不适用于药液和固体物质深部的灭菌。

注意事项：紫外线对人体照射过久，会发生结膜炎、红斑及皮肤烧灼等，对工作者的皮肤及眼睛需采用适当的防护措施。紫外灯有一定寿命，要记录使用时间，及时更换。普通玻璃可吸收紫外线，因此装于容器中的药物不能采用此法灭菌。

21. 答：

利用环氧乙烷等杀菌性气体进行杀菌的方法。常用甲醛蒸气、丙二醇蒸气等进行室内的灭菌。采用该法灭菌时应注意杀菌气体对物品质量的损害以及灭菌后残留气体的处理。也可应用于粉末注射剂，不耐热的医用器具、设施、设备等。

第十章

一、名词解释

1. 液体制剂（liquid preparation）：系指药物分散在适宜的分散介质中制成的可供内服或外用的液体形态的制剂。

2. 增溶剂（solubilizer）：具有增溶能力的表面活性剂称为增溶剂。如聚山梨酯类。

3. 防腐剂（preservative）：系指防止药物制剂由于细菌、酶、霉等微生物的污染而产生变质的添加剂。

4. 助溶剂（hydrotropy agent）：难溶性药物与加入的第三种物质在水中形成可溶性络合物、复盐或缔合物等，以增加药物的溶解度，称为助溶。加入的第三种物质称为助溶剂。

5. 潜溶剂（cosolvent）：指能提高难溶性药物溶解度的混合溶剂，称为潜溶剂。

6. 糖浆剂（syrup）：含有药物或芳香物质的浓蔗糖水溶液，含糖量一般为 45% 以上。

7. 溶胶剂（sol）：也称疏水胶体，指固体药物微细粒子分散在水中形成的非均相分散体系。

8. 乳剂（emulsion）：是指互不相溶的两种液体混合，其中一相液体以液滴状态分散于另一相液体中形成的非均相液体分散体系。

9. 混悬剂（suspension）：指难溶性固体药物以微粒状态分散于分散介质中形成的非均相液体制剂。分散相微粒一般 0.5~10μm，也可达 50μm。

10. 润湿剂（wetting agent）：系指能增加疏水性药物微粒被水湿润能力的附加剂。

11. 助悬剂（suspending agent）：系指能增加分散介质黏度以降低微粒的沉降速度，或增加微粒的亲水性，或使混悬剂具有触变性的附加剂。

12. 转相（phase inversion）：由于某些条件的变化而改变乳剂的类型称为转相。

13. 洗剂（lotion）：系指供清洗或涂抹无破损皮肤或腔道的外用液体制剂。可为溶液型、混悬型、乳状液型以及它们的混合型液体制剂。

14. 搽剂（liniment）：指原料药用乙醇、油或适宜的溶剂制成的液体制剂，供无破损皮肤揉擦用。具有镇痛、收敛、消炎、杀菌和抗刺激等作用。

15. 破裂（breaking）：系指乳化膜破裂导致乳滴变大称为合并；合并进一步发展使乳剂分为油水两相称为破裂。

16. 分层（delamination）：乳剂放置后出现分散相粒子上浮或下沉现象，称为分层。为可逆过程，振摇可恢复均匀分散。

17. 芳香水剂(aromatic water):系指芳香挥发性药物的饱和或近饱和的水溶液。

18. 酯剂(spirit):系指挥发性药物的浓乙醇溶液。

19. 高分子溶液剂(polymer solution):系指高分子化合物溶解于溶剂中制成的均相的液体制剂。

二、选择题

(一) 单项选择题

1. B　2. A　3. D　4. D　5. C　6. B　7. C　8. A　9. E　10. B
11. A　12. D　13. E　14. B　15. D　16. C　17. C　18. D　19. E　20. B
21. D　22. D　23. A　24. A　25. E　26. D　27. D　28. D　29. D　30. A
31. C　32. D　33. C　34. E　35. B　36. D　37. D　38. C　39. B　40. D
41. C　42. E　43. A　44. D　45. D　46. B　47. D　48. D　49. C　50. C
51. D　52. D　53. E　54. C　55. E　56. B　57. C　58. A　59. A　60. B
61. C　62. D　63. B　64. D　65. C　66. B　67. D　68. E　69. A　70. C

(二) 配伍选择题

1. A　2. B　3. E　4. B　5. C　6. A　7. C　8. B　9. E　10. A
11. D　12. D　13. A　14. C　15. E　16. D　17. A　18. C　19. B　20. B
21. D　22. A　23. C　24. B　25. C　26. A　27. E　28. A　29. E　30. B
31. C　32. D　33. A　34. C　35. E　36. D　37. B　38. A　39. D　40. D
41. C　42. A　43. E　44. C　45. B　46. A　47. D　48. E　49. A　50. C
51. D　52. D　53. B　54. E　55. A　56. E　57. B　58. C　59. B　60. A
61. D　62. C　63. E　64. A　65. B　66. B　67. C　68. A　69. A　70. B
71. C　72. E　73. E　74. B　75. C　76. A　77. B　78. C　79. B　80. D
81. E　82. D　83. E　84. B　85. D　86. B　87. C　88. A　89. D　90. B
91. A　92. D　93. B　94. D　95. C

(三) 多项选择题

1. ABCDE　2. ABCE　3. ABCE　4. ACDE　5. CD
6. ABCD　7. ABD　8. BCD　9. ABCDE　10. ABCDE
11. ACD　12. ADE　13. CD　14. ACDE　15. ABDE
16. ACD　17. ACD　18. AD　19. ABCDE　20. ADE
21. ABD　22. ADE　23. ACE　24. CE　25. ABCD
26. ACDE　27. BDE　28. ACDE　29. AD　30. ACE
31. BCD　32. ABCD　33. CD　34. ABCE　35. BCDE
36. BCE　37. BDE　38. BCE　39. BC　40. ABCDE
41. BDE　42. ABCD　43. CDE　44. ABCDE　45. ABD
46. ACD　47. ABDE　48. ADE　49. BC　50. CDE
51. ABCD　52. ACE　53. AC　54. ABC　55. CDE
56. ABCE　57. DE　58. BD

三、判断是非题

1. × 2. √ 3. × 4. √ 5. × 6. × 7. × 8. × 9. √ 10. ×
11. √ 12. √ 13. × 14. √ 15. × 16. × 17. × 18. √ 19. √ 20. ×

四、填空题

1. 均相液体制剂;非均相液体制剂
2. 陈化
3. 未解离的分子
4. 甜味剂;芳香剂;胶浆剂;泡腾剂
5. 增溶;助溶
6. 助溶剂;稳定剂
7. 85%(g/ml);64.7%(g/g)
8. 分子;离子
9. 溶解法;稀释法;蒸馏法
10. 苋菜红;柠檬黄;胭脂红;靛蓝
11. 水;甘油;二甲基亚砜
12. 乙醇;丙二醇;聚乙二醇
13. 脂肪油;液状石蜡;乙酸乙酯
14. 有限溶胀;无限溶胀
15. 10;20
16. 触变性
17. 荷电性;水化膜
18. 1~100;动力学
19. 电荷;排斥;水化膜
20. 毒剧药;小剂量的药物
21. 润湿剂;助悬剂;絮凝剂;反絮凝剂
22. 分散法;凝聚法
23. 大
24. 破裂
25. 适当增加连续相的黏度
26. 絮凝
27. 乳化剂的性质;油水两相比
28. 乳化剂
29. 分层(或乳析)
30. 磷脂;泊洛沙姆

五、处方分析题

1. 答:

(1)甲酚皂溶液,属溶液剂。

(2)处方分析

成分	含量	作用
甲酚	500ml	主药
植物油	173g	其中的脂肪酸与氢氧化钠反应生成皂作增溶剂
氢氧化钠	27g	与植物油中脂肪酸反应生成皂作增溶剂
蒸馏水加至	1 000ml	溶剂

(3)制备工艺:取氢氧化钠,加蒸馏水100ml溶解,加植物油,置水浴上加热,不时搅拌,取1滴,加蒸馏水9滴无油析出,即已完全皂化。加甲酚搅匀、放冷,加适量蒸馏水至1 000ml,混匀,即得。

2. 答:

(1)胃蛋白酶合剂,为高分子溶液剂。

(2)处方分析

成分	含量	作用
胃蛋白酶	2.0g	主药
单糖浆	10.0ml	矫味剂、助悬剂
稀盐酸	2.0ml	pH调节剂
5%羟苯乙酯乙醇液	1.0m1	防腐剂
橙皮酊	2.0ml	矫味剂
纯化水加至	100.0m1	分散介质

(3)制备工艺:将稀盐酸、单糖浆加入约80.0ml蒸馏水中,搅匀,再将胃蛋白酶均匀撒布于液面上,使其自然溶胀、溶解。将橙皮酊缓缓加入溶液中。另取约10.0ml蒸馏水溶解羟苯乙酯乙醇液,将其缓缓加入上述溶液中,再加入蒸馏水至全量,搅匀,即得。

注意事项:胃蛋白酶分子量为35 500,其分解蛋白活力最大的pH范围是1.5~2.5,所以应采用稀盐酸调节本品pH约为2;配制时应分撒于上述液面上,不应剧烈搅动,以防止黏结成团,且剧烈搅拌会降低酶活性;本制剂不宜过滤,因胃蛋白酶等电点为2.75~3.00;在上述溶液中胃蛋白酶带正电荷,而用于过滤的滤纸、棉花等带负电荷,这样会因荷电相反而产生吸附胃蛋白酶的作用,对此可先用盐酸润湿滤纸与滤器以中和其表面电荷,消除吸附现象;配制时应同时注意水的温度,高于室温胃蛋白酶易失活;本品不宜与胰酶、氧化钠、碘、鞣酸、浓乙醇、碱以及重金属配伍,以防止降低其活性。

3. 答:

(1)浓薄荷水,为浓芳香水剂,属低分子溶液剂。

(2)处方分析

成分	含量	作用
薄荷油	1ml	主药
聚山梨酯80	1g	增溶剂
90%乙醇	30ml	溶剂
蒸馏水加至	50ml	溶剂

(3)制备工艺:取薄荷油,加聚山梨酯80搅匀,在搅拌下,缓慢加入90%乙醇及蒸馏水适量溶解,过滤至滤液澄明,再由滤器上加适量蒸馏水使成50ml即得。

4. 答:

(1)复方硫黄洗剂,混悬剂,本品属非均相液体制剂。

(2)处方分析

成分	含量	作用
沉降硫黄	30g	主药
硫酸锌	30g	主药
樟脑醑	250ml	主药
甲基纤维素	5g	高分子助悬剂
聚山梨酯 80	适量	润湿剂
甘油	100ml	低分子助悬剂
蒸馏水加至	1 000ml	分散介质

(3)制备工艺:取沉降硫黄置研钵中,先加入聚山梨酯 80 研磨,再加入甘油研成细腻糊状;另将甲基纤维素用 200ml 水制成胶浆,在搅拌下缓缓加入研钵中研匀,移入量器中;硫酸锌溶于 200ml 蒸馏水中,搅拌下加入量器中,搅匀,在搅拌下以细流加入樟脑醑,加蒸馏水至全量,搅匀,即得。

5. 答:

(1)磺胺嘧啶合剂,混悬剂,本品属非均相液体制剂。

(2)处方分析

成分	含量	作用
磺胺嘧啶	2.5g	主药
单糖浆	10.0ml	矫味剂、低分子助悬剂
羧甲基纤维素钠	0.75g	高分子助悬剂
羟苯乙酯溶液(5%)	0.5ml	防腐剂
蒸馏水加至	50.0ml	分散介质

(3)制备工艺:取蒸馏水约 20ml,将羧甲基纤维素钠撒于液面,待充分溶胀后,搅匀制成胶浆。另将磺胺嘧啶在研钵中研细,并将单糖浆、羧甲基纤维素钠胶浆分次加入研钵与磺胺嘧啶研匀;再加入适量蒸馏水,随加随研转移到量杯内,滴入羟苯乙酯溶液,搅拌,最后加蒸馏水至全量。

6. 答:

(1)炉甘石洗剂,为混悬剂。

(2)处方分析

成分	含量	作用
炉甘石	15.0g	主药
氧化锌	5.0g	主药
甘油	5.0ml	低分子助悬剂
羧甲基纤维素纳	0.25g	助悬剂
蒸馏水加至	100.0ml	分散介质

(3)制备工艺:称取羧甲基纤维素钠 0.15g,加 20ml 蒸馏水,加热溶解而成胶浆。称取已过 100 目筛的炉甘石、氧化锌于研钵中,研磨均匀,加入羧甲基纤维素钠胶浆研成糊状,再加甘油研匀,最后加水至足量,研磨均匀即得。

六、简答题

1. 答：

酯剂和芳香水剂的相同点：①主药均为挥发性药物；②均属于低分子溶液剂，为均相液体制剂；③均可用溶解法或蒸馏法制备。

不同点：①芳香水剂为芳香挥发性药物的饱和或近饱和水溶液，醑剂为挥发性药物的浓乙醇溶液，乙醇浓度一般为 60%~90%；②芳香水剂中药物浓度一般都很低，醑剂的药物浓度一般为 5%~10%。

2. 答：

根据 Stokes 定律

$$V=\frac{2r^2(\rho_1-\rho_2)g}{9\eta}$$

延缓混悬微粒沉降的措施包括：①减少粒径 r，药物粉碎或微粉化；②增加分散介质的黏度 η，加入助悬剂；③减小微粒与分散介质之间的密度差 $(\rho_1-\rho_2)$，加入助悬剂。

3. 答：

混悬剂的稳定剂包括润湿剂、助悬剂、絮凝剂与反絮凝剂。①疏水性药物配制混悬剂时，必须加入润湿剂。润湿剂可吸附于疏水微粒表面，增加其亲水性，产生较好的分散效果。如聚山梨酯类。②助悬剂能够增加混悬剂中分散介质的黏度，降低药物微粒的沉降速度；能够在微粒表面吸附形成机械性或电性保护膜，防止微粒间聚集或结晶的转型；有些助悬剂能够使混悬剂具有触变性。常用的助悬剂包括低分子助悬剂如甘油、高分子助悬剂如CMC-Na、硅皂土和触变胶。③絮凝剂：混悬剂中加入适量的电解质（絮凝剂），使 ζ 电位降低一定程度，即微粒间排斥力稍低于吸引力，微粒形成疏松聚集体，经振摇又可恢复成均匀的混悬剂。④反絮凝剂：混悬剂中加入电解质（反絮凝剂）后，ζ 电位升高，阻碍微粒间的碰撞聚集。常用絮凝剂与反絮凝剂：枸橼酸盐、枸橼酸氢盐、酒石酸盐、酒石酸氢盐、磷酸盐、一些氯化物（三氯化铝）。

4. 答：

乳化剂主要分为四类：①表面活性剂类，分子中有较强的亲水亲油基，在乳滴周围形成单分子层乳化膜。常用的有阴离子型表面活性剂如肥皂类、十二烷基硫酸钠、十六烷基硫酸钠等；非离子型表面活性剂如司盘类、聚山梨酯类。②天然乳化剂，主要来自天然动植物及纤维素衍生物，种类多，亲水性强，一般为 O/W 型乳化剂，在乳滴周围形成多分子乳化膜，需加入防腐剂。如阿拉伯胶、西黄蓍胶、卵磷脂等。③固体微粒乳化剂，一些能够被油水两相润湿的不溶性固体微粒，可聚集在两相界面形成膜，防止分散相液滴接触合并。常用品种：水包油型如氢氧化镁、氢氧化铝、二氧化硅、皂土；油包水型如氢氧化钙、氢氧化锌、硬脂酸镁。④辅助乳化剂，本身乳化能力较弱，但能提高乳剂黏度，增强乳化膜强度，防止乳滴合并等。如甲基纤维素、西黄蓍胶、海藻酸钠、单硬脂酸甘油酯等。

5. 答：

乳剂存在的不稳定现象有分层、絮凝、转相、合并与破裂、酸败。

分层：乳剂放置后出现分散相粒子上浮或下沉现象，称为分层。为可逆过程，振摇可恢复均匀分散。分层原因：乳剂的分散相与连续相存在密度差。减小分散相与分散介质的密度差、减小粒径、增加分散介质的黏度都可以降低乳剂分层的速度。

絮凝：乳剂中分散相的乳滴发生可逆的聚集现象称为絮凝。絮凝时仍保持乳滴及其乳化膜的完整性，但乳剂的稳定性已降低，是乳剂破裂的前奏。产生絮凝的原因是电解质和离子型乳化剂的存在。因此，解决方法为：制备乳剂时不要加入电解质，选用非离子型乳化剂。

转相：乳剂的类型发生转变的现象称为转相。转相通常是由于外加物质使乳化剂性质改变而引起，如钠肥皂→钙皂；此外，乳剂转相还受到相体积大小的影响。解决方法：避免加入引起乳化剂性质改变的物质。

合并与破裂：乳剂中分散相液滴的乳化膜破坏导致液滴变大的过程称为合并。合并进一步发展使乳剂成为油、水两相的现象称为破裂。乳剂破裂后经振摇不能恢复到原来的状态。乳滴的大小不均一易使乳滴聚集而合并，因此制备乳剂时应尽可能使乳滴大小均匀。另外，增加连续相的黏度也可降低乳滴合并的速度。乳化膜的牢固性是影响乳滴合并最重要的因素，在制备乳剂时可考虑选用混合乳化剂。

酸败：乳剂受外界因素（光、热、空气中氧等）及微生物作用，体系中油或乳化剂发生变质的现象称为酸败。可以通过加入抗氧剂、防腐剂及采用适宜的包装和贮存条件等方法加以解决。

6. 答：

乳剂是由水相、油相和乳化剂经乳化制成，要制备符合要求的稳定的乳剂，首先必须提供足够的能量使分散相能够分散成微小的乳滴，其次是提供使乳剂稳定的必要条件。这些必要条件包括降低水相、油相表面张力；形成牢固的乳化膜，阻止乳滴的合并；选择适宜的乳化剂；利于乳剂形成和稳定的相比。

7. 答：

乳剂中可加入各种药物使其具有治疗作用。若药物溶解于油相，可先将药物溶于油相再制成乳剂；若药物溶于水相，可先将药物溶于水再制成乳剂；若药物不溶于油相也不溶于水相时，可用亲和性大的液相研磨药物，再将其制成乳剂；也可将药物先用已制成的少量乳剂研磨细，再与剩余乳剂混合均匀。

8. 答：

乳剂粒径大小的测定；分层现象观察；乳滴合并速度测定；稳定常数测定。

9. 答：

优良防腐剂的条件包括：在抑菌浓度范围内对人体无害、无刺激性，内服者应无特殊臭味；水中有较大溶解度，能达到防腐需要的浓度；不影响制剂的理化性质和药理作用；防腐剂也不受制剂中药物的影响；对大多数微生物有较强的抑制作用；防腐剂本身的理化性质和抗微生物性质稳定，不易受热和 pH 影响；长期贮存应稳定，不与包装材料起作用。

10. 答：

以下情况下考虑将药物制成混悬型液体制剂：①凡难溶性药物需制成液体制剂供临床应用；②药物的剂量超过了溶解度而不能制成溶液剂；③两种溶液混合时药物的溶解度降低而析出固体药物；④为使药物产生缓释作用。

但是为了安全起见，毒剧药或剂量小的药物，不应制成混悬剂。

第十一章

一、名词解释

1. 注射剂(injection):系指药物与适宜的溶剂或分散介质制成的供注入体内的溶液、乳状液或混悬液及供临用前配制或稀释成溶液或混悬液的粉末或浓溶液的无菌制剂。

2. 注射用无菌粉末(sterile powder for injection):系指药物制成的供临用前用适宜的无菌溶液配制成澄清溶液或均匀混悬液的无菌粉末或无菌块状物。

3. 注射用水(water for injection):将纯化水经多次蒸馏,或采用反渗透技术制备的水,应符合细菌内毒素质量要求。

4. 浓配法(condensed preparation method):全部药物加入部分溶剂中配成浓溶液,加热或冷藏后过滤,稀释至所需浓度。

5. 稀配法(direct preparation method):将全部药物加入所需溶剂中,一次配成所需浓度,再行过滤。适用于优质原料。

6. 热原(pyrogen):是微生物的代谢产物,是注射后能引起人体特殊致热反应的物质。内毒素 = 热原 = 脂多糖(lipopolysaccharide),分子量一般为 10×10^5 左右。

7. 等渗溶液(iso-osmotic solution):系指渗透压与血浆渗透压相等的溶液。

8. 等张溶液(isotonic solution):系指与红细胞膜张力相等的溶液。

9. 注射用无菌分装产品(sterile divided product):将已经用灭菌溶剂法或喷雾干燥法精制而得的无菌药物粉末在避菌条件下分装而得,常见于抗生素药品。

10. 注射用冷冻干燥制品(lyophilized product for injection):将灌装了药液的安瓿进行冷冻干燥后封口而得,常见于生物制品。

二、选择题

(一)单项选择题

1. B	2. A	3. D	4. A	5. D	6. D	7. B	8. C	9. B	10. D
11. D	12. C	13. D	14. D	15. D	16. B	17. C	18. B	19. B	20. A
21. D	22. A	23. B	24. C	25. B	26. D	27. B	28. D	29. A	30. A
31. C	32. D	33. A	34. D	35. A	36. B	37. C	38. D	39. B	40. D
41. C	42. C	43. D	44. C	45. A	46. C	47. C	48. D	49. B	50. D
51. D	52. D	53. D	54. C	55. C	56. E	57. C	58. A	59. E	60. C
61. D	62. E	63. C	64. A	65. A	66. C	67. B	68. A	69. A	70. D
71. A	72. B	73. D	74. B	75. D	76. A	77. B	78. C	79. B	80. D
81. E	82. C	83. C	84. B	85. B	86. A				

(二)配伍选择题

1. E	2. C	3. A	4. D	5. B	6. A	7. D	8. E	9. C	10. E
11. D	12. E	13. A	14. E	15. C	16. D	17. B	18. A	19. D	20. C
21. A	22. B	23. E	24. D	25. C	26. A	27. E	28. D		

(三) 多项选择题

1. ABCDE	2. ABCD	3. ACE	4. ADE	5. ABCD
6. ACD	7. ABDE	8. ACD	9. CDE	10. ABDE
11. CD	12. ABD	13. ABDE	14. ABE	15. ADE
16. AE	17. BCE	18. ACDE	19. BE	20. ABDE
21. ABC	22. ADE	23. CD	24. ABCE	25. ABCE
26. ACDE	27. ACE	28. AE	29. DE	30. ABE
31. ABCD	32. ABE	33. ABCE	34. ABC	35. BCD
36. ABC	37. ABCD	38. ACDE	39. ABDE	40. ABDE
41. BCD	42. ABE	43. ABDE	44. ABDE	45. ABCDE
46. ACE	47. ABDE	48. ABCD	49. ACDE	50. BD

三、判断是非题

1. ×	2. ×	3. ×	4. √	5. ×	6. ×	7. √	8. √	9. √	10. √
11. ×	12. ×	13. √	14. √	15. ×	16. √	17. ×	18. ×	19. ×	20. √
21. √	22. ×	23. ×	24. √	25. √	26. √	27. √	28. √	29. √	30. ×
31. ×	32. √	33. √	34. √	35. ×	36. ×	37. ×	38. ×	39. ×	

四、填空题

1. 注射用制剂;眼用制剂;植入型制剂;创面用制剂;手术用制剂
2. 澄明度;无菌;无热原;pH;渗透压;安全性;稳定性
3. 无菌分装产品;冷冻干燥制品
4. 脂多糖;高温法;酸碱法;离子交换法;凝胶过滤法
5. pH 调节剂;等渗调节剂;增溶剂;局麻剂;抑菌剂;抗氧剂
6. 冰点降低数据法;氯化钠等渗当量法
7. 注射用水;原辅料;生产过程;容器、用具、管道和装置等;注射器具
8. 中性玻璃;含钡玻璃;含锆玻璃
9. 拉封;顶封;拉封
10. 剂量不准;封口不严(毛细孔);大头、焦头、瘪头、爆头
11. 电解质输液;营养输液;胶体输液;含药输液
12. 无菌;无热原;澄明度;抑菌剂
13. 无菌溶液;乳状液;混悬液;无菌粉末
14. 等渗溶液;物理化学;等张溶液;生物学
15. 粉针剂;无菌注射用水
16. 抗氧剂;碱
17. 碘值;酸值;皂化值;乙醇;甘油;丙二醇;聚乙二醇;二甲基乙酰胺
18. 家兔法;鲎试剂
19. 输液
20. 无菌制剂
21. 澄明度;染菌;热原

22. 冷冻干燥制品；注射用无菌分装产品
23. 预冻；减压；升华；干燥
24. 防腐剂；抑菌剂
25. 耐热；滤过；水溶；不挥发；强酸；强碱；活性炭
26. 碘值；皂化值
27. 微孔滤膜
28. 无菌水溶液冷冻干燥法
29. 不饱满或萎缩；甘露醇；氯化钠；反复预冻法
30. 物料流动性不佳
31. 在尽可能杀灭微生物、保证用药安全的基础上，避免药物的降解，以免影响药效
32. 20；2
33. C；D
34. 静脉；脊柱腔；肌内；皮下；皮内；动脉内
35. 4~9
36. 低硼硅酸盐；含钡；含锆
37. 5.0~7.0
38. 4
39. 30
40. pH
41. 稀
42. 原料与附加剂；输液容器与附件；生产过程中；使用过程中

五、计算题

1. 答：$W=[(0.52-0.12/2)/0.58]\times(1\,000/100)=7.93\text{g}$

2. 答：$W=(0.9-2\times0.24)\times(500/100)=2.1\text{g}$

3. 答：$W=(0.9-3\times0.16)\times(2\,000/100)=8.4\text{g}$

4. 答：由于葡萄糖的 E=0.18，氯化钠等渗溶液的浓度为 0.9%，因此在 100ml 溶液中，$W=(0.9/0.18)=5\text{g}$，即 5% 葡萄糖溶液为等渗溶液。

5. 答：设所需加入的氯化钠和葡萄糖量分别为 W_1 和 W_2，则：

$W_1=(0.9-0.28\times2)\times(200/100)=0.68\text{g}$

$W_2=0.68/0.18=3.78\text{g}$

或 $W_2=(5\%/0.9\%)\times0.68=3.78\text{g}$

6. 答：设所需加入的氯化钠的量为 W，则：

$W=[(0.52-0.67\times0.28-0.33\times0.44)/0.58]\times10=3.23\text{g}$

7. 答：设所需加入的氯化钠的量为 X，则：

$X=0.009\times1\,000-0.67\times0.47\times10-0.33\times0.78\times10=3.28\text{g}$

8. 答：按以下基本公式：重量(mg) = 毫摩尔数 × 分子量(mg)。

按题意，根据上面公式，故需：

氯化钠量 $=142\times58.5\text{mg}=8\,307\text{mg}=8.307\text{g}$

氯化钾量 $=5\times74.5\text{mg}=372.5\text{mg}=0.372\,5\text{g}$

氯化钙量 =2.5 × 147mg=367.5mg=0.376 5g

则此注射液的总的渗透压 =142 × 2+5 × 2+2.5 × 3=301.5mmol/L

计算结果表明，其渗透压在体液渗透压的范围内，故为等渗溶液。

六、处方分析题

1. 答：

剂型：注射剂

处方：

成分	含量	作用
维生素 B_2	2.575g	主药
烟酰胺	77.25g	助溶剂
乌拉坦	38.625g	局麻剂
苯甲醇	7.5ml	抑菌剂
注射用水	加至 1 000ml	溶剂

制备：将维生素 B_2 先用少量注射用水调匀待用；再将烟酰胺、乌拉坦溶于适量注射用水中，加入活性炭 0.1g，搅拌均匀后放置 15 分钟，粗滤脱炭，加注射用水至约 900ml，水浴上加热至 80~90℃，慢慢加入已用注射用水调好的维生素 B_2，保温 20~30 分钟，完全溶解后冷却至室温；加入苯甲醇，用 0.1mol/L 的 HCL 调节 pH 至 5.5~6.0，调整体积至 1 000ml，然后在 10℃以下放置 8 小时，过滤至澄明，灌封，100℃流通蒸汽灭菌 15 分钟即可。

2. 答：

制备：在配制容器中，加处方量 80% 的注射用水，通二氧化碳至饱和，加维生素 C 溶解后，分次缓缓加入碳酸氢钠，搅拌使完全溶解，加入预先配制好的依地酸二钠和亚硫酸氢钠溶液，搅拌均匀，调节药液 pH 6.0~6.2，添加二氧化碳饱和的注射用水至足量，用垂熔玻璃漏斗与膜滤器过滤，溶液中通二氧化碳，并在二氧化碳气流下灌封，最后于 100℃流通蒸汽灭菌 15 分钟。

处方工艺分析：

(1) 维生素 C 分子中有烯二醇式结构，显强酸性，注射时刺激性大，产生疼痛，故加入碳酸氢钠（或碳酸钠）调节 pH，以避免疼痛，并增强本品的稳定性。

(2) 本品易氧化水解，原辅料的质量，特别是维生素 C 原料和碳酸氢钠，是影响维生素 C 注射液质量的关键。空气中的氧气、溶液 pH 和金属离子（特别是铜离子）对其稳定性影响较大。因此处方中加入抗氧剂（亚硫酸氢钠）、金属离子络合剂及 pH 调节剂，工艺中采用充惰性气体等措施，以提高产品的稳定性。但实验表明，抗氧剂只能改善本品的色泽，对制剂的含量变化几乎无作用，亚硫酸盐和半胱氨酸对改善本品色泽作用显著。

(3) 本品稳定性与温度有关。实验表明，用 100℃流通蒸汽灭菌 30 分钟后含量降低 3%；而 100℃流通蒸汽灭菌 15 分钟后含量仅降低 2%，故以 100℃流通蒸汽灭菌 15 分钟为宜。

3. 答：

制备：称取羟丙甲纤维素溶于适量蒸馏水中，依次加入硼砂、硼酸、氯化钾、氯化钠、氯化苯甲烃铵溶液，再添加蒸馏水至全量，搅匀，过滤，滤液灌装于滴眼瓶中，密封，于 100℃流通蒸汽灭菌 30 分钟即得。

处方工艺分析：

(1) 研究表明，羟丙甲纤维素溶液澄明度好，用于眼药水较甲基纤维素等更理想。

(2) 羟丙甲纤维素（4500）宜用 2% 溶液，在 20℃时黏度为 3 750~5 250cps 者。

(3) 处方中的氯化苯甲烃铵溶液系氯化苯甲烃铵的 50% 水溶液。

4. 答：

制备：称取豆磷脂 15g，高速组织捣碎机内捣碎后，加甘油 25g 及注射用水 400ml，在氮气流下搅拌至形成半透明状的磷脂分散体系；放入二步高压匀化机，加入精制豆油与注射用水，在氮气流下匀化多次，收集于乳剂收集器内；将乳剂冷却后，于氮气流下用垂熔玻璃漏斗过滤，分装于玻璃瓶内，充氮气，瓶口中加盖涤纶薄膜、橡胶塞密封后，加轧铝盖；水浴预热 90℃左右，于 121℃灭菌 15 分钟。浸入热水中，缓慢冲入冷水，逐渐冷却，置于 4~10℃下贮存。

处方工艺分析：

(1) 制备此种乳剂的关键是选用高纯度的原料及毒性低、乳化能力强的乳化剂，采用合理的处方、严格的制备技术和适当的设备，制得油滴大小合适、粒度均匀、稳定的乳状液。原料一般选用植物油，如麻油、棉籽油、豆油等，所用油必须精制，提高纯度，减少毒副作用，并应有质量控制标准，例如碘价、酸价、皂化值等。乳化剂国内多选用豆磷脂，是由豆油中分离出的全豆磷脂经提取精制而得，主要成分为卵磷脂，比其他磷脂稳定而且毒性小，但已被氧化。

(2) 注射用乳剂除应符合注射剂项下各规定外，还应符合以下条件：①乳滴的粒径 90% 应<1μm，大小均匀，不得有大于 5μm 的乳滴；②成品能耐受高压灭菌，在贮存期内乳剂稳定，成分不变；③无毒副作用，无抗原性，无降压作用和溶血反应。因此成品需经过显微镜检查，测定油滴分散度，并进行溶血试验、降压试验、热原试验，并检查油及甘油含量、过氧化值、酸价、pH 等项。

5. 答：

制备：将上述各成分用适量注射用水溶解后，无菌过滤，分装于安瓿瓶中，每支 0.5ml，冷冻干燥后封口，漏气检查即得。

处方工艺分析：

(1) 本品为静脉滴注，一次 50 单位，一日 50~100 单位，临用前用 5% 葡萄糖注射液 500ml 溶解后滴注。肌内注射，一次 50 单位，一日 50~100 单位，临用前用生理盐水 2ml 溶解后注射。

(2) 辅酶 A 为白色或微黄色粉末，有吸湿性，易溶于水，不溶于丙酮、乙醚、乙醇，易被空气、过氧化氢、碘、高锰酸盐等氧化成无活性二硫化物，故在制剂中加入半胱氨酸等，用甘露醇、水解明胶等作为赋形剂。

(3) 辅酶 A 在冻干工艺中易丢失部分效价，故投料应酌情增加。

6. 答：

制备：取注射用水约 800ml，加入氯化钠，搅拌溶解，再加盐酸普鲁卡因使之溶解，加入 0.1mol/L 的盐酸溶液调节 pH，再加水至足量，搅匀，过滤分装于中性玻璃容器中，用流通蒸汽 100℃、30 分钟灭菌，瓶装者可适当延长灭菌时间（100℃、45 分钟）。

处方工艺分析：

(1) 0.1mol/L 盐酸为 pH 调节剂。本品为酯类药物，易水解。为保证稳定性，本品 pH 应控制在 3.5~5.0，并且灭菌温度不宜过高，时间不宜过长。

(2)氯化钠用于调节等渗,实验表明还有稳定本品的作用。

(3)为保证产品灭菌效果,操作过程应尽量在无菌条件下进行,或先进行除菌过滤,以防污染。

七、处方设计题

1. 答:

处方设计:(按 1 000 支注射剂计,2ml/ 支)

X 药物	30g
亚硫酸氢钠(抗氧剂)	4g(0.2%)
依地酸二钠	1g(0.05%)
0.1mol/L 盐酸	适量
注射用水	加至 2 000ml

制备:在配制容器中,加配制量 1 600ml(80%)的注射用水,通二氧化碳饱和,加 X 搅拌使完全溶解,加入预先配制好的依地酸二钠溶液和亚硫酸氢钠溶液,搅拌均匀,调节药液 pH 5.6~6.0,添加二氧化碳饱和的注射用水至足量,用垂熔玻璃漏斗与膜滤器滤过,溶液中通二氧化碳,并在二氧化碳或氮气流下灌封,根据药物的稳定性情况,最后用 100℃流通蒸汽选择 15 分钟或 30 分钟灭菌。

2. 答:

处方:

醋酸可的松(微晶)(主药)	5.0g
聚山梨酯 80(表面活性剂)	0.8g
硝酸苯汞(抑菌剂)	0.02g
硼酸(渗透压调节剂)	20.0g
羧甲基纤维素钠(助悬剂)	2.0g
蒸馏水	加至 1 000ml

制备:取硝酸苯汞溶于处方量 50% 的蒸馏水中,加热至 40~50℃,加入硼酸、聚山梨酯 80 使溶解,3 号垂熔漏斗过滤待用;另将羧甲基纤维素钠溶于处方量 30% 的蒸馏水中,用垫有 200 目尼龙布的布氏漏斗过滤,加热至 80~90℃,加醋酸可的松微晶搅匀,保温 30 分钟,冷至 40~50℃,再与硝酸苯汞等溶液合并,加蒸馏水至足量,200 目尼龙筛过滤两次,分装,封口,100℃流通蒸汽灭菌 30 分钟。

处方工艺分析:

(1)醋酸可的松微晶的粒径应在 5~20μm 之间,粒径过大易产生刺激性,降低疗效,甚至会损伤角膜。

(2)羧甲基纤维素钠为助悬剂,配液前需精制。本滴眼液中不能加入阳离子型表面活性剂,因与羧甲基纤维素钠有配伍禁忌。

(3)为防止结块,灭菌过程中应振摇,或采用旋转无菌设备,灭菌前后均应检查有无结块。

(4)硼酸为 pH 与等渗调节剂,因氯化钠能使羧甲基纤维素钠黏度显著降低,促使结块沉降,改用 2% 的硼酸后,不仅改善降低黏度的缺点,且能减轻药液对眼黏膜的刺激性。本品 pH 为 4.5~7.0。

八、简答题

1. 答：

注射剂的优点是：①注射剂起效迅速；②注射剂适用于不宜口服的药物；③注射剂适宜于不能口服给药的患者；④注射剂剂量准确、作用可靠；⑤注射剂可起局部定位给药作用；⑥注射剂可产生长效作用。

注射剂的缺点是：①依从性较差；②生产成本高；③质量要求严格。

2. 答：

(1) 无菌：任何注射剂在灭菌后，均应抽取一定数量的样品进行无菌检查，以确保制品的灭菌质量。通过无菌操作制备的成品更应检查无菌状况。

(2) 无热原：无热原是注射剂的重要质量指标，特别是供静脉及脊椎腔注射的制剂。热原检查体内试验方法有家兔法，体外试验法有鲎试剂试验法。

(3) 澄明度：目前很多工厂还采用目测检查法，国内外正在研究全自动检查机。

(4) 安全性：注射剂不能引起对组织的刺激性或发生毒性反应，特别是一些非水溶剂及一些附加剂，必须经过必要的动物实验，以确保安全。

(5) 渗透压：其渗透压要求与血浆的渗透压相等或接近。供静脉注射的大量注射剂还要求与血液具有相同的等张性。

(6) pH：要求与血液相等或接近（血液 pH 约 7.4），一般控制在 4~9 的范围内。

(7) 稳定性：因注射剂多系水溶液，而且从制造到使用需经过一段时间，所以稳定性问题比较突出，故要求注射剂具有必要的物理和化学稳定性，以确保产品在储存期内安全有效。

(8) 降压物质：有些注射液，如复方氨基酸注射液，其降压物质必须符合规定，确保安全。

3. 答：

常用注射剂附加剂主要包括：pH 和等渗调节剂、增溶剂、局麻剂、抑菌剂、抗氧剂等。附加剂在注射剂中的主要作用是：①增加药物的理化稳定性；②增加主药的溶解度；③抑制微生物生长，尤其对多剂量注射剂尤要注意；④减轻疼痛或对组织的刺激性等。

4. 答：

注射剂容器有：注射剂容器一般是指由硬质中性玻璃制成的安瓿或容器（如青霉素小瓶等），亦有塑料容器。安瓿的式样目前采用曲颈易折安瓿与粉末安瓿，其容积通常为 1ml、2ml、5ml、10ml、20ml 等几种规格。

5. 答：

注射剂玻璃容器应达到以下质量要求：

(1) 应无色透明，以利于检查药液的澄明度、杂质以及变质情况。

(2) 应具有低的膨胀系数、优良的耐热性，使之不易冷爆破裂。

(3) 熔点低，易于熔封。

(4) 不得有气泡、麻点及砂粒。

(5) 应有足够的物理强度，耐受热压灭菌时产生的较高压力差，并避免在生产、装运和保存过程中所造成的破损。

(6) 应具有高度的化学稳定性。

6. 答：

安瓿的玻璃组成有：低硼硅酸盐玻璃（中性硬质玻璃）、含钡玻璃与含锆玻璃。适用范围是：中性硬质玻璃适用于弱酸性与中性药液；含钡玻璃适用于碱性较强的药液；含锆玻璃适用于具有腐蚀性的药液。

7. 答：

注射剂的配制方法有稀配法与浓配法。稀配法适用于质量好的原料药。原料药质量较差时可用浓配法，此法可将溶解度较小的杂质除去，且可节省滤过时间。

8. 答：

活性炭常用于注射剂的过滤，有较强的吸附热原、微生物的能力，并具有脱色作用。但它能吸附生物碱类药物，应用时应注意其对药物的吸附作用。

9. 答：

目前注射剂可以采用家兔法和鲎试剂法检查热原。

(1) 家兔法主要机制：热原是微生物的代谢产物，是注射后能引起人体特殊致热反应的物质。通过给家兔注射药液后家兔的体温变化情况判断药液中是否含有热原。

(2) 鲎试剂法主要机制：通过鲎试剂与内毒素产生凝集反应的原理来检测或半定量内毒素。

10. 答：

输液剂分为：

(1) 电解质输液：用以补充体内水分、电解质，纠正体内酸碱平衡等。如氯化钠注射液、复方氯化钠注射液、乳酸钠注射液等。

(2) 营养输液：用于不能口服吸收营养的患者。营养输液有糖类输液、氨基酸输液、脂肪乳输液等。糖类输液最常用的为葡萄糖注射液。

(3) 胶体输液：用于调节体内渗透压。胶体输液有多糖类、明胶类、高分子聚合物等，如右旋糖酐、淀粉衍生物、明胶、聚乙烯吡咯烷酮(PVP)等。

(4) 含药输液：含有治疗药物的输液，如替硝唑、苦参碱等输液。

11. 答：

静脉注射脂肪乳除应符合注射剂各项规定外，还必须符合下列条件：

(1) 微粒直径 90%<1μm，微粒大小均匀；不得有大于 5μm 的微粒。

(2) 成品耐受高压灭菌，在贮存期内乳剂稳定，成分不变。

(3) 无毒副作用，无抗原性，无降压作用与溶血作用。

12. 答：

塑料袋作输液容器具有重量轻、运输方便、不易破损、耐压等优点。特别是制造简便，可于同一车间内制造塑料袋和输液，吹塑成形后立即灌装，提高了工效，减少污染，包装体积小、易运送，使用方便等。

13. 答：

输液在生产中及使用中常出现的问题有澄明度、染菌和热原问题。

(1) 澄明度问题：注射液中常出现的微粒有炭黑、碳酸钙、氧化锌、纤维素、纸屑、黏土、玻璃屑、细菌和结晶等，主要来源是：①原料与附加剂质量。因此应严格控制原辅料的质量。②输液容器与附件质量。③生产工艺以及操作中的问题。车间洁净度差、容器及附件洗涤不净、滤器的选择不恰当、过滤与灌封操作不合要求、工序安排不合理等都会增加澄明度的不合格率，因此，应严格遵循标准操作规程(SOP)。④医院输液操作以及静脉滴注装置的问题。无菌操作不严、静脉滴注装置不净或不恰当的输液配伍都可引起输液的污染。安置终端过滤器(0.8μm孔径的薄膜)是解决使用过程中微粒污染的重要措施。

(2)染菌问题:最根本的办法就是尽量减少制备生产过程中的污染,严格灭菌条件,严密包装。

(3)热原问题:热原污染必须引起注意。尽量使用全套或一次性的输液器,能为使用过程中解决热原污染创造有利条件。

14. 答:

热原的组成:热原是微生物的一种内毒素,存在于细菌的细胞膜和细胞壁之间,是由磷脂、脂多糖和蛋白质所组成的复合物。其中脂多糖是内毒素的主要成分,因而大致可认为热原=内毒素=脂多糖,脂多糖组成因菌种不同而不同。

热原的性质:耐热性、过滤性、水溶性、不挥发性;热原能被强酸强碱破坏,强氧化剂、超声波及某些表面活性剂(如去氧胆酸钠)也能使之失活。

15. 答:

热原的污染途径有:

(1)注射用水:这是注射剂被热原污染的主要途径。如果蒸馏水器结构不合理,或操作不当,或注射用水贮藏时间过长都会被细菌污染。故使用新鲜注射用水是防止污染的有效措施,最好随蒸随用。

(2)原辅料:用生物技术制备的药物,如右旋糖酐、水解蛋白或抗生素,以及葡萄糖、乳糖等辅料易在贮藏过程中因包装破损而被污染,滋生微生物。

(3)生产过程:室内卫生条件差、操作时间长、装置不密闭,均增加被细菌污染的机会。

(4)容器、用具、管道和装置等:严格按GMP要求认真清洗处理,合格后方能使用,以防止热原污染。

(5)注射器具:输液瓶、乳胶管、针头与针筒等也是不可忽视的污染源,因此目前都采用一次性输液器具。

16. 答:

热原的除去方法:①高温法;②酸碱法;③吸附法;④离子交换法;⑤凝胶过滤法;⑥反渗透法;⑦超滤法;⑧其他方法:采用两次以上湿热灭菌法,或适当提高灭菌温度和时间,微波也可破坏热原。

17. 答:

复方氨基酸输液用于大型手术前改善患者的营养,提供慢性、消耗性疾病、急性传染病、恶性肿瘤患者的静脉营养。其处方设计中的关键为:氨基酸的组成比例,比例不合乎治疗需要时常有酸中毒、高氨血症、变态反应等不良反应。因此近年来均被结晶氨基酸输液取代。经研究只有L-氨基酸才能被人体利用,原料选用时应加以注意。

生产时应注意:①澄明度问题,其关键是原料的纯度,一般需反复精制,并要严格控制质量。②稳定性问题,表现为含量下降、色泽变深,其中以变色最为明显。含量下降以色氨酸最多,赖氨酸、组氨酸、甲硫氨酸也有少量下降。色泽变深通常是由色氨酸、苯丙氨酸、异亮氨酸氧化所致,而抗氧剂的选择应通过实验进行,有些抗氧剂能使产品变混浊。影响稳定的因素有氧、光、温度、金属离子、pH等,故输液还应通氮气、调节pH、加入抗氧剂、避免金属离子混入、避光保存。

18. 答:

粉针剂,即注射用无菌粉末,按生产工艺条件不同可分为两类:注射用无菌分装产品,系将原料药精制成无菌原料药后直接进行无菌分装密封得到的产品；冷冻干燥制品，系指将药物配制成无菌溶液，再进行冷冻干燥，除去水分后密封得到的产品。

在水溶液中不稳定或加热灭菌时不稳定的药物大多制成无菌分装产品。一些在水中稳定但加热即分解失效的药物常制成冷冻干燥制品。

19. 答：

冷冻干燥的优点是：①可避免药品因高热而分解变质，如避免产品中的蛋白质受热变性；②所得产品质地疏松，加水后迅速溶解恢复药液原有的特性；③含水量低，一般在1%~3%范围内，且在真空状态下进行干燥，故不易氧化，有利于产品长期贮存；④产品中杂质微粒较少，因为污染机会相对少；⑤产品剂量准确，外观优良。

冷冻干燥制品不足之处是：溶剂不能随意选择，有时某些产品重新溶解时出现混浊。此外，本法需特殊设备，成本较高。

第十二章

一、名词解释

1. 几何粒径(geometric diameter)：根据几何学尺寸定义的粒子径，一般用显微镜法、库尔特计数法等测定。

2. 筛分径(sieving diameter)：当粒子通过粗筛网且被截留在细筛网时，粗细筛孔直径的算术或几何平均值。

3. 中位径(medium diameter)：在累积分布中累积值正好为50%所对应的粒子径。

4. 体积相当径(equivalent volume diameter)：与粒子的体积相同的球体直径，用库尔特计数器测得。

5. 众数径(mode diameter)：在频率分布中频数最多的粒子直径。

6. 有效径(effect diameter)：是粒子在液相中具有相同沉降速度的球的直径，该粒径是根据Stokes方程计算所得，因此又称Stokes径。

7. 空气动力学径(aerodynamic diameter)：是与不规则粒子具有相同的空气动力学行为的单位密度球体的直径。

8. 跨距(span)：是描述粉体粒径分布的参数，span=$(D_{90}-D_{10})/D_{50}$

9. 球形度(sphericity)：系指用粒子的球相当径计算的球体表面积与粒子的实际表面积之比，表示粒子接近球体的程度。

10. 真密度(true density)：指粉体质量除以不包括颗粒内外空隙的体积求得的密度。

11. 颗粒密度(granule density)：是粉体质量除以颗粒体积所求得的密度。

12. 松密度(bulk density)：是粉体质量除以该粉体所占体积求得的密度。

13. 振实密度(tap density)：填充粉体时，经一定规律振动或轻敲后测得的堆密度称振实密度。

14. 空隙率(porosity)：是粉体层中空隙所占有的比率。

15. 休止角(angle of repose)：是指粉体在堆积状态下，堆积斜面与水平面之间的最大夹角。

16. 流出速度(flow velocity)：是将物料加于漏斗中，全部物料流出所需的时间。

17. 压缩度(compressibility index):粉体在最松和最紧状态下的体积比。

18. 临界相对湿度(critical relative humidity):水溶性的药物粉末当空气中相对湿度提高到某一定值时,吸湿量急剧增加,此时的相对湿度叫物料的临界相对湿度。

19. 可压缩性(compressibility):表示粉体在给定压力下减少体积的能力,表明压缩压力对空隙率的影响。

20. 可成型性(compactibility):表示粉体在给定压力下紧密结合形成一定形状的能力,表明空隙率对抗张强度的影响。

21. 可压片性(tabletability):表示在给定压力下把粉体压缩成具有一定强度的片剂的能力,表明压缩压力对抗张强度的影响。

22. 粉体学(powder technology):粉体是无数个固体粒子的集合体。粉体学是研究粉体的基本性质及其应用的科学。

23. 一级粒子和二级粒子(primary and secondary particles):组成粉体的粒子可能是单个粒子(或结晶),也可能是多个单体粒子聚结在一起的粒子。将单个粒子叫一级粒子,将聚结粒子叫二级粒子。

24. 三轴径(triaxial diameter):反映粒子的三维尺寸。在粒子的平面投影图上测定长径 l 与短径 b,在投影平面的垂直方向测定粒子的高度 h。

25. 定方向径(directional diameter):在粒子的投影平面上,某定方向直线长度。常见有定方向接线径、定方向等分径和定方向最大径。

26. 圆相当径(circle equivalent diameter):包括等投影面积圆相当径和等投影周长圆相当径。

27. 球相当径(sphere equivalent diameter):包括等体积球相当径、等表面积球相当径、等比表面积球相当径。

28. 粒度频率分布(particle size frequency distribution):表示各个粒径的粒子群在全体粒子群中所占的百分数(微分型)。

29. 粒度累积分布(cumulative particle size distribution):表示小于或大于某粒径的粒子群在全体粒子群中所占的百分数(积分型)。

30. 形状指数(shape index):将粒子的几何性质与球或圆的理论值比较形成的无因次组合。

31. 圆形度(circularity):用粒子的投影面积相当径计算的圆周长与粒子的投影面周长之比,表示粒子的投影面接近于圆的程度。

32. 形状系数(shape factor):在立体几何中,用特征长度计算体积或面积时,所乘以的系数,可分为体积形状系数、表面积形状系数和比表面积形状系数。

33. 体积比表面积(volume specific surface area):单位体积粉体的表面积。

34. 重量比表面积(weight specific surface area):单位重量粉体的表面积。

35. 堆密度(bulk density):为粉体颗粒质量除以该粉体的堆体积(颗粒与颗粒内外空隙所占的体积)。

36. 吸湿性(moisture absorption):固体表面吸附水分的现象。

37. 润湿性(wettaability):是固体界面由固 - 气界面变为固 - 液界面的现象。

38. 接触角(contact angle):当液滴滴到固体表面时,液滴在固体接触边缘的切线与固体平面间的夹角。

39. 黏附性(adhesiveness):不同分子间产生的引力,如粉体的粒子与器壁间的黏附。

40. 黏着性(adhesivity):亦称团聚,同分子间产生的引力,如粒子与粒子间发生的黏附而形成聚集体。

41. 弹性形变(elastic deformation):在受到压力时变形,解除压力后恢复原形,弹性形变在压片过程中不产生结合力。

42. 塑性形变(plastic deformation):在受到压力时变形,解除压力后不能恢复原形,塑性形变在压片过程中产生较大结合力。

43. 脆性形变(brittle deformation):颗粒在压力下破碎变形,解除压力后不能恢复原形,亦称破碎变形。

二、选择题

(一)单项选择题

1. D　2. A　3. A　4. A　5. A　6. B　7. D　8. C　9. C　10. B
11. A　12. E　13. A　14. D　15. A　16. A　17. A　18. E　19. B　20. D
21. A　22. D　23. B　24. A　25. B　26. C　27. A　28. C

(二)配伍选择题

1. A　2. B　3. C　4. D　5. B　6. C　7. A　8. D　9. A　10. B
11. C　12. C　13. A　14. B　15. D　16. C　17. B　18. A　19. D

(三)多项选择题

1. CD　2. ABCDE　3. AD　4. ACD　5. ADE
6. BCE　7. DE　8. ABCE　9. ABCDE　10. ADE
11. AE　12. AB　13. AB　14. ABC　15. AB
16. ABCD　17. ABC　18. BC　19. BCD　20. ACD
21. ABCD　22. AB　23. AB　24. ACD　25. ABCDE
26. ABCD　27. ACD　28. ABC　29. AD　30. AC

三、判断是非题

1. ×　2. ×　3. √　4. √　5. ×　6. ×　7. √　8. √　9. ×　10. √
11. √　12. ×　13. √　14. √　15. ×　16. ×　17. ×　18. √　19. ×　20. ×
21. ×　22. ×　23. √　24. √　25. √　26. √　27. ×　28. √　29. √　30. √
31. ×　32. ×　33. ×　34. √　35. ×　36. ×　37. √

四、简答题

1. 答:

影响流动性的因素主要有粒子大小、粒度分布、粒子形状、粒子间的黏着力、摩擦力、范德瓦尔斯力、静电力等。增加粉体流动性的方法有:①对黏附性的粉末粒子应进行制粒;②适当进行干燥可减少粒子间黏着性;③改善粒子形状及表面粗糙度;④加入滑石粉、微分硅胶等助流剂。

2. 答:

粉体的密度是单位体积粉体的质量。由于粉体的颗粒内部和颗粒间存在空隙,粉体的体积有不同的含义，所以粉体的密度分为真密度、粒密度、松密度。同一种粉体的真密度是相同的，但松密度会有所不同。真密度：粉体质量（M）除以不包括颗粒内外空隙的体积（真体积 V_t）求得的密度，$\rho_t=M/V_t$。粒密度：粉体质量（M）除以包括颗粒内空隙的体积（$V_t+V_{内}$）求得的密度，$\rho_g=M/(V_t+V_{内})$。松密度（堆密度）：粉体质量（M）除以该粉体所占容器的体积（$V_t+V_{内}+V_{间}$）求得的密度，$\rho_b=M/V(V=V_t+V_{内}+V_{间})$。

3. 答：

润湿性是粉体表面上已被吸附的空气被液体置换的现象。粉体的润湿性对片剂、颗粒剂等固体制剂的崩解性、溶解性等具有重要意义。粉体的润湿性由接触角来表示。接触角是液滴在固液接触边缘的切线与固体平面间的夹角。接触角范围在 0°~180° 之间。接触角越小，粉体润湿性越好。

4. 答：

（1）显微镜法：将粒子放在显微镜下，根据投影像测得粒径的方法，主要测定几何学粒径。光学显微镜可以测定 μm 级的粒径，电子显微镜可以测定 nm 级的粒径。

（2）库尔特计数法：将粒子群混悬于电解质溶液中，然后将带有细孔的玻璃管同时浸入上述电解质，孔两侧各有电极，电极间有一定电压，当粒子通过细孔时，粒子体积排挤孔内电解质而导致电阻发生改变。利用电阻与粒子的体积成正比的关系将电信号换算成粒径，以测定粒径与其分布。本法测得的粒径为等体积球相当径，可以求得以个数为基准的粒度分布或体积为基准的粒度分布。测定范围为 1~600μm。

（3）沉降法：液相中混悬的粒子在重力场中恒速沉降时，根据 Stokes 方程求出粒径的方法。Stokes 方程适用于 0.5~100μm 粒径的测定。

（4）比表面积法：利用粉体的比表面积随粒径的减少而迅速增加的原理，通过粉体层中比表面积的信息与粒径的关系求得平均粒径的方法，但本法不能求得粒度分布。可测定的范围在 100μm 以下。

（5）筛分法：利用筛孔将粉体机械阻挡的分级方法。常用测定范围在 45μm 以上。

5. 答：

水溶性药物在相对湿度较低的环境下，几乎不吸湿，而相对湿度增大到某一定值时，吸湿量急剧增加。水溶性药物混合物的临界相对湿度是各成分临界相对湿度的乘积。水不溶性药物的吸湿性随着相对湿度变化而缓慢发生变化，没有临界点。水不溶性药物混合物的吸湿性具有加和性。

6. 答：

当液滴滴到固体表面时，润湿性不同可出现不同形状，接触角最小为 0°，最大 180°，接触角越小，润湿性越好。

接触角测定方法：一种方法是将粉体压缩成平面，水平放置后滴上液滴，直接由量角器测定；另一种方法，在圆筒管中精密充填粉体，下端用滤纸轻轻堵住后浸入水中，测定水在管内粉体层中上升的高度与时间，根据 Washburn 公式计算接触角。

7. 答：

堆密度是粉体质量除以该粉体的堆体积 V 求得的密度，即 $\rho_b=W/V$。堆体积实际是装填粉体的容器体积，包括颗粒与颗粒内外空隙所占的体积。而真密度是粉体质量除以真体积求得的密度，即 $\rho_t=W/V_t$。真体积不包括颗粒内外空隙的体积。粉体密度的测定就是粉体体积的测定。一般情况下，$V_t<V$，所以粉体的堆密度小于真密度。

8. 答：

多数药物为黏弹性物质，压缩时既发生塑性形变，又有一定程度的弹性形变。塑性形变使物料颗粒之间产生结合力，易于压缩成型；当压缩力解除后，弹性内应力趋向松弛和恢复颗粒的原来形状，并使片剂的体积增大而致裂片。塑性较好的物质在1~2次压缩后就能完成塑性形变，而弹性较强的物质需再重复压缩十几次后才能完成塑性形变。

9. 答：

一般情况下，粒径大、密度大的物料，颗粒之间的黏着性弱，重力作用较大，因此充填性好。

10. 答：

助流剂的粒径较小，一般约40μm，与粉体混合时在粒子表面附着，减弱粒子间的黏附从而增强流动性，增大充填密度。助流剂微粉的添加量在0.05%~0.1%（*W*/*W*）范围内最适宜，过量加入反而减弱流动性。

第十三章

一、名词解释

1. 粉碎（comminution）：是借助机械力破碎将大块物料破碎成颗粒或细粉的操作过程。

2. 粉碎度（comminution degree）：是指粉碎前的粒度 D_1 与粉碎后的粒度 D_2 的比值。

3. 临界转速（critical velocity）：是指球磨机中把球珠从最高位置以最大速度下落时的转筒转速称为临界转速。

4. 分级（size classification）：是将粉体按不同的粒径大小进行分离的操作。

5. 筛分（sieving）：分级可以采用重力、惯性、离心分离和过筛分离的方式，其中利用网孔性工具使粗粉与细粉分离的操作过程称为筛分。

6. 混合（mixing）：使两种以上物质处于均匀状态的操作过程统称为混合。

7. 对流混合（convective mixing）：固体粒子群在机械转动的作用下，产生较大的位移时进行的总体混合。

8. 剪切混合（shear mixing）：由于粒子群内部应力的作用结果，产生滑动面，破坏粒子群的凝聚状态而进行的局部混合。

9. 扩散混合（diffusive mixing）：相邻粒子间产生无规则运动时相互交换位置所进行的局部混合。

10. 制粒（granulation）：是指将粉状、块状、熔融液、水溶液等状态的物料经过加工，制成具有一定形状与大小的颗粒状物体的操作。

11. 干法制粒（dry granulation）：是将药物和辅料的粉末混合均匀、压缩成大片状或条带状后，粉碎成所需大小颗粒的方法。

12. 湿法制粒（wet granulation）：是在药物粉末中加入液体黏合剂，靠黏合剂的架桥或黏结作用使粉末聚结在一起而制备颗粒的方法。

13. 流化喷雾制粒（fluid bed spray granulation）：利用容器中自下而上的气流使粉末悬浮，呈流态化，再喷洒黏合剂溶液，使粉末凝结成颗粒，简称为流化制粒或沸腾制粒。在一台设备内可完成混合、制粒、干燥过程，又称一步制粒。

14. 干燥(drying):是利用热能使湿物料中的湿分(水分或其他溶剂)气化,并利用气流或真空带走气化了的湿分,从而获得干燥固体产品的操作。

15. 平衡水分(equilibrium water):系指在一定空气状态下,当物料表面产生的水蒸气压与空气中水蒸气分压相等时,物料中所含水分叫平衡水分。平衡水分是干燥除不去的水分。

16. 自由水分(free water):系指物料中所含大于平衡水分的那一部分水分称为自由水分,或称游离水分,即在干燥过程中能除去的水分。

17. 结合水分(bound water):以物理化学方式结合的水分,与物料具有较强的结合力,因此物料表面产生的水蒸气压低于同温度下纯水的饱和蒸气压,干燥速度缓慢。

18. 非结合水分(nonbound water):以机械方式结合的水分,与物料的结合力很弱,物料表面产生的水蒸气压等于同温度下纯水的饱和蒸气压,干燥速度较快。仅含非结合水分的物料叫非吸水性物料。

19. 干燥速率(drying rate):是在单位时间、单位干燥面积上被干物料所能气化的水分量。即物料中水分量的减少值,其单位为 $kg/(m^2 \cdot s)$。

20. 冷冻干燥(freeze drying):将含有大量水分的物料(溶液或混悬液)先冻结至冰点以下(通常为 -40~-10℃)的固体,然后在高真空条件下加热,使水蒸气直接从固体中升华出来进行干燥的方法。

21. 流化干燥(fluidized drying):在流化室内,湿物料在强热空气的作用下处于流化状态(翻腾状态),不断地与热气流进行热交换,蒸发的水分被上升的热气流带走,从而实现流化干燥目的。

22. 喷雾干燥(spray dying):是把药物溶液喷进干燥室内进行干燥的方法。由于喷雾干燥的蒸发面积大、干燥时间非常短(数秒至数十秒),干燥温度低(一般为 50℃左右),而且干燥后的粉末极细,颗粒粒度均匀。

23. 微波干燥(microwave drying):当湿物料处于振荡周期极短的微波高频电场内,其内部的水分子会发生极化并趋向外电场的方向,而后迅速随高频交变电场方向的交互变化而转动,造成分子的运动和相互摩擦效应,结果一部分微波能转化为分子运动能,使物料温度升高,产生热化和膨胀等一系列物化过程,从而达到微波加热干燥的目的。

二、选择题

(一) 单项选择题

1. B　2. C　3. C　4. C　5. C　6. A　7. D　8. C　9. B　10. C
11. D　12. C　13. E　14. E　15. B　16. A　17. A　18. E　19. D　20. C
21. D　22. E　23. A　24. D　25. B　26. D　27. B　28. D　29. D

(二) 配伍选择题

1. D　2. C　3. C　4. B　5. D　6. A　7. B　8. E　9. C　10. C
11. A　12. E　13. B　14. D

(三) 多项选择题

1. BCDE　2. CDE　3. CD　4. ABCDE　5. ACDE
6. ABDE　7. ABE　8. ACDE　9. ABCDE　10. BCDE
11. ABCDE　12. BC　13. ACD　14. ABCD　15. ABCDE

三、判断是非题

1. √ 2. √ 3. × 4. × 5. √ 6. √ 7. × 8. × 9. × 10. ×
11. √ 12. × 13. √ 14. × 15. × 16. √

四、简答题

1. 答：

①有利于提高难溶性药物的溶出速度和生物利用度；②有利于各成分的均匀混合；③有利于提高固体药物在液体、半固体、气体中的分散性；④有助于从天然药物中提取有效成分等。

2. 答：

晶型转变；热分解；流动性变差；堆密度的减少；黏附性与凝聚性的增大；粉尘污染；爆炸。

3. 答：

粉碎过程主要依靠外加机械力来破坏物质分子间的内聚力。

物料受到外力的作用，在局部开始发生弹性形变，然后发生塑性形变，当应力大于物料本身的分子间力时即可产生裂隙并发展成为裂缝，直至开裂或破碎。

4. 答：

外加力有冲击力（impact force）、压缩力（compression force）、剪切力（cutting force）、弯曲力（bending force）、研磨力（rubbing force）等。

被粉碎物料的性质及要粉碎的程度不同，所需外力的种类也不同：

脆性物质	以冲击、压碎和研磨为主
纤维状物质	剪切力更有效
粗碎	以冲击力和压缩力为主
细碎	以剪切力、研磨力为主

5. 答：

（1）开路粉碎与循环粉碎：开路粉碎是连续把粉碎物料供给粉碎机的同时不断地从粉碎机中把已粉碎的细物料取出的操作。循环粉碎是经粉碎机粉碎的物料通过分级设备使粗颗粒重新返回到粉碎机反复粉碎的操作。

（2）闭路粉碎与自由粉碎：闭路粉碎是指在粉碎过程中，已达到粉碎要求的粉末不能及时排出而继续和粗粒一起重复粉碎的操作，也称循环粉碎。自由粉碎是在粉碎过程已达到粉碎粒度要求的粉末能及时排出而不影响粗粒的继续粉碎的操作。这种操作粉碎效率高，常用于连续操作。

（3）单独粉碎与混合粉碎：大多数药物通常采用单独粉碎，以便于后续单元操作。此外，出于安全性考虑，氧化性或还原性药物、刺激性药物等必须单独粉碎。混合粉碎是指两种以上物料共同粉碎的操作。

（4）干法粉碎与湿法粉碎：干法粉碎是指将物料经适当的干燥处理后，使药料的水分含量降低至一定限度（一般低于 5%）而进行粉碎的方法。湿法粉碎是将适量的液体添加到药物中进行研磨粉碎。

(5)低温粉碎：低温粉碎是利用物料在低温时脆性增加、韧性与延伸性降低的性质以提高粉碎效率的方法。低温粉碎非常适用于热敏感的药物、软化温度低而容易成饼的药物。

6. 答：

由水平放置的圆筒（或叫球磨罐）和内装一定数量的钢、瓷或玻璃圆球所组成，如答案图1(a)所示。

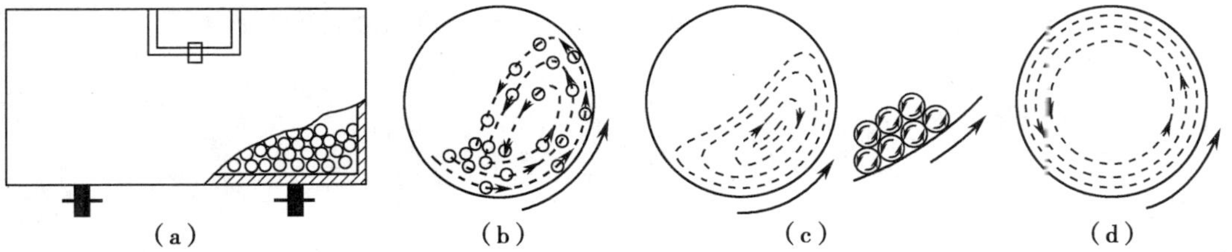

答案图 1　简答题 6 答案

粉碎原理：当圆筒转动时带动内装球上升，球上升到一定高度后由于重力作用下落，靠球的上下运动使物料受到冲击力和研磨力而被粉碎。

粉碎效果的影响因素：

(1)圆筒的转速

转速过小时[答案图1(c)]，球往下滑落，靠研磨作用，效果较差。

转速过大时[答案图1(d)]，球随罐体旋转，失去相对运动。

转速适宜时[答案图1(b)]，转速为临界速度 V_C 的 50%~80% 时，球沿抛物线抛落，靠冲击和研磨的联合作用，粉碎效果最好。

(2)球与物料的装量：总装量为罐体总容积的 50%~60%。

(3)球的大小：粉碎物料原粒径为 1/9~1/4 的球直径。一般来说，球体的直径越小、密度越大，粉碎的粒径越小，适合于物料的微粉碎，甚至可达纳米级粉碎。

7. 答：

冲击式粉碎机对物料的作用力以冲击力为主，适用于脆性、韧性物料以及中碎、细碎、超细碎等，应用广泛，因此具有“万能粉碎机”之称。其典型的粉碎结构有锤击式和冲击柱式。

8. 答：

①可进行粒度要求为 3~20μm 超微粉化并可直接分级：压缩空气夹带的细粉由出料口进入旋风分离器或袋滤器进行分离（较大颗粒由于离心力的作用沿器壁外侧重新带入粉碎室，重复粉碎过程）；②由于高压空气从喷嘴喷出时产生焦耳 - 汤姆逊冷却效应，故适用于热敏性物料和低熔点物料粉碎；③设备简单，易于对机器及压缩空气进行无菌处理，可适用于无菌粉末的粉碎；④和其他粉碎机相比，粉碎费用高。

9. 答：

(1)物料粉体性质的影响：在一般情况下，粒径小、密度大的颗粒易于在大颗粒的缝隙中往下流动而影响均匀混合；当混合物料中含有少量水分可有效地防止离析；在流态化操作中，密度的影响比粒径更显著；各成分间密度差及粒度差较大时，先装密度小的或粒径大的物料后装密度大的或粒径小的物料，并且混合时间应适当。

(2)设备类型的影响：混合机的形状及尺寸，内部插入物（挡板、强制搅拌等），材质及表面情况等。应根据物料的性质选择适宜的混合器。在 V 型混合机中，装料量占容器体积的

30% 左右；适宜转速一般取临界转速的 0.7~0.9。

(3) 操作条件的影响：物料的充填量、装料方式、混合比、混合机的转动速度及混合时间等。

10. 答：

(1) 改善流动性：制粒后一般颗粒状粒径大，每个粒子间的接触少，从而改善颗粒的流动性。

(2) 防止各成分的离析：混合后制粒，各成分黏在一起，可有效地防止离析。

(3) 防止粉尘飞扬及器壁上的黏附。

(4) 调整堆密度，改善溶解性能。

(5) 使片剂生产中压力均匀传递。

(6) 便于服用，携带方便，提高商品价值等。

11. 答：

湿法制粒的产物具有外形美观、流动性好、耐磨性较强、压缩成型性好等优点，在医药工业中的应用最为广泛。但对于热敏性、湿敏性、极易溶性等特殊物料可采用其他方法制粒。

12. 答：

湿法制粒的机制首先是黏合剂中的液体将药物粉末表面润湿，使粉粒间产生黏着力，然后在液体架桥与外加机械力的作用下制成一定形状和大小的颗粒，经干燥后最终以固体桥的形式固结。制粒时粒子间存在着 5 种形式的作用力，分别是粒子间不可流动液体膜间的附着力和凝聚力，粒子间可流动液体膜的界面作用力，形成固体桥、固体粒子间引力及机械镶嵌。

13. 答：

原料、辅料粉末→混合→捏和→挤压制粒→干燥→整粒→颗粒→颗粒剂或片剂

14. 答：

(1) 颗粒的粒度由筛网的孔径大小调节，粒子形状为圆柱状，粒度分布较窄。

(2) 挤压压力不大，可制成松软颗粒，适合压片。

(3) 制粒过程经过混合、制软材等，程序多、劳动强度大，不适合大批量、连续生产。

(4) 制备小粒径颗粒时筛网的寿命短。

15. 答：

离心制粒过程分为三个阶段：①母核形成阶段，喷入少量液体，在滚动和搓动作用下形成大量母核。在中药生产中叫起模。②母核长大阶段，药粉层积于母核表面，反复多次，可得一定大小的药丸。在中药生产中称此为泛制。③压实阶段，停止加入液体和药粉，在继续转动过程中多余的液体被挤出表面或未被充分润湿的层积层中，从而颗粒被压实形成具有一定机械强度的微丸。

16. 答：

混合制粒是将粉状物料和一定量的液体，通过搅拌桨混合成均匀物料，再由高速旋转的制粒刀将物料切割成湿颗粒的方法。

混合制粒机的组成包括：①搅拌桨：使物料混合、翻动、分散甩向器壁后向上运动，形成较大颗粒。②切割刀：将大块颗粒绞碎、切割。

原理：切割刀与搅拌桨的搅拌作用相呼应，使颗粒得到强大的挤压、滚动而形成致密且均匀的颗粒。

粒度的大小：由外部破坏力与颗粒内部凝聚力平衡作用的结果来决定。(黏合力、搅拌速度)

17. 答：

(1) 在一个容器内进行混合、捏合、制粒。

(2) 和传统的挤压制粒相比，具有节省工序、操作简单、快速等优点。

(3) 改变搅拌桨的结构，调节黏合剂用量及操作时间可制备致密、强度高的颗粒（适用于胶囊剂），也可制备松软的颗粒（适合压片）。

该设备的缺点是不能进行干燥。

18. 答：

喷雾开始，液滴使接触到的粉末润湿并聚集在自己周围形成粒子核；再由继续喷入的液滴落在粒子核表面上产生黏合架桥作用，使粒子核与粒子核之间、粒子核与粒子之间相互结合，逐渐长大成较大的颗粒。干燥后，粉末间的液体桥→固体桥，形成多孔性、表面积较大的柔软颗粒。

19. 答：

(1) 在一台设备内进行混合、制粒、干燥，甚至是包衣等操作。

(2) 简化工艺、节约时间、劳动强度低。

(3) 制得的颗粒密度小、粒子强度小，颗粒的粒度均匀，流动性、压缩成型性好。

20. 答：

(1) 干法制粒常用于热敏性物料、遇水易分解的药物以及容易压缩成型的药物的制粒。

(2) 不加入水，方法简单、省工省时。

(3) 应注意由于压缩引起的晶型转变及活性降低。

21. 答：

在干燥过程中，湿物料与热空气接触时，热空气将热能传至物料——传热过程；湿物料得到热量后，物料中的水分不断气化，并向空气中移动——传质过程。因此物料的干燥是由热量的传递和质量的传递同时进行的过程，两者缺一不可。

22. 答：

物料中水分含量较多，水分从表面气化时内部水分及时补充到表面，物料表面温度为该空气条件下的湿球温度 t_w，表面产生的水蒸气压等于饱和蒸气压 (p_w)（与纯水情况同，气化推动力为 p_w-p）。

干燥速率取决于水分在表面的气化速率（表面气化控制阶段），主要受物料外部条件的影响。

其强化途径有：

(1) 提高空气温度或降低空气中湿度（或水蒸气分压 p），以提高传热和传质的推动力。

(2) 改善物料与空气的接触情况，提高空气的流速使物料表面气膜变薄，减少传热和传质的阻力。

23. 答：

当水分含量低于 x_0 之后，物料内部水分向表面的移动已不能补充表面气化水分，物料表面的水蒸气压低于饱和蒸气压，因而传质推动力 (p_w-p) 下降，干燥速率也降低。

其速率主要由物料内部水分向表面扩散的速率所决定（内部水分扩散控制阶段），主要取决于物料本身的结构、形状、大小等。

其强化途径有：①提高物料的温度；②改善物料的分散程度，以促进内部水分向表面扩散。而改变空气的状态及流速对干燥的影响不大。

24. 答：

厢式干燥；喷雾干燥；流化床干燥；红外干燥；微波干燥；冷冻干燥。

25. 答：

将含有大量水分的物料（溶液或混悬液）先冻结至冰点以下（通常为 -40~-10℃）使之凝固，然后在高真空条件下加热，使水蒸气直接从固体中升华出来进行干燥的方法（固→气）。因为利用升华达到去水的目的，所以也叫升华干燥。水分升华所需的热主要依靠固体的热传导，因此该干燥过程属于热传导干燥。

26. 答：

（1）由于在干燥过程中真空度高、温度低，故适合于热敏性药物、易氧化物料及易挥发成分的干燥，可防止药物的变质和损失。

（2）干燥后制品体积与液态时相同，因此干燥产品呈疏松、多孔、海绵状而易溶解，故常用于生物制品、抗生素等呈固体而临用时溶解的注射剂的制备。

（3）缺点是设备投资费用高、动力消耗大、干燥时间长、生产能力低。

第十四章

一、名词解释

1. 散剂（powder）：系指药物与适宜的辅料经粉碎、均匀混合制成的干燥粉末状制剂，分为口服散剂和局部用散剂。

2. 倍散（trituration）：是指在小剂量的毒剧药中添加一定量的填充剂制成的稀释散剂。

3. 临界相对湿度（critical relative humidity）：水溶性药物在相对湿度较低的环境下，几乎不吸湿，而当相对湿度增大到一定值时，吸湿量急剧增加，此时的相对湿度称为临界相对湿度。

4. 颗粒剂（granule）：系指药物与适宜的辅料制成的具有一定粒度的干燥颗粒状制剂。

5. 片剂（tablet）：系指药物与适宜的辅料均匀混合后压制而成的圆片状或异型片状的固体制剂。

6. 糖衣片（sugar coated tablet）：是以蔗糖为主要包衣材料进行包衣而制得的片剂。

7. 薄膜衣片（film coated tablet）：是以丙烯酸树脂、羟丙甲纤维素等高分子成膜材料为主要包衣材料进行包衣而制得的片剂。

8. 肠溶片（enteric coated tablet）：是以在肠液中可以溶解的物质为主要包衣材料进行包衣而制得的片剂，此种片剂在胃液中不溶。

9. 咀嚼片（chewable tablet）：系在口中嚼碎后再吞咽下去的片剂，常加入蔗糖、薄荷油等甜味剂及食用香料调整口味，较适合于小儿服用。

10. 泡腾片（effervescent tablet）：是含有碳酸氢钠与有机酸，遇水可产生气体而呈泡腾状的片剂。有机酸一般用枸橼酸、酒石酸、富马酸等。

11. 分散片（dispersible tablet）：是在水中能迅速崩解并均匀分散的片剂［在（21 ± 1）℃的水中 3 分钟即可崩解分散，并通过 180μm 孔径的筛网］，加水分散后饮用，也可吮服或吞服。

12. 多层片(multilayer tablet):是由两层或多层构成的片剂,一般由两次或多次加压而制成,每层含有不同的药物或辅料,可以避免复方制剂中不同药物之间的配伍变化,或者达到缓控释的效果。

13. 缓释片(sustained-release tablet):是在水中或规定的释放介质中缓慢非恒速释放药物的片剂。

14. 控释片(controlled-release tablet):是在水中或规定的释放介质中缓慢地恒速或接近恒速释放药物的片剂。

15. 口含片(buccal tablet):含在口腔内,药物缓慢溶解而发挥持久局部作用的片剂。口含片中的药物应为易溶性的,主要起局部消炎、杀菌、止痛或局部麻醉作用。

16. 舌下片(sublingual tablet):指置于舌下能迅速溶化,药物经舌下黏膜吸收而发挥全身作用的片剂。舌下片中的药物和辅料应为易溶性的,主要用于急症的治疗。

17. 口腔贴片(buccal patch):是粘贴于口腔,经黏膜吸收而发挥局部或全身作用的片剂。

18. 可溶片(soluble tablet):是临用能溶解于水的非包衣片或薄膜衣片。供口服和外用。

19. 阴道片(vaginal tablet):是置于阴道内应用的片剂。阴道片为普通片,在阴道内应易溶化、溶散、崩解并释放药物。

20. 植入片(implant tablet):是埋植到人体皮下缓慢溶解、吸收的片剂。一般来说,植入片植入体内后可缓慢释药,维持疗效几周、几个月直至几年。

21. 稀释剂(diluent):或称为填充剂(fillers),是指用来填充片剂的重量或体积,便于片剂成型的物质。

22. 黏合剂(adhesive):是指自身具有黏性,可给予无黏性或黏性不足的物料黏性,从而使物料聚结成粒的物质。

23. 崩解剂(disintegrating agent):是指使片剂在胃肠液中迅速裂碎成细小颗粒的物质。

24. 助流剂(glidant):是指可降低颗粒之间摩擦力,改善粉末流动性的物质。

25. 抗黏剂(antiadherent):是指可防止原辅料黏着于冲头表面的物质。

26. 润滑剂(lubricant):广义上,是助流剂、抗黏剂、润滑剂三种辅料的总称。狭义上是指可降低物料与冲模孔壁之间的摩擦力,从而保证压片和推片时压力分布均匀的辅料。

27. 胶囊剂(capsule):系指药物与适宜辅料充填于空心胶囊或密封于软质囊材中制成的固体制剂。

28. 滴丸剂(dripping pill):系指固体或液体药物与适宜的基质加热熔化后溶解、乳化或混悬于基质中,然后滴入不相混溶、互不作用的冷凝液中,使液滴收缩成球状而制成的制剂,主要供口服使用。

29. 膜剂(film):系指药物与适宜的成膜材料经过加工制成的膜状制剂。供口服或黏膜用。

30. 口腔崩解片(orally disintegrating tablet):是将片剂置于口腔内时能迅速崩解或溶解,吞咽后发挥全身作用的片剂。特点是服药时不用水,特别适合于吞咽困难的患者或老年人、儿童。

31. 泡腾崩解剂(effervescent disintegrant)：是指碳酸氢钠与枸橼酸等有机酸成对构成的混合物，遇水时，两者可产生大量的二氧化碳气体，造成片剂或其他固体制剂的崩解。

32. 硬胶囊剂(hard capsule)：系采用适宜的制剂技术，将药物或加适宜辅料制成粉末、颗粒、小片或小丸等充填于空心硬胶囊中的制剂。

33. 软胶囊剂(soft capsule)：系将一定量的液体药物直接包封，或将固体药物溶解或分散在适宜的赋形剂中制备成溶液、混悬液、乳液或半固体，密封于球形或椭圆形的软质囊材中的制剂。

34. 基质吸附率(base adsorption)：1g 固体药物制成填充软胶囊的混悬液时所需液体基质的克数。基质吸附率 = 基质重量 / 固体重量 × 100%。

35. 肠溶胶囊(enteric capsule)：系指硬胶囊或软胶囊经药用高分子材料处理或其他适宜方法加工而成；可用适宜的肠溶材料制备而得，也可用经肠溶材料包衣的颗粒或小丸填充胶囊而制成。

二、选择题

(一) 单项选择题

1. D	2. D	3. D	4. B	5. E	6. A	7. D	8. D	9. B	10. A
11. C	12. C	13. A	14. C	15. B	16. E	17. B	18. C	19. C	20. D
21. C	22. D	23. B	24. C	25. B	26. E	27. D	28. B	29. D	30. A
31. A	32. C	33. C	34. B	35. B	36. B	37. A	38. D	39. A	40. C
41. D	42. B	43. C	44. B	45. E	46. E	47. E	48. B	49. B	50. B
51. B	52. C	53. C	54. D	55. E	56. D	57. B	58. A	59. D	60. A
61. D	62. C	63. C	64. C	65. A	66. E	67. C	68. E	69. B	70. C
71. A	72. B	73. D	74. C	75. A	76. C	77. D	78. C	79. C	80. E
81. B	82. D	83. D	84. D	85. B	86. A	87. D	88. A	89. D	90. C
91. B	92. A	93. D	94. C	95. D	96. D	97. C	98. B	99. B	100. A
101. A	102. C	103. D	104. C	105. C	106. B	107. C	108. D	109. A	110. C
111. C	112. D	113. A	114. B	115. E	116. B	117. B	118. A	119. D	120. D
121. B	122. B	123. A	124. C	125. D	126. B	127. B	128. B	129. D	130. A
131. A	132. B	133. A	134. D	135. D	136. C	137. D			

(二) 配伍选择题

1. E	2. B	3. C	4. A	5. C	6. E	7. A	8. D	9. B	10. C
11. D	12. E	13. A	14. C	15. D	16. B	17. C	18. A	19. B	20. D
21. C	22. C	23. C	24. D	25. E	26. E	27. E	28. C	29. C	30. D
31. B	32. A	33. B	34. A	35. D	36. D	37. B	38. E	39. A	40. C
41. B	42. D	43. A	44. E	45. A	46. D	47. B	48. C	49. B	50. E
51. C	52. D	53. D	54. C	55. A	56. D	57. B	58. E	59. C	60. D
61. E	62. B	63. E	64. E	65. C	66. D	67. B	68. A	69. E	70. D
71. C	72. C	73. A	74. D	75. E	76. B	77. C	78. E	79. C	80. A
81. E	82. D	83. C	84. A	85. E	86. B	87. D	88. A	89. E	90. B

91. C

(三) 多项选择题

1. ABCE　2. ABCDE　3. BCD　4. ABCE　5. ABCD
6. BCDE　7. CDE　8. ACD　9. ABD　10. BCD
11. ACD　12. AE　13. CD　14. DE　15. ABD
16. BE　17. BD　18. ABCE　19. ADE　20. BC
21. ABC　22. CD　23. BD　24. BD　25. ACDE
26. AE　27. ABDE　28. BE　29. ABE　30. ACE
31. ACE　32. BC　33. ACDE　34. AD　35. ABCD
36. ABCE　37. ABCDE　38. ABCDE　39. ABCD　40. ACD
41. AE　42. BCD　43. CD　44. AD　45. AC
46. ABC　47. ACD　48. ADE　49. CDE　50. BCE
51. BE　52. BD　53. ABD　54. ABCE　55. ABC
56. ABCD　57. ABCD　58. ACDE　59. ABCD　60. AC
61. ABCE　62. ABCDE　63. ACE　64. ABCDE　65. ABDE
66. CD　67. ABC

三、判断是非题

1. ×　2. √　3. √　4. ×　5. ×　6. ×　7. ×　8. ×　9. √　10. ×
11. √　12. ×　13. ×　14. √　15. ×　16. √　17. ×　18. ×　19. √　20. √
21. √　22. ×　23. ×　24. ×　25. √　26. ×　27. ×　28. ×　29. √　30. ×
31. √　32. √　33. ×　34. ×　35. √　36. √　37. √　38. ×　39. √　40. √
41. √　42. ×　43. √　44. √　45. ×　46. √　47. √　48. √　49. √　50. ×
51. ×　52. √　53. √　54. √　55. √　56. √　57. ×　58. √　59. √　60. ×
61. √　62. √　63. ×　64. ×　65. ×　66. √

四、填空题

1. 九
2. 水溶性
3. 10
4. 可溶性颗粒剂；混悬型颗粒剂；泡腾性颗粒剂
5. 明胶；甘油；水
6. 水溶液；稀乙醇溶液；风化；潮解
7. 空胶囊；物料；填充；封口
8. 滴制；压制
9. 7~9；4.7~5.2
10. 甘油；CMC-Na
11. 明胶；甘油；水；增稠剂；防腐剂；遮光剂；着色剂
12. 溶胶→蘸胶→干燥→拔壳→切割→整理
13. 肠溶胶囊；氨基

14. 明胶；增塑剂；水
15. 明胶；甲醛；甲醛明胶；肠溶衣料
16. 外观；装量差异；崩解时限
17. 水溶性；脂溶性
18. PEG；肥皂；硬脂酸钠；甘油明胶
19. 硬脂酸；单硬脂酸甘油酯；氢化植物油；虫蜡
20. 液状石蜡；植物油；甲基硅油；水
21. 药物＋基质→混悬或熔融→滴制→冷却→洗丸→干燥→选丸
22. 选择适宜基质；确定合适的滴管内外口径；滴制过程中保持恒温；滴制液液压恒定；及时冷凝
23. 口服；口含；舌下；眼结膜囊
24. 单层膜；多层膜；夹心膜
25. 天然高分子化合物；聚乙烯醇；乙烯-醋酸乙烯共聚物
26. 主药；成膜材料；增塑剂；表面活性剂；填充剂；着色剂；脱膜剂
27. 匀浆；热塑；复合

五、简答题

1. 答：

固体制剂口服的吸收过程为：

固体制剂→崩解（裂碎成小颗粒）→溶解→吸收→血液循环

2. 答：

可采取以下方法改善难溶性药物的溶出速度：①改变粒径，通过粉碎减小粒径，增加表面积 S，加速溶出，改善吸收；②制备研磨混合物，将疏水性药物与大量水溶性辅料共同研磨粉碎制成混合物，加快溶出速度；③制成固体分散物，将难溶性药物制成固体分散物以改善溶出速度；④吸附于“载体”后压片，将难溶性药物溶于能与水混溶的溶剂中，再吸附于多孔性载体后制成片剂。

3. 答：

散剂的制备工艺流程为：

物料前处理→粉碎→过筛→混合→分剂量→质量检查→包装贮存

4. 答：

测定药物 CRH 的意义：①药物吸湿性指标，一般 CRH 愈大，愈不易吸湿；②生产、贮存环境控制，应将生产以及贮藏环境的相对湿度控制在药物 CRH 值以下以防止吸湿；③辅料选择，一般应选择 CRH 值大的物料作辅料。

5. 答：

颗粒剂的制备工艺流程为：

物料前处理→粉碎→过筛→混合→制软材→制湿颗粒→干燥→整粒→装袋

6. 答：

各辅料的中文名称及其在片剂中的用途如下：

① EC：乙基纤维素，片剂黏合剂、缓释包衣材料；② HPMCP：羟丙甲纤维素酞酸酯，肠溶性衣膜材料；③ CAP：醋酸纤维素酞酸酯，肠溶性衣膜材料；④ PEG：聚乙二醇，水溶性润

滑剂、包衣致孔剂、包衣增塑剂；⑤ PVP：聚维酮，黏合剂；⑥ HPMC：羟丙甲纤维素，黏合剂、薄膜衣材料、包衣致孔剂；⑦ L-HPC：低取代羟丙纤维素，崩解剂；⑧ CCMC-Na：交联羧甲基纤维素钠，崩解剂；⑨ MCC：微晶纤维素，稀释剂、黏合剂、崩解剂、助流剂；⑩ CMC-Na：羧甲基纤维素钠，黏合剂。

7. 答：

片剂崩解机制：①毛细管作用，崩解剂在片剂中形成易被水润湿的毛细管通道，遇水后能使水迅速进入片剂内部，溶解可溶性成分形成的“固体桥”，使片剂崩解；②膨胀作用，崩解剂吸水后体积膨胀使片剂的结合力被瓦解而发生崩解；③产气作用，有些片剂中含有遇水可产生气体的物质，产生的气体膨胀时片剂崩解；④产热作用，某些特殊辅料遇水产生润湿热，使片剂中的空气膨胀，从而造成片剂的崩解。

8. 答：

片剂常用的辅料及其作用：①稀释剂：或称为填充剂，用来填充片剂的重量或体积，从而便于压片，如淀粉、乳糖。②润湿剂和黏合剂：润湿剂是自身无黏性，但可诱发物料的黏性，以利于制粒的液体，如蒸馏水、乙醇；黏合剂是自身具有黏性，可给予无黏性或黏性不足的物料黏性，从而使物料聚结成粒的辅料，如淀粉浆、甲基纤维素。③崩解剂：使片剂在胃肠液中迅速裂碎成细小颗粒的物质，如干淀粉、羧甲基纤维素钠。④润滑剂：助流剂能降低颗粒之间摩擦力，改善粉末流动性；抗黏剂可防止原辅料黏着于冲头表面；(狭义)润滑剂能降低药片与冲模孔壁之间摩擦力。如硬脂酸镁、滑石粉。

9. 答：

片剂的制备方法及适用条件：

- 制粒压片法
  - 湿法制粒压片法：适用于对湿、热稳定的药物
  - 干法制粒压片法：适用于对湿、热不稳定，有吸湿性或采用直接压片法流动性差的药物
- 粉末直接压片法：适用于对湿、热不稳定，可压性好、流动性好的药物

10. 答：

湿法制粒压片的工艺流程为：

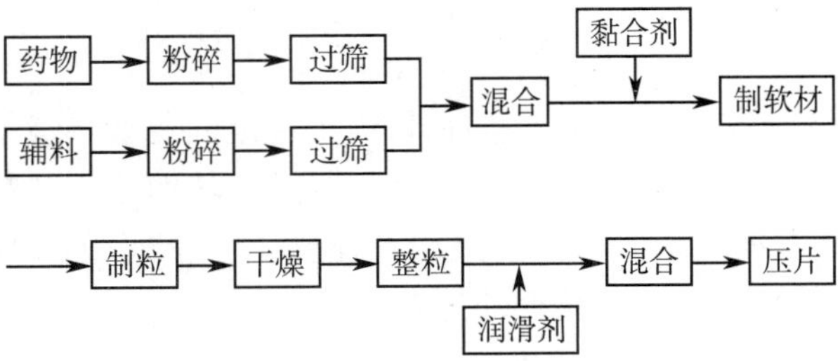

11. 答：

压片过程的三要素是：流动性、压缩成型性、润滑性。

12. 答：

影响片剂成型的因素：

①药物的可压性：药物的塑性较大，压缩时易于成型；若弹性较强，则压片时易发生裂片和松片等现象。②药物的熔点及结晶形态：药物的熔点较低有利于“固体桥”的形成，片

剂的硬度大(但熔点过低,压片时容易黏冲);立方晶系的结晶压缩时易于成型,鳞片状或针状结晶压缩后的药片容易裂片,树枝状结晶易成型,但流动性极差。③黏合剂和润滑剂:一般黏合剂的用量越大,颗粒间的结合力越大,但应避免硬度过大而造成崩解、溶出困难;润滑剂在其常用的浓度范围内,对片剂的成型影响不大,疏水性润滑剂用量增大时,会造成片剂硬度降低。④水分:适量的水分在压缩时被挤到颗粒的表面形成薄膜,起到一种润滑作用,使片剂易于形成;还可使颗粒表面的可溶性成分溶解,而后失水发生重结晶形成"固体桥",使片剂的硬度增大。含水量太多则会造成黏冲。⑤压力:一般情况下,压力愈大,片剂硬度也愈大,但当压力超过一定范围后,压力对片剂硬度的影响减小。延长加压时间有利于片剂成型,并使之硬度增大。

13. 答:

压片过程中常出现的问题及原因:

①裂片:片剂发生裂开的现象叫作裂片,如果裂开的位置发生在药片的上部(或中部),习惯上称为顶裂或腰裂,它是裂片的一种常见形式。引起裂片的原因:压力分布的不均匀和物料的压缩成型性差是主要原因;另外,黏合剂黏性较弱或用量不足,颗粒中细粉太多,颗粒过干,片剂过厚以及加压过快也可造成裂片。②松片:片剂硬度不够,稍加触动即散碎的现象称为松片。原因:黏合力差,压缩压力不足等。③黏冲:片剂的表面被冲头黏去一薄层或一小部分,造成片面粗糙不平或有凹痕的现象,称为黏冲;若片剂的边缘粗糙或有缺痕,则可相应地称为黏模。原因:颗粒不够干燥,物料较易吸湿,润滑剂选用不当或用量不足,冲头表面锈蚀或刻字粗糙不光等。④片重差异超限:片剂重量超出规定范围的现象。原因:颗粒流动性不好,颗粒内的细粉太多或颗粒的大小相差悬殊,加料斗内的颗粒时多时少,冲头与模孔吻合性不好等。⑤崩解迟缓:片剂超过了规定的崩解时限,即称为崩解超限或崩解迟缓。原因:物料的可压性、压缩压力影响片剂内部孔隙;黏合剂的用量、物料的塑性形变等影响片剂结合力;表面活性剂、润滑剂等影响润湿性;崩解剂的种类和用量等影响体积膨胀。⑥溶出超限:片剂在规定的时间内未能溶解出规定量的药物,即为溶出超限或称为溶出度不合格。原因:颗粒过硬,药物的溶解度差等。⑦药物含量不均匀:同一批片剂,不同片剂中药物的含量差异过大。原因:所有造成片重差异过大的因素,都可造成片剂中药物含量的不均匀;此外,混合不均匀和可溶性成分的迁移是导致小剂量药物片剂含量均匀度不合格的重要原因。

14. 答:

片剂包衣的目的:①控制药物在胃肠道的释放部位,如在胃中不稳定的药物(或对胃有强刺激性的药物),可制成肠溶衣片;②控制药物在胃肠道中的释放速度,从而达到缓释、控释、长效的目的;③掩盖药物的苦味或不良气味;④起防潮、避光、隔离空气的作用,以增加药物的稳定性;⑤防止药物之间的配伍变化;⑥改善片剂的外观。

包衣的种类:糖衣、薄膜衣(又可分为普通型、肠溶型、不溶型)。

包衣的方法:滚转包衣法、流化包衣法、压制包衣法。

15. 答:

糖衣片包衣的工序、作用及使用的材料为:

工序	作用	材料
片芯		
↓		
隔离层	防止水分渗入片芯	玉米朊、虫胶、明胶浆、CAP
↓		
粉衣层	消除片剂棱角	滑石粉、糖浆
↓		
糖衣层	使表面光滑平整、细腻坚实	糖浆
↓		
有色糖衣层	增加美观和便于识别	糖浆、色素
↓		
打光	增加片剂光泽和表面疏水性	川蜡

16. 答：

片剂质量检查的项目有：外观、重量差异、崩解时限（规定检查溶出度或释放度的片剂以及咀嚼片等特殊的片剂，不需检查）、硬度和脆碎度、溶出度或释放度（一般的片剂检查溶出度，缓控释制剂检查释放度）、含量均匀度（仅小剂量药物片剂或药物在片剂中比例小于 5% 时检查）、发泡量（阴道泡腾片需检查）、分散均匀性（分散片需检查）、微生物限度。

17. 答：

产生裂片和溶出度不合格的原因可能是：对乙酰氨基酚的可压性差，由于规格较大（0.3g），使可加入的稀释剂量很少或没有稀释剂，选用的辅料的可压性不理想，选用的黏合剂黏性不足或用量不够，制成的颗粒太干或细粉太多，都会导致裂片；对乙酰氨基酚难溶于水，由于可加入的辅料量少，选用的辅料亲水性不好（如常用的润滑剂硬脂酸镁为疏水性的）或崩解剂的崩解性能不理想，且药物的粒径较大，都会导致溶出度不合格。

可采取以下措施解决：①药物经粉碎减小粒径，增大药物的溶出面积；②在处方中加入可压性好、亲水性好的辅料，如乳糖；③选用亲水性的润滑剂；④加入优良的崩解剂；⑤加入表面活性剂以改善片剂的润湿性；⑥选用黏合性能好又不影响片剂崩解性能的黏合剂，如聚维酮；⑦控制颗粒含水量适中。

18. 答：

不宜制成胶囊剂的药物：①药物的水溶液或稀乙醇溶液（使囊壁溶化）；②易风化的药物（使囊壁软化）；③易潮解的药物（使囊壁脆裂）；④易溶的刺激性药物（增强局部刺激性）。

19. 答：

滴丸的制备工艺流程为：

药物+基质 → 混悬或熔融 → 滴制 → 冷却 → 洗丸

→ 干燥 → 选丸 → 质检 → 分装

20. 答：

匀浆制膜法的工艺流程为：

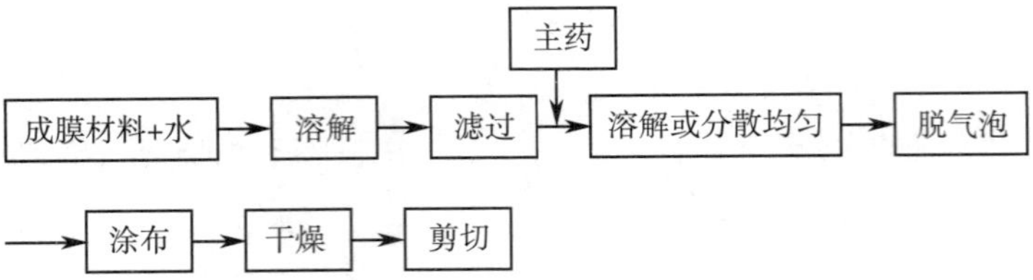

21. 答：

①散剂的粒径小，比表面大，容易分散，起效快；②外用散的覆盖面积大，可同时发挥保护和收敛作用；③存储、运输、携带比较方便；④制备工艺简单，剂量易于控制，便于婴儿服用。

22. 答：

①粒度；②外观均匀度；③干燥失重；④水分；⑤装量差异；⑥无菌；⑦微生物限度。

23. 答：

颗粒剂的质量检查除主药含量、外观外，还规定了粒度、干燥失重、水分、溶化性、装量差异等检查项目。

24. 答：

胶囊剂具有如下特点：①能掩盖药物的不良臭味，提高药物稳定性；②药物在体内起效快，生物利用度高于丸剂、片剂等；③使液态药物固体剂型化；④可延缓药物的释放及定位释药。

由于胶囊壳的主要囊材是水溶性明胶，因此，以下药物不能制成胶囊剂：①药物的水溶液或稀乙醇溶液（使囊壁溶化）；②易风化的药物（使囊壁软化）；③易潮解的药物（使囊壁脆裂）；④易溶的刺激性药物（增强局部刺激性）。

25. 答：

依据胶囊剂的溶解与释放特性，可分为硬胶囊（通称胶囊）、软胶囊（胶丸）、缓释胶囊、控释胶囊和肠溶胶囊，主要供口服用。各类胶囊定义如下：

硬胶囊系采用适宜的制剂技术，将药物或加适宜辅料制成粉末、颗粒、小片或小丸等充填于空心硬胶囊中。

软胶囊系将一定量的液体药物直接包封，或将固体药物溶解或分散在适宜的赋形剂中制备成溶液、混悬液、乳液或半固体，密封于球形或椭圆形的软质囊材中的制剂。

缓释胶囊系指在水中或规定的释放介质中缓慢地非恒速释放药物的胶囊剂。

控释胶囊系指在水中或规定的释放介质中缓慢地恒速或接近恒速释放药物的胶囊剂。

肠溶胶囊系指硬胶囊或软胶囊经药用高分子材料处理或其他适宜方法加工而成；可用适宜的肠溶材料制备而得，也可用经肠溶材料包衣的颗粒或小丸填充胶囊而制成。

26. 答：

影响软胶囊成型的因素：

①囊壁组成的影响：明胶与增塑剂的比例对软胶囊剂的制备及质量具有十分重要的影响，通常是以干明胶：干增塑剂：水 =1：(0.4~0.6)：1 的重量比为宜，增塑剂用量过低（或过高），则囊壁会过硬（或过软）。②药物性质与液体介质的影响：囊壁以明胶为主，对蛋白质性质无影响的药物和附加剂才能填充。软胶囊可以填充各种油类、药物溶液、混悬液、少数

固体粉末。液体药物若含 5% 以上水或为水溶性、挥发性、小分子有机物，如乙醇、酮、酸、酯等，能使囊材软化或溶解，醛类成分可使明胶变性，均不宜制成软胶囊。液体药物 pH 以 2.5~7.5 为宜，否则易使明胶水解或变性，导致药物泄漏或影响制剂崩解和溶出。③药物为混悬液对胶囊大小的影响：软胶囊剂常用固体药物粉末混悬在油性或非油性液体介质中包制而成，圆形和卵形者可包制 5.5~7.8ml。为便于成型，一般要求尽可能小一些，也可用“基质吸附率”来计算。

27. 答：

①设备简单，操作方便，利于劳动保护，工艺周期短，生产效率高；②工艺条件易于控制，质量稳定，剂量准确，受热时间短，易氧化及具挥发性的药物溶于基质后，可增加其稳定性；③基质容纳液态药物的量大，故可使液态药物固形化，如芸香油滴丸含油可达 83.5%；④用固体分散技术制备的滴丸具有吸收迅速、生物利用度高的特点，如灰黄霉素滴丸有效剂量是细粉（粒径 254μm 以下）的 1/4、微粉（粒径 5μm 以下）的 1/2；⑤发展了耳、眼科用药的新剂型，五官科制剂多为液态或半固态剂型，作用时间不持久，做成滴丸剂可起到延效作用。

28. 答：

滴丸剂所用基质分为两大类：

①水溶性基质：常用的有 PEG 类、肥皂类、硬脂酸钠及甘油明胶等；②脂溶性基质：常用的有硬脂酸、单硬脂酸甘油酯、氢化植物油及虫蜡等。

29. 答：

两者的制备方法名称均为滴制法。

在产品上的不同：一为胶丸，一为滴丸。胶丸为药物储库型；滴丸为骨架型。通常胶丸比滴丸大。

在基质、辅料上的不同：胶丸的囊壁为明胶、甘油等，药物的溶剂或分散介质为油性或非油性液体介质；滴丸则为聚乙二醇等固体材料。

在制备工艺上的不同：滴制法制备胶丸是先制备胶液，在滴制时使定量的胶液将定量的药液包裹后，滴入与胶液不相混溶的冷却液中；滴制法制备滴丸是将药物均匀分散在熔融的基质中，滴入与基质不相混溶的冷却液中。

在生产设备上的不同：胶丸的滴头为内外双层，滴丸的滴头为单层。滴制法制备滴丸对料液的保温要求较高。

30. 答：

工艺简单，生产中没有粉末飞扬；成膜材料较其他剂型用量小；含量准确；稳定性好；吸收快；膜剂体积小，质量轻，应用、携带及运输方便。采用不同的成膜材料可制成不同释药速度的膜剂，既可制备速释膜剂，又可制备缓释或恒释膜剂。缺点是载药量小，只适合于小剂量的药物，膜剂的重量差异不易控制，收率不高。

31. 答：

理想的膜剂成膜材料应符合下列条件：①生理惰性，无毒，无刺激，无臭味。②性能稳定，不与主药作用，不干扰含量测定。③成膜、脱膜性能好，有足够的机械强度和柔韧性。④口服、腔道、眼用膜剂的成膜材料应有良好的水溶性，可降解、吸收或排出体外；外用膜剂应能迅速、完全释放药物。⑤价廉易得。

常用的成膜材料：①天然高分子化合物，如明胶、虫胶、琼脂、淀粉、糊精、阿拉伯胶等；②聚乙烯醇，如 PVA05-88、PVA17-88；③乙烯 - 醋酸乙烯共聚物（EVA）。

六、处方分析题

1. 答：

处方：	1 000 片用量	处方分析
头孢克肟	100g	主药
乳糖	25g	稀释剂
淀粉	35g	稀释剂
交联聚维酮	3.0g	崩解剂
10% 淀粉浆	适量	黏合剂
硬脂酸镁	适量	润滑剂

制法：取头孢克肟、乳糖、淀粉混匀，加入 10% 淀粉浆混匀制软材，过 16 目筛制粒，湿颗粒在 60℃干燥，过 16 目筛整粒，加入交联聚维酮、硬脂酸镁混匀，压片。

2. 答：

处方：	1 000 片用量	处方分析
维生素 C	100g	主药
淀粉	20g	稀释剂、崩解剂
糊精	30g	稀释剂
酒石酸	1g	稳定剂
50% 乙醇	适量	润湿剂
硬脂酸镁	1.5g	润滑剂

制法：取维生素 C、淀粉、糊精混匀，加入溶解有酒石酸的 50% 乙醇混匀制软材，过 20 目尼龙筛制粒，湿颗粒在 60℃干燥，过 20 目筛整粒，加入硬脂酸镁混匀，压片。

3. 答：

处方：		处方分析
片芯处方：	1 000 片用量	
红霉素	1 亿单位	主药
淀粉	57.5g	稀释剂
10% 淀粉浆	适量	黏合剂
硬脂酸镁	3.6g	润滑剂
包衣液处方：		
丙烯酸树脂Ⅱ	28g	肠溶包衣材料
蓖麻油	16.8g	增塑剂
苯二甲酸二乙酯	16.8g	增塑剂
聚山梨酯 80	5.6g	分散剂
滑石粉	适量	抗黏剂
85% 乙醇	560ml	溶剂

制法：

(1) 片芯制备：将红霉素与 57.5g 淀粉混匀，加适量 10% 淀粉浆制软材，过 10 目尼龙筛制粒，80℃干燥，过 12 目筛整粒，加入硬脂酸镁及剩余淀粉混匀，压片。

(2)包衣：将丙烯酸树脂Ⅱ溶于85%乙醇制成溶液；将滑石粉、蓖麻油、苯二甲酸二乙酯、聚山梨酯80混匀，研磨后加入上述溶液，加入色料混匀，过120目筛备用。将上述片芯置于包衣锅中，喷入上述包衣液包衣，温度控制在35℃左右，4小时内喷完。

4. 答：

处方：	1 000片用量	处方分析
制霉菌素	20g	主药
酒石酸氢钾	193g	泡腾崩解剂的酸源
碳酸氢钠	70g	泡腾崩解剂的碱源
甲基纤维素	2.8g	黏合剂
乳糖	145g	稀释剂
淀粉	43g	稀释剂
10%淀粉浆	适量	黏合剂
硬脂酸镁	0.5%	润滑剂

制法：取甲基纤维素加适量蒸馏水溶解，与适量10%淀粉浆混匀作为黏合剂。酒石酸氢钾粉碎，过80目筛，加适量上述黏合剂制粒；碳酸氢钠粉碎，过80目筛，加适量上述黏合剂制粒；取制霉菌素、乳糖、淀粉混匀，过80目筛，加适量上述黏合剂制粒。以上三种湿颗粒分别在室温下干燥后整粒，混匀，加入硬脂酸镁混匀，压片。

5. 答：

(1)答案要点：①由于药物剂量仅为5mg，含量均匀度是要考虑的关键，可考虑用等量递加法与其他辅料混合；②由于药物难溶于水，为了保证药物的溶出，应尽可能选用亲水性辅料；③由于遇光、热、碱易被破坏，选择辅料及制剂工艺时应予考虑。

(2)处方(1 000片)

维生素 B_2	5g
淀粉	26g
糊精	42g
50%乙醇	适量
硬脂酸镁	0.7g

(3)制备工艺：取维生素 B_2 与淀粉按等量递加法混合，过筛混匀，再与糊精混匀，加适量50%乙醇制软材，过16目尼龙筛制粒，55℃干燥，过16目筛整粒，加入硬脂酸镁混匀，压片。

6. 答：

(1)答案要点：①由于双氯芬酸钠对胃有刺激，考虑制备肠溶片剂，采用肠溶高分子材料包衣；②由于双氯芬酸钠有引湿性，片芯中不宜选用吸湿性辅料；③由于药物略溶于水，为了保证药物的崩解与溶出，应选用优良崩解剂；④包衣处方中应包括肠溶材料、增塑剂、抗黏着剂、溶剂。

(2)处方

片芯处方：	1 000片用量
双氯芬酸钠	25g
淀粉	32g
微晶纤维素	30g
L-HPC	4g

2% HPMC 水溶液	适量
硬脂酸镁	适量
滑石粉	适量

包衣液处方:

丙烯酸树脂Ⅱ	10g
邻苯二甲酸二乙酯	2g
蓖麻油	1g
聚山梨酯 80	1g
滑石粉	适量
钛白粉	适量
色料	适量
95% 乙醇	加至 200ml

(3)制备工艺:①片芯制备,将 HPMC 溶于蒸馏水中制成 2% 的水溶液,备用;取双氯芬酸钠、淀粉、微晶纤维素混匀,加适量 2% HPMC 水溶液制软材,过 16 目筛制粒,60℃干燥,过 16 目筛整粒,加入 L-HPC、硬脂酸镁、滑石粉混匀,压片。②包衣,将丙烯酸树脂Ⅱ溶于 95% 乙醇制成溶液;将滑石粉、蓖麻油、邻苯二甲酸二乙酯、聚山梨酯 80 混匀,研磨后加入上述溶液,加入钛白粉、色料混匀,过 120 目筛备用。将上述片剂置于包衣锅中,喷入上述包衣液包衣,温度控制在 35℃左右,直至完成。

7. 答:

(1)答案要点:①由于药物遇光受热易变黄,对热不稳定,制剂工艺时应予考虑,本题要求粉末直接压片;②粉末直接压片应选择利于片剂成型可适于直接压片的辅料,如微晶纤维素、微粉硅胶、可压性淀粉、乳糖等;③由于药物几乎不溶于水,为了保证药物的崩解、溶出,应尽可能选用亲水性辅料。

(2)处方(1 000 片)

罗通定	30g
微晶纤维素	25g
淀粉	23g
滑石粉	10g
微粉硅胶	1g
硬脂酸镁	1g

(3)制备工艺:将罗通定粉碎,过 100 目筛,取罗通定与微晶纤维素、淀粉混匀,再加入滑石粉、硬脂酸镁、微粉硅胶混匀,直接压片。

8. 答:

(1)处方	1 000 片量
主药	100g
淀粉	10g
酒石酸	1g
10% 淀粉浆	适量
滑石粉	0.5g

(2)制备工艺:将主药粉碎,过 80 目筛,取处方量的主药与淀粉混匀,加 10% 淀粉浆(酒

石酸溶于其中)适量制软材,过16目尼龙筛制粒,湿颗粒于40~60℃干燥,过16目筛整粒,加入滑石粉混匀,压片。

(3)注意事项:①由于该药物易水解,可加入酒石酸或枸橼酸抑制其水解;②润滑剂不宜用硬脂酸镁,因为与该药有配伍反应,所以采用滑石粉作为润滑剂;③为了避免金属离子对药物稳定性的影响,应选用尼龙筛。

9. 答:

阿司匹林	268g	主药
对乙酰氨基酚	136g	主药
咖啡因	33.4g	主药
淀粉	266g	稀释剂
淀粉糊(15%)	85g	黏合剂
酒石酸	2.7g	稳定剂
滑石粉	25g	润滑剂
轻质液状石蜡	2.5g	润滑剂

制备方法:将咖啡因、对乙酰氨基酚与1/3量的淀粉混匀,加淀粉浆制软材,过16目尼龙筛制湿颗粒,干燥,干颗粒过12目筛整粒,然后此颗粒与阿司匹林混合均匀,加剩余淀粉和吸附有液状石蜡的滑石粉,共同混匀,过12目尼龙筛,测定含量,压片。

10. 答:

乳糖	88.8g	稀释剂
糖粉	38.0g	稀释剂
淀粉浆	适量	黏合剂
10%硝酸甘油乙醇溶液	0.6g(以硝酸甘油计)	主药
硬脂酸镁	1.0g	润滑剂

制备方法:首先制备空白颗粒,然后将硝酸甘油制成10%的乙醇溶液,搅拌于空白颗粒的细粉中,过筛,干燥,再与事先制成的空白颗粒及硬脂酸镁混匀,压片。

11. 答:

处方分析:

对乙酰氨基酚:解热镇痛药。解热镇痛作用缓和持久,用于感冒发热、关节痛、头痛、肌肉痛、神经痛等。

维生素C:维生素类药。对治疗感冒有一定作用。

胆汁粉:含猪去氧胆酸等。清热解毒。

咖啡因:中枢兴奋药。可减少患者的疲乏感和嗜睡。

马来酸氯苯那敏:抗组胺药。可减轻感冒发热引起的头痛。

以上成分合理配伍,作用迅速,用于感冒的治疗。

淀粉浆:黏合剂。

食用色素:区分胶囊剂内容物成分,观察各成分的混合均匀程度。

制备方法:①取上述各药物,分别粉碎并过80目筛;②将10%淀粉浆分为A、B、C三份:A加入少量食用胭脂红制成红色浆,B加入少量食用橘黄制成黄色浆,C不加色素为白色浆;③将对乙酰氨基酚等分为三份:一份与氯苯那敏混匀后加入红色浆,一份与维生素C、胆汁粉混匀后加入黄色浆,一份与咖啡因混匀后加入白色浆,分别制软材,过14目筛制粒,于 70℃干燥；④将上述三种颜色的颗粒混合均匀，装入空胶囊，即得。

12. 答：

处方分析：

猪胆膏：猪胆汁熬成的稠膏，味苦咸，性寒。主要含有胆汁酸、胆红素等，为清热解毒之有效成分，列为方中之君药。

黄柏：性寒，含有小檗碱、木兰花碱、黄柏碱等生物碱和黄柏酮等，能协同猪胆汁之清热解毒功能。

青黛：性寒，解毒清热。

三药合用，具有较强的清热、燥湿、解毒之功效。对结核病及其他炎症疾病有一定疗效。

制备方法：黄柏粉碎过 80 目筛。将猪胆膏加水 500~600ml，于 80~90℃加热 2~3 小时，过滤，去掉残渣，滤液浓缩至相对密度 1.25~1.30（60℃）。加入黄柏、青黛细粉，混匀，于 60℃干燥，粉碎过 80 目筛，分装胶囊，即得（每粒 0.4g）。

13. 答：

处方分析：

维生素 A：维生素类药。

维生素 D：维生素类药。

明胶、甘油、水：制备软胶囊胶液，甘油为增塑剂，三者构成软胶囊的囊壁。

鱼肝油：含维生素 A、D。补充维生素 A、D；分散、溶解药物的介质。

精炼食用植物油：分散、溶解药物的介质，调整药液的药物浓度。

维生素 AD 胶丸（软胶囊）用于补充维生素 A、D，治疗维生素 A 缺乏症、佝偻病、软骨症等。

制备方法：取维生素 A 与维生素 D，加鱼肝油或精炼食用植物油（在 0℃左右脱去固体脂肪），溶解，并调整浓度至每丸含维生素 A 应为标示量的 90.0%~120.0%，含维生素 D 应为标示量的 85.0% 以上，作为药液待用；另取甘油及水加热至 70~80℃，加入明胶，搅拌溶化，保温 1~2 小时，除去上浮的泡沫，滤过（维持温度），加入滴丸机滴制。以液状石蜡为冷却液，收集冷凝的胶丸，用纱布拭去黏附的冷却液，在室温下吹冷风 4 小时，放于 25~35℃下烘 4 小时，再经石油醚洗涤两次（每次 3~5 分钟），除去胶丸外层液状石蜡，再用 95% 乙醇洗涤一次，最后在 30~35℃烘干约 2 小时，筛选，质检，包装，即得。

14. 答：

处方分析：

满山红油为杜鹃花科植物兴安杜鹃 *Rhododendron dauricum* L. 的干燥叶经水蒸气蒸馏得到的挥发油。经分析含有大牻牛儿酮、桉叶素、石竹烯等，其中止咳、祛痰的有效成分是大牻牛儿酮。本品主药为油性液体，故制成软胶囊为宜，用于急、慢性支气管炎的治疗；一定重量比的明胶、甘油、水构成软胶囊囊壁；精炼食用植物油为液体介质，用来调整软胶囊内容物的浓度，或称调整剂量。

制备方法：取满山红油，加精炼食用植物油溶解并调整浓度。另取甘油及水加热至 70~80℃，加入明胶（明胶：甘油：水 =1：0.6：1.2）搅拌溶化，保温 1~2 小时，除去上浮泡沫，过滤，加入滴丸机保温滴制。以液状石蜡为冷却液。收集冷凝的胶丸，拭去黏附的冷却液，室温下吹冷风 4 小时，置 25~35℃下烘 4 小时，再用石油醚洗涤两次（每次 3~5 分钟），以除去外层液状石蜡，最后用乙醇洗涤一次，于 30~35℃烘干，选丸，即得（每粒含满山红油 0.1g）。

15. 答：

处方分析：

丹参、三七有祛瘀生新、消肿止痛、活血通经、清心除烦之功能；冰片则有开窍醒神、清热祛痛之效。三药合用，可充分发挥化瘀血、通心脉、消肿痛、提精神的作用，用于心脉瘀阻所致的冠心病、心绞痛之胸闷、心悸、心痛、气短等症的治疗；聚乙二醇6000为水溶性基质；液状石蜡为冷却液。

制备方法：以上三味，丹参、三七加水煎煮两次，煎液滤过，滤液浓缩至相对密度1.15~1.20（60℃），加入乙醇使含醇量达60%，静置使沉淀，取上清液，回收乙醇，浓缩成稠膏，备用。冰片研细。取聚乙二醇6000加热使熔融，加入上述稠膏和冰片细粉，混匀，滴入冷却的液状石蜡中，取出，除去附着的冷却液，即得（每丸重25mg）。

注解：丹参、三七也可采用60%~70%的低浓度乙醇提取，使丹参中脂溶性的丹参酮ⅡA与水溶性成分丹参素，三七中脂溶性及水溶性成分，如三七素、黄酮、三七皂苷等一并提出，效果更佳。但是基质和冷却液应重新选择。

16. 答：

处方分析：

芸香油是从芸香草中提取的挥发油，主要成分为胡椒酮，治疗支气管哮喘、慢性支气管炎，为方中主药；硬脂酸钠为水溶性基质；虫蜡为脂溶性基质；蒸馏水为溶剂；1%硫酸是冷却液。

制备方法：以上四种物料置水浴加热，使熔化成均匀的溶液，65℃保温下由滴管滴出（滴头内径4.9mm，外径8mm，滴速约120丸/min），滴入含1%硫酸的冷却水溶液中，取出，洗去附着的酸液，吸去水迹，即得（每丸重0.21g）。

注解：制备时采用1%硫酸作冷却剂，目的是使硬脂酸钠与酸作用生成硬脂酸，从而在滴丸表面形成一层硬脂酸掺合虫蜡的薄壳，在胃液中不被溶解，而是在肠中溶解，亦称肠溶丸。此肠溶丸不得用热开水吞服，以免溶化而失去防止恶心、呕吐的作用。

17. 答：

处方分析：

地西泮：主药，具有镇静催眠、抗焦虑与抗惊厥作用，亦可用于抗癫痫。

PVA（17-88）：成膜材料；蒸馏水：溶剂；甘油：增塑剂；食用蓝色素、二氧化钛：着色剂；糖精钠：矫味剂；液状石蜡：脱模剂。

制备方法：地西泮30g，溶于200ml丙酮（微温）中，在高速搅拌下滴入900ml水中（含适量聚山梨酯），过滤，沉淀水洗两次，80℃烘干，得10~20μm的微粒，取处方量备用。取PVA（17-88）、水于90℃水浴加热使溶，过80目筛，加入地西泮微粒，搅拌使成均匀混悬液，涂膜，制成含地西泮约20%、宽约10mm、厚约0.1mm的药膜带。参照上法制备宽约10mm、厚约0.05mm的避光包衣膜带。在含药膜上下两面各覆一层避光包衣膜，计算，分格划痕，即得（每格含地西泮2mg）。

注解：地西泮难溶于水，经微粒化处理，一方面使之能均匀分散在成膜材料溶液中，保证了剂量的准确性；另一方面，有利于药物的释放和吸收。

18. 答：

处方分析：

替硝唑、氧氟沙星：主药，用于急性齿龈炎等；PVA（17-88）、羧甲基纤维素钠：成膜材料；

蒸馏水：溶剂；甘油：增塑剂；糖精钠：矫味剂。

制备方法：先将聚乙烯醇、羧甲基纤维素钠分别浸泡过夜，溶解。将替硝唑溶于15ml热蒸馏水中，氧氟沙星加适量稀乙酸溶解后加入，加糖精钠、蒸馏水补至足量。放置，待气泡除尽后，涂膜，干燥分格，每格含替硝唑0.5mg、氧氟沙星1mg。

19. 答：王浆胶囊剂。

设计思路：王浆是工蜂咽腺分泌的一种乳白色浆液，成分很复杂，须用棕色玻璃瓶严密封装，于0~7℃保存，以防酸败。首先考虑王浆是一种浆液，应选择辅料将其吸收。虽然糖粉、糊精、淀粉都是吸收剂，但淀粉以其吸湿性小、价格便宜、易粉碎等优点而被广泛选用。又因王浆中不耐热成分易被破坏，且色泽变深，因此，制备时须采用冷冻干燥的方法。

处方设计：鲜王浆 50g　　淀粉　　加至230g

制备方法：取鲜王浆加入适量淀粉，冷冻干燥后，粉碎并过80目筛，按鲜王浆计算（每粒50mg），补加经干燥的淀粉至全量，混合均匀，装入胶囊，即得。

20. 答：十滴水软胶囊。

设计思路：按照药材中有效成分的性质，采用提取挥发油和乙醇渗漉的方法，将提取物干燥、粉碎，使均匀分散于植物油中。制备方法为压制法，是中药提取物制成软胶囊的常用方法。

处方设计：

樟脑 62.5g	干姜 62.5g	大黄 50g
小茴香 25g	肉桂 25g	辣椒 12.5g
桉油 31.25ml	植物油适量	明胶 100份
甘油 55~66份	蒸馏水 100份	制成 1 000粒

制备方法：①大黄、辣椒粉碎成粗粉。干姜、小茴香、肉桂提取挥发油，药渣与大黄、辣椒粗粉用80%乙醇浸渍24小时后，续加70%乙醇进行渗漉，收集渗漉液，回收乙醇至无醇味，药液浓缩至相对密度1.30（50℃）的清膏，减压干燥，粉碎并过120目筛，加入植物油适量，与上述挥发油、桉油混匀，备用。②另取甘油及水加热至70~80℃，加入明胶（明胶：甘油：水 = 1：0.6：1）搅拌溶化，保温1~2小时，除去上浮泡沫，制成胶带，采用模压法将①中物料压制成型，即得（每粒装0.425g）。

21. 答：螺内酯滴丸剂。

设计思路：螺内酯在水中不溶，熔点为203~209℃。在130℃时，采用固体分散体技术，将螺内酯以分子状态分散在聚乙二醇6000中，形成固态溶液，滴制中经骤冷，又迅速成固体，使螺内酯以微晶分散，药物的溶出速度加快，提高了生物利用度。

处方设计：螺内酯　1份　　　　聚乙二醇6000　9份

制备方法：取聚乙二醇6000置油浴上加热约至130℃，加入螺内酯细粉，搅拌均匀使熔融，趁热过滤，130℃下保温，滴入含40%煤油的液状石蜡（外层为冰水浴）冷却液中，取出滴丸，以液状石蜡洗丸，至无煤油味，吸除液状石蜡，即得（每丸重20mg）。

22. 答：克霉唑膜剂。

设计思路：参照药典中克霉唑口腔药膜的规格确定出主药量，再依据膜剂一般组成拟定辅料用量。克霉唑在水中几乎不溶，应先将其制成微晶或粉碎制成细粉，用搅拌或研磨等方法均匀分散于浆液中，在不断搅拌下涂膜，以保证药量的准确性。

处方设计：　　克霉唑　　4g　　　PVA（17-88）　14g

甘油　　2g　　蒸馏水　　50ml

制备方法：取 PVA（17-88），加蒸馏水、甘油搅拌溶胀，于水浴加热溶解，趁热过滤，加入克霉唑，搅拌使分散均匀，涂膜，测定含量后划痕分格，即得（每格含克霉唑 4mg）。

七、计算题

1. 片重 = 主药含量 / 颗粒中药物含量 =120/0.456=263mg

263 × 95%=249.8mg　263 × 105%=276.2mg

理论片重范围应为 249.8~276.2mg。

2. 片重 = 主药含量 / 颗粒中药物含量

A：片重 =58/0.143=405.6mg　95%~105%：385.3~425.9mg

B：片重 =136/0.347=391.6mg　95%~105%：372.3~411.5mg

C：片重 =33.4/0.082=407.3mg　90%~110%：366.6~448.0mg

理论片重范围应为 385.3~411.5mg。

八、综合工艺设计题

1. 答案要点：①药物味苦，应包胃溶薄膜衣或糖衣；②薄膜衣可选用 HPMC、Eudragit E100（或丙烯酸树脂Ⅳ）等胃溶材料；③药物 A 有一定疏水性，为保证药物的释放完全，处方中应加入优良的崩解剂；④采用湿法制粒；⑤包衣处方中应包括胃溶材料、增塑剂、抗黏着剂、溶剂。

2. 答案要点：①用于预防心肌梗死等的片剂需长期用药，为防止药物刺激胃，引起胃黏膜出血，应制备肠溶片剂，采用肠溶高分子材料包衣；②润滑剂不宜用硬脂酸镁，因为阿司匹林与之有配伍反应，所以采用滑石粉作为润滑剂；③可加入酒石酸或枸橼酸抑制阿司匹林水解；④可用湿法（应加入有机酸防止水解）或干法制粒；⑤包衣处方中应包括肠溶材料、增塑剂、抗黏着剂、溶剂。

3. 答案要点：

普通片（加优良崩解剂、表面活性剂、亲水性稀释剂）

泡腾片（要加矫味剂）

分散片（要加矫味剂）

以上三种类型片或其他合理的类型均可。

4. 答案要点：

处方（100 片）：

维生素 B_2	0.5g
微晶纤维素	48.5g
硬脂酸镁	0.5g
微粉硅胶	0.5g

工艺：将维生素 B_2 研细，按等量递加稀释法，与微晶纤维素混合，再加入硬脂酸镁、微粉硅胶，混匀，直接压片。

注：可压性淀粉、乳糖也常用于粉末直接压片中。

第十五章

一、名词解释

1. 经皮给药系统(transdermal drug delivery system):是指药物以一定的速率透过皮肤经毛细血管吸收进入体循环的一类制剂。

2. 软膏剂(ointment):系指原料药与油脂性或水溶性基质混合制成的均匀的半固体外用制剂。

3. 乳膏剂(cream):药物溶解或分散于乳剂型基质中形成的均匀的半固体外用制剂称为乳膏剂。

4. 凝胶剂(gel):系指药物与能形成凝胶的辅料制成溶液、混悬或乳状液型的稠厚液体或半固体制剂。

5. 糊剂(paste):系指大量的原料药固体粉末(一般 25% 以上)均匀地分散在适宜的基质中所组成的半固体外用制剂。

6. 涂膜剂(paint):系指原料药溶解或分散在含成膜材料的溶剂中,涂搽患处后形成薄膜的外用液体制剂。

7. 贴膏剂(adhesive plaster):系指将原料药与适宜的基质制成膏状物、涂布于背衬材料上供皮肤贴敷,可产生局部或全身性作用的一种薄片状柔性制剂。包括橡胶膏剂、凝胶膏剂。

8. 凝胶贴膏(gel plaster):原称为巴布膏剂(简称巴布剂,cataplasm),系指原料药与适宜的亲水性基质混匀后,涂布于背衬材料上制成的贴膏剂。

9. 橡胶贴膏(rubber plaster):系指原料药与橡胶等基质混匀后,涂布于背衬材料上制成的贴膏剂。

10. 贴剂(patch):系指原料药与适宜的材料制成的、供贴敷在皮肤上的,可产生全身性或局部作用的一种薄片状柔性制剂。

11. 压敏胶(pressure-sensitive adhesive):是对压力敏感的胶黏剂,它是一类无须借助溶剂、热或其他手段,只需施加轻度指压,即可与被黏物牢固黏合的胶黏剂。压敏胶在 TDDS 中起着黏附皮肤作用;可作为药物储库或载体材料;调节药物的释放速度。

二、选择题

(一)单项选择题

1. C	2. C	3. E	4. E	5. A	6. D	7. B	8. A	9. E	10. D
11. B	12. C	13. A	14. C	15. D	16. B	17. D	18. A	19. C	20. C
21. A	22. A	23. E	24. A	25. B	26. A	27. A	28. B	29. A	30. B
31. C	32. A	33. B	34. C	35. D	36. C	37. E	38. A		

(二)配伍选择题

1. B	2. A	3. C	4. ABDGH	5. EF
6. CIJ	7. C	8. A	9. B	10. D
11. E	12. AB	13. CGH	14. DE	15. F

16. C	17. B	18. D	19. E	20. A
21. B	22. E	23. D	24. A	25. C
26. B	27. C	28. B	29. A	

(三) 多项选择题

1. ACDE	2. BDE	3. BCE	4. BD	5. ACD
6. ABD	7. ACE	8. ABC	9. CDE	10. AD
11. CDE	12. ABCDE	13. ABCD	14. BD	15. CD
16. ABCD	17. ABCDE	18. ABCD	19. ABCD	20. ABCD
21. ABC	22. BCD	23. ABCDE	24. ACDE	25. ACE
26. ABCDE	27. ACDE	28. ABE	29. BCDE	30. ACDE
31. ABC	32. ABE	33. ACD	34. BCDE	35. BCDE

三、判断是非题

1. ×	2. ×	3. √	4. √	5. √	6. ×	7. √	8. √	9. ×	10. √
11. ×	12. √	13. √	14. ×	15. √	16. ×	17. √	18. ×	19. √	20. √
21. ×	22. ×	23. ×	24. √	25. √	26. ×	27. √	28. ×	29. ×	30. ×
31. √	32. ×	33. ×	34. √	35. √					

四、简答题

1. 答:

经皮给药系统的优点:①避免肝脏的首过效应及胃肠灭活;②维持恒定血药浓度或生理效应,减少药物不良反应;③延长有效作用时间,减少用药次数;④通过改变给药面积调节给药剂量;⑤患者可以自主用药或随时停止用药。

2. 答:

影响药物经皮吸收的因素为:

(1) 生理因素:①皮肤水合作用,水合程度高,药物渗透性增加。②角质层厚度,足底和手掌>腹部>前臂>背部>前额>耳后和阴囊。③皮肤条件,角质层受损、某些皮肤病、皮肤温度。④皮肤结合与代谢,药物与皮肤蛋白质或脂质等的结合作用可延长药物透过时间,也可能在皮肤内形成药物储库。药物受皮肤内酶的作用,发生代谢,影响药效。

(2) 剂型因素与药物的性质:①药物剂量和药物浓度,TDDS 的首选药物一般是剂量小、作用强的药物,日剂量不超过 10~15mg;②分子大小及脂溶性,分子量<500,水、油中溶解度接近的药物易于吸收;③ pH 与 pK_a,非解离型药物具有相对较高的渗透性;④ TDDS 中药物的浓度,高浓度有利于被动扩散;⑤熔点与热力学活性,低熔点药物容易透过皮肤。

3. 答:

膜控释型经皮给药制剂主要由无渗透性的背衬层、药物储库、控释膜、黏胶层和防黏层五部分组成。①背衬层:铝箔、聚乙烯或聚丙烯等膜材复合而成的双层或三层复合膜;②药物储库:药物、储库材料(压敏胶、骨架膜材、羟丙甲纤维素、卡波姆、月桂酸甘油酯、油酸乙酯等)、透皮渗透剂(表面活性剂、二甲基亚砜、氮酮类等);③控释膜:多孔聚丙烯膜、乙烯-醋酸乙烯共聚物膜、多孔聚乙烯膜等;④黏胶层(压敏胶):聚丙烯酸酯、聚异丁烯、硅橡胶等;

⑤防黏层：硅化聚酯薄膜、氟聚合物涂覆聚酯薄膜、铝箔 - 硅纸复合膜、硅铝箔。

4. 答：

适合研制经皮给药的药物需满足以下条件：①剂量小（<10mg/d），药理作用强；②相对分子量<500，熔点<200℃，油水分配系数对数值（log$P$）1~2，在液状石蜡与水中溶解度都大于 1mg/ml，饱和水溶液 pH 在 5~9，分子中的氢键受体或供体小于 2；③药物的生物半衰期短，对皮肤无刺激，不发生过敏反应。

5. 答：

可通过化学方法中的离子对方法和物理方法中的离子导入法。

（1）离子对：离子型药物难以透过角质层，通过加入与药物带有相反电荷的物质，形成离子对，使之容易分配进入角质层类脂。当它们扩散到水性的活性表皮内，解离成带有电荷的分子继续扩散到真皮。

（2）离子导入：利用电流将离子型药物经由电极定位导入皮肤，进入局部组织或血液循环的一种生物物理方法。药物离子从基质中通过皮肤进入组织，阴离子在阳极、阳离子在阴极进入皮肤。

6. 答：

提高药物经皮吸收的新技术和新方法主要有：①化学方法，经皮透过促进剂、离子对；②物理方法，离子导入、电致孔、超声导入、微针、无针注射给药系统；③药剂学方法，主要借助于微米或纳米药物载体，包括微乳、脂质体、传递体、醇脂体、囊泡、纳米粒等，以改善药物透过皮肤的能力。

7. 答：

经皮贴剂可分为三种，即黏胶分散型、周边黏胶骨架型和储库型。

（1）黏胶分散型贴剂是将药物分散在压敏胶中，铺于背衬材料上，加防黏层而成，与皮肤接触的表面都可以输出药物。该系统具有生产方便、顺应性好、成本低等特点。

（2）周边黏胶骨架型贴剂是将含药的骨架周围涂上压敏胶，贴在背衬材料上，加防黏层即成。通常使用亲水性聚合物材料作为骨架，如聚乙烯醇、聚乙烯吡咯烷酮等。药物释放速率受骨架组成和药物浓度影响。

（3）储库型贴剂是利用高分子材料将药物和透皮促进剂包裹成储库，主要利用包裹材料的性质控制药物释放速率。一般由背衬膜、药物储库、控释膜、黏胶层、保护膜组成。该类贴剂面积较大，生产工艺复杂，顺应性较差。

8. 答：

经皮贴剂中常用的材料包括：①压敏胶，是对压力敏感的胶黏剂，它是一类无须借助溶剂、加热或其他手段，只需施加轻度指压，即可与被黏物牢固黏合的胶黏剂。常用有几类：聚丙烯酸酯压敏胶、聚异丁烯压敏胶、硅酮压敏胶、热熔压敏胶、水凝胶型压敏胶。②背衬材料，着色的铝 - 聚酯膜、聚乙烯、聚酯 - 聚乙烯复合膜、着色的聚乙烯 - 铝 - 聚酯 / 乙烯 - 乙酸乙烯复合膜、多层聚酯膜等。③控释膜，多孔聚丙烯膜、EVA 复合膜、聚乙烯膜、多孔聚乙烯膜等。④骨架和储库材料，压敏胶、EVA、胶态二氧化硅、月桂酸甲酯、羟丙甲纤维素、乙醇、甘油等。⑤防黏层材料，硅化聚酯薄膜、氟聚合物涂覆聚酯薄膜等。

9. 答：

经皮贴剂质量评价的内容包括外观、残留溶剂含量测定、黏附力测定、释放度测定、含量均匀度测定、微生物限度。

10. 答：

药物透过皮肤进入体循环的途径有两条，即经表皮途径和经附属器途径。经表皮途径是药物透过表皮角质层进入活性表皮，扩散至真皮被毛细血管吸收进入体循环，此途径是药物经皮吸收的主要途径，又分为细胞途径和细胞间质途径。经附属器途径，即药物通过毛囊、皮脂腺和汗腺吸收，该途径不是药物经皮吸收的主要途径。对于一些离子型药物或极性较强的大分子药物，由于难以通过富含类脂的角质层，因此经皮肤附属器途径就成为其透过皮肤的主要途径。

11. 答：

软膏剂的基质主要有油脂性基质、乳剂型基质及亲水或水溶性基质。其中油脂性基质主要包括动物油脂、类脂、烃类等疏水性物质；乳剂型基质是将固体的油相加热熔化后与水相混合，在乳化剂的作用下形成乳剂，最后在室温下成为半固体的基质，可分为 O/W 和 W/O 两类。亲水或水溶性基质主要是由天然或合成的水溶性高分子物质所组成，溶解后成为水凝胶，因此，也称为水凝胶基质。

12. 答：

软膏剂的制备方法主要包括两个过程，即基质的制备和药物的加入。基质的制备根据基质的类型选择合适的方法，油脂性基质主要采用研磨法和熔融法；乳剂型基质主要采用乳化法；亲水或水溶性基质可采取熔融法或溶解法。药物的加入根据药物的性质，加入的方法各有不同，具体可分为：不溶性固体药物先研成细粉，过六号筛。取少量药物与少量基质研匀或与液体成分如液状石蜡、植物油、甘油等研匀成糊状，再与其余基质研匀。可溶于基质的药物将药物溶解在基质的组分中制成溶液型软膏。或根据药物的性质溶于乳剂型基质的油相或水相中，制备乳剂型软膏。可溶于溶剂的药物先用少量溶剂使其溶解，然后再与基质混合。挥发性药物如含有樟脑、薄荷脑、麝香等挥发性共熔成分共存时，先共熔再与基质混匀；挥发性药物加入时，基质温度应在 60℃以下。中药浸出物浓缩至稠浸膏再加入基质中。固体浸膏可用少量水或稀醇等研成糊状，再与基质混匀。

13. 答：

乳膏剂根据基质的类型可分为 O/W 和 W/O 两类。乳剂型基质不阻止皮肤表面分泌物的分泌和水分的蒸发，对皮肤的正常功能影响较小。遇水不稳定的药物不宜用乳剂型基质，同时 O/W 型乳膏在使用于分泌物较多的皮肤病，如湿疹时，其吸收的分泌物可重新透入皮肤（反向吸收）而使皮肤恶化，故需正确选择适应证。

14. 答：

软膏剂的质量检查项目主要包括：①主药的含量测定；②物理性质，如熔程、黏度和流变性；③刺激性；④稳定性，如粒度、装量、无菌及微生物限度；⑤药物释放度及吸收。

第十六章

一、名词解释

1. 气雾剂（aerosol）：系指原料药或原料药和附加剂与适宜的抛射剂共同装封于具有特制阀门系统的耐压容器中，使用时借助抛射剂的压力将内容物呈雾状物喷出，用于肺部吸入或直接喷至腔道黏膜、皮肤的制剂。

2. 喷雾剂(spray):系指原料药或与适宜辅料填充于特制的装置中,使用时借助手动泵的压力、高压气体、超声振动或其他方法将内容物呈雾状物释出,用于肺部吸入或直接喷至腔道黏膜及皮肤等的制剂。

3. 吸入粉雾剂(dry powder for inhalation):系指固体微粉化原料药单独或与合适载体混合后,以胶囊、泡囊或多剂量储库形式,采用特制的干粉吸入装置,由患者吸入雾化药物至肺部的制剂。

4. 栓剂(suppository):系指原料药与适宜基质制成供腔道给药的固体制剂。栓剂因施用腔道的不同可分为直肠栓、阴道栓和尿道栓。

5. 眼用制剂(ophthalmic preparation):系指直接用于眼部发挥治疗作用的无菌制剂。

6. 滴眼剂(eye drop):系指由原料药与适宜辅料制成的供滴入眼内的无菌液体制剂。可分为溶液、混悬液或乳状液。

7. 口腔黏膜制剂(buccal and sublingual preparation):是指药物经口腔黏膜吸收后发挥局部或全身治疗作用。

8. 鼻黏膜制剂(intranasal preparation):系指直接用于鼻腔,药物经鼻黏膜吸收而发挥局部或全身治疗作用的制剂。

9. 阴道黏膜制剂(vaginal preparation):是指将药物置于阴道内,通过阴道黏膜吸收发挥局部或全身作用的一类制剂,可用于杀菌消毒、避孕、引产、流产、治疗癌症,甚至可实现蛋白质、多肽类药物的全身吸收。

二、选择题

(一) 单项选择题

1. C　2. A　3. B　4. C　5. C　6. D　7. D　8. A　9. D　10. B
11. B　12. D　13. B　14. B　15. D　16. C　17. A　18. A　19. A　20. C
21. C　22. D　23. C　24. C　25. E　26. A　27. D　28. A　29. C　30. D
31. D　32. B　33. A　34. C　35. C　36. D　37. B　38. C　39. D　40. D
41. B　42. D　43. A　44. C　45. B　46. B　47. B　48. D　49. A　50. D
51. C　52. B　53. A　54. C　55. D　56. A

(二) 配伍选择题

1. A　2. C　3. D　4. B　5. A　6. B　7. D　8. C　9. C　10. A
11. B　12. D　13. E　14. B　15. D　16. C　17. A

(三) 多项选择题

1. AD　2. ACD　3. ABCDE　4. ABCD　5. ABCDE
6. BC　7. ABCE　8. ABCDE　9. ABCD　10. ABCE
11. ABCDE　12. ABCDE　13. CD　14. ABCD　15. ABDE
16. ABCE　17. ABCE　18. ADE　19. ABC　20. ABD
21. ABCD　22. ABE　23. ADE　24. ABDE　25. ABCDE
26. BC　27. BCD　28. ABCDE　29. ABCE　30. ABC
31. ABCD　32. ABCD　33. ACD　34. BE　35. BCD
36. BD　37. BC　38. AC　39. BC　40. ACD
41. ABCD

三、判断是非题

1. √	2. √	3. ×	4. √	5. ×	6. √	7. ×	8. ×	9. √	10. √
11. √	12. ×	13. ×	14. √	15. √	16. √	17. √	18. ×	19. ×	20. √
21. √	22. ×	23. √	24. √	25. √	26. ×	27. √	28. √	29. √	30. ×
31. √	32. √	33. √	34. ×	35. √	36. ×	37. ×	38. ×	39. ×	40. ×

四、简答题

1. 答：

气雾剂的主要优点：①气雾剂具有速效和定位作用；②药物密闭于容器内可增加药物的稳定性；③使用方便，一揿即可；④可避免药物在胃肠道的破坏和肝脏的首过效应；⑤可以用定量阀门准确控制剂量；⑥外用气雾剂使用时对创面的机械刺激性小。

气雾剂的主要缺点：①气雾剂生产成本较高；②抛射剂高度挥发具有制冷效应，可引起不适与刺激；③气雾剂遇热或受撞击后易发生爆炸，抛射剂的渗漏可导致失效；④吸入气雾剂给药时存在手揿与吸气的协调问题，直接影响到达有效部位的药量，尤其对老年人或儿童患者影响更为显著。

2. 答：

混悬型气雾剂常需要加入表面活性剂作为润湿剂、分散剂和助悬剂，以利于分散均匀和稳定。混悬型气雾剂的处方设计必须注意提高分散系统的稳定性，主要控制以下几个环节：①水分含量要极低，应在 0.03% 以下，通常控制在 0.005% 以下，以免药物微粒遇水聚结；②药物的粒度极小，应在 5μm 以下，不得超过 10μm；③在不影响生理活性的前提下，选用在抛射剂中溶解度最小的药物衍生物，以免在贮存过程中药物微晶变大；④调节抛射剂和 / 或混悬固体的密度，尽量使两者密度相等；⑤添加适当的助悬剂。

3. 答：

影响药物肺部吸收的主要因素有：①呼吸的气流，主要与呼吸的频率及吸入空气的量有关，通常粒子的沉积率与呼吸量成正比，而与呼吸频率成反比。②微粒的大小，粒子大小是影响药物能否深入肺泡囊的主要因素，气雾剂的微粒大小以在 0.5~5μm 范围内最适宜，如果微粒太小（<0.5μm），则进入肺泡囊后大部分由呼气排出，而在肺部的沉积率也很低。③药物的性质，吸入的药物最好能溶解于呼吸道的分泌液中，否则成为异物，对呼吸道产生刺激；小分子、脂溶性药物吸收速度快；药物吸湿性大，通过湿度很高的呼吸道时会聚集、变大和沉积，从而妨碍药物吸收。④其他因素，制剂的处方组成、给药装置的结构直接影响药物雾滴或粒子的大小和性质、粒子的喷出速度等，进而影响药物的吸收。

4. 答：

栓剂中药物经直肠黏膜上皮细胞吸收途径主要有三条：①经直肠上静脉经门静脉进入肝脏，在肝脏代谢后转运至全身；②经直肠中静脉和直肠下静脉及肛管静脉进入下腔静脉，绕过肝脏而直接进入体循环；③经直肠淋巴系统吸收，特别是对大分子药物可能是重要的吸收途径。

5. 答：

(1) 基质的种类：一般而言，油脂性基质起效较快。为加速药物的释放和吸收，全身作用的栓剂一般应选择与药物溶解性相反的基质。因为药物与基质的性质相反，可减少药物与基质的亲和力，使药物容易从基质中溶出，从而加速吸收。

(2) 栓剂的种类：包在中空栓剂中的水溶性药物的释放几乎不受基质和药物填充状态的影响，可起到速效作用，并较普通栓剂有更高的生物利用度。

(3) 栓剂基质老化：栓剂基质的质量在贮存过程中可能发生变质，如油脂性基质的酸价、皂化值、碘价等发生改变，可能导致药物吸收发生改变。因此，要注意贮存过程中基质的变化对栓剂理化性质及生物学性质的影响。

(4) 栓剂塞入的部位：为避免栓剂的首过效应，应注意用药部位、栓剂引入直肠的深度越小（大约距肛门约 2cm 处），栓剂中药物在吸收时不经肝脏的量愈多，因此可以减少或避免肝脏的首过效应。

第十七章

一、名词解释

1. 缓释制剂（sustained-release preparation）：系指用药后能在机体内缓慢释放药物，使药物在较长时间内维持有效血药浓度的制剂，药物的释放多数情况下符合一级或 Higuchi 动力学过程。

2. 控释制剂（controlled-release preparation）：系指药物按预先设定好的程序缓慢地恒速或接近恒速释放的制剂，一般符合零级动力学过程，其特点是释药速度仅受制剂本身设计的控制，而不受外界条件，如 pH、酶、胃肠蠕动等因素的影响。

3. 迟释制剂（delayed-release preparation）：系指给药后不立即释放药物的制剂，包括肠溶制剂、结肠定位制剂和脉冲制剂等。

4. 肠溶制剂（enteric-coated preparation）：系指在规定的酸性介质中不释放或几乎不释放，而在要求的时间内，于 pH 6.8 磷酸盐缓冲液中大部分或全部释放的肠溶制剂。

5. 结肠定位制剂（colon-specific preparation）：系指在胃肠道上部基本不释放、在结肠内大部分或全部释放的制剂，即在规定的酸性介质与 pH 6.8 磷酸盐缓冲液中不释放或几乎不释放，而在要求的时间内，于 pH 7.5~8.0 磷酸盐缓冲液中大部分或全部释放的制剂。

6. 增稠剂（thickener）：一类水溶性高分子材料，溶于水后，其溶液黏度随浓度的增大而增加，黏度增加可以减慢药物的扩散速率，从而延缓药物的吸收。主要用于液体缓控释制剂。

7. 脉冲制剂（pulsatile preparation）：系指不立即释放药物，而在某种条件下（如在体液中经过一定时间或一定 pH 或某些酶作用下）一次或多次突然释放药物的制剂。

8. 释放度（release）：在规定条件下，药物从缓释制剂、控释制剂、肠溶制剂及透皮贴剂等释放的速度和程度。

9. Noyes-Whitney 方程（Noyes-Whitney equation）：$\frac{\mathrm{d}C}{\mathrm{d}t}=\frac{DS}{Vh}(C_s-C)$，$\mathrm{d}C/\mathrm{d}t$ 为溶出速度；D 为扩散系数；S 为表面积；V 为扩散介质的容积；h 为扩散层的厚度；C_s 为药物的饱和溶解度；C 为药物的浓度。

10. Fick's 第一定律（Fick's first law）：$\frac{\mathrm{d}M}{\mathrm{d}t}=\frac{SDK\Delta C}{L}$，$\mathrm{d}M/\mathrm{d}t$ 为释放速度；S 为表面积；D

为扩散系数；K为药物在膜与囊心之间的分配系数；L为包衣层厚度；ΔC为膜内外药物的浓度差。

11. 生物利用度(bioavailability)：指剂型中的药物吸收进入人体血液循环的速度和程度。

12. 生物等效性(bioequivalence)：指一种药物的不同制剂在相同实验条件下，给以相同的剂量，其吸收速度和程度没有明显差异。

13. 口服择时释药系统(oral chronopharmacologic drug delivery system)：根据人体的生物节律变化，按照生理和治疗的需要而定时定量释药的一种新型给药系统。

14. 口服定位释药系统(oral site-specific drug delivery system)：口服后能将药物选择性地输送到胃肠道的某一特定部位，以速释或缓控释释放药物的剂型。

15. 胃内滞留给药系统(gastro-retentive delivery system)：系指一类能滞留于胃液中，延长药物在消化道内的释放时间，改善药物吸收，有利于提高药物生物利用度的给药系统。

16. 生物黏附给药系统(mucoadhesive delivery system)：系采用生物黏附性的聚合物作为辅料制备的给药系统，能黏附于生物黏膜，缓慢释放药物并由黏膜吸收以达到治疗目的。

17. 口服结肠定位释药系统(oral colon-specific drug delivery system)：指用适当方法，使口服后避免在胃、十二指肠、空肠和回肠前端释放药物，而是运送到回盲部后释放药物发挥局部和全身治疗作用的一种给药系统，是一种定位在结肠释药的制剂。

18. 体内 - 体外相关性(in vitro-in vivo correlation)：指的是由制剂产生的生物学性质或由生物学性质衍生的参数(如t_{max}、C_{max}或AUC)，与同一制剂的物理化学性质(如体外释放行为)之间所建立的合理的定量关系。

19. 微球(microsphere)：药物以溶解或分散的状态存在于高分子材料中，以适宜的技术制备而成的骨架型微小球体，称为微球。

20. 微囊(microcapsule)：利用天然或合成的高分子材料包裹固体或液体药物而形成的药库型微小囊体，称为微囊。

21. 微囊化(microencapsulation)：微囊的制备过程称为微型包囊术，简称微囊化。

22. 单凝聚法(simple coacervation)：是在一种高分子囊材溶液中加入凝聚剂，使囊材的溶解度降低并使囊心物凝聚成囊的方法，主要用于水不溶性固体或液体药物的微囊化，常用的凝聚剂有强亲水性电解质(如硫酸钠或硫酸铵的水溶液)和强亲水性的非电解质(如乙醇或丙酮)等。

23. 复凝聚法(complex coacervation)：指在一定条件下，使带有相反电荷的两种高分子囊材发生静电结合而凝聚成囊的方法。

24. 包封率(entrapped rate)：微粒或微囊中的药物量占微粒分散制剂中药物总量的百分比。

二、选择题

(一) 单项选择题

1. A 2. E 3. E 4. A 5. D 6. D 7. B 8. B 9. A 10. A
11. D 12. E 13. A 14. D 15. E 16. D 17. B 18. C 19. B 20. D
21. C 22. D 23. E 24. D 25. D 26. D 27. E 28. C 29. E 30. C

31. B	32. D	33. D	34. A	35. C	36. D	37. A	38. B	39. D	40. C
41. E	42. D	43. A	44. D	45. A	46. D	47. E	48. B	49. D	50. E
51. A	52. E	53. C	54. E	55. D	56. B	57. C	58. C	59. D	60. C
61. D	62. A	63. E	64. D	65. B	66. B	67. C	68. E	69. D	70. A
71. E	72. B	73. A	74. B	75. B	76. E	77. C	78. E	79. E	80. E
81. D	82. A	83. D	84. A	85. A	86. B				

(二) 配伍选择题

1. C	2. A	3. B	4. F	5. E
6. D	7. C	8. F	9. E	10. BC
11. AD	12. D	13. ABC	14. G	15. EF
16. B	17. A	18. D	19. E	20. C
21. B	22. A	23. C		

(三) 多项选择题

1. ABDE	2. BCD	3. ABCE	4. ABC	5. AB
6. ABCE	7. ACD	8. ABCDE	9. ACDE	10. BCDE
11. ABCD	12. ABC	13. BCD	14. ABCDE	15. ABCDE
16. ABDE	17. ABCD	18. ABDE	19. ABCDE	20. BCD
21. ABD	22. ACE	23. ABCDE	24. ABCDE	25. ABCDE
26. BCDE	27. ABC	28. BCD	29. ABCD	30. ABCD
31. ABCDE	32. ABCDE	33. ABCDE	34. ABCD	35. ABCE
36. ABCE	37. ABCD	38. ABCDE	39. BCDE	40. BCD
41. ABCE				

三、判断是非题

1. ×	2. ×	3. ×	4. √	5. √	6. √	7. ×	8. ×	9. √	10. ×
11. ×	12. √	13. √	14. ×	15. ×	16. √	17. √	18. ×	19. ×	20. √
21. √	22. √	23. √	24. √	25. ×	26. √	27. √	28. √	29. √	30. √
31. ×	32. √	33. √	34. √	35. ×	36. ×	37. √	38. ×	39. √	40. √
41. ×	42. ×	43. ×	44. √	45. √	46. ×	47. √	48. ×	49. ×	50. √
51. √	52. √	53. ×	54. √	55. √					

四、填空题

1. 骨架型;储库型;分子;微晶、微粒;骨架型;包裹在高分子聚合物膜内;储库型
2. 溶出;扩散;溶蚀;渗透压;离子交换
3. 膜的渗透性能;片芯的渗透压;释放介质的 pH
4. 8~12 小时;24 小时
5. 胃内漂浮制剂;生物黏附制剂;吸收促进剂
6. 80%~120%;12 小时;24 小时
7. 峰谷浓度比;半衰期短、治疗指数窄;半衰期长或治疗指数宽;峰谷浓度比显著低于普通制剂

8. 增稠剂；亲水凝胶；非溶蚀性；生物溶蚀性；不溶性；肠溶性

9. 药物在凝胶层中的扩散；凝胶层的溶蚀

10. 包衣材料；增塑剂；溶剂；致孔剂、着色剂、抗黏剂、遮光剂

11. 醋酸纤维素、乙基纤维素、聚丙烯酸树脂；聚乙二醇、聚维酮、聚乙烯醇（PVA）；滑石粉、二氧化硅；药物

12. 丸芯；控释薄膜衣；稀释剂；黏合剂；亲水薄膜衣；不溶性薄膜衣；微孔膜衣；肠溶衣

13. 半透膜材料；渗透压活性物质；助推剂；醋酸纤维素；乙基纤维素；调节药室内渗透压；零级释药时间长短；氯化钠、乳糖；吸水膨胀；PVP

14. 静态交换法；动态交换法；胃内漂浮滞留；胃壁黏附滞留；磁导向定位技术；膨胀滞留

15. 溶出度仪；脱气的新鲜水；溶解特性；处方要求；吸收部位；表面活性剂；漏槽条件；不少于形成药物饱和溶液量的 3 倍

16. 累积释放率 - 时间；0.5~2 小时的取样时间点；是否有突释；确定释药特性；考察释药量是否基本完全

17. 胃内滞留制剂；小肠定位制剂；结肠定位制剂

18. 渗透泵脉冲释药制剂；包衣脉冲释药制剂；定时脉冲塞胶囊剂

19. 水不溶性胶囊壳体；药物储库；定时塞；水溶性胶囊帽

20. 生物利用度；生物等效性；单次给药；多次给药；国内外上市的同类缓控释制剂的主导产品；国内外上市的同类普通制剂的主导产品

五、处方分析、设计及制备

1. 答：

盐酸二甲双胍缓释片

（1）处方

盐酸二甲双胍	500mg	主药
HPMC	400mg	亲水凝胶骨架材料
微晶纤维素	30mg	稀释剂
硬脂酸镁	5mg	润滑剂

（2）制备方法：盐酸二甲双胍与 HPMC、微晶纤维素混合均匀，用 80% 乙醇溶液为润湿剂制软材，过 18 目筛制颗粒，颗粒于 60~70℃干燥，整粒，加入硬脂酸镁，混合均匀，压片即得。

（3）释药机制：该片为亲水凝胶骨架片，HPMC 遇水后形成凝胶屏障，药物通过扩散（主要）和凝胶骨架溶蚀相结合的方式释药。

2. 答：

硝酸甘油缓释片

（1）处方

硝酸甘油	0.26g（10% 乙醇溶液 2.95ml）	主药
十六醇	6.6g	骨架材料
硬脂酸	6.0g	骨架材料
聚维酮（PVP）	3.1g	致孔剂、黏合剂

微晶纤维素	5.88g	崩解剂
微粉硅胶	0.54g	稀释剂
乳糖	4.98g	稀释剂
滑石粉	2.49g	润滑剂
硬脂酸镁	0.15g	润滑剂

(2)制备方法：将 PVP 溶于硝酸甘油乙醇液中，加微粉硅胶混匀，加硬脂酸与十六醇，水浴加热到 60℃，使熔融。将微粉硅胶、乳糖、滑石粉的均匀混合物加入上述系统中，搅拌 1 小时。将上述黏稠的混合物摊于盘中，室温放置 20 分钟，待成团块时，用 16 目筛制粒。30℃干燥，整粒，加入硬脂酸镁，压片。

(3)释药机制：该片由水不溶但可溶蚀的蜡质材料制成，通过蜡质骨架的孔道扩散与溶蚀控制释放。

3. 答：

硝苯地平渗透泵片

(1)处方

药物层：

硝苯地平(40 目)	100g	主药
聚环氧乙烷(Mr 200000，40 目)	355g	助推剂
HPMC(40 目)	25g	黏合剂
氯化钾(40 目)	10g	渗透压活性物质
硬脂酸镁(40 目)	10g	润滑剂

助推层：

聚环氧乙烷(Mr 5000000，40 目)	170	助推剂(膨胀材料)
氯化钠(40 目)	72.5	渗透压活性物质
硬脂酸镁	适量	润滑剂

包衣液：

醋酸纤维素(乙酰基值 39.8%)	95g	包衣材料
PEG4000	5g	致孔剂
三氯甲烷	1 960ml	溶剂
甲醇	820ml	溶剂

(2)片芯含药层由药物、具渗透压活性的亲水聚合物和其他辅料组成，助推层由亲水膨胀聚合物、其他渗透压活性物质和片剂辅料组成，在外层包衣并打孔，它的释放是由含药层的渗透压推动力和助推层聚合物吸水膨胀后产生的推动力同时作用的结果。

4. 答：

脉冲控释胶囊

(1)制备方法：将主药、淀粉、糊精按一定比例混匀，60% 乙醇制粒(16 目筛)，于包衣锅中喷入少量乙醇制得其速释小丸，将速释小丸进一步制成脉冲控释小丸，膨胀层由 HPMC 组成，最外层用带有致孔剂的不溶性包衣材料(适当比例的乙基纤维素 / 滑石粉)作控释膜。

(2)释药原理：控释膜的用量不同可以决定其释药时滞的长短。将速释小丸和脉冲控释小丸按一定比例混合制成脉冲控释胶囊。水通过控释膜缓慢进入膨胀层，使膨胀材料吸水膨胀，至胀破控释膜，药物得以释放。

5.

处方:

吲哚美辛	主药
CAP-Na(CAP, Na_2HPO_4)	囊材
Span-20	润湿剂
Na_2SO_4 溶液	凝聚剂
稀醋酸	固化剂

制法:将吲哚美辛研磨成细粉,加入少许 Span-20 润湿,分散在 CAP 溶于 Na_2HPO_4 溶液形成的 CAP-Na 溶液中,然后在搅拌下加热至 70~80℃,加入凝聚剂[60% Na_2SO_4(g/g)]使形成凝聚囊,加入 2~3 倍的稀醋酸使囊固化,用 pH 3~4 的水洗至无 SO_4^{2-},即得吲哚美辛微囊。

6. 答:

处方:

5-Fu	主药
PLA	载体材料
CH_2Cl_2 或乙酸乙酯	溶解材料的溶剂
PVA	乳化剂

制法:PLA 有机溶液中加入 5-Fu 微晶,得混悬液,用注射针头将混悬液注入用 5-Fu 饱和的 PVA 水溶液中,搅拌乳化(加热),待有机溶剂除去后,得沉淀,过滤、水洗、抽干、真空干燥 48 小时,得粉末状 5-Fu 微球。如用作制备注射剂,需灭菌或无菌操作。

质量评价:

(1)外观:用显微镜观察形态,应圆整、光滑。

(2)粒径及其分布:应符合相关规定。

(3)载药量:应达到设计要求。

(4)有机溶剂残留量:应符合相关规定。

(5)释放性能:应符合缓释要求,基本无突释。

(6)流动性:休止角应小于 40°。

(7)无菌:供注射用时应符合无菌要求。

六、简答题

1. 答:

①速度控制型给药系统:主要是控制药物的释放速度,如缓释、控释和迟释释药系统。②方向控制型给药系统:主要是指控制药物在体内特定的部位释放的给药系统,包括靶向给药系统和定位给药系统等。③应答式给药系统:一些疾病的发作显示出生理节奏的变化,需要一种能根据生理或病理需要而定量释放药物的系统。应答式释药系统包括外调式释药系统(stimuli-responsive DDS)和自调式释药系统(self-regulation DDS)。外调式释药系统是利用外界变化因素,如磁场、光、温度、电场及特定的化学物质等的变化来调节药物的释放;自调式释药系统则是利用体内的信息反馈控制药物的释放,不需外界的干预。

2. 答:

优点:①减少服药次数,大大提高了患者的顺应性;②释药缓慢,使血药浓度平稳,避免峰谷现象,有利于降低药物的毒副作用,减少耐药性的发生;③可发挥药物的最佳治疗效果;

④某些缓控释制剂可以按要求定时、定位释放，更加适合疾病的治疗。

缺点：①临床应用中对剂量调节的灵活性降低，如出现不良反应，往往不能立刻停止治疗；②基于健康人群的平均动力学参数设计，在疾病状态的体内动力学特征有所改变时，不能灵活调节给药方案；③制备设备和工艺费用昂贵。

3. 答：

溶出、扩散、溶蚀、渗透压或离子交换作用。骨架型缓控释制剂，膜控型缓控释制剂，渗透泵片，植入剂。

4. 答：

制成溶解度小的盐或酯，与高分子化合物生成难溶性盐，控制粒子大小，将药物制成亲水性胶体骨架片。

5. 答：

包衣、制成微囊、制成不溶性骨架片剂、增加黏度以减少扩散速度、制成植入剂、制成乳剂。

6. 答：

Noyes-Whitney 溶出速度公式为：$\frac{dC}{dt}=k(C_s-C)=\frac{DS}{Vh}(C_s-C_t)$，通过减小药物的溶解度，增大药物的粒径，以降低药物的溶出速度，达到长效作用。方法包括：制成溶解度小的盐或酯、与高分子化合物生成难溶性盐、控制药物粒子大小、减慢药物的溶出速度等。

7. 答：

普通制剂服用后，其血药浓度为单一的、短暂的峰形曲线，血药浓度维持在有效浓度范围的时间很短。缓释、控释制剂服用后，血药浓度维持在有效浓度范围内的时间较长，即可在较长时间内维持药效。

8. 答：

(1)理化因素

1)剂量：一般认为 0.5~1.0g 是单次给药的最大剂量。

2)药物的溶解度、pK_a 和油水分配系数等：药物的缓控释制剂大部分是固体制剂，因此在设计缓控释制剂时必须考虑药物在胃肠道中的溶解和吸收特点。①溶解度：难溶性药物应根据具体情况采取一定的技术提高药物溶解度的同时控制药物的释放，而且不影响药物的吸收和生物利用度。此外，溶解度很小的药物(<0.01mg/ml)本身具有缓释效果，其溶出为药物的释放和吸收的限速步骤。② pK_a 值：由于大多数药物是弱酸或弱碱性药物，它们在溶液中以解离型和非解离型两种形式存在。一般解离型水溶性大，非解离型脂溶性大，所以非解离型药物更容易通过脂质生物膜，因此了解药物的 pK_a 和吸收环境的 pH 之间的关系非常重要。③油水分配系数：分配系数过高的药物，其脂溶性过大，会与脂质膜产生强结合力而不能进入血液循环中，分配系数过小的药物，亲水性强，不易透过生物膜，因此分配系数过大或过小的药物的生物利用度都比较差。因此只有分配系数适中的药物不仅容易透过生物膜，而且可以进入血液循环中。

3)胃肠道稳定性：口服药物易受胃肠道酸碱水解、酶促降解以及细菌分解的影响。在胃中不稳定的药物可以制成肠溶型制剂，如果在小肠中不稳定的药物，制成缓释制剂后，其生物利用度可能会降低。

(2)生物因素

1)生物半衰期：半衰期反映药物的消除速度，对维持治疗浓度至关重要。最理想的缓控释制剂应该是药物进入血液循环的速度与其在体内的消除速度相同。半衰期太短的药物，要维持治疗浓度，必须加大单位给药剂量，不便于给药。一般对于半衰期小于 1 小时的药物不适宜制成缓释制剂；对于半衰期大于 24 小时的药物，由于其本身在体内可以维持较长时间，所以也不必制成缓释制剂；此外，大多数药物在胃肠道（从口腔到回盲肠）的运行时间为 8~12 小时，因此药物的释放和吸收时间不宜设计为 12 小时以上，如果在结肠部位可以吸收，则可能使药物释放时间增至 24 小时，从而制成一日服药一次的缓控释制剂。

2）吸收：药物的吸收特性对缓控释制剂设计影响很大。制备缓控释制剂的目的是对制剂的释药进行控制，以控制药物的吸收。因此，释药速度必须比吸收速度慢。否则会出现药物还没有吸收完全，制剂已离开吸收部位的现象。因此缓控释制剂的释放速度常数最好在药物最小表观吸收速度常数左右。实践证明，本身吸收速度常数小的药物，不宜制成缓控释制剂。如果药物是通过主动转运吸收，或吸收局限于小肠的某一特定部位，也不利于制成缓释制剂。对这类药物的制剂设计是设法延长其在胃中的停留时间，使药物在胃中缓慢释放，然后到达吸收部位。

3）代谢：大多数肠壁酶系统对药物的代谢作用具有饱和性，当药物缓慢地释放到这些部位，由于酶代谢过程没有达到饱和，使较多量的药物转换成代谢产物。在吸收前有代谢作用的药物制成缓释剂型，生物利用度都会降低。

9. 答：

(1) 骨架型缓释制剂：指药物和一种或多种骨架材料通过压制、融合等技术手段制成的片状、粒状或其他形式的制剂。它们在水或生理体液中能够维持或转变成整体式骨架结构，药物以分子或结晶状态均匀分散在骨架结构中，起着储库和控制药物释放的作用。包括亲水凝胶骨架片、蜡质类骨架片、不溶性骨架片、骨架型小丸。

(2) 膜控型缓控释制剂：指将一种或多种包衣材料对颗粒、片剂、小丸等进行包衣处理，以控制药物的释放速率、释放时间或释放部位的制剂。控释膜通常为一种半透膜或微孔膜，释药机制是膜腔内的渗透压或药物分子在膜层中的扩散行为。大致有微孔膜包衣片、膜控释小片、肠溶膜控释片、膜控释小丸。

(3) 渗透泵型控释制剂：是利用渗透压原理制成，主要由药物、半透膜材料、渗透压活性物质和助推剂组成。渗透泵片是在片芯外包一层半透性的聚合物衣膜，用激光在片剂衣膜层上开一个或一个以上适宜大小的释药小孔。口服后胃肠道的水分通过半透膜进入片芯，使药物溶解成饱和溶液，因渗透压活性物质使膜内溶液成为高渗溶液，从而使水分继续进入膜内，药物溶液从小孔泵出。口服渗透泵片剂是目前应用最多的渗透泵制剂，根据结构特点分为单室渗透泵片、多室渗透泵片，还有一种拟渗透泵的液体渗透泵系统。

10. 答：

膜控型缓控释制剂常可获得零级释药，其释药速度可通过不同性质的聚合物膜加以控制。其缺点是储库型制剂中所含药量比常规制剂大得多，因此，任何制备过程的差错或损伤都可使药物储库破裂而导致毒副作用。骨架型结构中药物的释放特点是不呈零级释放，药物首先接触介质，溶解，然后从骨架中扩散出来，骨架中药物的溶出速度必须大于药物的扩散速度。这一类制剂的优点是制备容易，可用于释放大分子量的药物。

11. 答：

小丸剂口服后可广泛均匀地分布在胃肠道，提高生物利用度，无时滞现象，并减少刺激性。小丸在胃肠道转运时不受食物输送规律的影响，其吸收一般不受胃排空影响，吸收重现性好。

12. 答:

生物黏附片系采用生物黏附性的聚合物作为辅料制备片剂,这种片剂能黏附于生物黏膜,缓慢释放药物并由黏膜吸收以达到治疗目的。通常生物黏附性聚合物与药物混合组成片芯,然后由此聚合物围成外周,再加覆盖层而成。

生物黏附片可应用于口腔、鼻腔、眼眶、阴道及胃肠道的特定区段,通过该处上皮细胞黏膜输送药物。该剂型的特点是加强药物与黏膜接触的紧密性及持续性,因而有利于药物的吸收。生物黏附片既可安全有效地用于局部治疗,也可用于全身。口腔、鼻腔等局部给药可使药物直接进入体循环而避免肝脏的首过效应。生物黏附片常用辅料有卡波姆、羟丙纤维素、羧甲基纤维素钠等。

13. 答:

半衰期小于 1 小时或大于 12 小时的药物,一般不宜制成缓控释制剂。其他如剂量很大、药效很剧烈以及溶解吸收很差的药物,剂量需要精密调节的药物,一般也不宜制成缓释或控释制剂。对于抗菌效果依赖于峰浓度的抗生素类药物,不宜制成普通缓控释制剂。

14. 答:

(1) 体内外相关性是由制剂产生的生物学性质或由生物学性质衍生的参数(如 t_{max}、C_{max} 或 AUC),与同一制剂的物理化学性质(如体外释放行为)之间建立的合理的定量关系。缓控释制剂要求进行体内外相关性试验,它应反映整个体外释放曲线与血药浓度 - 时间曲线之间的关系。只有当体内外具有相关性,才能通过体外释放曲线预测体内情况。

(2)《中国药典》中《缓释、控释和迟释制剂指导原则》规定:缓释、控释和迟释制剂体内外相关性,系指体内吸收相的吸收曲线与体外释放曲线之间对应的各个时间点回归,得到直线回归方程的相关系数符合要求,即可认为具有相关性。

15. 答:

所谓口服结肠定位系统是指用适当方法,使药物避免在胃、十二指肠、空肠和回肠前端释放,运送到人体回盲部后释放而发挥局部或全身治疗作用的一种给药系统,是一种定位在结肠释药的制剂。因此可根据结肠部位的生理结构特点设计各种制剂类型:

(1) 时间控制(时控)型 OCDDS:药物经口服后到达结肠的时间约为 6 小时,用适当方法制备具有一定时滞的时间控制型制剂,使药物在胃、小肠不释放,而到达结肠开始释放达到结肠定位给药的目的。大多数此类 OCDDS 由药物储库和外面包衣层组成,此包衣层可在一定时间后溶解、溶蚀或破裂,使药物从储库内芯中迅速释放发挥疗效。

(2) pH 依赖型 OCDDS:结肠的 pH 7.0~7.5,比胃和小肠的 pH 略高,所以采用在结肠 pH 环境下溶解的 pH 依赖性高分子聚合物,如丙烯酸树脂(Eudragit S100,pH>7.0 溶解)等,使药物在结肠部位释放发挥疗效。

(3) 时控和 pH 依赖结合型 OCDDS:药物在胃中排空时间在不同情况下有很大差异,另外胃肠的 pH 除在胃中 pH 较低外,在小肠和结肠的 pH 差异较小,由于结肠细菌的作用以及在病理情况下可能出现结肠 pH 比小肠低的情况,所以单纯采用时控型和 pH 依赖型都很难达到 OCDDS 设计的目的。

(4) 压力控制型 OCDDS:由于在结肠内大量的水分和电解质被肠壁吸收,导致肠内容物的黏度增大,当肠道蠕动时对物体产生较大的直接压力,使物体破裂。依此原理设计压力控制型胶囊。

(5) 酶解或细菌降解型 OCDDS：结肠内存有大量的细菌及独特的酶系，如偶氮降解酶、糖苷酶等，由酶降解性材料制成的制剂到达结肠后被降解而释放药物，达到定位给药的目的。

16. 答：

优点：①提高结肠局部药物浓度，提高药效，有利于治疗结肠局部病变，如克罗恩病、溃疡性结肠炎、结肠癌和便秘等；②结肠给药可避免肝脏的首过效应；③有利于多肽、蛋白质类大分子药物的吸收；④固体制剂在结肠中的转运时间很长，对日服一次制剂的开发具有指导意义。主要类型：时间控制型、pH 依赖型和酶解或细菌降解型等。

17. 答：

利用天然的或合成的高分子材料（称为囊材）作为囊膜壁壳，将固态药物或液态药物（称为囊心物）包裹而成的直径在 1~250μm 的药库型微小胶囊，称为微型胶囊，简称为微囊（microcapsule）。

微囊的制备方法主要有物理化学法、机械法和化学法三大类。

18. 答：

微囊中药物释放的规律视微囊的种类和药物的性质而定，有的是零级释放，有的是一级释放，也有的符合 Higuchi 方程。通常有以下三种释药机制。

扩散：药物透过囊壁扩散，即微囊进入体内后，体液向微囊中渗透，使药物逐渐溶解，经囊壁而扩散到介质中，囊壁不溶解，这基本上是物理过程。而已溶解或黏附在囊壁表面的少量药物发生短暂的快速释放，被称为突释效应，然后囊心物才溶解形成饱和溶液而扩散出微囊。

囊壁溶解：囊壁溶解的速率主要取决于囊材的性质，体液的体积、组成、pH 以及温度等，不涉及酶的作用，亦属于物理化学过程。

囊壁材料的降解、水解或酶解：这是化学或生化过程。当微囊进入体内后，囊壁可受胃蛋白酶或其他酶的消化与降解成为体内代谢产物，而使药物释放出来，但仍需经溶解和扩散才能进入体液。

19. 答：

①与药物有关的因素，如药物的解离常数、药物在聚合物相及水相的溶解度、扩散能力和分配系数、药物的粒径和多晶型等；②与囊材有关的因素，如聚合物的分子量或平均分子量、结晶度、交联度、多孔性、孔隙的弯曲度、膨胀特性及降解特性、囊壁的厚度、聚合物基质的几何形状及尺寸、水合界面厚度等；③其他因素，如载药量、增塑剂、填充剂、稀释剂、扩散剂、介质的 pH 等。

20. 答：

复凝聚法（complex coacervation）指在一定条件下，使带有相反电荷的两种高分子囊材发生静电结合而凝聚成囊的方法。

当使用明胶与阿拉伯胶为复合囊材时，其复凝聚成囊的基本原理如下：①明胶既可以荷正电，也可以荷负电，这是因为明胶分子结构中的氨基酸在水溶液中可离解形成—NH_3^+ 和—COO^-，pH 较低时，—NH_3^+ 的数目多于—COO^-，相反，pH 较高时，—COO^- 的数目多于—NH_3^+，在两种电荷相等时的 pH 即为等电点。pH 调至明胶的等电点以下时，明胶带正电。②阿拉伯胶仅带负电。③当明胶溶液和阿拉伯胶溶液混合时，可将 pH 调节至 4~4.5，使明胶荷正电达到最高量，与荷负电的阿拉伯胶互相吸引结合成为不溶性的复合物，溶解度降低而凝聚成囊。④降低温度并加入甲醛使之固化,即得成品微囊。

21. 答:

(1)囊心物的大小:固体药物微囊化后的粒子大小主要取决于囊心物的粒度。

(2)制备方法:不同制备方法制得的微囊大小范围有所不同。

(3)囊材的黏度:一般来说,囊材相对黏度越大,制得微囊的粒径也越大。

(4)制备温度:一般来说,温度越低,粒径越大。

(5)搅拌速度:一般制备过程中的搅拌速度越快,制得的微囊粒子越小,但搅拌速度也不宜过快,否则会产生大量气泡,影响微囊的产量和质量。

第十八章

一、名词解释

1. 靶向给药系统(targeted drug delivery system):系指载体将药物通过局部给药或全身血液循环而选择性地浓集定位于靶组织、靶器官、靶细胞或细胞内结构的给药系统。

2. 被动靶向制剂(passive targeting preparation):系指将药物包裹或镶嵌入各种类型的微粒中,根据机体内不同的组织、器官或细胞对不同微粒具有不同的滞留性而靶向富集的制剂。

3. 主动靶向制剂(active targeting preparation):系指以经修饰的药物载体作为“导弹”,将药物定向地运送到靶区浓集发挥药效。最常用的修饰分子为配体、单克隆抗体、靶向肽等。

4. 物理化学靶向制剂(physical and chemical targeting preparation):系指通过设计特定的载体材料和结构,使其能够响应于某些物理或化学条件而释放药物。

5. 免疫脂质体(immunoliposome):是通过将载药脂质体与单克隆抗体或基因抗体共价结合构成,借助抗体与靶细胞表面抗原在分子水平上的识别能力,来特异性地杀伤靶细胞,达到治疗目的。

6. 纳米粒(nanoparticle):系指药物或与载体材料经纳米化技术分散形成的粒径<500nm 的固体粒子。

7. 脂质体(liposome):系指药物被类脂双分子层包封成的微小囊泡。

二、选择题

(一) 单项选择题

1. D	2. C	3. D	4. D	5. C	6. C	7. D	8. B	9. C	10. D
11. D	12. B	13. B	14. C	15. A	16. C	17. B	18. D	19. C	20. B
21. A	22. C	23. B	24. D	25. D	26. B	27. B	28. C	29. A	30. C
31. C	32. B	33. E	34. A	35. A	36. A	37. C	38. D	39. D	40. A
41. B	42. B	43. B	44. E	45. D	46. D	47. B	48. B	49. A	

(二) 配伍选择题

1. C	2. A	3. E	4. B	5. D	6. D	7. C	8. A	9. B	10. E
11. C	12. C	13. B	14. A	15. A	16. C	17. E	18. B	19. D	20. A

(三) 多项选择题

1. BCE 2. CDE 3. ABD 4. BCD 5. AC
6. ABDE 7. ABC 8. ABCD 9. ABCE 10. ABC
11. ABCDE 12. ABCDE 13. ABD 14. AC 15. AB
16. ABCDE 17. CD 18. ABCDE 19. BCD 20. BDE
21. BC 22. ABDE

三、判断是非题

1. √ 2. × 3. × 4. √ 5. × 6. × 7. √ 8. √ 9. √ 10. ×
11. √ 12. × 13. √ 14. √ 15. √

四、简答题

1. 答:

靶向制剂系指能选择性地将药物定位或富集在靶组织、靶器官、靶细胞或细胞内结构的药物载体系统。按其作用机制可分为:被动靶向制剂、主动靶向制剂和物理化学靶向制剂。

2. 答:

根据靶向制剂在体内作用的目标,将其分为三级:一级靶向制剂,以特定器官和组织为目标递送药物的制剂;二级靶向制剂,以特定细胞为目标递送药物的制剂;三级靶向制剂,以细胞内特定部位或细胞器为目标递送药物的制剂。

3. 答:

影响靶向制剂药效的关键因素包括:①靶向功能,靶向基团是载体靶向分布的决定性因素。为了使载体能够只针对特定分子靶标作用,往往需要在载体上装载"靶头",而有关靶头的选择常常需要大量的实验包括临床观察的支持。另外,为了进行高效的靶向递送,在靶标的选择上还需要考虑:靶向基团与靶标结合后是否能快速内吞、靶标分子是否会表达下调等等。靶标分子的选择,对于靶向效果具有决定性影响。此外,无论是大分子还是颗粒型载体系统,靶向基团的密度对体内靶向效果也有一定的影响,所以在一定条件下,增加分子和颗粒表面连接的靶向基团的数目,可以提高载体与靶标的结合效率。邻近的靶向基团还可能通过叠加或协同作用提高靶向效率。②载药和释药功能,药效基团的选择,以及药物的释放量和速率的设计,也是靶向制剂研究的关键内容。对于药物大分子共价结合物系统,由于药效基团是通过共价键连接在载体上的,能连接的个数有限,如药物 - 抗体复合物中常常只有 2~4 个药效基团,所以要求药效基团的效价非常高。以药物 - 抗体复合物为例,其成功的关键是药效基团与抗体间连接的化学键。由于药物 - 抗体复合物的药效基团常常是剧毒性的,所以对其与抗体的化学键在体内非靶组织中的稳定性要求极高,特别要避免被血清中的各种酶降解,使药物提前释放而产生巨大毒性。理想的情况是载体进入靶细胞内才释放药物,从而获得最具有特异性、最高的药效作用。

4. 答:

主动靶向制剂系指药物载体能对靶组织产生分子特异性相互作用的制剂。如在药物载体表面连接靶组织标记蛋白的抗体或配体,分布到靶组织中的载体就能够与靶蛋白结合,并诱导载体内吞或药物释放等过程。此外,还有一些靶组织特异性的酶响应型载体系统,不是通过分子间的特异性结合，而是通过分子间特异性的酶切作用，诱导药物释放和载体的再分布。

5. 答：

(1) 相对摄取率 $r_e=(AUC_i)_p/(AUC_i)_s$

式中，AUC_i 为由浓度 - 时间曲线求得的第 i 个组织 / 细胞 / 细胞器的药时曲线下面积；下标 p 和 s 分别表示靶向制剂和对照的普通溶液制剂。r_e 大于 1 表示药物制剂在该器官或组织有靶向性，r_e 愈大，靶向效果愈好；r_e 等于或小于 1 表示无靶向性。

(2) 靶向效率 $t_e=(AUC)_{靶}/(AUC)_{非靶}$

式中，t_e 为表示药物制剂对靶器官的选择性。t_e 值大于 1 表示药物制剂对靶器官比某非靶器官有选择性；t_e 值愈大，选择性愈强；药物制剂的 t_e 值与药物溶液的 t_e 值相比，表示药物制剂靶向性增强的倍数。

(3) 峰浓度比 $C_e=(C_{max})_p/(C_{max})_s$

式中，C_{max} 为峰浓度，每个组织或器官中的 C_e 值表明药物制剂改变药物分布的效果，C_e 值愈大，表明改变药物分布的效果愈明显。

6. 答：

靶向制剂指借助载体、配体或抗体将药物通过局部给药或全身血液循环选择性浓集于靶组织、靶器官、靶细胞或细胞内结构的给药系统。靶向制剂能将治疗药物最大限度地运送到靶区，使治疗药物在靶区浓集超出传统制剂的数倍乃至数百倍，治疗效果明显提高；减少药物的用量，降低药物毒副作用；便于控制给药的速度和方式，从而提高了药品的安全性、有效性、可靠性和患者顺应性。

7. 答：

被动靶向制剂系指由于载体的粒径、表面性质等特殊性使药物在体内特定靶点或部位富集的制剂。被动靶向制剂的载体包括乳剂、脂质体、纳米粒、胶束、微球等微粒给药系统，在血液中被单核吞噬细胞系统的巨噬细胞摄取，通过正常生理过程可运送至肝、脾、骨髓、脑等器官组织。靶向性可通过控制颗粒的大小、控制表面电荷、选择不同表面化学性能的载体材料等来实现。主动靶向制剂是通过修饰的药物载体（修饰的脂质体、微乳、微球、纳米粒等）将药物定向地运送到靶区浓集发挥药效。与被动靶向制剂的区别是载体用特异性的配体、抗体进行修饰，改变其分布特性，能对组织产生分子特异性相互作用。

8. 答：

前体药物的基本条件是：①使前体药物转化的反应物或酶均应仅在靶部位才存在或表现出活性；②前体药物能同药物的受体充分接近；③酶须有足够的量以产生足够量的活性药物；④产生的活性药物应能在靶部位滞留，而不漏入循环系统产生毒副作用。常用的前体药物的类型如下：肿瘤靶向前体药物、脑部靶向前体药物、结肠靶向前体药物、肝靶向前体药物。

第十九章

一、名词解释

1. 生物技术药物（biotechnological drug）：利用生物技术在生物体内制造而得到的药物

称为生物技术药物。

2. 等电点(isoelectric point):是分子净电荷数为0时的溶液pH。

3. 优先相互作用(preferential interaction):是指蛋白质通常更倾向于与水或其他可与其作为共溶质或共溶剂的辅料作用。

4. 基因治疗(gene therapy):指将脱氧核糖核酸(DNA)和核糖核酸(RNA)等作为药物治疗疾病。

5. 细胞转染(cell transfection):是细胞在一定条件下主动或被动导入外源DNA片段而获得新的表型的过程。

6. 疫苗(vaccine):由抗原组成,它可以激活免疫系统,产生抗体来对抗抗原,并诱导机体免疫记忆,使免疫系统在第二次遇到该病原体(抗原)时可以将其识别并破坏。

7. 干细胞(stem cell):是一类有自我更新能力、分化潜能和良好增殖能力的细胞。

8. 人工皮肤(artificial skin):是利用组织工程学、细胞生物学、材料学的原理和方法,将种子细胞(如自体或异体的表皮细胞和真皮成纤维细胞等)与细胞外基质和适当的支架材料相互作用,构成的具有一定形态、功能和生物活性的皮肤替代物,用于修复和替代缺损的皮肤组织。

二、选择题

(一) 单项选择题

1. D　2. B　3. D　4. A　5. B　6. C　7. D　8. B　9. B　10. D
11. A　12. E

(二) 配伍选择题

1. B　2. C　3. A　4. C　5. E　6. C　7. A

(三) 多项选择题

1. ABC　2. BCD　3. BC　4. BCDE　5. ABCD
6. ABC　7. ABCD　8. ABD　9. ABCD　10. ABCDE
11. ABCDE　12. ABCDE

三、判断是非题

1. ×　2. √　3. ×　4. √　5. √　6. ×　7. √　8. ×

四、简答题

1. 答:

由于生物技术药物多为多肽或蛋白质,与传统化学药物相比,具有以下特点:与体内正常生理物质结构相近,药理活性高、针对性强、毒性低;稳定性差,酸、碱环境或酶的存在可使其失活;分子量均较大,通常不易穿透胃肠道黏膜,口服无法吸收,多注射给药;生物半衰期短,体内作用时间短。

2. 答:

蛋白质复杂的结构使得影响蛋白质理化性质及活性的因素很多。温度、pH、离子强度和氧化剂等,可通过水解、氧化、消旋化及二硫键断裂等方式直接破坏蛋白质的共价键及初级结构。而非共价键的破坏同样可导致蛋白质失活,如蛋白质变性、聚集、沉淀等。

3. 答：

在液体剂型中蛋白质类药物的稳定化方法可分为两类：一是改造蛋白质类药物的结构，如改变蛋白质一级序列，改变取代反应官能团和化学修饰的方法，以提高蛋白质空间伸展自由能，改变与溶剂接触的性质，从而提高药物稳定性；二是在液体制剂中加入适宜的稳定剂，如缓冲液调节 pH，表面活性剂防止蛋白质吸附与聚集，糖和多元醇增加蛋白质稳定性，组氨酸、甘氨酸、谷氨酸和赖氨酸类的盐酸盐可抑制蛋白质的聚集，聚乙二醇等高分子物质保护蛋白质，降低水解等。

4. 答：

蛋白质类药物冷冻干燥过程中，有时会使蛋白质类药物失活，其主要原因有两个方面：一是从液态到固态的相变过程中，包在蛋白质周围的水分子被除去而失活；二是高浓度的盐和缓冲组分的结晶或缓冲液 pK_a 对温度敏感而导致 pH 变化，浓缩时蛋白质有限的溶解度等均能导致蛋白质类药物失活。

5. 答：

鼻腔给药是蛋白质、多肽类药物在非注射剂型中最有希望的给药途径之一，这是由于：①鼻黏膜下具有丰富的动静脉、毛细血管、淋巴管的分布；②鼻黏膜表面具有大量的微小绒毛增加药物吸收面积；③鼻黏膜中消化酶相对较少；④药物可直接进入血液循环，无肝脏首过效应。

6. 答：

作为蛋白质、多肽类药物给药系统，直肠给药具有如下优势：①直肠内水解酶活性比胃肠道低，药物相对稳定；②直肠内 pH 接近中性，所以药物破坏较少；③直肠给药基本可避免肝脏首过效应，直接进入全身血液循环；④不受胃排空及食物的影响。因此，直肠给药系统作为蛋白质、多肽类药物给药系统具有明显优势。

7. 答：

造成 PLGA 聚合物微球中蛋白质类药物不稳定的可能的原因有：①湿度；②微环境的 pH；③聚合物表面吸附。

防止 PLGA 聚合物微球中高酸性微环境的处方学策略包括：①加入抗酸性添加剂中和酸性降解产物；②选用高乳酸比例聚合物从而降低其水解；③通过增加聚合物的通透性加快酸性降解产物的释出（如在 PLGA 中混入适量 PEG）。

8. 答：

生物技术药物制剂这一学科研究的主要目的：解决生物技术药物的稳定性差、难以吸收、体内半衰期短的主要问题，开发方便、合理的给药新途径和安全、稳定、有效的新剂型。

9. 答：

生物技术药物制剂的稳定性研究内容包括：①物理稳定性，药物的溶解度、释放速率以及药典规定的制剂常规指标测定；②化学稳定性，药物的聚集稳定性、降解稳定性；③生物稳定性，生物活性测定。

第二十章

一、名词解释

1. 中药制剂：是根据法定处方或其他有规定依据的中药处方，将中药饮片加工制成具有一定质量标准，可以直接应用的药品，包括成方制剂和医院制剂。

2. 中药：是指在中医药理论指导下用于预防、治疗疾病以及保健的药物。

3. 中药饮片：中药材经炮制加工后而形成的供配方应用，或可直接用于中医临床的中药称为中药饮片。

4. 中药材的有效成分：是指药材中起主要药效作用的化学成分，如生物碱、苷类、挥发油等。

5. 中药材的辅助成分：是指药材中本身没有药效，但具有能增加或缓和有效成分作用，有利于有效成分的浸出，增加制剂稳定性等作用的成分，如有机酸、鞣质、蛋白质等。

6. 中药材的无效成分：是指药材中无生物活性，不起药效的物质，且影响浸出效果、制剂的质量和稳定性等。

7. 浸出过程：是指溶剂进入细胞组织溶解有效成分后变成浸出液的全部过程。

8. 浓度梯度：是指药材块粒组织内的浓溶液与外面周围溶液的浓度差。

9. 煎煮法：系将药材加水煎煮取汁浸出有效成分的方法。

10. 浸渍法：是将药材用适当的溶剂在常温或温热条件下浸泡而浸出有效成分的方法。

11. 渗漉法：是将药材装入渗漉筒内，在药粉上添加浸出溶剂使其渗过药粉，在流动过程中浸出有效成分的方法。

12. 超临界流体提取法：是利用超临界流体对药材中天然产物具有特殊溶解性来达到分离提纯的技术。

13. 超声波提取法：是指在超声波作用下，提取药物有效成分的方法。

14. 合剂：系指饮片用水或其他溶剂，采用适宜方法提取、纯化、浓缩制成的内服液体制剂。

15. 酒剂：系指饮片用蒸馏酒浸提制成的澄明液体制剂，可内服和外用。

16. 酊剂：系指药物用规定浓度的乙醇浸出或溶解而制成的液体制剂。

17. 流浸膏剂：系指饮片用适宜的溶剂提取，蒸去部分溶剂，调整至规定浓度而制成的制剂，流浸膏每 1ml 相当于原药材 1g。

18. 浸膏剂：系指药材用适宜溶剂浸出有效成分，蒸去全部溶剂，调整浓度至规定标准所制成的膏状或粉状的固体制剂。浸膏剂每 1g 相当于原药材 2~5g。

19. 煎膏剂：系指饮片用水煎煮，取煎煮液浓缩，加炼蜜或糖（或转化糖）制成的半流体制剂。

20. 精制：是指采用适当的方法和设备除去中药提取液中杂质的操作。

21. 浓缩：系指应用适当的方法除去浸出液中的大部分溶剂，获得浓缩液的操作。

22. 串料：是将处方中黏性大的药料，如麦冬、熟地黄等留下，先将处方中其他药料混合粉碎成粗粉，然后用此混合药粉陆续掺入黏性药料，再粉碎一次。

23. 串油：是将处方中油性大的药料，如桃仁、杏仁留下，先将处方中其他药料混合粉碎成细粉，然后用此混合药粉陆续掺入油性药料，再粉碎一次。

24. 中药丸剂：系指饮片细粉或提取物加适宜的黏合剂或其他辅料制成的球形或类球形制剂。

25. 蜜丸：系指饮片细粉以炼蜜为黏合剂制成的丸剂。

26. 中药胶剂：系指用动物皮、骨、甲、角等为原料，经水煎取胶质，浓缩成稠胶状，经干燥后的块状内服制剂。

27. 锭剂：系指饮片细粉与适宜黏合剂（或利用饮片细粉本身的黏性）制成的不同形状的固体制剂。

28. 中药橡胶硬膏剂：系指药材提取物、药材或化学药物与适宜的基质和基材制成的供皮肤贴敷，可产生局部或全身性作用的一类片状外用制剂。

29. 中药凝胶膏剂：系指药材提取物、饮片及化学药物与适宜的亲水性基质混匀后，涂布于裱褙材料上制得的贴膏剂。

30. 中药膏药：系指饮片、食用植物油与红丹（铅丹）或宫粉（铅粉）炼制成膏料，涂布于裱褙材料上，供皮肤贴敷的外用制剂。

31. 水蒸气蒸馏法：是将药材的粗粉或碎片浸泡润湿后，进行直火加热蒸馏或通入水蒸气蒸馏，使药材中的挥发成分随水蒸气蒸馏而带出，经冷凝后分层，收集挥发油的提取方法。

32. 浓缩：系指应用适当的方法除去浸出液中的大部分溶剂，获得浓缩液的操作。

33. 水提醇沉法：是先以水为溶剂提取药材中有效成分，再用不同浓度的乙醇沉淀去除提取液中杂质的方法。

34. 醇提水沉法：系指先以适宜浓度的乙醇提取药材成分，将提取液回收乙醇后，再加适量水搅匀，静置沉淀后过滤除去提取液中杂质的方法。

35. 减压蒸发：是指降低蒸发器内的压力，在低于常压下进行的蒸发浓缩。

36. 多效蒸发：是将新产生的二次蒸气引至另一蒸发器作为加热蒸气使用，使蒸气在蒸发过程中具有多次加热效果的蒸发过程。

二、选择题

（一）单项选择题

1. D	2. B	3. D	4. C	5. A	6. B	7. C	8. C	9. A	10. B
11. C	12. A	13. A	14. D	15. C	16. A	17. A	18. C	19. C	20. C

（二）多项选择题

1. ABC	2. AC	3. AD	4. ABCD	5. BCD
6. ABCDE	7. ABD	8. BD	9. BCD	10. BD
11. ABCD	12. BCD	13. BCD	14. AC	15. ABCD
16. ABD	17. ABCD	18. CD	19. ABDE	20. BC
21. ACDE	22. BDE			

三、判断是非题

1. √	2. ×	3. ×	4. ×	5. ×	6. ×	7. √	8. ×	9. √	10. √
11. ×	12. √	13. √	14. ×	15. √	16. ×	17. ×	18. √	19. ×	20. ×
21. ×	22. √	23. ×	24. √	25. √	26. ×	27. √			

四、简答题

1. 答：

制备浸出制剂常用的浸出方法有浸渍法、渗漉法、回流法、煎煮法、超临界流体法等。影响浸出的因素：①浸出溶剂，常用水和乙醇，水一般用蒸馏水和去离子水，水的硬度对浸出有影响；②药材的粉碎粒度，为增大扩散面积，提高扩散速度，药材需粉碎，但粉粒太细也会影响浸出效果；③浸出温度，一般药材的浸出在溶剂沸点温度下或接近沸点温度进行比较有利，但温度太高会破坏有效成分；④浓度梯度，浓度梯度越大浸出速度越快，浸出时尽可能保持最大的浓度梯度；⑤浸出压力，提高浸出压力有利于加快浸润过程，使较早发生溶质的扩散过程；⑥药材与溶剂的相对运动速度，运动速度加快，能使扩散边界层变薄或边界层更新加快，而有利于浸出过程；⑦新技术的应用，如利用超声波、电磁场等可提高浸出效果。

2. 答：

浸出过程系指溶剂进入细胞组织溶解其有效成分后变成浸出液的全部过程。它实质上是溶质由药材固相转移到液相中的传质过程。药材浸出过程包括以下三个过程：一是浸润、渗透过程，浸出溶剂首先附着于粉粒表面使之润湿，然后通过毛细管和细胞间隙进入细胞组织中。二是解吸、溶解过程，溶剂进入细胞后，根据溶剂种类不同，溶解的对象也不同。组织中溶液的形成促使细胞内渗透压升高，因而使更多的浸出溶剂渗入其中，而溶解更多的有效成分。三是扩散过程，浸出溶剂溶解有效成分后形成浓溶液与周围溶剂产生浓度差，从而产生药物的扩散。药材经过适当粉碎可增加药物扩散面积，调节药材与溶剂的逆向运动速度提高浓度梯度，扩散系数由药材本身性质决定，也受浸出条件的影响，如小分子的扩散系数大，而且提取温度升高、介质黏度降低，可使药物的扩散系数增大。

3. 答：

中药及其制剂化学成分复杂，有效成分难以确定，目前的方法是首选君药、贵重药和毒剧药建立分析方法。分析时，考虑药材来源与炮制等方面的影响，同时针对不同工艺、剂型和辅料等选择适宜的分析方法和检测项目。除了通过对主要成分的鉴别和含量测定控制质量外，不同剂型的制剂有不同的质量控制要点。

4. 答：

中药片剂系指饮片细粉、提取物、提取物加细粉或与适宜的辅料制成的圆形或异形的片状固体制剂。根据其原料特征，中药片剂分三种类型：①浸膏片，系指以处方中全部饮片提取的浸膏为原料制成的片剂，如穿心莲片；②半浸膏片，系指以处方中部分饮片细粉与其余饮片提取的稠膏混合制得的片剂，如银翘解毒片、牛黄解毒片等；③全粉片，系指将处方中全部饮片粉碎成细粉，加适宜赋形剂制成的片剂，如安胃片、参茸片等。

5. 答：

中药片剂与化学药片剂相比更易出现以下问题：

(1) 松片：药材含纤维多、动物角质类药量大或矿物类药量多，易引起松片。可将原料粉碎成细粉，再用黏性较强的黏合剂制粒予以解决。药材含挥发油、脂肪油等成分较多时，易引起松片。若油为有效成分，可加适量吸收剂吸收油，也可制成包合物或微囊等予以解决；油为无效成分时，可用压榨法或脱脂除去。

(2) 裂片：中药原料含纤维成分较多或油类成分较多时，易引起裂片，可分别加入糖分或吸收剂加以克服。

(3) 黏冲：中药浸膏片含吸湿性成分较多，易产生黏冲。可通过控制环境湿度，用乙醇为润湿剂制粒，或选用抗湿性好的辅料等予以解决。

(4) 变色或表面斑点：中药浸膏制成的颗粒过硬，浸膏颜色与润滑剂不同，挥发油吸收不充分，均易使片面出现斑点。可通过用浸膏粉制粒，润滑剂过细筛后再与颗粒混合，或将挥发油制成包合物或微囊后使用等予以解决。

(5) 吸潮：中药片剂吸潮大多是由于浸膏中含糖类、树胶、淀粉、黏液质、鞣质、无机盐等易引湿性成分所致。可通过在干浸膏中加入适量辅料或饮片细粉；用水提醇沉法除去部分水溶性杂质；片剂包衣；改进包装材料或包装中放干燥剂等加以解决。

6. 答：

(1) 疗效为多成分综合作用结果：中药制剂无论是单味药制剂，还是中药复方制剂，都含有多种成分，具有多种功效。中药制剂针对的是人体内的多个作用靶点，通过多种渠道协同作用，发挥整体疗效。如以阿片为原料制成的阿片酊具有镇痛和止泻功效，但从阿片粉中提出的吗啡具有强烈的镇痛作用，却无明显的止泻功效。

(2) 个体化用药原则：在中医辨证论治思想指导下的用药方案，是以具体病证和人的个体特征为依据，实现了人的个体差异化用药。用药对证，方可获得预期的疗效，同病可异治，异病可同治。如以感冒为例，首先要辨清具体患者是风寒表证、风热表证，或是虚证感冒，才能确定是采用辛温解表、辛凉解表或是扶正解表的治疗法则，再根据治则选择适宜的制剂，确定疗程和用量。

(3) 以炮制后的饮片入药：炮制可以降低或消除中药的毒性或副作用，增强药效，改变或增强药物的作用趋向。如生何首乌味苦、性平，具有解毒、润肠通便的功效，若需用其补肝肾、填精血，就应将其制成熟首乌。中药制剂以炮制合格的饮片为原料，才能适应中医辨证施治、灵活用药的要求，保证用药有效、安全。

7. 答：

澄明度是中药注射剂稳定性考核项目之一，也是评价其质量的重要指标。中药注射剂因制备工艺条件的问题在灭菌后或在贮藏过程中产生混浊或沉淀，出现澄明度不合格，一般解决方法如下：根据饮片所含有成分的性质，采用合适的提取工艺，尽可能除尽杂质，如淀粉、鞣质、树胶、果胶、树脂、黏液质、色素等。采用超滤技术进行精制，可显著提高中药注射剂的澄明度。同时要注重调节药液的 pH，因成分的溶解度与溶液的 pH 相关。采取先热处理然后冷藏的措施有助于除去药液中胶体杂质，合理选用注射剂的附加剂可明显改善注射剂的澄明度，也可通过使用助滤剂，提高药液澄明度。

8. 答：

大孔树脂吸附分离技术是采用特殊的吸附剂，从中药复方煎药中有选择地吸附其中的有效成分，与传统的提取方法相比具有以下特点：①缩小剂量，提高中药内在质量和制剂水平；②减小产品的吸潮性；③可有效去除重金属，既保证了患者的用药安全，也解决了中药重金属超标的难题；④具有较好的安全性；⑤大孔树脂具有再生简单、使用寿命长的特点。

9. 答：

均为外用制剂，其中膏药系指饮片、食用植物油与红丹炼制膏料，摊涂于裱褙材料上制成的外用制剂。中药橡胶硬膏剂系指饮片提取物、药物与橡胶等基质混匀后，摊涂于裱褙材料上的一种外用制剂。中药凝胶膏剂系指药材提取物、饮片及化学药物与适宜的亲水性基质混匀后，涂布于裱褙材料上制得的贴膏剂。均为可产生局部或全身性作用的外用制剂。三者的区别主要在于所用基质不同，膏药的基质为以食用植物油与红丹炼制的膏料，橡胶膏剂主要以橡胶为基质，凝胶膏剂用聚丙烯酸钠、羧甲基纤维素钠、明胶、甘油、微粉硅胶等作为基质。

10. 答：

酒剂系指饮片用蒸馏酒浸提制成的澄明液体制剂，可内服和外用。酊剂系指药物用规定浓度的乙醇浸出或溶解而制成的液体制剂，亦可用流浸膏稀释制成。两者均属于含醇制剂，需测定含醇量，具有行血通络、散寒的功效，不易霉变，应用时易受到限制。其中酒剂无浓度规定，酊剂有浓度规定，含毒剧药的酊剂每 100ml 相当于原药材 10g，其他酊剂每 100ml 相当于原药材 20g。

11. 答：

①有效成分：能起主要药效的物质，如生物碱、苷类、挥发油等；②辅助成分：本身没有特殊疗效，但能增强或缓和有效成分作用的物质，如皂苷、有机酸或蛋白质等；③无效成分：本身无效甚至有害成分，如脂肪、糖类、淀粉、酶、蛋白质、树脂、黏液质、果胶等；④组织物：构成药材细胞或其他不溶性物质，如纤维素、栓皮等。

12. 答：

超声波辅助萃取是指在超声波作用下，提取药物有效成分的方法。超声波是指频率为 20~50MHz 的电磁波，系利用超声波产生的机械效应、空化效应和自由基效应，来改变细胞膜结构和溶质的迁移速率，增大溶剂分子的运动速度和穿透力，从而提高药材中有效成分浸出率的方法。该法具有省时、节能、提取效率高等优点。

13. 答：

(1) 提高温度的优点：①可溶性成分的溶解度提高，溶解速度加快；②扩散系数 D 变大，扩散速度加快；③使细胞内的蛋白质凝固变性（如破坏细胞内的酶），有利于加速浸出过程；④在沸腾状态浸出时，固 - 液两相间具有较高的相对运动速度，这样会使扩散"边界层"更新较快或更薄，有利于加速浸出过程。

(2) 提高温度的缺点：有效成分分解、破坏。

14. 答：

(1) 提高浓度差的作用：浓度差是药材组织内的浓度与药材周围溶液的浓度差。浓度差（dC/dX）越大，药物的扩散推动力越大，扩散速度（dM/dt）越大。

(2) 提高浓度差的方法：在浸出过程中不断搅拌或经常更换新鲜溶剂。

15. 答：

提高操作压力的作用：

(1) 对组织坚实、溶剂难于浸润的药材，提高操作压力，可加快浸润速度（但并不影响扩散速度），使之较早发生溶质的溶解、扩散过程。

(2) 对某些药材的细胞壁产生破坏作用，有利于浸出成分的溶解、扩散。但对组织松软、易被润湿的药材，加大压力对浸出的影响不大。

16. 答：

提高相对运动的优点：提高固 - 液两相间的相对运动，会使扩散"边界层"更新速度加快或更薄，从而使浓度梯度增大，加快浸出速度（但应注意速度过快，会使溶剂的耗用量增加）。提高相对运动的方法：沸腾、搅拌、渗漉等。

17. 答：

浸渍法的特点是方法简便，适用于：①黏性无组织结构的药材，如安息香、没药等；②新鲜及易于膨胀的药材，如大蒜、鲜橙皮等；③遇热易破坏或易挥发的药材。但浸渍法的溶剂用量大、操作时间长、浸出效率差、不易完全浸出，故不适用于贵重药材和有效成分含量低的药材的浸取。

18. 答：

渗漉法的特点：①提取效率高、提取较完全，可省去分离浸出液的时间和操作，多数药物可用此法浸出(例外情况：乳香、松香、芦荟等非组织药材因遇溶剂易软化成团，堵塞空隙而不宜用渗漉法)；②渗漉法对药材的粒度及工艺条件的要求较高，操作不当，可影响渗漉效率。

19. 答：

煎煮法适用于能溶于水、对湿热均较稳定的有效成分的浸出。操作简单易行，能煎出大部分有效成分。但煎出液中杂质较多，容易发霉腐败，不耐热成分易被破坏，挥发性成分易挥发而损失。

20. 答：

影响蒸发的因素：①传热温差的影响，蒸发时的传热温差系指加热蒸气与溶液的沸点之差。提高加热蒸气压或降低蒸发室的压力是提高温差的有效措施。②药液蒸发面积的影响，显然面积越大蒸发越快，薄膜蒸发是提高蒸发面积的有效措施之一。③传热系数的影响，提高传热系数的主要途径有减少热阻，即：a. 及时排出加热蒸气侧不凝性气体；b. 及时排出溶液侧污垢层；c. 加强溶液层循环或搅拌。④蒸气浓度的影响，蒸发时液面上大气中的蒸气浓度与蒸发速度成反比，所以及时排出液面上的蒸气，可加速蒸发速度。⑤液体表面压力的影响，减压蒸发可提高蒸发效率。

21. 答：

常用蒸发方法有：

(1) 常压蒸发：是在一个大气压下进行的蒸发操作过程。

(2) 减压蒸发：是指在密闭的蒸发器中，通过抽真空以降低其内部的压力，使液体沸点降低的蒸发操作过程。减压蒸发在药剂生产中应用较为广泛。

(3) 薄膜蒸发：是使液体形成薄膜状态而快速进行蒸发的操作过程。

22. 答：

CO_2 的超临界萃取特点包括：

(1) 所用溶剂具有黏度小、扩散系数大、密度大、溶解特性和传质特性良好的特点。在高压、密闭、惰性环境中能最大程度地提取物质的有效成分。

(2) 能达到提取与蒸馏双重作用，提取率高而且无污染，操作周期短。

(3) 操作温度低，特别适合那些热稳定性较差、容易氧化分解、化学性质不稳定的物质分离。

(4) 工艺流程简单、操作方便，但操作要求严格。

(5) 可用于从单方或复方中药中提取不同有效部位，因不需浓缩，可大大提高筛选速度。

(6) CO_2 作超临界流体，可以消除用溶剂萃取而产生的溶剂污染，完全消除成品中的溶剂残留。

(7) 超临界萃取过程在高压下操作，设备费一般较高，适用于具有较高价值成分的分离。

五、工艺设计

答：

防风含挥发油，可设计提取挥发油，口服液需注重澄明度，水提醇沉法为宜，另口服液应注重口感，可加矫味剂蔗糖或蜂蜜，最后成品需灭菌分装。

第二十一章

一、名词解释

1. 有效期(date of expiration):即 $t_{0.9}$,指药物在贮存条件下降解 10% 所需要的时间。

2. 广义酸碱催化(general acid-base catalysis):按照 Brönsted-Lowry 酸碱理论,给出质子的物质叫广义的酸,接受质子的物质叫广义的碱,有些药物可被广义的酸碱催化水解,这种催化作用称为广义酸碱催化。

3. 特殊酸碱催化(specific acid-base catalysis):也叫专属酸碱催化,药物受 H^+ 或 OH^- 催化水解,这种催化作用叫专属酸碱催化,水解速率主要由溶液的 pH 决定。

4. 影响因素试验(influencing factor testing):在比加速试验更激烈的条件下进行,包括高温(60℃)、高湿(25℃,75% 和 90% 的相对湿度)、强光照射(4 500Lx),放置 10 天;了解药物的稳定性和影响因素,为制剂生产工艺、包装、贮存条件提供依据。

5. 加速试验(accelerated testing):加速是通过加速药物的物理、化学变化,预测药物在自然条件下的稳定性。

6. 长期试验(long-term testing):在接近药品的实际贮存条件下进行的稳定性试验,其目的是为确定药物的有效期提供依据。

7. 光化降解(photo degradation):指药物分子受辐射(光线)作用使分子活化而产生的分解。

8. 自动氧化(autoxidation):指药物在大气中氧的影响下自动、缓慢地进行氧化分解。

二、选择题

(一) 单项选择题

1. C　2. A　3. A　4. D　5. D　6. B　7. B　8. C　9. B　10. C
11. C　12. B　13. A　14. C　15. E　16. B　17. D　18. A　19. B　20. B
21. C　22. E　23. D　24. A　25. E

(二) 多项选择题

1. AE　2. ABD　3. ABCDE　4. ABE　5. ABD
6. ACDE　7. ACD　8. BCD　9. AD　10. ABCD
11. ABC　12. ABC　13. BD　14. ABD　15. ABCE
16. ABCDE　17. ABCD　18. BC　19. BD　20. ABCE

三、判断是非题

1. ×　2. √　3. ×　4. ×　5. √　6. √　7. ×　8. √　9. √　10. ×
11. √　12. ×　13. ×　14. ×　15. ×

四、简答题

1. 答:

延缓药物制剂中有效成分水解的方法有:①调节 pH;②降低温度;③改变溶剂;④制为干燥固体。延缓药物制剂中有效成分氧化的方法有:①降低温度;②避免光线;③驱逐氧气；④添加抗氧剂；⑤控制微量金属离子。

2. 答：

水解和氧化是药物降解的两个主要化学途径。其他包括光降解、异构化、聚合、脱羧、脱水等，其中异构化可具体为光学异构化和几何异构化。

3. 答：

处方对药物制剂稳定性的影响因素主要有 pH、广义酸碱催化、溶剂、离子强度、表面活性剂以及半固体、固体制剂的某些赋形剂或附加剂。稳定措施：选择最稳定的 pH 范围；选用尽可能低的浓度或选用没有催化作用的缓冲剂系统；降低离子强度；在处方中采用介电常数低的溶剂；选择合适的基质与添加剂；正确选用表面活性剂。

4. 答：

不同制剂具有不同的物理稳定性变化形式，具体包括外观、气味、pH、黏度、水分含量、崩解、溶出、硬度、铺展度、脆碎度、粒度及分度、分层、破乳、药物的多晶型变化、药物的无定型等。

5. 答：

药物制剂稳定性试验的基本要求是：①稳定性试验包括影响因素试验、加速试验、长期试验；②原料药供试品应是一定规模生产的，其合成工艺路线、方法、步骤应与大生产一致，药物制剂的供试品应是一定规模生产且处方及其生产工艺与大生产一致；③供试品的质量标准应与各项基础研究及临床验证所使用的供试品质量标准一致；④加速试验、长期试验所用供试品的容器和包装材料及包装应与上市产品一致；⑤研究药物的稳定性，要采用专属性强、准确、精密、灵敏的药物分析方法与分解产物检查方法并对方法进行验证，以保证药物稳定性结果的可靠性。

6. 答：

采用经典恒温法，基于 Arrhenius 指数定律预测有效期：$\lg k = \frac{-E}{2.303RT} + lgA$

式中，k 为反应速度常数；E 为反应的活化能；R 为气体常数；T 是绝对温度；A 为频率因子。实验过程：根据 Arrhenius 指数定律，设计一系列实验温度与取样时间，在不同温度下进行实验，测定各时间点的化合物 A 浓度，求出各温度下的 k，以 $\lg k$ 对 $1/T$ 作直线回归，根据直线斜率可得到反应活化能 E，将直线外推至室温，即可求出室温下的反应速度常数 k_{25}，由 k_{25} 可求出室温下降解 10% 所需的时间 $t_{0.9}$。

7. 答：

影响因素试验是在比加速试验更激烈的条件下进行的，其目的是探讨药物的固有稳定性，了解影响其稳定性的因素及可能的降解途径与降解产物，为制剂生产工艺、包装、贮存条件以及建立降解产物分析方法提供科学依据。一般原料药供试品置适宜的容器中，摊成≤5mm 厚的薄层，疏松的原料≤10mm 厚的薄层进行试验。对于口服固体制剂产品，一般采用去除包装的制剂单位，分散为单层置适宜的条件下进行试验。

(1) 高温试验：供试品开口置于适宜的洁净容器中，60℃下放置 10 天，于第 5、10 天取样，按稳定性重点考察项目进行检测。若供试品含量低于规定限度，则在 40℃条件下同法进行上述试验。若 60℃无明显变化，不再进行 40℃试验。

(2) 高湿试验：供试品开口置于恒湿密闭容器中，在 25℃、相对湿度 (90 ± 5)% 条件下放置 10 天，于第 5、10 天取样，按稳定性重点考察项目进行检测，同时准确称量试验前后供试品的重量，以考察供试品的吸湿、潮解性能。若吸湿增重5%以上，则在相对湿度(75±5)%条件下，同法进行上述试验；若吸湿增重5%以下且其他条件符合要求，则不再进行此项试验。恒湿条件可在密闭容器，如干燥器下部放置饱和盐溶液，根据不同相对湿度的要求，可以选择NaCl饱和溶液[相对湿度(75±1)%，15.5~60℃]或KNO_3饱和溶液(相对湿度92.5%，25℃)。

(3)强光照射试验：供试品开口放置在适宜的光照装置内，于照度为(4 500±500)lx的条件下放置10天，于第5、10天取样，按稳定性重点考察项目进行检测，特别要注意供试品的外观变化。

8. 答：

加速试验在超常的条件下进行。其目的是通过加速药物的化学或物理变化，为制剂设计、包装、运输及贮存提供必要的资料。原料药与药物制剂均需进行此项试验，供试品要求三批，按市售包装，在温度(40±2)℃、相对湿度(75±5)%的条件下放置6个月。在试验期的第1、2、3、6个月取样，按稳定性重点考察项目进行检测。在上述条件下，如6个月内供试品经检测不符合质量标准，则应在温度(30±2)℃、相对湿度(65±5)%(可用Na_2CrO_4饱和溶液，30℃相对湿度64.8%)的情况下进行加速试验，时间仍为6个月。对温度特别敏感的药物，预计只能在冰箱中(4~8℃)保存，其加速试验，可在温度(25±2)℃、相对湿度(60±10)%的条件下进行，时间为6个月。

9. 答：

长期试验是在接近药品的实际贮存条件下进行，其目的是为确定药物的有效期提供依据。供试品三批，市售包装，在温度(25±2)℃、相对湿度(60±10)%的条件下放置12个月，或在温度(30±2)℃、相对湿度(65±5)%的条件下放置12个月，每3个月取样一次，即于第0、3、6、9、12个月取样，按稳定性重点考察项目进行检测。12个月后仍继续考察，分别于18、24、36个月取样检测。将结果与第0个月比较，以确定药物的有效期。对温度特别敏感的药物制剂，长期试验可在温度为(6±2)℃的条件下放置12个月，按上述时间要求进行检测，12个月以后，仍需按规定继续考察，确定在低温贮存条件下的有效期。

五、计算题

1. 解：

$$t_{1/2}=\frac{0.693}{k}=\frac{0.693}{5\times10^{-6}}=1.386\times10^5\text{h}=15.8\text{ 年}$$

$$t_{0.9}=\frac{0.105\ 4}{k}=\frac{0.105\ 4}{5\times10^{-6}}=2.108\times10^4\text{h}=2.4\text{ 年}$$

2. 解：

$$k=Ae^{-E/RT}\quad\text{即}\quad\log k=-\frac{E}{2.303RT}+\log A$$

$$\log k_1=-\frac{E}{2.303RT_1}+\log A;\log k_2=-\frac{E}{2.303RT_2}+\log A$$

$$\log k_1-\log k_2=\frac{E}{2.303RT_2}-\frac{E}{2.303RT_1}$$

$$\log\frac{k_1}{k_2}=\frac{E}{2.303R}\left(\frac{1}{T_2}-\frac{1}{T_1}\right)=\frac{95.72\times10^3}{2.303\times8.314}\times\left(\frac{1}{393}-\frac{1}{298}\right)=-4$$

$$k_1=10^{-4}\times 9\times 10^{-6}=9\times 10^{-10}(s^{-1})$$

$$t_{0.9}=\frac{0.105\,4}{k}=\frac{0.105\,4}{9.0\times 10^{-10}}=1.171\,1\times 10^{8}s=3.71\text{ 年}$$

3. 解：

将 $\log k$ 对 $1/T$ 进行线性回归得一直线，直线斜率 $=-E/(2.303T)$，从而 E=81.190kJ/mol，重新将 $T_1=333$，$T_2=298$，$k_1=3.50\times 10^{-4}h^{-1}$ 带入公式：

$$\log k_1-\log k_2=\frac{E}{2.303RT_2}-\frac{E}{2.303RT_1}$$

求得 25℃时的反应速度常数 k_2，$t_{0.9}=\frac{0.105\,4}{k}=13.1$ 月

4. 解：

先通过公式 $t_{0.9}=\frac{0.105\,4}{k}$算出 45℃时的速率常数 k_1，然后用与题 2 相似的方法求出有效期。

$$t_{0.9}=2.6\text{ 年}$$

第二十二章

一、名词解释

1. 药品包装材料(drug packaging material)：指药品生产企业生产的药品和医疗机构配制的制剂所使用的直接或间接与药品接触的包装材料和容器。

2. 内包装(primary pack)：指的是直接接触药物制剂的包装，如衬层、瓶壁内侧、瓶中干燥剂、泡罩等，可保护药品质量不受环境影响(如湿度、气体、光照)。

3. 层压膜(adhesive-bonded laminate)：层压膜是由各种塑料与纸、金属或其他材料通过层合挤出贴面、共挤塑等工艺将基材结合在一起而形成的多层结构的膜。

4. 单剂量包装(unit pack)：指的是所包装的药品剂量为单次使用的剂量。

5. 儿童安全包装(child-resistant packaging)：制药行业使用的儿童不能打开的闭合包装系统。

6. 防篡改包装(tamper-resistant packaging)：防篡改包装具有指示作用或打开障碍，如果违反或丢失，可以合理地预计并向消费者提供可视化证据，提示消费者篡改发生。

二、选择题

(一) 单项选择题

1. B　2. D　3. C　4. D　5. D　6. C　7. B　8. A　9. C　10. C
11. C　12. D　13. D　14. B　15. C　16. D　17. B　18. D　19. E　20. E

(二) 多项选择题

1. ABCD　2. ABCD　3. CDE　4. ABCD　5. ABCD
6. AD　7. ABC　8. ABCD　9. ABC　10. AD

三、判断是非题

1. × 2. √ 3. √ 4. √ 5. × 6. × 7. × 8. × 9. √ 10. √

四、简答题

1. 答：

①老年患者：包装上的字体较大，颜色对比鲜明，可方便患者辨识；②视觉识别障碍患者：差异化内包装，甚至添加声讯提醒功能；③帕金森综合征患者：采用表面粗糙且形状容易抓取紧握的包装瓶，防止药品滑落；④医护人员：使用方便开启的包装，提高效率。

2. 答：

复合药包材是指把纸张、塑料薄膜或金属箔等两种或两种以上材料复合在一起以适应用途要求的包装材料。复合包装材料的最大优点是实现各种材料的优势互补，体现出有益的综合性能。复合膜能使包装内含物保湿、美观、保鲜、避光、防渗透、延长货架期等。

3. 答：

镭射防伪贴、一次性防开启包装等。（言之有理即可）

4. 答：

药包材与药物的相容性研究应考虑剂型的风险水平和药物与药包材相互作用的可能性，一般应包括以下几部分内容：

（1）药包材对药物质量影响的研究，包括药包材（如印刷物、黏合物、添加剂、残留单体、小分子化合物以及加工和使用过程中产生的分解物等）的提取、迁移研究及提取、迁移研究结果的毒理学评估，药物与药包材之间发生反应的可能性，药物活性成分或功能性辅料被药包材吸附或吸收的情况和内容物的逸出以及外来物的渗透等。

（2）药物对药包材影响的研究，考察经包装药物后药包材完整性、功能性及质量的变化情况，如玻璃容器的脱片、胶塞变形等。

（3）包装制剂后药物的质量变化（药物稳定性），包括加速试验和长期试验考察药品质量的变化情况。

5. 答：

①应确定直接接触药品的玻璃材料包装组件；②了解或分析玻璃容器的生产工艺、玻璃类型、玻璃成型后的处理方法等，并根据注射剂的理化性质对选择的玻璃容器进行初步评估；③对玻璃包装进行模拟试验，预测玻璃容器是否会产生脱片以及其他问题；④通过进行药品常规检查项目、迁移试验和吸附试验，以及对玻璃内表面的侵蚀性进行分析，考察玻璃容器对药品的影响以及药品对玻璃容器的影响，完成制剂与包装容器系统的相互作用研究。通过对以上全部试验结果进行分析与安全性评估，得出药品与所用包装材料的相容性结果，作出包装系统是否适用于药品的结论。

57检